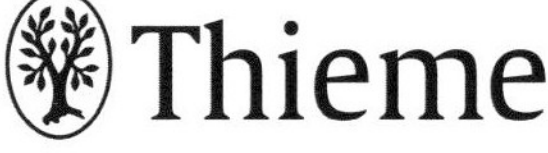
Thieme

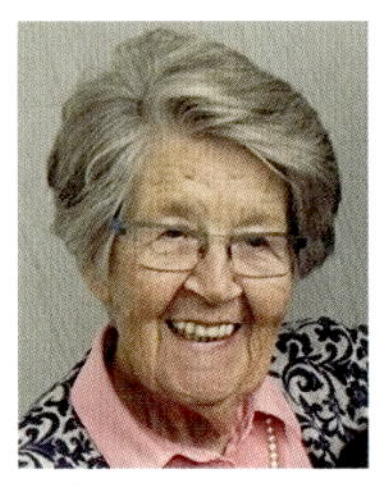

Hanne Marquardt (geb. 1933)

Von 1951 bis 1954 Ausbildung zur Krankenschwester (SRN) in England. 1955 Examen als staatlich geprüfte Masseurin. 1956–1957 Lehrkraft an der Massageschule in Boppard/Rhein. 1958 Ausbildung zur Atemtherapeutin. 1961 Prüfung als Heilpraktikerin.

Von 1958 bis 1967 Erfahrungen mit Reflexzonenbehandlung am Fuß in eigener Praxis.

Seither intensive Weiterbildung von medizinisch-therapeutischen Fachkräften im Ausbildungszentrum in Königsfeld-Burgberg. Seit 1973 Gründung einer Reihe von selbstständig arbeitenden Zentren für Reflexzonentherapie am Fuß im In- und Ausland. Zahlreiche Vorträge, Publikationen und Übersetzungen zum Thema.

Hanne Marquardt

Lehrbuch Reflexzonentherapie am Fuß

8., aktualisierte Auflage

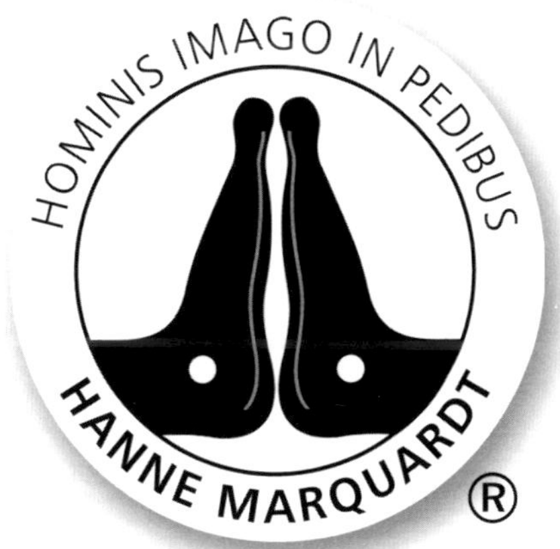

83 Abbildungen

Georg Thieme Verlag
Stuttgart • New York

Bibliografische Information der Deutschen Nationalbibliothek
Die Deutsche Nationalbibliothek verzeichnet diese Publikation in der Deutschen Nationalbibliografie; detaillierte bibliografische Daten sind im Internet über http://dnb.d-nb.de abrufbar.

Anschrift
Hanne Marquardt
Professor-Domagk-Weg 15
78126 Königsfeld
Deutschland

Ihre Meinung ist uns wichtig! Bitte schreiben Sie uns unter:
www.thieme.de/service/feedback.html

1. Auflage 1993
2. Auflage 1994
3. Auflage 1996
4. Auflage 1999
5. Auflage 2001
6. Auflage 2005
7. Auflage 2012
1.–6. Auflage Hippokrates Verlag
in MVS Medizinverlage Stuttgart GmbH & Co. KG
7. Auflage Karl F. Haug Verlag
in MVS Medizinverlage Stuttgart GmbH & Co. KG

Rüdigerstr. 14
70469 Stuttgart
Deutschland

www.thieme.de

Printed in Germany

Zeichnungen: Christiane Schott, Rottweil
Fotos: Julian Ebentheur, Nesselwang
Umschlaggestaltung: Thieme Gruppe
Umschlaggrafik: Christiane Schott, Rottweil
Satz: SOMMER media GmbH & Co. KG, Feuchtwangen
gesetzt in Arbortext APP-Desktop 9.1 Unicode M180
Druck: Grafisches Centrum Cuno, Calbe

DOI 10.1055/b-006-163275

ISBN 978-3-13-242863-8 1 2 3 4 5 6

Auch erhältlich als E-Book:
eISBN (PDF) 978-3-13-242864-5
eISBN (epub) 978-3-13-242865-2

Mein Dank

gilt allen Lehrtherapeutinnen und -therapeuten, die mit vielfachen Erfahrungen in ihrer Praxis- und Unterrichtstätigkeit zum aktuellen Erfahrungs- und Wissensstand der Reflexzonentherapie am Fuß beigetragen haben und es weiterhin tun. Dadurch bleibt die „Fußreflex“ zeitgemäß und nah am heutigen Patienten.

Vor allem aber schaue ich in Dankbarkeit zurück auf die vergangenen Jahrzehnte, in denen Tausende von Therapierenden dieses Wissen mit großer Begeisterung und Beharrlichkeit in den verschiedenen Zweigen ihrer täglichen Praxisarbeit angewendet haben. Ohne sie wäre diese spezielle Therapie in weiten Teilen lediglich theoretisches Buch-Wissen.

Den Mitarbeitern des Verlages, besonders Frau Monika Grübener, bin ich dankbar für die langjährige gute und stets konstruktive Zusammenarbeit. Hier ist das Lehrbuch nach wie vor in guten Händen. Ich weiß besonders zu schätzen, dass die 8. Auflage wieder im international etablierten Thieme Verlag erscheint.

Der Grafikerin Christiane Schott gebührt auch bei dieser Auflage Anerkennung und Dank für die sorgfältige Ausarbeitung der neuen und die Korrekturen der vorhandenen Abbildungen. Dass die Zeichnungen weiterhin in handkolorierter Form gehalten sind, ist Absicht: Bei allem technischen Fortschritt sollten wir bedenken: Fußreflex ist – im Wortsinn – bis heute „berührende Hand-Arbeit“, von Mensch zu Mensch. Und deshalb meine ich, dass persönliche Zeichnungen das Lebendige am besten wiedergeben.

Im Sinne der chinesischen Weisheit „Gedenke der Quelle, wenn du trinkst“ danke ich einer guten Schicksalsfügung, die mir seit 1958 einen sehr kreativen und eigenständigen Lebensweg ermöglicht hat. Die jahrzehntelange Gestaltung dieser manuellen Komplementärmethode gab mir nicht nur beruflich, sondern auch persönlich vielfältige Entwicklungschancen und Sinnerfüllung.

Hanne Marquardt

Vorwort zur 8. Auflage

Bereits in der 7. Auflage des Lehrbuches wurden viele der unterschiedlichen Fußreflex-Themen, die zuvor lediglich in unseren praktisch ausgerichteten Kursen weitergegeben wurden, schriftlich dargestellt.

Diese bewährte Richtung führt die 8. Auflage des Lehrbuchs weiter. So sind spezielle Erfahrungen, die längst in den Praxisalltag integriert wurden, neu in schriftlicher und in Bildform zugefügt. Das bezieht sich u. a. auf **detaillierte Zeichnungen der Muskelzonen und Behandlungsvorschläge** in Kap. 10.3. Auch die meisten der Jahrzehnte nach ihrer Entstehung „altmodisch“ anmutenden Fotos der Grifftechnik sind erneuert.

Da die Patienten von heute längst nicht mehr so „gesund“ und einfach krank sind wie früher, bestätigt es sich, wie zeitgemäß die Fußreflex-Arbeit in ihrer Brückenfunktion ist: Sie zeigt sich als komplementäre (= ergänzende) Behandlungsart kompatibel mit den meisten der anderen manuellen und naturheilkundlich ausgerichteten Methoden. Nach wie vor aber hat auch ihre alleinige Anwendung einen hohen Stellenwert.

Bei der 8. Auflage hat sich die Gruppe unserer Lehrtherapeutinnen und -therapeuten in besonderer Weise eingebracht: Jede/Jeder hat sich eine Anzahl von Seiten gewählt und sie aufmerksam mit dem eigenen Erfahrungshintergrund auf Ergänzungen oder Änderungen hin geprüft.

Zudem haben wir uns gemeinsam weit intensiver als bisher mit den **Zonen des Gehirns** beschäftigt. Die des Homunculus sind von einigen Lehrkräften seit Längerem erarbeitet und werden bereits praktisch unterrichtet und angewandt. Da die Patienten von heute jedoch deutlich mehr als früher unter emotionalen Belastungen jeglicher Art leiden, stehen jetzt die Zonen des **limbischen Systems** im Vordergrund. Unsere Lehrergruppe stellt sich diesem Thema in der nächsten Zeit mit der bewährten Ernsthaftigkeit und Gründlichkeit, bis die neuen Aspekte in Theorie und Praxis „spruchreif“ sind.

Diese und weitere Erfahrungen zeigen mir aufs Neue: Das persönlich-fachliche Engagement und die Begeisterung unserer Lehrkräfte für die Fußreflex ist in all den Jahren lebendig geblieben. Manche sind bereits über 40 Jahre dabei, neue Lehrtherapeuten kommen dazu. All das ist für mich Grund zu großer Dankbarkeit.

Königsfeld-Burgberg, im Sommer 2019
Hanne Marquardt

Auszug aus dem Vorwort zur 1. Auflage

Es war vor etwa 25 Jahren noch eine Mutfrage, ein therapeutisch-professionelles Fachbuch in einem persönlich gehaltenen Stil zu schreiben und ihm in Wort und gestalterischer Ausführung ein eher unübliches Format zu geben. Es hat sich jedoch bis heute bewährt. Deshalb danke ich allen, die mich damals in der Entscheidung beraten und unterstützt haben.

Als Leitfaden, an dem ich die Lesenden in die praktische Arbeit begleiten möchte, wählte ich das Verständnis für innere Lebenszusammenhänge, wie sie sich in ihrer speziellen Entwicklung des Prinzips der Formenanalogie zwischen Mensch und Fuß in der RZF erkennen und therapeutisch erfassen lassen.

Bei aller Faszination der theoretischen Überlegungen, Hypothesen und Arbeitsmodelle zur wissenschaftlichen Beweisführung der RZF ist zu bedenken, dass wir es im wirklichen und „leibhaftigen" Praxisalltag immer mit dem ganzen Menschen in allen seinen Dimensionen zu tun haben. „Die Person als Ganzes entzieht sich der Wissenschaftlichkeit." (Victor Frankl)

Königsfeld-Burgberg, im August 1993
Hanne Marquardt

Geleitwort zur 1. Auflage

Aus zwei Gründen komme ich gerne der Bitte nach, das Vorwort für dieses Buch zu schreiben: Zum einen habe ich mich als Akupunkteur seit Jahren mit dem Phänomen von Ganzkörperprojektionen – im Sinne von Reflexzonen und Somatotopien – beschäftigt. Zum anderen kenne ich Hanne Marquardt schon sehr lange persönlich und habe die tiefgreifende und überzeugende Wirkung der Fußreflexzonentherapie am eigenen Leibe erfahren.

In den letzten Jahrzehnten sind immer neue holographische Projektionsfelder des Organismus auf umschriebenen Körperteilen entdeckt worden, so an Ohr, Schädel, Nase, Hand und in der Mundhöhle. Weltweit nutzt eine Vielzahl von Therapeuten diese Mikrosysteme in der Praxis zum Wohle der Patienten. Die Behandlung am „Mikrosystem Fuß“ kann wohl als die älteste, verbreitetste und am meisten in die therapeutische Erfahrung eingebrachte Reflextherapie gelten; von daher bedarf sie keiner Empfehlung mehr.

Der wissenschaftliche Beweis des Wirkungsmodus lässt allerdings noch Fragen offen: Die in der täglichen Arbeit am Mikrosystem erlebten therapeutischen Ergebnisse reichen über das hinaus, was sich aus den bekannten nervalen Reflexmechanismen herleiten ließe.

Ohne Berücksichtigung ihres grundsätzlich phänomenologischen Charakters lassen sich die Mikrosysteme weder begreifen noch einordnen. Ihrem Wesen und ihrer Funktion nach sind sie Selbstabbildungen des Ganzen – des Makrosystems –, und zwar ein jedes auf sehr individuelle und spezifische Art. Ihre Bedeutung liegt in den systemischen Wechselbeziehungen, die sie mit dem Ganzen – und auch gegenseitig – unterhalten: in regelkreisartigen Vermaschungen, die auf Homöostase und Harmonisierung abzielen.

Die moderne Physik beginnt, sich an einem „holographischen Universum zu orientieren“ (David Bohm). Die Chaos- und Fraktalforschung bieten einen Einblick in die ungezügelte Offenheit nichtlinearer Systeme, die letztlich in dem konstant wiederkehrenden Spiegelbild des Ganzen einen ordnenden Finalismus transparent werden lassen. Aus China, dem Mutterland der Akupunktur, kommt eine neue Theorie, die die holographischen Phänomene bei Pflanze, Tier und Mensch embryonal erklärt und daraus überraschende praktische Umsetzungen in der Agrikultur wie auch in der Medizin ableitet.

In diesen Zusammenhang passt auch die folgende Anmerkung J. W. von Goethes: „Kein Phänomen erklärt sich an und aus sich selbst; nur viele zusammen überschaut, methodisch geordnet, geben zuletzt etwas, das für Theorie gelten könnte.“

Wesentlicher als der quantitative Summationseffekt ist der qualitative Aspekt, der zum Zusammenhalt aller Teile führt. Die Teile gewährleisten das Ganze, da sie dessen Information als Engramm in sich tragen. Die Botschaft dieses Ganzen – wie kann sie anders lauten als wiederum Ganzheit?

Die Furcht, die Grundlage unseres menschlichen Selbstverständnisses könnte durch die Anerkennung von Analogien und Selbstspiegelungen, von akausalen und finalistischen Verknüpfungen ins Wanken kommen, entspringt noch dem alten materiellen Welt- und Menschenbild. Aber die Zeit geht weiter und geht über uns hinweg, wenn wir nicht den Mut haben zu erkennen und anzuerkennen, was in uns und in unserem Umfeld vielfach offensichtlich ist.

Seit 1958 befasst sich Hanne Marquardt mit den Füßen. Ihr Name ist untrennbar mit dieser Methode verbunden: Sie gilt zu Recht als die Person, die der Reflexzonentherapie am Fuß in medizinischen Fachkreisen durch die Entwicklung eines praxisbezogenen Unterrichtsmodells zur Verbreitung und Akzeptanz über Deutschlands Grenzen hinaus verholfen hat. Die Methode steht inzwischen als bewährte Therapie zur Verfügung; nicht nur Hanne Marquardt allein, sondern zahllose Therapeuten nach und neben ihr haben die einzelnen Zonen auf den Prüfstand der täglichen Praxis gelegt und am Patienten bestätigt bekommen. Dieses Buch, von Hanne Marquardt ganz neu geschrieben, umfasst ihr gesamtes berufliches Lebenswerk an Erfahrung und ausgereiften Erkenntnissen.

Der Umgang mit Phänomenologien und Analogien verlangt ein klares und ordnendes Konzept: Hanne Marquardt ist nicht nur die intuitiv begabte, sensible Therapeutin, sondern zeichnet sich gerade durch ihre Stringenz im Denken und Formulieren, durch ihre Sachlichkeit und Exaktheit aus. Kraft dieser fachlichen Autorität hat sie die Methode der Fußreflexzonentherapie lehrbar gemacht und zahllose Schülerinnen und Schüler ausgebildet. Ihr eigentliches Charisma aber liegt in ihrer Zuwendung zum Menschen: Sie lehrt ihre Schüler mit überzeugender Selbstverständlichkeit, dass durch eine liebevolle Berührung und Behandlung der Füße auch die innere Achtung vor dem Schicksals- und Lebensweg eines jeden Patienten wachsen und wahrnehmbar werden kann.

Allein schon die vielen praktischen Hinweise von Hanne Marquardt, wie die Therapierenden ihre Patienten annehmen und durch Leidenssituationen hindurch begleiten und führen können, geben dem Buch ein Gewicht, das es weit über ein Fachbuch hinaushebt.

Jochen Gleditsch

Die Wirksamkeit des Unsichtbaren im Sichtbaren

Dreißig Speichen enden in einer Nabe;
doch erst das Loch in der Nabe
wirkt des Rades Brauchbarkeit.

Ton knetend bildet man Gefäße;
doch erst ihr Hohlraum
gibt ihnen Brauchbarkeit.

Mauern, von Fenstern und Türen durchbrochen,
bilden Räume;
doch erst die Leere des Raums
gibt ihnen Brauchbarkeit.

So gibt das Stoffliche zwar Eignung,
das Unstoffliche aber erst den Wert.

Lao Tse

Inhaltsverzeichnis

Teil 1
Grundlagen

Teil 2

Praxis

Teil 3

Spezielle Themen und Weiterentwicklungen

Teil 4
Anhang

Teil 1
Grundlagen

1 Historische Entwicklung der Fußbehandlung

1.1 Erste geschichtliche Hinweise

Die Entwicklung von ersten Anfängen bis zur jetzigen Reflexzonentherapie am Fuß (RZF) nahm vermutlich einen ähnlichen Weg wie viele andere, heutzutage selbstverständlich akzeptierte Behandlungsformen: Es gab zu jeder Zeit Menschen mit besonderen Begabungen, die instinktiv und intuitiv wussten, was bei bestimmten Erkrankungen zu tun war, weil sie weitaus mehr in Naturzusammenhänge und kosmische Gesetze eingebettet waren.

So hat sich zum Beispiel das alte Wissen um die Heilkraft von Kräutern im Laufe von Jahrhunderten zur Phytotherapie entwickelt, das Stechen bestimmter Punkte am Körper mit einfachen, spitzen Gegenständen (schon im Altertum historisch belegt) wurde zur Akupunktur, geschliffene Steine und Metalle, mit denen früher Eingriffe ins Innere des Menschen durchgeführt wurden, waren der Beginn der Chirurgie.

Aus dem Vorderen Orient sind Jahrtausende alte **ägyptische Piktografien** (▶ Abb. 1.1) bekannt, die Behandlungen an den Füßen und Händen zeigen. Im Text eines hohen Würdenträgers heißt es dazu in etwa: „Füge mir keine Schmerzen zu." Die Antwort: „Ich werde mich so verhalten, dass du mich loben wirst." Oft wird damit darauf hingewiesen, dass diese Darstellung den Beginn der Reflexzonentherapie kennzeichnet; das lasse ich offen.

Auch aus dem **Fernen Osten** sind sehr alte, rituell-kultische Zeichen an den Füßen bekannt, häufig an den Sohlen von buddhistischen Statuen. Sie dienten wohl eher der religiösen Verehrung. Seit Jahrzehnten wird jedoch in verschiedenen fernöstlichen Ländern eine einfache (und oft sehr schmerzhafte!) Behandlung der Füße als Volksmedizin praktiziert. Sie ist vermutlich aus neueren westlichen Grundlagen entstanden.

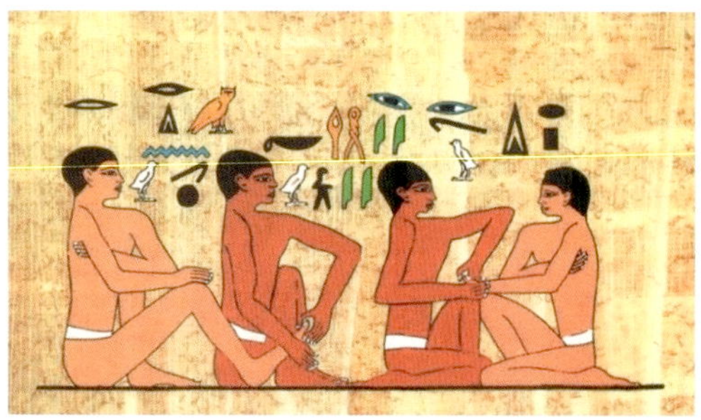

▶ **Abb. 1.1** Ägyptische Piktografie (ca. 4500 Jahre alt).

Überdies existieren seit dem letzten Jahrhundert aus der **westlichen Welt** Hinweise, dass bereits die Ureinwohner Mittel- und Nordamerikas bei ihren Kranken eine Behandlung von Fußpunkten durchführten. **Christine Issel,** USA, recherchierte das Thema gründlich und sammelte 1990 in ihrem Buch *Reflexology: Art, Science and History* interessante Belege. Die Cherokee-Indianer scheinen der einzige Stamm zu sein, bei dem sich bis in die Neuzeit die Fußbehandlung nachweisen lässt. Es wird vermutet, dass sie ihr Wissen von den Inkas Südamerikas übernommen haben.

In **Europa** haben alten Quellen zufolge verschiedene Ärzte schon im Mittelalter eine Art von Zonentherapie durchgeführt. **Henry B. Bressler** beruft sich am Anfang des letzten Jahrhunderts in einem Buch auf eine Schrift, in der Ärzte um 1582 Behandlungen von Fuß- und Handarealen beschrieben und damit erstaunliche Resultate bei Kranken erzielten.

Aus allem Beschriebenen geht hervor, dass den Füßen von alters her in vielen Kulturen der Menschheit eine große, vielschichtige Bedeutung zugeschrieben wurde.

1.2 Entwicklungen in der Neuzeit

Heute berufen sich alle, die Fußbehandlungen durchführen, zunächst auf **Dr. William FitzGerald**, einen amerikanischen HNO-Arzt (1872–1942), der 1917 mit **Dr. Edwin Bowers** das Buch *Zone Therapy* veröffentlichte. Es gibt weder in seinem Schrifttum noch in Schilderungen früherer Mitarbeiter direkte Hinweise, aus welchen Quellen er sein wichtigstes „Handwerkszeug", die Einteilung des Menschen in 10 Längskörperzonen, entwickelte. Da FitzGerald auch einige Jahre in London, Paris und Wien tätig war, wird vermutet, dass er dort mit entsprechend altem, europäischem Schrifttum in Berührung kam. Eine andere Annahme ist die, dass er bei seinen Aufenthalten in Europa die Grundregeln der Akupunktur kennenlernte und vielleicht die 12 bekannten Hauptmeridiane zu 10 Längskörperzonen stilisiert hat.

Die **Grundidee** seiner Arbeit, die er empirisch in vielen Jahren seiner Praxistätigkeit fand: Alle Belastungen und Erkrankungen von Organen und Geweben, die sich in einer der 10 Längskörperzonen befinden, lassen sich innerhalb dieser Längszone vom Kopf bis in die Hände und Füße therapeutisch beeinflussen. Gleich, woher FitzGerald seine Informationen bezog, gleich, ob seine Behandlungsvorschläge manchmal skurril anmuten – er benützte unter anderem Metallkämme, Wäscheklammern und dünne Holzstäbe: Bis heute ist dieses 10-Zonen-Raster (▶ **Abb. 2.1**) ein verlässliches Arbeitsmodell für unsere Therapie am Fuß. Zugleich fand ich in FitzGeralds Buch von 1917 eine erste Darstellung von Organzonen am Fuß (▶ **Abb. 1.2**).

Aus dem überkommenen Schrifttum geht hervor, dass FitzGerald trotz etlicher Anfeindungen nicht nur seine Patienten nach diesem bewährten Rasterbild höchst erfolgreich behandelte, sondern über viele Jahre Ärzte und Therapeuten verschiedener Fachrichtungen in praktischen Kursen unterwies. Einer seiner engsten Mitarbeiter, **Dr. Georg Starr White,** schildert in einer späteren Schrift, dass die Zonentherapie um 1925 in den USA eine der bekanntesten Therapieformen war.

In den frühen 1930er Jahren griff die amerikanische Masseurin **Eunice Ingham** (1888–1974) auf diese Erfahrungen zurück. Im Gegensatz zu FitzGerald behandelte sie jedoch nicht an unterschiedlichen Stellen am Körper des Menschen, sondern konzentrierte sich auf die Füße, die ebenfalls von den 10 Körperzonen durchzogen sind. Sie entwickelte eine spezielle Behandlungstechnik, die sie zunächst „The Ingham Method of Compression Massage" nannte. 1938 veröffentlichte sie unter dem Titel *Stories the Feet can Tell* die erste schriftliche Zusammenfassung ihrer Erfahrungen (▶ **Abb. 1.3**), der später als Ergänzung ihr zweites Buch *Stories the Feet have Told* folgte.

Ihre Arbeit fand unter dem Begriff „Reflexology" ein interessiertes Publikum, vor allem in Laienkreisen. Ihre beiden Schriften verbreiteten sich weit über die USA hinaus auch in europäischen Ländern. Bis heute werden sie von vielen gesundheitsbewussten Menschen als Grundlage zur Eigenbehandlung und Gesunderhaltung geschätzt.

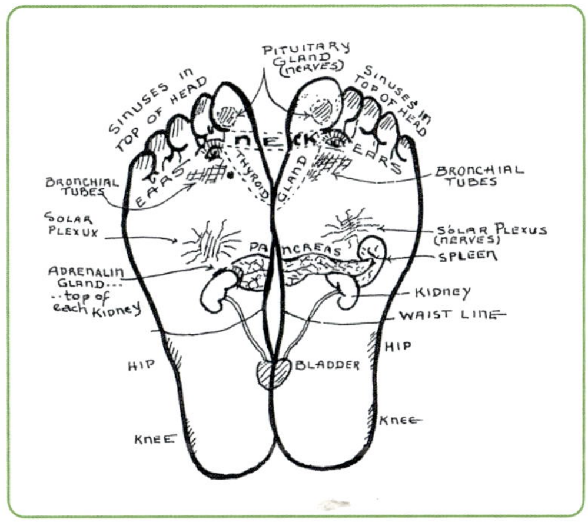

▶ **Abb. 1.2** Fußzonen 1917. (FitzGerald WH, Bowers EF. Zone Therapy or Relieving Pain at Home. 1917 [rerif])

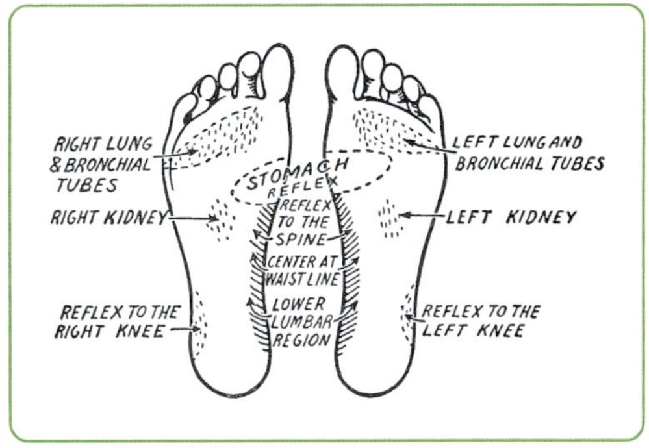

▶ **Abb. 1.3** Fußzonen 1938. (Ingham E. Stories the Feet can Tell. New York; 1938 [rerif])

1.3 Der Weg von der Reflexology zur Reflexzonentherapie am Fuß

1958 erfuhr ich als 25-jährige Masseurin erstmals durch E. Inghams Buch von der Fußbehandlung. Da ich in England als Grundberuf die Krankenpflege erlernt hatte, interessierte mich das Thema schon der Sprache wegen, aber sein Inhalt befremdete mich zunächst sehr. Vor allem schien mir unglaubwürdig, dass man nur durch „Drücken" spezieller Punkte am Fuß Verbesserungen des Zustandes des Menschen an weit entfernten Stellen erreichen könne. Die therapeutische Neugierde trieb mich jedoch an, die angegebenen Areale, die jeweils der Symptomatik der Patienten entsprachen, zu überprüfen. Zu meinem Erstaunen waren sie nicht nur schmerzhaft, sondern ihre Behandlung hatte zur Folge, dass Beschwerden der Patienten deutlich nachließen.

Bald schon setzte ich diese neue Methode in meiner Praxis fast ausschließlich ein. Durch die Tatsache, dass ich von Beginn an mit **Patienten** arbeitete – und nicht, wie in den USA und anderen Ländern, mit **Klienten** – fand der Wechsel von der Wohlfühlebene und Prävention zur Therapie fast von selbst statt.

1967 begann ich mit Kursen für Fachkräfte und sah in dieser Ausbildung ein Zusatzangebot für Interessierte aus medizinisch-therapeutischen Berufen. Erst später wurde mir klar, dass die Abgrenzung von der Laienmethode es relativ leicht machte, die RZF in Praxen für physikalische Therapie, Krankenhäusern und Rehabilitationszentren professionell einzusetzen.

Ab **1973** entwickelten sich dank der großen Nachfrage vonseiten der Therapeuten und der Patienten eine Reihe weiterer Aus- und Weiterbildungszentren im In- und Ausland.

1975 erschien mein erstes Buch *Reflexzonenarbeit am Fuß* [31]. Es ist nach wie vor als „Schnupperlektüre" interessant und hat inzwischen 25 Auflagen erreicht. Bereits damals hatten sich aus der praktischen Erfahrung neue Zonen entwickelt und übernommene wurden in ihrer anatomischen Lage am Fuß präzisiert.

1993 brachte der Hippokrates-Verlag das professionell ausgerichtete *Praktische Lehrbuch für Reflexzonentherapie am Fuß* heraus, das bislang in 14 Sprachen übersetzt wurde.

2008 feierten wir das 50-jährige Bestehen der Reflexzonentherapie am Fuß mit einem großen, fröhlich-professionellen Fest, auf dem wir unsere Arbeit mitsamt ihren vielen entstandenen Entwicklungsstufen präsentierten.

Genaueres über den Entwicklungsweg der RZF ist in der 4. Auflage meiner Autobiografie *Unterm Dach der Füße* von 2018 ([30]: 243) nachzulesen.

1.4 Was sind Reflexzonen am Fuß? Eine Annäherung aus dem heutigen Verständnis von Lebensvorgängen

Da in den letzten Jahrzehnten auch in der Medizin neue Denkmodelle entstanden sind, ist eine Annäherung an die Frage heute eher möglich. Vor allem die Erkenntnisse von Neurobiologie und Gehirnforschung tragen zur größeren Akzeptanz von Therapien bei, die unter den Begriffen „Komplementär-" und „integrative Medizin" zusammengefasst sind.

Auch die Bezeichnung „Reflex", die früher nur im Sinne von nervalem Geschehen verwendet wurde, hat eine Öffnung erfahren: Sie ist jetzt häufig im Zusammenhang mit Wirkfeldern gebräuchlich, bei denen empirisch nachgewiesen ist, dass funktionelle Verbindungen zwischen dem Teil und dem Ganzen im Sinne von „Reflektieren" vorhanden sind.

In der folgenden Auflistung der Wechselbeziehungen zwischen Mensch und Fuß werden zunächst die in der Schulmedizin bekannten anatomischen Gegebenheiten aufgeführt. Einen größeren Raum nehmen danach die Methoden ein, die sich mit den vielfachen Forschungen und Entdeckungen der Neuzeit befassen und auf die sich auch unsere langjährigen, praktischen Erfahrungen mit der Reflexzonentherapie am Fuß (RZF) stützen können.

1.4.1 Zusammenhänge, die in der Schulmedizin bekannt sind

Von den Füßen her sind differenzierte Beziehungen zum ganzen Menschen vorhanden.

- Der Fuß ist von weitaus zahlreicheren Rezeptoren durchsetzt als andere Körperregionen. Das könnte u. a. auf seine besondere Rolle als „Mikrosystem" (Verbindung und Wirkung zwischen dem Teil und dem Ganzen) hinweisen. Diese Rezeptoren sind den verschiedensten Reizen zugänglich. Sie werden über afferente Nervenfasern zum Rückenmark weitergeleitet und entweder segmental verschaltet oder zum Gehirn weitergeführt.
- Von der Haut und dem Gewebe des Fußes werden durch manuelle und andere Reize vegetative Rezeptoren und Nervenfasern angesprochen und verschaltet, bis hin zu den prä- und postganglionären Synapsen.
- Die Faszien, die den ganzen Körper – und somit auch den Fuß – durchziehen, sind untereinander in ständiger Kommunikationsbereitschaft. Ihr Informationsaustausch kann durch entsprechende Therapien, auch durch die RZF, aktiviert werden.
- Das Entwicklungspotenzial des ganzen Menschen ist zu Beginn in jeder einzelnen Zelle angelegt. Jede Zelle steht als Wahrnehmungsorgan und Informationsträger mit allen anderen im Austausch. Dieses Wissen wird durch neuere Forschungen von Prof. **Y. Zhang** bestätigt.

1.4.2 Neue Wege in Forschung und Wissenschaft – allgemein

Die westliche Wissenschaft hat lange Zeit einseitig den Blick für das Detail geschärft und dabei grundlegende Lebenszusammenhänge vernachlässigt. Als Ausgleich sind seit dem letzten Jahrhundert in vielen Forschungsbereichen Entwicklungen im Gange, die sich mit dem übergeordneten Ganzen im Zusammenspiel mit seinen Teilen beschäftigen: Niels Bohr, Fritjof Capra, Benoît Mandelbrot, Bruce Lipton u. a. m. gelten als Wegbereiter dieses weiter gefächerten, offeneren und lebendigeren Denkens.

Rupert Sheldrake z. B. erforscht seit Jahrzehnten „morphogenetische Felder" (immaterielle Gestalt- und Formentwicklungen) und geht davon aus, dass Formen durch Schwingungsprozesse erzeugt werden. **David Bohm** hat sich mit den immerwährenden Entfaltungen und Wechselbeziehungen des Lebens befasst und damit ein holografisches Weltbild entworfen. Durch seine ausführlichen Erforschungen der Chaos- und Zeitphänomene hat **Ilya Prigogine** maßgeblich zu einem neuen Verständnis der Naturgesetze und der Vernetzung aller biologischen Systeme untereinander beigetragen. **Masuru Emoto** widmet sich den sensiblen Qualitäten des Wassers als höchst vielfältigem Informationsträger, das eine große Bedeutung für die Zukunft der Menschheit hat.

1.4.3 Neue Wege im medizinisch-therapeutischen Bereich

Um nur einige zu nennen: **Alfred Pischinger** hat in den 1970er Jahren in seinem *System der Grundregulation* ausgeführt, dass lebendige Systeme untereinander hoch vernetzt sind und „offen Energie mit ihrer Umgebung austauschen". Seine *Matrix*-Forschungen sind für das Verständnis von Mikrosystemen (s. Kap. 1.4.5) von großer Bedeutung. Aber schon vor mehr als 200 Jahren, seiner Zeit weit voraus, sprach **Samuel Hahnemann** von immaterieller Informationsübertragung im Wirkfeld der Homöopathie. **Reinhold Voll** ist es gelungen, die unsichtbare Fließkraft in den Meridianen durch Elektroakupunktur-Messungen nachzuweisen. **Bernard Bricot** und andere haben neue, dynamische Bewegungsformen und Untersuchungen zum menschlichen Haltungssystem entwickelt, in denen den Füßen eine „tragende Rolle" zukommt. Auch *Soma* und *Psyche* finden in den verschiedensten Behandlungsmethoden heutzutage wieder zueinander.

1.4.4 Reflexzonen als Mikrosysteme und Informationsträger

Als Mikrosysteme werden heute kleine „bildschirmartige Selbstabbildungen" bezeichnet, die mit dem Makrosystem, dem Ganzen, im Sinne von „regelkreisähnlichen Vernetzungen" **(J. Gleditsch)** in Verbindung stehen. Durch neuere Untersuchungen hat sich bestätigt, dass die Resonanzmöglichkeiten zwischen den Makro- und Mikrosystemen immer neutral vorhanden sind und durch entsprechende Behandlungen aktiviert werden können.

Seit der zweiten Hälfte des letzten Jahrhunderts, und teilweise vorher, haben Ärzte und Therapeuten mit ihrem Entdeckergeist eine Anzahl von Mikrosystemen und Reflexzonen gefunden und zu neuartigen Behandlungsmethoden weiterentwickelt.

Die bekanntesten sind: Auge (I. v. Peczely), Nase (W. Fließ, N. Krack), Ohr (P. Nogier), Zähne (R. Voll u. a.), Mund-Innenraum (J. Gleditsch), Zunge (TCM u. a.), Schädel (T. Yamamoto), Hand und Fuß (W. FitzGerald, E. Ingham), Unterschenkel (R. Siener) u. a. m.

Der Fuß jedoch ist das Mikrosystem, das in seiner deutlichen Formenähnlichkeit mit dem sitzenden Menschen die Beziehung vom Teil zum Ganzen am exaktesten widerspiegelt.

1.4.5 Hinweise auf Existenz und Wirkung der Reflexzonen am Fuß

Klinische Studien und Veröffentlichungen

- Kopfschmerzstudie 1990 Universitat Autònoma de Barcelona
- Sportstudie 1998 Johannes-Gutenberg-Universität Mainz
- Studie zur Nierendurchblutung 1999 Universitätsklinik Innsbruck
- Studie zur Darmdurchblutung 2001 Universitätsklinik Innsbruck
- Studie bei Patienten mit Gonarthrose 2006 Friedrich-Schiller-Universität Jena
- Im Anhang (Kap. 33) sind weitere Studien und Veröffentlichungen angegeben.

Empirische Erfahrungen

- Bei **Kranken** zeigen sich in den zugeordneten Zonen am Fuß Schmerzempfindungen verschiedener Art und/oder Zeichen des vegetativen Nervensystems, die bei der Behandlung von **Gesunden** nicht auftreten.
- Akute und chronische Schmerzzustände, funktionelle Erkrankungen des Bewegungsapparates, der inneren Organe, des motorischen und vegetativen Nervensystems, des Immun- und Hormonsystems und emotionale Störungen können durch die RZF verbessert bzw. ausgeheilt werden, jeweils im Rahmen der regenerativen Möglichkeiten des einzelnen Patienten.
- Die RZF beeinflusst Grundfunktionen bei Menschen, die sich nicht verbal äußern können, z. B. bei Säuglingen, Bewusstlosen, Schwerst- und Mehrfachbehinderten. Zu beobachten sind u. a.: bessere Darm- und Nierenfunktion, Verbesserung der Atmung und Herz-Kreislauf-Tätigkeit (am Monitor zu beobachten), Stabilisierung von Unruhezuständen – immer innerhalb der Grenzen der bestehenden Erkrankung.
  Die RZF wirkt auch bei Tieren.
- Die grundlegenden Matrix-Informationen (s. Kap. 1.4.3) gelten auch bei Tetra- und Paraplegikern und bei Langzeitdiabetikern. Deshalb können wir auch bei diesen Patienten Teilverbesserungen verschiedener Organfunktionen erreichen, obwohl die Wirkungen nicht direkt durch das autonome Nervensystem nachweisbar sind.

Weitere Merkmale und Beobachtungen

- Als Ordnungs- und Regulationstherapie unterstützt die RZF die Selbstheilungskräfte des Menschen und wirkt sowohl in stofflichen als auch in nichtstofflichen Ebenen. Durch die zwischenmenschliche Berührung vermittelt sie die wichtigste „Arzeney“ (Paracelsus) für den Menschen.
- Auch bei der RZF ist zu berücksichtigen: Beweisführungen und Ergebnisse von Behandlungen, gleich auf welche Weise und von wem sie durchgeführt wurden, können nie ganz objektiv sein, denn der Mensch als Individuum ist mehr als ein „Objekt“. Dass Gedanken und Gefühle – sowohl des Therapeuten als auch des Patienten – die jeweiligen Messwerte verändern, wird in neuerer Zeit durch die Entdeckung der Spiegelneuronen **(G. Rizzolatti)** bestätigt.
- Die Berührung eines Teils des Menschen, z. B. des Fußes, wirkt immer als Instrument der Kommunikation auf das Ganze und kann an entfernt liegenden, funktionell und/oder energetisch zugeordneten Stellen gezielt Reaktionen und Veränderungen auslösen.

1.4.6 Praktische Arbeitsmodelle zum Auffinden der Zonen am Fuß

- Das **10-Zonen-Raster**, mit dem W. FitzGerald den Menschen in gleichmäßig verlaufende, vertikale Felder einteilte, die vom Kopf bis in die Füße führen. Damit konnte er empirisch auf die wechselseitige Beziehung zwischen dem „Makro-" (dem Ganzen) und dem „Mikrosystem" (dem Teil) hinweisen.
- Das Prinzip der **Formenähnlichkeit** zwischen einem sitzenden Menschen und seinen Füßen. Es dient in seiner genialen Einfachheit als Schlüssel zu einer weitgehend exakten Lokalisierung der einzelnen Zonen am Fuß.

1.4.7 Zusammenfassung

In therapeutischen Kreisen hat sich der Terminus „Fußreflex" als Kurzbezeichnung der Methode etabliert. Zum besseren Verständnis, dass es sich dabei nicht um Reflexe im nervalen Sinn handelt, kann der Begriff „Reflexzonen" als Abbildung eines großen Ganzen auf kleiner Fläche gesehen werden, wie z. B. bei der Spiegel„reflex"kamera. Im Praxisalltag werden Reflexzonen meist einfach als „Zonen" bezeichnet.

Wir gehen davon aus, dass die jetzigen Ausführungen zum Thema in Zukunft durch weitere und differenzierte Erkenntnisse ergänzt werden. Die heutigen Grundlagen können jedoch bereits zu einem tieferen Verständnis von Lebensvorgängen beitragen – auch in Medizin und Therapie. Die Beobachtung, dass zunehmend mehr Ärzte aufgeschlossen sind, bei der Betreuung von Patienten auch evidenzbasierte (auf Erfahrung beruhende) Behandlungsverfahren einzubeziehen, ist ermutigend.

Bei allem verständlichen Bedürfnis auch von unserer Seite, die Wirkungen der RZF zu beweisen: Nach wie vor sind unsere Patienten die wichtigsten Befürworter der Methode, denn sie bestätigen uns täglich, dass und wie sie wirkt.

1.4.8 Kurzform für die tägliche Praxisarbeit

Was ist die „Reflexzonentherapie am Fuß (RZF)"?

Wir arbeiten in den Reflexzonen der Füße in einem sog. Mikrosystem, einer „bildschirmartigen Selbstabbildung" im Kleinen, die mit dem Makrosystem, der ganzen Person, in wechselwirksamer Beziehung steht. Die RZF wird zur Gruppe der Komplementärmethoden gezählt, die als Regulationstherapie den Menschen in allen Ebenen anspricht und ordnet, jeweils im Rahmen seiner regenerativen Möglichkeiten. Sie bekämpft oder unterdrückt nicht Symptome, sondern unterstützt die Selbstheilungskräfte, den „inneren Arzt" des Patienten.

Die Areale am Fuß sind zwar keine Reflexe im nervalen Sinn, der Begriff „Reflex" hat sich jedoch im therapeutischen Sprachgebrauch in den letzten Jahrzehnten geöffnet. Er kann wie das Reflektieren des großen Bildes auf der kleinen Fläche einer Spiegel„reflex"kamera verstanden werden.

Als manuelle Therapieform vermittelt die RZF das **wichtige „Medikament" der Berührung.** Die unterschiedlichen Reaktionen der Patienten auf den therapeutischen Impuls ermöglichen eine individuelle Behandlung der einzelnen Krankheitsbilder.

Die Einteilung des Menschen in 10 gedachte Längszonen, die bis in seine Füße reichen (W. FitzGerald), und die Formenähnlichkeit zwischen einem sitzenden Menschen und seinem Fuß (vgl. ▶ **Abb. 2.3** und unser Logo (S. 3)) sind bewährte Arbeitsmodelle und Orientierungshilfen, um die einzelnen Zonen verlässlich zu finden.

Zu den jahrzehntelangen empirischen Erfahrungen gibt es klinische Studien und weitere Veröffentlichungen.

2 Zwei Arbeitsmodelle für den praktischen Einstieg in die RZF

2.1 Das Rasterbild nach William FitzGerald

W. FitzGerald ging von dem einfachen Arbeitsmodell aus, dass sich der menschliche Körper in 10 gleichmäßig angeordnete Abschnitte, vom Kopf bis zu den Füßen führende sog. **Körperzonen**, einteilen lässt (▸ **Abb. 2.1**, Kap. 1.2).

2.1.1 Vertikale 10-Zonen-Einteilung

Die Längskörperzonen erscheinen als etwa gleich große, vertikale Felder, von medial nach lateral jeweils von Zone 1 bis 5 aneinandergereiht. **W. FitzGerald** entdeckte damit einen brauchbaren Schlüssel, mit dem die Zusammenhänge zwischen Mensch und Füßen bildhaft und praktisch nachvollziehbar aufgezeigt werden können:

Jeweils in derselben Längszone, die durch ein Organ, Gewebe oder System des Körpers führt, findet sich auch in den Füßen in der **gleichen Längsbahn**, proportional verkleinert, die zugeordnete Reflexzone. Folgende Beispiele verdeutlichen dies:

- Die Augen liegen in den Längskörperzonen 2 und 3 und finden im Fuß an den Zehen 2 und 3 ihre Reflexzonenzuordnung.
- Die Hüftgelenke gehören zur Längskörperzone 4 und sind in den Füßen auch in dieser Längskörperzone zu finden, d. h. nahe dem lateralen Malleolus.

Alle **paarig** angelegten Organe und Gelenke (z. B. Nieren, Ohren, Schultergelenke) sind am rechten **und** linken Fuß repräsentiert.

Die Organe, die **unilateral** ausgebildet sind, haben ihre Reflexzonen am Fuß auf **derselben** Seite wie im Körper (z. B. Milz links, Appendix, Gallenblase rechts).

Organe in der **Körpermitte** haben ihre Entsprechung in der Fußpaarmitte, d. h. am rechten und linken Fuß in der jeweils zugeordneten Längszone (z. B. Herz, Magen, Blase).

2.1.2 Horizontale Einteilung

Durch 3 Orientierungslinien in der Horizontalen wurde ab 1967 zur vertikalen 10-Zonen-Einteilung eine weitere Unterscheidung möglich:

- Die erste Querlinie verläuft in situ rechts und links vom Brustbein über das Schlüsselbein zur Schulterhöhe und begrenzt die Bereiche **Kopf und Hals**. Diese Linie, übertragen an den Fuß, führt durch die 10 Zehengrundgelenke und kennzeichnet somit die Zehen als Kopf und Hals zugeordnet.
- Die zweite Querlinie entspricht in situ in etwa der Gürtellinie und findet ihre Zuordnung in den Füßen in der Basis der Mittelfußknochen, bekannt als Lisfranc-Gelenklinie. Sowohl im Körper als auch in den Füßen sind zwischen der ersten und zweiten Quermarkierung die Organe des **Thorax** und des **Oberbauches** angeordnet.
- Eine dritte Querlinie entspricht in situ der Abgrenzung des Rumpfes von den unteren Extremitäten und wird an den Füßen von einer Verbindung des äußeren Knöchels mit dem inneren, etwa entlang der Malleolengabel, dargestellt. In dem so entstandenen Raum befinden sich die Reflexzonen der **Bauch- und Beckenorgane.**

Bei dieser wechselseitigen Zuordnung von Makrosystem Mensch und Mikrosystem Fuß lässt sich anhand der Längs- und Quergitter die Lage bzw. Projektion der einzelnen Organe, ähnlich wie bei einem Mosaik, gut auffinden.

Die fiktive Einteilung in lineare Felder sollte weder im Körper noch an den Füßen als eng begrenzte, starre Trennung angesehen werden, denn im offenen „Fließsystem Mensch“ sind alle Lebensvorgänge leitend miteinander verbunden.

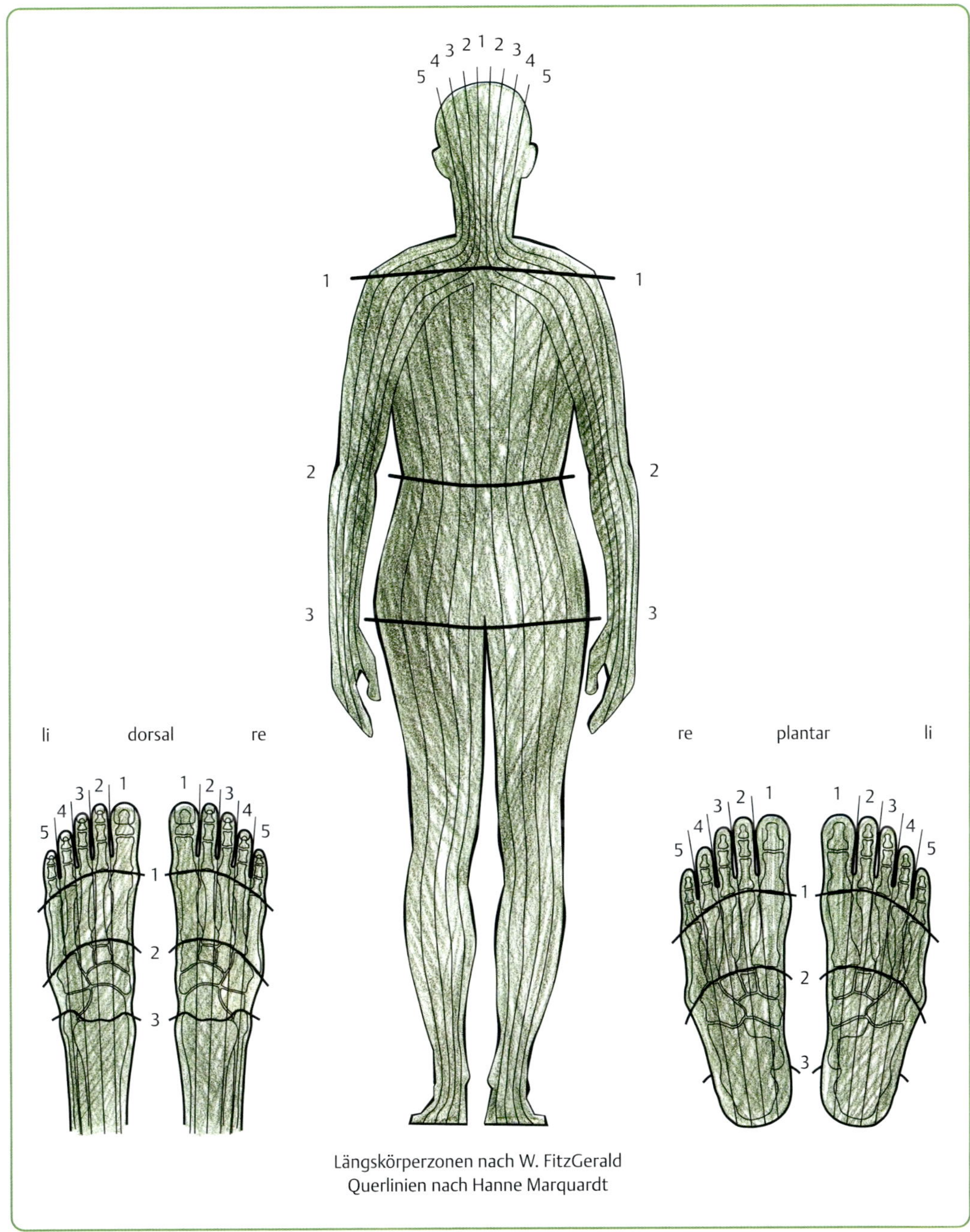

▶ **Abb. 2.1 Längskörperzonen** nach W. FitzGerald. **Querlinien** am Körper und an den Füßen von Hanne Marquardt.

Die Längs- und Querzonen werden im praktischen Unterricht im wörtlichen Sinne als „Hilfs"-Linien gebraucht: Sie geben Hilfestellung, um vom abstrakt modellorientierten Denken in die individuelle, lebendige Betrachtung des Menschen zu kommen.

2.2 Makrosystem Mensch, erkennbar in seinen verschiedenen Mikrosystemen

Philosophen aller Zeiten erkannten bei der Betrachtung der Lebensvorgänge, dass die Information des Teiles im Ganzen und das Ganze im Teil enthalten ist. Auch in der Medizin ist dies bekannt durch die Omnipotenz (das Allvermögen) der ersten menschlichen Zellen, die noch sämtliche Möglichkeiten der Differenzierung für die Weiterentwicklung zu Organen, Geweben und Systemen in sich tragen.

Nach einer Ära der einseitig gepflegten Wissenschaftlichkeit in Medizin und Therapie führt die Pendelbewegung in den letzten Jahrzehnten zum Teil ausgleichend zurück. Viele aus therapeutischen Berufen haben erkannt:

> „Die heute vorherrschende Medizin ist reich an Technik, aber arm an Bildern."

Das offenere Denken findet seinen Niederschlag in der Begründung bzw. Wiederentdeckung verschiedener Methoden der **Komplementärmedizin**, bei denen vorrangig funktionell-therapeutische Zusammenhänge als notwendige Ergänzung zum bislang überbetonten analytischen Denken gewürdigt werden.

Der früher streng medizinische Terminus „Reflexzonen" hat durch die Entstehung und Neubelebung verschiedener diagnostischer und therapeutischer Methoden, die nicht allein über die anatomische Struktur und Funktion des Nervensystems erklärbar sind, eine Erweiterung erfahren. Die zunächst gebräuchliche Bezeichnung „Somatotopie" für das Phänomen der Ganzkörperprojektionen wird heute vielfach durch den Begriff „Mikrosystem" ersetzt; es handelt sich um Synonyme.

Die RZF wird in den letzten Jahren, wie andere Methoden aus der Komplementärmedizin, durch experimentelle Studien mehr und mehr verifizierbar. Will man sich dem Analogie-(Ähnlichkeits-) Denken öffnen, so setzt dies voraus, phänomenologische Merkmale in ihrer Ambivalenz des „Sowohl-als-auch" ernst zu nehmen und sich bei der Beurteilung lebendiger Vorgänge im Menschen vom ausschließlich linear-kausalen Denken zu lösen.

Formenähnlichkeiten, das heißt vergleichbare anatomische Gestaltungen innerhalb des Menschen, sind, selbst wenn sie entfernt voneinander liegen, oftmals Hinweise auf gegenseitige innere und funktionelle Beziehungen, denn „der Geist schafft die Form" (Carl Huter). Sie werden seit Langem in verschiedenen Therapierichtungen genutzt. Am bekanntesten ist die **Aurikulotherapie** nach Nogier, die darauf beruht, dass sich in der Ohrmuschel die embryonale Gestalt des Menschen formenähnlich (▸ Abb. 2.2) darstellt [27] [35].

J. Gleditsch und **J. Bossy** schreiben ausführlich über erprobte und bewährte Somatotopien [14] [3]. **L. Mees** zeigt eine Vielfalt von überzeugenden Formenanalogien und deren therapeutische Zusammenhänge auf [32]. **A. Pischinger** geht davon aus, dass biologische Systeme vernetzt, energetisch offen und in einer Wechselwirkung miteinander und mit ihrer Umgebung stehen [38].

Forschungen dieser Art bestätigen meinen Zugang zum Thema, denn sie können als Verständnisgrundlage auch für Funktionsabläufe innerhalb der RZF dienen.

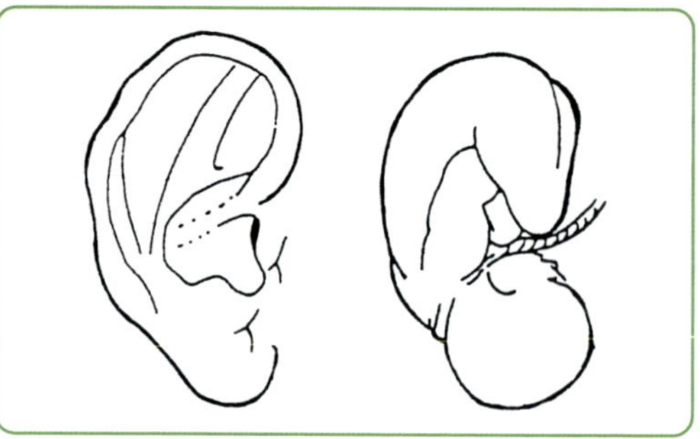

▸ **Abb. 2.2** Formenähnlichkeit Ohr – Embryo. (P. Nogier: Praktische Einführung in die Aurikulotherapie)

Zum **Handwerkszeug** für die Ausübung der RZF gehören:

- ein gutes Maß physischer und psychischer Stabilität
- ein solides medizinisch-therapeutisches Grundwissen
- die innere Offenheit, unbekannte Methoden auf ihre Wirksamkeit praktisch zu überprüfen
- etwas Mut, unkonventionelle Wege zu gehen, damit sich Kopf, Herz und Hand bei der Therapie der Füße begegnen können

2.2.1 Formenanalogie zwischen Mensch und Fuß

▶ **Abb. 2.3** bringt zum Ausdruck, dass zwischen der Form des Fußes und des sitzenden Menschen offensichtlich eine Ähnlichkeit besteht. Die Abbildung weist in ihrer einfachen Grundstruktur im aufrecht gestellten Fuß auf den sitzenden Menschen hin und stellt umgekehrt im sitzenden Menschen den Fuß dar.

2.2.2 Anatomische Zuordnung der Zonen am Fuß

Generell gilt:

- Die Zonen der Vorderseite des Menschen finden sich am Fuß**rücken**:
  ventral am Menschen = dorsal am Fuß.
- Die Zonen seiner Rückseite finden sich an den Fuß**sohlen**:
  dorsal am Menschen = plantar am Fuß.

In der **horizontalen Ebene** gelten folgende Zuordnungen:

- Die Zonen von Kopf und Hals entsprechen den Zehen.
- Die Zonen von Thorax und Oberbauch entsprechen etwa dem Mittelfußraum.
- Die Zonen von Bauchraum und Becken entsprechen den Fußwurzelknochen bis an die Knöchel.
- Die Zonen der Beine entsprechen den distalen Enden der Unterschenkel.

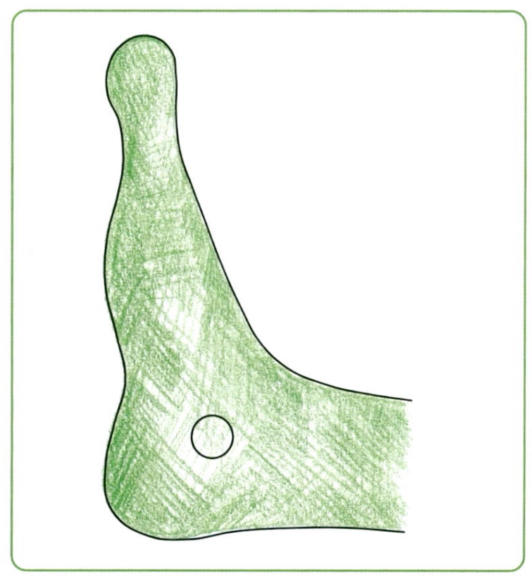

▶ **Abb. 2.3** Sitzender Mensch in der Form des Fußes.

Die von uns seit Langem durchgeführte und gelehrte RZF beruht auf der Akzeptanz der bildhaft darstellbaren Zusammenhänge zwischen den Füßen und dem sitzenden Menschen, wie sie sich in der Formenähnlichkeit zeigt. Sie hat sich als praktische Arbeitsgrundlage seit Jahrzehnten bewährt.

Zur anatomischen Orientierung werden die **Knochen der Füße** von dorsal, plantar, medial und lateral in ▶ **Abb. 2.4** und ▶ **Abb. 2.5** deutsch und lateinisch angeführt.

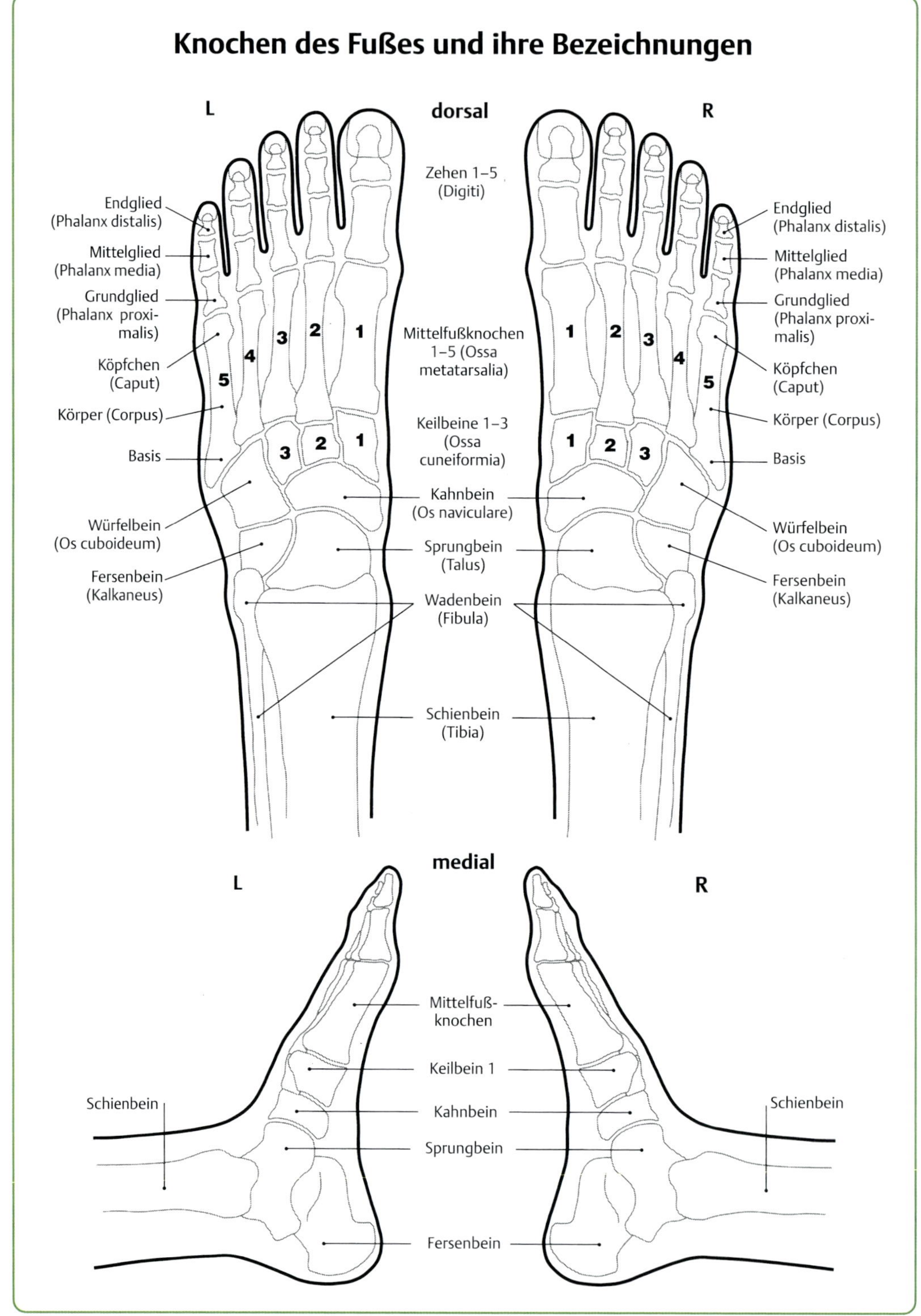

▸ **Abb. 2.4** Knochen des Fußes und ihre Bezeichnungen (dorsal, medial).

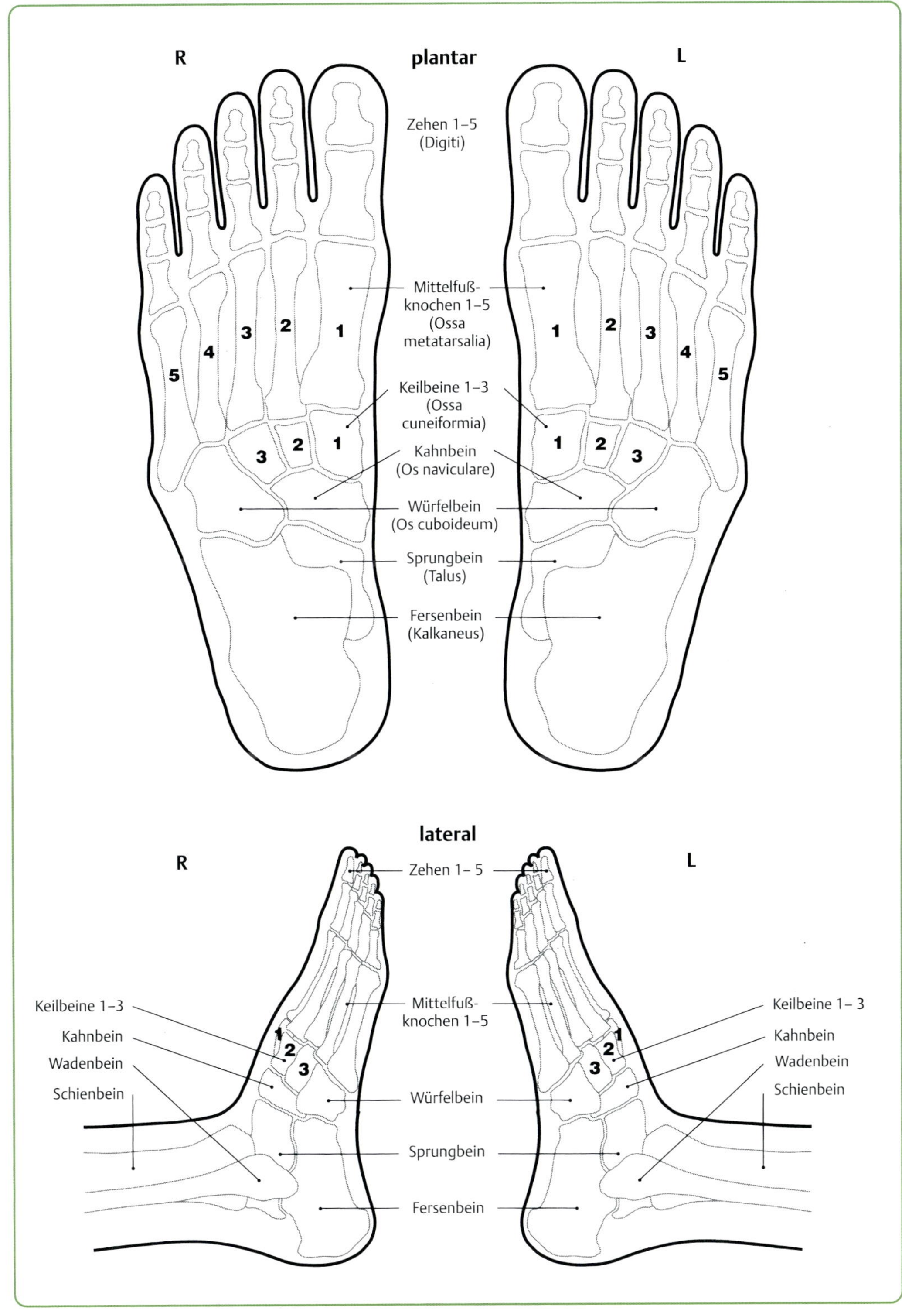

▸ **Abb. 2.5** Knochen des Fußes und ihre Bezeichnungen (plantar, lateral).

3 Die therapeutischen Grundgriffe, Berühren – Behandeln

3.1 Berührung

Obwohl, vordergründig betrachtet, die Durchführung der RZF auch mit technischen Geräten möglich wäre, habe ich mich für die **Hand-Arbeit** entschieden, denn das Bedürfnis nach zwischenmenschlicher Berührung wächst notwendigerweise mit der Technisierung in der Medizin. Viele Menschen spüren die Einseitigkeit, die durch den Mangel an Körperkontakt entsteht. Sie empfinden, meist unbewusst, dass das Wesen einer Behandlung, ihre innerste Essenz, mit dem Lebensgeheimnis der Berührung zusammenhängt – mit den Worten Antoine de Saint-Exupérys: „Man sieht nur mit dem Herzen gut; das Wesentliche ist für die Augen unsichtbar."

Alle manuellen Therapieformen können die unmittelbare zwischenmenschliche Erfahrung bieten, dass äußerliches Berührt-Werden und inneres Berührt-Sein zusammengehören und in einer Wechselwirkung miteinander stehen.

Sachlich ausgedrückt, entsteht durch Berührung ein elektromagnetisches Spannungsfeld, das ganz persönlichen Charakter hat und durch die Begegnung zweier „offener Kraftfelder" eine fortwährende Homöostase (Aufrechterhaltung der Funktion der Regelsysteme im Körper) anstrebt [38]. Im geläufigen Sinne der Innervation wird durch den tastenden Griff ein Reiz an den Rezeptoren der sensiblen Nervenbahnen im Fußgewebe gesetzt.

Wir sollten bei allen Erklärungsversuchen des Begriffes „Berührung" jedoch immer im Blickpunkt haben, dass sich Berührung nicht allein theoretisch beschreiben lässt, sondern dass sie erst durch praktische Erfahrung lebendig wird.

3.2 Grifftechnik

3.2.1 Daumen-Grundgriff

▶ Abb. 3.1, ▶ Abb. 3.2, ▶ Abb. 3.3, ▶ Abb. 3.4

Die Hand, als sensibles und persönliches Instrument, kann den Fuß am besten „begreifen", wenn sie ihrem anatomischen Aufbau gemäß eingesetzt wird. Ich rate zu Beginn zum bevorzugten Einsatz des Daumens, der sich durch seine Sonderstellung und Dominanz gut zum Setzen der therapeutischen Impulse anbietet.

Auf diese Weise werden unsere Muskeln, Gelenke und Sehnen in ihrer natürlichen Funktion und ohne Gefahr der Überlastung und Schädigung eingesetzt.

Die 4 Finger sind, dem Daumen gegenüberstehend, zwar in die Berührung des Fußes einbezogen, jedoch verhalten sie sich, wenn der Daumen arbeitet, passiv.

Durch die Gegenüberstellung vor allem von Daumen und Zeigefinger entsteht dort ein weiter, offener Raum, der mit der Form eines Hufeisens oder einem „U" zu vergleichen ist und Handlungsfreiheit vermittelt.

Die heutzutage ausgeführte Grifftechnik wurde auf dem Wege jahrelanger praktischer Erprobung entwickelt, um die Hand funktionsgerecht einzusetzen. In den Anfangsjahren haben viele – auch ich – mit zu viel mechanischem Druck gearbeitet und dadurch unnötigerweise Belastungen wie Gelenk- und Muskelentzündungen und Haltungsschäden ausgelöst.

Der therapeutische Griff zeichnet sich durch rhythmische Bewegungen aus, bei der die Hand ohne Überanstrengung auch längere Zeit arbeiten kann, denn wir setzen das dynamische Wirkungsprinzip von Kraft und Schwung ein und vermeiden mechanischen Druck.

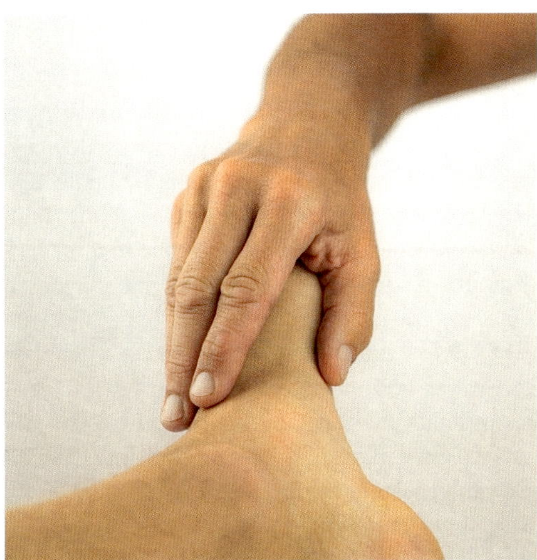

▶ **Abb. 3.1** Ausgangsstellung Daumen-Grundgriff: Sanfte Berührung, kein Druck! Rundung zwischen Daumen und Zeigefinger beachten!

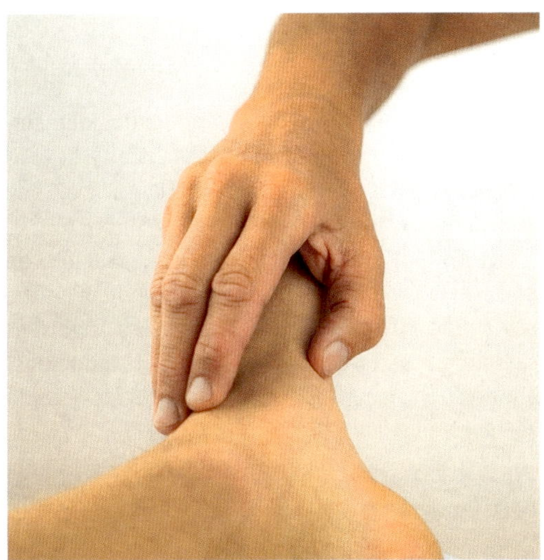

▶ **Abb. 3.2** Endglied des Daumens kommt durch aktives Schwingen des Armes in deutliche Beugung.

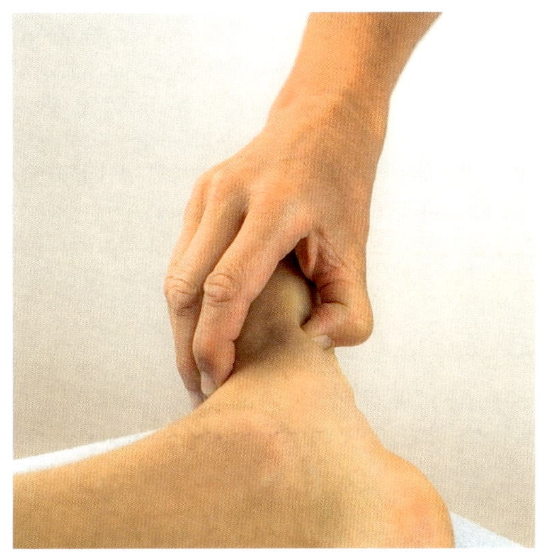

▶ **Abb. 3.3** Bei ca. 80–90° setzt die Daumen**kuppe** aktiv den therapeutischen Impuls im Gewebe, auch Daumen**ballen** ist in deutlicher Spannung.

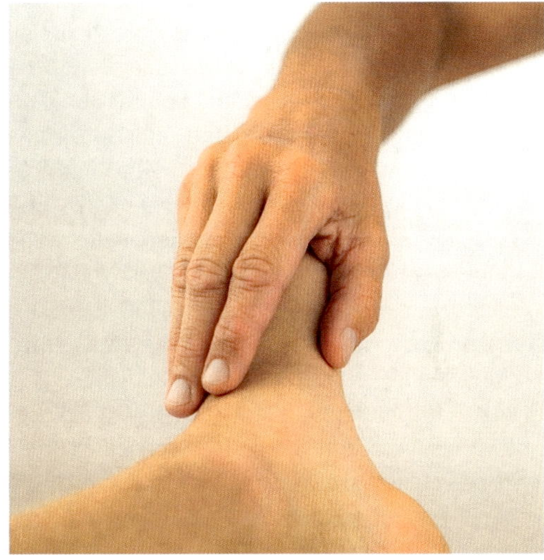

▶ **Abb. 3.4** Durch Lösung der Spannung in Daumen**kuppe** und **-ballen** schwingen Daumen und Arm in ihre Ausgangsstellung zurück: Beginn des neuen Griffes jeweils in Millimeterschritten.

Die rhythmische Bewegung wirkt im Fußgewebe weiter fort und vermittelt Patienten wie Therapeuten die Erfahrung, dass sich die entgegengesetzten – und doch aufeinander abgestimmten – Pole von Bewegung und Ruhe zu einem harmonischen Ganzen verbinden.

Jeder Griff besteht somit aus einer aktiven und einer passiven Phase, die etwa gleich lang sind.

Aktive Phase des Daumens

Sie besteht aus folgenden Komponenten:

- Nach der sanften Berührung der Zone kommt der erste Teil des Behandlungsimpulses aus dem aktiven Vorwärtsschwingen des Armes, vom Schultergelenk ausgehend. Das ist ähnlich dem Beginn des Schwingens eines Pendels oder einer Schaukel (keine zusätzliche Auf-ab-Bewegung des Handgelenkes!).
- Unterarm, Handgelenk und Hand sind in der **Mittelstellung** zwischen Supination und Pronation und bilden eine natürliche horizontale Linie. Durch die so erreichte physiologische Stellung des Armes und der Hand kommt der Daumen in eine leichte **Pronation** und kann ohne Überanstrengung eingesetzt werden. Wenn die leicht radial gestellte Daumenbeere flach und sanft, **ohne Druck**, Kontakt mit dem Fußgewebe aufgenommen hat, wird durch das Vorwärtsschwingen des Armes das Endglied des Daumens passiv weich abgerollt und in eine deutliche Beugung gebracht. Der Daumenballen ist bis jetzt ganz locker und die Daumenkuppe liegt nach wie vor sanft, wie das Gewicht einer Briefmarke, auf dem Fußgewebe.
- Dann erst übernimmt der Daumen aktiv die Führung und steigert die Beugung in Richtung 90°-Winkel. Zugleich erhöht sich zunehmend auch die Muskelspannung im **Daumenballen**, und die Zielstrebigkeit des Daumenendgliedes ist senkrecht und punktuell in die Gewebetiefe gerichtet.
- Das Daumenendglied befindet sich jetzt in seiner maximalen Beugung und in gebündelter Spannung, ähnlich dem Bogenschützen in seiner gesammelten Kraft direkt vor dem Loslassen des Pfeiles. Dieser Moment entspricht dem aktiven punktuellen Setzen des **therapeutischen Impulses**.

Passive Phase

Durch **spontanes Lösen** der Spannung im Daumen, v. a. im Ballen (Thenar), und vorn in der Daumenkuppe kann der Arm passiv zurückschwingen und den Daumen wieder in seine horizontale Ausgangsposition führen. Wiederum liegt die Daumenbeere weich auf dem Fußgewebe und die Finger stützen nach wie vor den Fuß von der anderen Seite.

Mit dem erneuten aktiven Vorwärtsschwingen des Armes beginnt bereits der nächste Griff, wieder in seinen 2 Phasen und im gleichen Ablauf wie zuvor. Durch das kontinuierliche Ineinandergreifen von gespannter Kraft und gelöster Ruhe ergibt sich ein wellenförmiger Rhythmus, der durch den Schwung der Bewegung ohne viel Mühe fast von selbst in Millimeterschritten durch das Fußgewebe weiterführt.

3.2.2 Zeigefinger-Grundgriff

▸ Abb. 3.5, ▸ Abb. 3.6

An den **dorsalen** Stellen des Fußes ist es meist praktischer und für die Hand schonender, den Zeigefinger einzusetzen. Auch dabei wird rhythmisch gearbeitet; jetzt allerdings ist der Daumen auf der gegenüberliegenden Seite der passiv Stützende.

Der Rhythmus des Schwingens zeigt sich hier jedoch nicht, wie beim Daumengriff, in der Pendelbewegung des ganzen Armes, sondern überträgt sich in eine Auf-ab-Bewegung im **Handgelenk**, ähnlich dem Schwingen einer Hängebrücke, wenn sie betreten wird.

Aktive Phase

Sie ist wie folgt aufgebaut:

- Der Griff beginnt mit deutlicher Extension im Handgelenk (der Handrücken zeigt zum Unterarm).
- Der Zeigefinger berührt mit seiner ganzen Fingerbeere sanft und **ohne Druck** das Gewebe des Fußes und der Daumen stützt auf der den Fingern gegenüberliegenden Seite.
- Das Handgelenk schwingt weich in seine neutrale Ausgangsstellung und der Zeigefinger rundet sich dadurch von selbst etwas mehr.

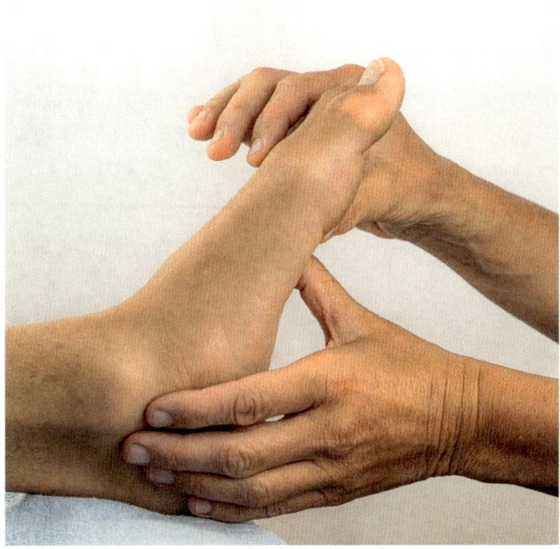

▸ **Abb. 3.5** Ausgangsstellung **Zeigefinger**-Grundgriff: Handgelenk ist in leichter Flexion. Sanfte Berührung des Gewebes mit der ganzen Fingerbeere, kein Druck! Daumen steht plantar gegenüber.

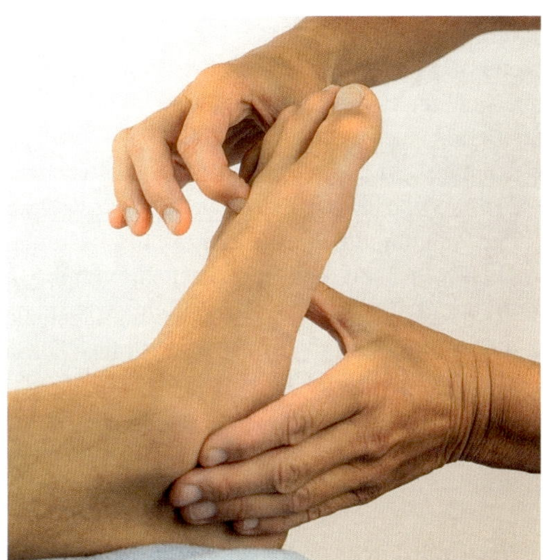

▸ **Abb. 3.6** Während das Handgelenk in die normale Stellung zurückschwingt, rundet sich der Zeigefinger von selbst zum Halbkreis und setzt mit der Finger**kuppe** den therapeutischen Impuls im Gewebe. Danach schwingt das Handgelenk zurück, der Zeigefinger liegt wieder flach und sanft auf dem Gewebe. Von da aus beginnt der nächste Griff im Abstand eines Millimeters.

- Während das Endglied des Zeigefingers seine Berührungsfläche durch das Schwingen des Handgelenkes allmählich auf die Fingerkuppe verlagert, geht es zunehmend in den aktiven Teil über und führt, senkrecht stehend, zielstrebig mit sich steigernder Intensität in die Tiefe des Gewebes, um dort punktuell den therapeutischen Impuls zu setzen.

Passive Phase

Ähnlich wie beim Daumengriff löst sich dann die aufgebaute Spannung: Der Zeigefinger geht passiv wieder in seine Ausgangsposition und das Handgelenk schwingt weich in die Extension zurück, um von dort den nächsten Griff zu beginnen.

Für alle **Fingernagelformen** gilt: Die Beugung beim Daumen- und Zeigefingergriff findet jeweils da ihre Grenze, wo die Irritation durch den Nagel, trotz gründlichen Feilens und Zurückschneidens, als zu störend empfunden wird.

3.2.3 Alternierende Streichungen

▸ Abb. 3.7, ▸ Abb. 3.8

Der Begriff ergibt sich aus der Art der Durchführung:

- Beide Hände streichen alternierend (wechselweise) mit je einer oder 2 **flach aufliegenden** Daumen- bzw. Fingerbeeren weich, jedoch zielstrebig in vorgegebenen Bahnen durch das Gewebe. Bevor eine Hand den im Gewebe entstehenden leichten Zug beendet, setzt die andere in der gleichen Bahn ein, sodass eine fließend fortlaufende Bewegung entsteht.
- Die Länge der einzelnen Strichführungen richtet sich nach dem Gewebebefund am Fuß: Fühlt sich das Gewebe verklebt oder gestaut an, werden sie kürzer; ist es normal in seiner Spannung, können die einzelnen Streichungen länger werden.
- Wenn die Zeigefinger arbeiten, stützen die Daumen den Fuß auf der den Fingern gegenüberliegenden Seite und halten ihn so in seiner Position. Werden die alternierenden Streichungen von den Daumen durchgeführt, stützen die Finger.

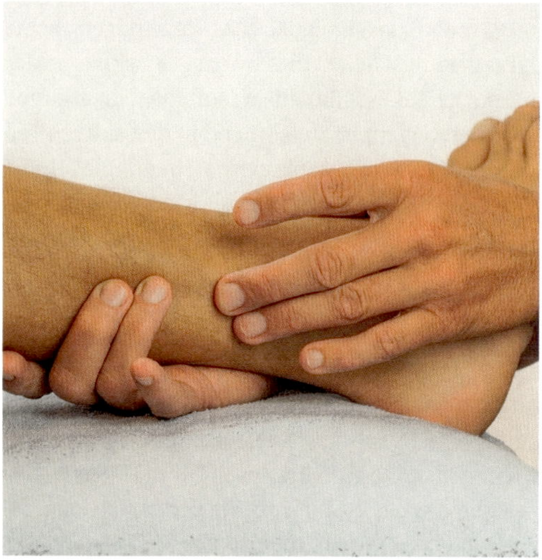

▸ **Abb. 3.7** Alternierendes Streichen mit den Fingerbeeren 3 und 4 am lateralen Anteil des Unterschenkels. Länge der Streichung variiert von 1 bis zu 4, evtl. 5 cm.

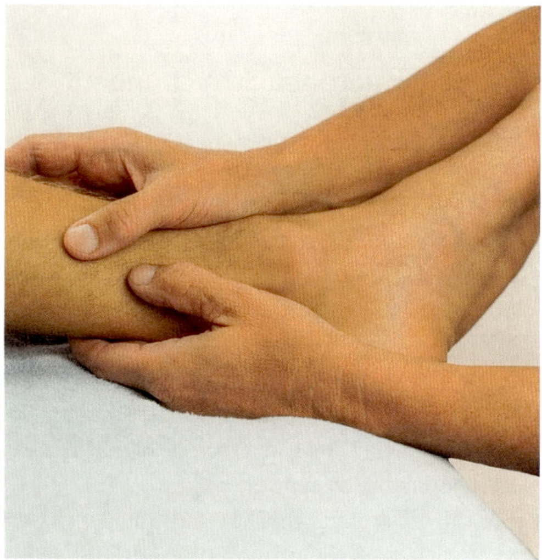

▸ **Abb. 3.8** Alternierendes Streichen mit flach anliegenden Daumenbeeren am medialen Anteil des Unterschenkels. Länge der Streichung variiert von 1 bis zu 4, evtl. 5 cm.

Diese Griffe werden bevorzugt in Zonen gewählt, die dem **Lymphgewebe** zugeordnet sind, um dort allzu kräftige punktuelle Reize zu vermeiden, zunächst meist in den Zonen nahe der Achillessehne medial und lateral. Im Laufe der gesamten Ausbildung werden auch andere Zonen des Lymphsystems mit den alternierenden Streichungen behandelt.

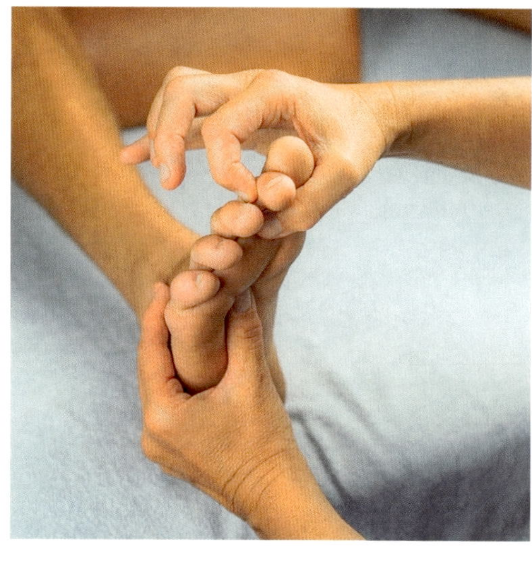

▸ **Abb. 3.9** Dehnungsgriff mit Daumen- und Fingerbeere an den Schwimmhautfalten der Zehenzwischenräume. Daumen der anderen Hand stützt von plantar.

3.2.4 Dehnungsgriff

„Dehnung fördert Atmung." Die Gewebedehnung bietet sich vor allem in den **Interdigitalräumen** an, weil hier eine gute Durchblutung dieser Zonen am besten zu erreichen ist (▸ Abb. 3.9):

- Daumen- und Zeigefingerbeeren halten von plantar und dorsal die Gewebefalte zwischen den Zehen und dehnen sie in distaler Richtung, bis sich Daumen- und Fingerbeere berühren.
- Während der Dehnung beschreibt die arbeitende Hand eine leichte Rundung in der Bewegung nach plantar und/oder dorsal.
- Die Intensität des Griffes bleibt von Beginn bis Ende relativ konstant und passt sich dem Atem des Patienten an (in der Einatmungsphase wird die Dehnung meist gut verarbeitet). Die andere Hand stützt den Fuß in einer funktions- und arbeitsgerechten Stellung, am besten im Quergewölbe. Der Griff wird mehrere Male wiederholt.
- Der Dehnungsgriff hat v. a. eine anregende Wirkung auf das Immunsystem, ist also gut geeignet bei Patienten mit Erkältungen, Allergien und anderen Infekten.

3.2.5 Sedierender Verweilgriff

Die Bezeichnung weist auf die Funktion dieses Griffes hin: Durch ruhiges Verweilen in der betreffenden Zone wird angestrebt, akute symptomatische Beschwerden der Patienten zu verringern.

Der Aufbau ist ähnlich wie beim Grundgriff:

- Die belastete Zone wird zuerst sanft mit der leicht radial gestellten Daumenbeere berührt.
- Durch das weiche Vorwärtsschwingen des Armes wird das Endglied des Daumens von der horizontalen in die vertikale Position gebracht.
- In dieser Stellung wird der therapeutische Impuls in der Tiefe des Gewebes gesetzt, angepasst an die augenblickliche vegetative Reaktionslage des Patienten.
- Im Gegensatz zum üblichen Grundgriff wird diese Position des Daumens so lange **ohne Bewegung** gehalten, bis der lokale Schmerz in dieser Zone deutlich nachgelassen hat.
- Jetzt erst geht der Daumen in seine lockere Ausgangslage zurück und der Verweilgriff wird in Millimeterschritten in der gesamten Zone weitergeführt.

Der Verweilgriff kann an entsprechenden Stellen am Fuß genauso gut mit dem **Zeigefinger** durchgeführt werden.

Anwendung des Verweilgriffes

Er wird in der Regel eingesetzt bei der

- **Schmerzbehandlung** in der Symptomzone (s. Kap. 16) und zur
- **RZF-Narbenbehandlung** (s. Kap. 25).
- Wenn während der Behandlung bestimmte Zonen **unerwartet stark schmerzen**, kann auch an diesen Stellen wahlweise der Verweilgriff angewendet werden (s. Kap. 12.2.1).

Bei besonders **irritierter** Ausgangslage des Patienten genügt zuweilen ein sanftes, ruhiges Halten der betreffenden Zone, ohne einen deutlichen punktuellen Impuls in der Gewebetiefe zu setzen.

Praktischer Hinweis

Therapeuten mit schwachen oder hypermobilen Daumen- und Fingergelenken sollten in der aktiven Phase der Griffe das weiche Abrollen des Endgliedes besonders deutlich bis in Richtung des 90°-Winkels durchführen und darauf achten, dass der Impuls im Gewebe erst mit senkrecht gestelltem Endglied des Daumens bzw. Fingers gesetzt wird. Dadurch werden die Gelenke vor Überforderung geschützt und bleiben in sich stabiler. Beim Daumengrundgriff ist es besonders wichtig, dass das Handgelenk nicht nach oben gebogen wird, denn dadurch würde sich die Instabilität im Daumengrundgelenk vergrößern und zu einem schwächenden Knick führen.

Zur Ermutigung für diejenigen, die meinen, dass sie nicht genügend physische Kräfte für die Grundgriffe hätten: Dadurch, dass unsere heutigen Patienten meist sensibler und weniger belastbar sind als früher, lassen sich auch mit sanfteren Griffen gleich gute Ergebnisse erreichen.

Zudem bewirkt eine feine, wach und konzentriert durchgeführte Behandlung eher die erwünschte Umstimmung im Fußgewebe als zu kräftiges und derbes Zupacken. Es ist nicht die Quantität der Berührung, die wirkt, sondern ihre **Qualität**.

3.2.6 Regeln zur Anwendung der Griffe

Bewegungsrichtung

Durch die schwingende Bewegung, die beim rhythmischen Arbeiten entsteht, ergibt es sich von selbst, dass die Arbeitsrichtung „vorwärts" geht, also in die Richtung, in der Daumen bzw. Finger von selbst stehen. Je unbefangener wir die Patientenfüße in die Hände nehmen, desto natürlicher kann die Hand selbst entscheiden, ob sie

- von distal nach proximal oder umgekehrt oder
- von medial nach lateral oder umgekehrt arbeitet.

Da diese Unbefangenheit längst nicht mehr jedem spontan zur Verfügung steht und es einiger Zeit, Geduld und Übung bedarf, bis wir uns wieder auf unser „Fingerspitzengefühl" verlassen können, sind in der detaillierten Darstellung der einzelnen Zonen (s. Kap. 10 ff.) **bewährte Arbeitsrichtungen** durch Pfeile gekennzeichnet und somit zum Ausprobieren vorgeschlagen.

Bei sehr empfindsamen Patienten sollten wir die Arbeitsrichtung nicht nur von dem ökonomischen Einsatz unserer Hände bestimmen lassen, sondern auch das jeweilige Krankheitsbild und dessen Symptomatik einbeziehen.

Aus meiner Praxis

Vor Jahren kam ein 75-jähriger, sehr sensibler Patient mit leichten Angina-pectoris-Beschwerden und einer starken Erkältung, dem die Expektoration des Schleimes aus dem Atmungstrakt immer schwerer fiel. Bei der Erstellung des Erstbefundes (s. Kap. 11) fielen mir zusätzlich zu den Zonen von Herz und Atmung starke Belastungen des Magen-Darm-Traktes, der Leistenregion und der unteren Wirbelsäule auf.

Ich wollte ihm das Abhusten und Lösen des Schleimes aus dem Bronchialgebiet erleichtern und arbeitete tonisierend in den Zonen der Bronchien von proximal nach distal, also von „unten" nach „oben", in Richtung der Zone des Nasen-Rachen-Raums.

Der Patient setzte sich nach ein paar Griffen abrupt senkrecht auf und gab eindeutige Zeichen des Würgens und beginnenden Erbrechens von sich. Mehr intuitiv als über den Verstand entschied ich mich sofort zum Wechsel der Arbeitsrichtung und behandelte von distal nach proximal. Der Würgereflex ließ zu unser beider Erstaunen so spontan nach, wie er gekommen war. Der Patient berichtete mir anschließend, dass er seit Jahrzehnten eine Hiatushernie (Zwerchfellbruch) habe, die er jedoch wegen seines instabilen Allgemeinzustandes nicht operieren lassen wolle.

Da Luftröhre, Bronchialgebiet und Speiseröhre durch ihre anatomische Nähe auch innerhalb der Reflexzonen streckenweise an derselben Stelle behandelt werden, konnte ich im Voraus keine Differenzierung in der Wahl der Zonen machen, wurde jedoch durch die eindrückliche Patientenreaktion belehrt, welche Arbeitsrichtung bei ihm die gemäße war.

Bei diesem Patienten bestätigte sich auf Nachfrage die bekannte Trias von **Zwerchfell-, Leisten- und Nabelhernie.** Nach einigen Behandlungen, in die ich die Zonen der Hernien tonisierend einbezog, konnte ich in Zukunft die Arbeitsrichtung im Bereich der Speise- bzw. Luftröhrenzonen frei wählen, ohne Störungen auszulösen, denn die Gewebespannung um das Diaphragma und die Hernien hatte sich verbessert. Der stabilisierte Zustand hielt bis zu seinem Tod 12 Jahre später an.

Intensität und Tempo des Griffes

Der therapeutische Griff lässt sich in **Intensität** sowie in **Arbeitsrhythmus** und **-tempo** variieren und ist somit auf die jeweilige Reaktionslage und Tagesverfassung des Patienten abgestimmt.

Daraus ergibt sich eine breite Skala von Variationen und Einsatzmöglichkeiten:

- Die **Griffintensität** variiert von weich und sanft = harmonisierend bis kräftig und tiefgreifend = tonisierend.
- **Arbeitsrhythmus** und **-tempo** variieren von langsam und bedächtig = beruhigend bis schnell und zügig = anregend.

Dauer des therapeutischen Impulses

Die Dauer des punktuell gesetzten Impulses wird sich nach der Grenze der Belastbarkeit des Patienten richten. Früher – sogar noch zu Beginn meiner Beschäftigung mit den Reflexzonen – konnten Schmerzreize u. U. minutenlang an einer Stelle angeboten werden. Bei der heutigen Sensibilität der Patienten genügen meist **Sekundenimpulse**, die nach ein paar Minuten an derselben Stelle wiederholt werden, und zwar so oft, bis sich die Zone deutlich in ihrer Gewebequalität und Schmerzempfindung verbessert hat (s. Kap. 12.2).

Die **Normalisierung einer Zone** ist an folgenden Zeichen erkennbar:

- Die Stelle am Fuß ist weniger schmerzhaft.
- Sie ist besser durchblutet.
- Der Gewebetonus hat sich so weit wie möglich normalisiert.
- Der Patient zeigt weniger Zeichen einer vegetativen Überforderung.

3.2.7 Lernhilfen

Da das theoretische Beschreiben eines praktischen Griffes sehr umständlich ist, möchte ich den Zugang durch einige Bildvergleiche erleichtern.

- **Das Trampolin:** Die Gewebespannung im Fuß entspricht der Spannung eines Trampolins, auf dem der Daumen als „Trampolinspringer" hüpft (aktive Phase) und wieder hochgefedert wird (passive Phase).

- **Der Gartenschlauch:** Die ganz wenig in Richtung Pronation gestellte Daumenbeere ist vergleichbar mit der Düse eines Gartenschlauches. Beim Pflanzengießen sollten wir darauf achten, dass das Wasser ungehindert an die vorgesehene Stelle fließt, d. h., wir setzen den Impuls mit der Daumenkuppe exakt an die entsprechende Stelle in der Gewebetiefe (aktive Phase).
So wie die Düse des Gartenschlauchs von der gut gewässerten Pflanze entfernt wird, geht der Daumen nach der aktiven Phase wieder in seine lockere Grundstellung zurück (passive Phase).
- **Die Bleistiftspitze:** Das Daumenendglied als gut gespitzter Bleistift setzt zielstrebig einen Punkt auf das „unbeschriebene Blatt" in der Tiefe des Gewebes (aktiv) und nimmt den Stift wieder weich heraus (passiv).
- **Ebbe und Flut:** Der Daumen wird als Welle betrachtet, das Fußgewebe als Ufer, auf das die aktive Bewegung als Flut, die passive als Ebbe einwirkt.
- **Das Gaspedal:** Die leichte Berührung des Gaspedals mit dem Fuß entspricht dem Beginn des Griffes, langsam steigernd wird „Gas" gegeben bis zur vollen Möglichkeit (aktive Phase). Der Fuß lässt das Gaspedal weich in die Ausgangsstellung zurückkehren (passive Phase).
- **Der Luftballon:** Der Daumenballen ist zu Beginn des Griffes entspannt und „leer", im Maximum der Beugung ist er „prall gefüllt" wie ein Luftballon. Dem passiven Zurückschwingen des Daumens entspricht das spontane Luftentweichen aus dem Ballon.
- **Der Stempel:** Ein Namensstempel wird exakt platziert und tief in das Papier eingeprägt (aktiv), um anschließend, ohne die Schrift zu verwischen, wieder sanft vom Papier gelöst zu werden (passiv).
- **Der Ball:** Ein Kind tippt den Ball auf die Erde (aktive Phase), er federt durch den Widerstand des Bodens (= Tonus im Gewebe) von selbst wieder zurück (passive Phase).
- **Die Sprungfeder:** Eine Sprungfeder wird zusammengepresst (aktiv) und schnellt beim Loslassen in ihre ursprüngliche Form zurück (passiv).

Diese bildhaft vergleichenden Beispiele veranschaulichen den Einsatz des Daumens, sie sind genauso auf den **Zeigefinger** anwendbar.

3.3 Zusammenfassung

Obwohl die Technik der RZF einfach scheint, ist zu bedenken, dass sog. „einfache" Griffe unsere volle Aufmerksamkeit und geduldiges Üben erfordern. Häufig besteht irrtümlich der Eindruck, dass einfache Dinge leicht und schnell zu lernen seien, und deshalb werden sie vernachlässigt.

Insgesamt haben sich seit 1958 etwa **30 neue Griffe** entwickelt

- einerseits weil die Patienten im Lauf der Jahrzehnte vielseitiger belastet und irritierter sind und deshalb differenziertere Behandlungen brauchen;
- andererseits weil auch viele Therapeuten inzwischen sensiblere und weniger kräftige Hände haben und sich auf diese Tatsache praktisch einstellen müssen.

4 Kennzeichen belasteter Zonen Die situationsgerechte Dosierung

4.1 Hinweise auf Zonenbelastungen

Jeder Mensch weist in seinem Mikrosystem der Füße „reflektierende" Zonen auf, die sich beim Gesunden so wenig belastet zeigen wie gesunde Organe, jedoch bei pathologischen Veränderungen erkennbar werden durch

- Schmerzäußerung,
- vegetative Irritation und den
- Palpationsbefund.

Schmerzäußerung. Viele Patienten reagieren an einer belasteten Stelle auf den therapeutischen Griff spontan mit verbaler Schmerzäußerung oder anderen Schmerzsignalen und sollten ermutigt werden, dem ohne Scheu Ausdruck zu geben. Sie helfen auf diese Weise vor allem Anfängern, die Belastungsgrenze nicht zu überschreiten.

Vegetative Irritationen. Ausgelöst durch den therapeutischen Griff, weisen sie auf die Notwendigkeit einer gut dosierten, behutsamen Behandlung der Stelle am Fuß hin, an der das Signal der Überforderung auftrat, selbst wenn diese Zonen **subjektiv** nicht immer schmerzempfindlich sind.

Patienten, die bereits mit feuchten Händen oder anderen Zeichen vegetativer Belastungen kommen, sollten generell sanft und mit weichen Griffen behandelt werden. Meist wird ihre Reaktionslage durch Ausgleichsgriffe zu Beginn der jeweiligen Behandlung deutlich verbessert.

Palpationsbefund – Tastbefund. Durch Interesse und Aufmerksamkeit beim Palpieren werden unsere taktilen (den Tastsinn betreffenden) Wahrnehmungen mit der Zeit so verlässlich, dass abnorme Zonen an ihrer Tonus- und Temperaturveränderung erkennbar werden, ohne dass wir ausschließlich auf Äußerungen und Zeichen der Patienten angewiesen sind. Dies erfordert allerdings Praxiserfahrung und Übung.

4.2 Zeichen der situationsgerechten Dosierung

Jede manuelle Therapieform stellt eine sehr persönliche Begegnung zwischen 2 Menschen dar. Sowohl die Therapierenden als auch die Behandelten haben ihren individuellen Zugang zu einer Behandlungsmethode und gehen unterschiedlich darauf zu.

Das passende **Dosierungsangebot** ist für das Resultat der Behandlung von besonderer Wichtigkeit und setzt beim Therapeuten eine wache Beobachtungsgabe und ein gutes Maß an Einfühlungsvermögen voraus, um Veränderungen im Befinden des Patienten richtig einzuschätzen. Dieser liefert spontan durch seine Reaktionen auf den Behandlungsgriff brauchbare Hinweise für die jeweilige Dosierungsgrenze.

Beim heutigen, oft sensibleren und leichter irritierbaren Patienten bestimmt seine augenblickliche **vegetative Reaktionslage** das Dosierungsmaß oft zuverlässiger als der ausgelöste Schmerz in den Zonen am Fuß.

Vegetative Zeichen in Richtung Überforderung. Die häufigsten vegetativen Zeichen für die erreichte Dosierungsgrenze **während** der Behandlung sind:

- schnell und stark auftretender, bleibender Handschweiß
- Schweißbildung an bestimmten Körperstellen, z. B. im Segment oder Dermatom oder am ganzen Körper
- deutliche, starke und spontane Veränderungen in
  - Pulsfrequenz: meist in Richtung Tachykardie
  - Gesichtsfarbe: sehr blass, sehr rot
  - Körpertemperatur: zu warm, zu kalt, länger anhaltendes Frösteln mit „Gänsehaut"
  - Speichelfluss: meist vermindert (es bleibt einem „die Spucke weg")
  - Atemrhythmus: zu oberflächlich und zu schnell, manchmal auch stockend

- Übelkeit, von Magen oder Kreislauf ausgehend
- unerwartete Gefühlsreaktionen, z. B. Zeichen von innerer Unruhe, Betroffenheit und Angst, scheinbar unmotiviertes Weinen
- starkes inneres Kältegefühl und inneres Zittern, beginnende Taubheit der Fingerspitzen.

Akustisch und visuell erkennbare Zeichen
Leichter wahrzunehmen und auffälliger, jedoch bei der Dosierungsbewertung nicht allein aussagekräftig sind die hör- und sichtbaren Reaktionen der Patienten:

- akustische Hinweise, wie erschreckte Ausrufe oder Seufzen, leises Stöhnen oder verlegenes Lachen
- mimische Zeichen, wie Zusammenpressen der Lippen, vermehrte Stirnfalten, unruhige Augenlidbewegungen
- Gesten und Gebärden, die deutlicher Unruhe, starkem Schmerz oder subjektivem Missbehagen Ausdruck geben
- sichtbare Verspannungen verschiedener Muskelgruppen bzw. des ganzen Menschen.

Die akustischen, visuellen und verbalen Hinweise **allein** sind kein stabiler Boden, um die passende Dosierung zu finden: Manche Menschen sind übervorsichtig, sodass sie bereits **vor** dem empfundenen Schmerz Zeichen der vermeintlichen Überforderung geben; andere denken, sie müssten durch stoisches Ertragen starker Belastungen zeigen, wie viel sie aushalten können bzw. wie „gut" sie es mit uns meinen. Übliche Formulierungen sind: „Tun Sie nur, was Sie tun müssen", oder: „Lassen Sie sich von mir nicht stören", oder auch: „Ich kann es schon noch aushalten."

Wichtig ist daher eine gute Kommunikation mit dem Patienten, die ihm den Sinn der Schmerzen erklärt und ihn in die Entscheidung über die Griffintensität einbezieht. So wird er zu unserem Partner.

4.3 Umgang mit Überreaktionen während der Behandlung

Vor allem zu Beginn ist es trotz eifriger Bemühung nicht immer einfach, die jeweils passende Griffintensität sofort zu finden. Das gehört zu den Mühen des Neuen und kann mit geduldigem Üben von einer Behandlung zur nächsten verbessert werden. Wir sollten jedoch auf **Zeichen der Überforderung** spontan reagieren:

- mit dem Zurücknehmen der Griffintensität und des Arbeitstempos
- und/oder mit einem Ausgleichsgriff (s. Kap. 6.2.3), der auch darin bestehen kann, dass wir die irritierte Stelle sanft berühren und kurze Zeit ruhig halten
- mit der Herstellung unserer eigenen Ruhe und Ordnung in Atmung und Sitzhaltung.

Sobald ein Patient auf eine Behandlung mit Überforderung reagiert, ist es hilfreich, darauf zu achten, dass wir uns bewusst mit seiner inneren Regenerationskraft und nicht mit der vorhandenen Irritation verbinden.
Wenn wir die momentane Irritation des anderen mit unserer eigenen beantworten, verdoppeln wir sie und erreichen eher das Gegenteil von dem, was beabsichtigt ist. Diesem Anspruch können wir am besten gerecht werden, indem wir uns solche Erfahrungen in aufmerksamer Beobachtung aneignen und uns zugestehen, dass es nicht schon beim ersten Übungsversuch „perfekt" sein muss.
Wir wachsen ganz von selbst in eine Souveränität des Arbeitens hinein, wenn wir uns der eigenen Unsicherheit immer wieder geduldig und ohne persönliche Abwertung stellen und weiterüben, denn so lässt sie sich am ehesten überwinden.

5 Indikationen – Kontraindikationen

5.1 Bewährte Indikationen für den Anfang

Wenn wir mit neu erworbenen Kenntnissen in den Arbeitsalltag zurückkommen, stellen sich meist erst die Fragen ein. Deswegen lohnt es sich, **vorher** zu überlegen, wie der Einstieg in die neue Behandlungsmethode praktisch aussehen könnte.

Patienten aus folgenden Indikationsgruppen haben sich hierfür gut bewährt:

- statisch-muskuläre Belastungen und Fehlformen: Haltungsschäden, Zervikal- oder Lumbalsyndrom, muskuläre Verspannungen, Bewegungseinschränkungen der Gelenke
- Verdauungsbeschwerden: Oberbauchsyndrom, Meteorismus, Hepatopathien, Obstipation, Hämorrhoiden
- Dysmenorrhö und andere funktionelle Zyklusstörungen
- chronischer oder akuter Schnupfen, Sinusitis, Anfälligkeit für Erkältungen
- lymphatische Belastungen, vor allem auch bei Kindern, Allergien
- Kopfschmerz verschiedener Art und Genese

Wir sollten zu Beginn nicht die schwerstkranken Patienten wählen, sondern uns etwas Zeit geben, durch eigene Erfahrungen Vertrauen zu uns selbst und zu der Methode zu gewinnen. Wenn wir unsere fachlichen und persönlichen Möglichkeiten und Grenzen richtig abwägen, werden wir sicherer arbeiten und ggf. ohne Zögern um Rat fragen oder den Patienten zum Arzt zurücküberweisen.

5.2 Kontraindikationen

Wie bei jeder wirksamen Therapie gibt es auch bei der RZF Kontraindikationen. Wir unterscheiden zwischen absoluten und relativen Kontraindikationen.

5.2.1 Absolute Kontraindikationen

Absolut kontraindiziert ist die RZF bei:

- akuten **Entzündungen** im **Venen- und Lymphsystem** (Gefahr einer Venenthrombose, Thrombophlebitis bzw. einer Ausbreitung des Entzündungsherdes über die Lymphbahnen)
- wenn **früher** Venenentzündungen vorhanden waren (den jetzigen Zustand des Venensystems **vor** Anwendung der RZF ärztlicherseits abklären lassen)
- wenn sich **Fremdkörper** in Nähe lebenswichtiger Organe und Systeme befinden (z. B. Splitter von Kriegsverletzungen im oberen Nacken)
- **Aneurysmen,** soweit bekannt (Ausweitungen in arteriellen Blutgefäßen, z. B. in der Aorta)
- **Transplantaten**
- **Melanomen** speziell an Füßen und Beinen, gleich ob operiert oder nicht
- **Psychosen** (z. B. manisch-depressive Psychose, Schizophrenie). Da hierbei Befindensstörungen sehr abrupt und in Schüben auftreten können, raten wir von der Anwendung der RZF auch in anfalls**freien** Zeiten ab.

5.2.2 Relative Kontraindikationen

Erkrankungen, die die Füße direkt betreffen

Morbus Sudeck am Fuß. Sudeck-Patienten können zwar mit RZF behandelt werden, jedoch nicht am betroffenen Fuß, da bei einer direkten Behandlung dort eine zunehmende Gewebebelastung entstehen könnte. Die Sudeck'sche Dystrophie kann jedoch zusätzlich zu anderen Maßnahmen im Sinne der Konsensuellen Therapie erfasst werden, d. h. am anderen Fuß und an der seitengleichen Hand an den zugeordneten Stellen (s. Kap. 18.4.2).

Gangrän am Fuß, z. B. bei Diabetikern und als Spätfolge von schweren Erfrierungen oder massiven Durchblutungsstörungen anderer Art. Hier gilt: keine direkte Behandlung am gangränösen Fuß. Allenfalls bietet sich auch hier die Konsensuelle Therapie an.

Starker Mykosebefall am Fuß oder nässendes Ekzem. An den betroffenen Stellen wird nicht direkt auf der Haut behandelt. Die Behandlung über dünne Baumwollsocken hat sich jedoch bewährt. Hier ist, zusammen mit lokalen natürlichen Anwendungen, eine grundlegende Änderung in der Ernährung wichtig [41] [51].

Rheumatische Erkrankungen, die auch die Füße betreffen. Im akuten, schmerzhaften Schub raten wir ganz von der Behandlung der Füße ab. Auch nach Abklingen der akuten Beschwerden sind zunächst lediglich neutrale Ausgleichsgriffe anzuwenden, um ein neuerliches Aufflammen der Beschwerden zu vermeiden. Im **chronischen** Stadium kann behutsam in den Zonen des Vegetativums, der Wirbelsäule und der Ausscheidungsorgane behandelt werden. Auch hier ist eine Entsäuerung des Gewebes durch Ernährungsänderung von großer Wichtigkeit.

Erkrankungen, die *nicht* die Füße betreffen

Infektiöse und hoch fieberhafte Erkrankungen. Diese Patienten werden in der Regel ärztlich betreut. Wenn die akut fieberhafte Situation abklingt, kann die RZF mit entsprechender Erfahrung auch in der Klinik als Begleitmaßnahme eingesetzt werden, um Stoffwechselorgane, Lymph- und Kreislaufsystem und Vegetativum zu unterstützen.

Verschiedene Erfahrungen, v. a. mit Kindern, zeigen, dass der Organismus im Fieberzustand (z. B. bei Kinderkrankheiten) selbst so viele Heilimpulse aktiviert, dass einige gut gewählte Ausgleichsgriffe oder ruhiges Halten der Füße, mehrmals am Tag angeboten, genügen (s. Kap. 23). Eventuell können die Darmzonen weich tonisiert werden.

Psychosomatische Erkrankungen. Erfahrene Therapeuten, die in psychosomatischen Fachkliniken tätig sind, können in Absprache mit dem Arzt Patienten mit RZF behandeln, um die körperlichen Belastungen und Begleiterscheinungen ihrer momentanen Lebensthematik günstig zu beeinflussen, z. B.:

- Anregung der Tätigkeit der Ausscheidungsorgane Darm und Nieren
- Stabilisierung des Kreislaufs
- Erleichterung bei Wirbelsäulen- und Gelenkproblematik
- Regulierung der Schlafquantität und -qualität
- Unterstützung bei Schmerzen vor und/oder während der Menstruation u. a. m.

Menschen, die psychisch belastet sind, schätzen das „Medikament der Berührung" im Allgemeinen sehr, vor allem an den Füßen. Da sie die am weitesten entfernten Körperteile sind, vermitteln sie einen gewissen Abstand zur ganzen Person und erlauben dort Berührung am ehesten. Wir verfügen zudem über Erfahrungen aus psychosomatischen Kliniken die zeigen, dass sich die RZF bei Patienten mit Neurosen u. a. als „öffnendes Tor" zu psychotherapeutischen Gesprächen erweisen kann. Hier ist eine gute Zusammenarbeit zwischen Therapeuten und Ärzten besonders wichtig.

Bei solchen Behandlungen ist selbstverständlich, dass wir unsere persönlichen und fachlichen Grenzen richtig einschätzen und Ratschläge oder Deutungen bestimmter Krankheitsabläufe vermeiden.

Wenn die **Leukozytenzahl** unter 2500 abgesunken ist (z. B. bei Patienten mit Autoimmunerkrankungen und bei Chemotherapien), sollten die Fußzonen nicht organspezifisch behandelt werden. Neutrale Streichungen und Ausgleichsgriffe sind jedoch sinnvoll, ganz praktisch auch, weil Berührung für diese Patientengruppe insgesamt sehr wichtig ist und weil sie oft an kalten Füßen leidet.

Keine RZF sollte mehr stattfinden, wenn eine **Operation** ein besseres Ergebnis erwarten lässt, z. B. bei

- Patienten, deren chronisch entzündete Tonsillen mit nicht invasiven Methoden wie Klassischer Homöopathie, Neuraltherapie, RZF, Manueller Lymphdrainage nicht mehr regenerierbar sind,
- Frauen mit großen Myomen, die andere Organe in ihrer Lage stark beeinträchtigen oder durch die unerwartet starke und häufige Blutungen ausgelöst werden,
- Patienten mit Gallensteinen, bei denen trotz verschiedener Behandlungen immer wieder Koliken auftreten bzw. deren Gallensteine von der Größe her nicht mehr auf normalem Weg ausgeschieden werden können, u. a. m.

Die genannten Patienten können und sollten jedoch postoperativ weiterbehandelt werden, um Narkosegifte zur Ausscheidung zu bringen und den Heilungsprozess zu unterstützen.

Frauen mit **Risikoschwangerschaften**. Wir zählen sie vorsorglich auch zu den relativen Kontraindikationen. Da der Begriff der Risikoschwangerschaft sehr verschieden ausgelegt wird, ist die Anwendung der RZF, selbst wenn sie verordnet wurde, zusätzlich mit der Frau persönlich zu besprechen. Wenn sie der RZF (oder anderen Therapien) große Bedenken entgegenbringt, sollten wir sie nicht zu einer Behandlung überreden.

Obwohl Schwangerschaft auch heutzutage keine Krankheit ist, raten wir allgemein, die Behandlung erst etwa im 4. Schwangerschaftsmonat zu beginnen. Viele Frauen sind in der ersten Zeit der „anderen Umstände" körperlich und emotional besonders instabil und brauchen einfach mehr Ruhe (s. Kap. 22).

Eine wichtige, individuelle Kontraindikation besteht dann, wenn der Therapeut selbst große Zweifel und **Angst vor dem Krankheitsbild des Patienten** oder vor evtl. auftretenden **Reaktionen** hat. Falsch verstandener Helferwille könnte dann allen Beteiligten mehr schaden als nützen.

6 Stabilisierung und Harmonisierung des vegetativen Nervensystems

6.1 Ausgleichsgriffe für Physis und Psyche

6.1.1 Allgemein

Die Ausgleichsgriffe kommen in den letzten Jahren zunehmend mehr zum Einsatz, da viele Patienten entweder bereits **vor** der Behandlung vegetativ instabil sind oder aber auf therapeutische Reize unerwartet rasch und heftig reagieren.

Ihr Einsatz ist verschieden, z. B.

- zur Einstimmung am Beginn einer Behandlung und/oder
- bei auftretenden Zeichen der Überforderung während der Behandlung und/oder
- als harmonisierender Abschluss.

Die folgenden Griffe sind einfach aufgebaut und überzeugen in der täglichen Praxis durch ihre spontane Wirkung.

Da die Ordnung, die wir für unsere irritierten Patienten durch die Ausgleichsgriffe anstreben, bereits bei uns selbst beginnt, lohnt es sich, zuerst ein paar Sekunden lang die eigene Haltung und den persönlichen Atemfluss zu überprüfen. So ist gewährleistet, dass sich der Patient rasch stabilisiert, ohne dass wir selbst überfordert werden. Vor allem aber sollten unsere Füße bewusst auf dem Boden bleiben, um uns auch selbst zu stabilisieren.

6.1.2 Fersengriff

▸ Abb. 6.1, ▸ Abb. 6.2

Da sich vegetative Fehlsteuerungen oft auch an einer Verspannung der Muskulatur und an der Veränderung des Atems ablesen lassen, befasst sich der erste Ausgleichsgriff mit Dehnungen, die an der Ferse ansetzen und auf die oft verspannte Muskulatur und den Atem ordnend und lösend wirken. Zugleich bedeuten die Hände unter den Fersen, dass der Mensch in seiner Basis (Fersen sind der Bereich Gesäß/Becken) gestärkt wird.

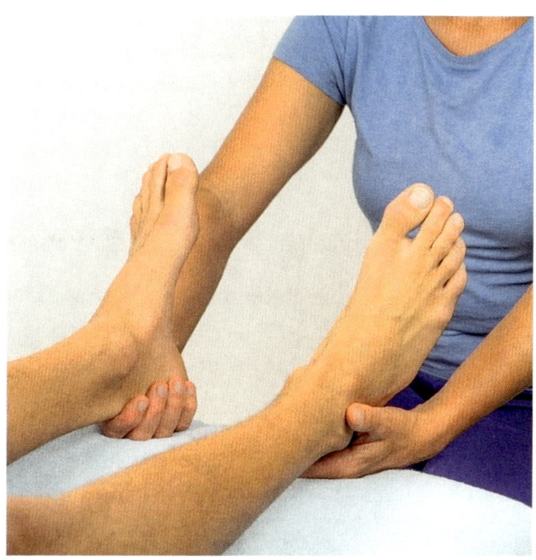

▸ **Abb. 6.1** Fersengriff an **beiden** Füßen. Daumen liegt vor dem äußeren Knöchel.

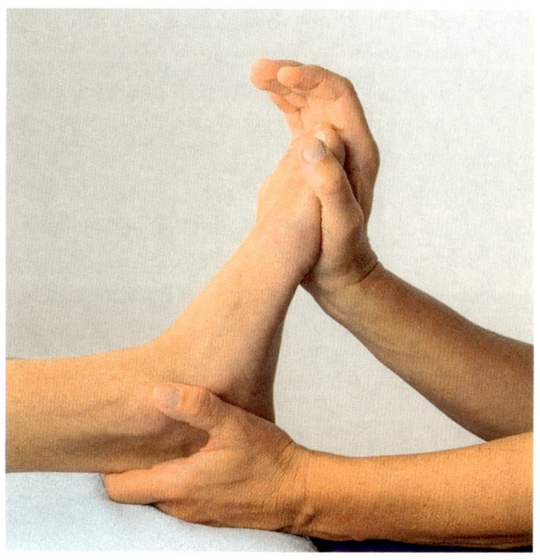

▸ **Abb. 6.2** Fersengriff an **einem** Fuß, mit gleichzeitiger Stützung der Zehengrundgelenke. Distale Hand ist im Gelenk deutlich angewinkelt.

Durchführung: Wir legen beide Handteller unter beide Fersen des Patienten und nehmen seinen augenblicklichen Atemrhythmus wahr. Er wird häufig nicht so sein, wie wir meinen, dass er sein soll. Meist wollen wir diesen Zustand sofort ändern und werten mehr theoretisch als situations- und menschenbezogen zwischen „richtig" und „falsch", „gut" und „schlecht".

Die bewusste Akzeptanz der jeweiligen vermeintlichen Störung in Muskeltonus oder Atmung der Behandelten bietet den geeignetsten Ausgangspunkt für ihre Veränderung und Harmonisierung.

Deshalb beginnt die Dehnung der Fersen ohne große Beachtung der evtl. vorhandenen Atemfehlform mit der Einatmungsphase. Der Impuls der Dehnung wird gut ausgewogen gesteigert, sodass er für den Patienten im Ganzen, d. h. bis in die Wirbelsäule und den Kopf, wahrnehmbar ist. Er wird fast immer spontan mit einem Spannungsausgleich verschiedener Muskelgruppen beantwortet. Dadurch wird meist schon der nächste Atemzug etwas ruhiger und tiefer sein.

Wenn jemand sehr kurz und schnell atmet, kann wie folgt modifiziert werden:

- Entweder wird nur **eine** Dehnung innerhalb mehrerer Atemzüge durchgeführt oder
- die Dehnung wird am Ende der Einatmungsphase als nonverbales Angebot zum tieferen Atmen minimal verlängert.

Die differenzierte Weise, mit dem Atem des anderen umzugehen, schützt die Beteiligten auch vor eigenwilliger Manipulation dieser sehr intimen Vorgänge: „Der Geist weht, wo er will." (Im Aramäischen steht das gleiche Wort für „Geist" und „Atem".)

Es lohnt sich, darauf zu achten, dass wir während der Ausgleichsgriffe in unserem persönlichen Atemrhythmus bleiben, um unnötige Schwankungen unserer eigenen Kräfte zu vermeiden. Wenn wir uns – meist unbewusst – an den Atemrhythmus des Patienten anpassen, helfen wir dem anderen nicht weiter, sondern irritieren und schwächen zusätzlich uns selbst.

6.1.3 „Energie-Käppchen"

Durchführung: Wir wählen den Bereich unserer Hände, der ein persönliches Kraftfeld darstellt, nämlich die Mitte der Handteller, und legen sie für etwa 20 bis 30 Sekunden sanft und in konkaver Form medial an die beiden Großzehengrundgelenke.

Damit berühren wir Reflexzonen, die besonders nahe mit regulierenden Lebensvorgängen verbunden sind: Kleinhirn, Schilddrüse, Herz und Nacken. Patienten reagieren auf die Berührung mit dem Handtellerzentrum meist rasch mit einem Zuwachs an Wohlbefinden und innerer Ruhe.

Bei diesem Griff sollten wir in der Sitzhaltung vor allem auf gute Stabilisierung zwischen unseren Schulterblättern achten, damit der Spannungsbogen der Arme von der zentralen Kraft der Wirbelsäule gelenkt und gehalten werden kann. Die so entstehende Freiheit in unserer Haltung vermeidet Druck und Schwere auf den Patientenfüßen.

Da der Versuch, diesen Griff als Abbildung darzustellen, nicht effektiv ist, habe ich mich auf die Textbeschreibung beschränkt.

6.1.4 Atemausgleichsgriff

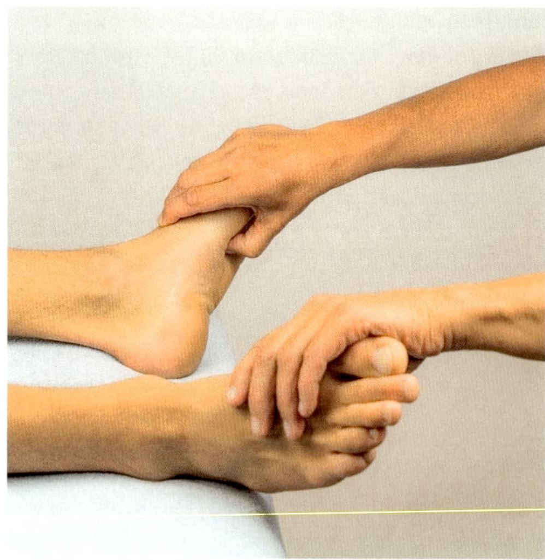

▶ **Abb. 6.3** Atemausgleichsgriff.

Durchführung (▶ Abb. 6.3): Wir fassen die Füße wiederum beidhändig von medial und gehen mit abgewinkelten Daumen zielstrebig, aber behutsam in die Mitte der Zonen der oberen Zwerchfellbegrenzung, d. i. die Mitte der proximalen Begrenzung des Quergewölbes. Mit der Einatmung des Patienten bewegen wir vom gebeugten Endglied des Daumens her die Füße so weit und weich in die Extension, dass sich die Sprunggelenke mitbewegen.

In der Ausatmungsphase gleitet die in den Sprunggelenken aufgebaute Spannung wieder sanft in die Ausgangsstellung zurück. Wir passen uns auch hier zunächst dem vorgefundenen Atem des anderen Menschen an, ohne ihn eigenmächtig zu steuern.

Auch dieser Griff kann bei kurzen, oberflächlichen Atembewegungen bei der ersten Einatmungsphase über 2 oder 3 Atemzüge in seiner Spannung gehalten und erst unter einer späteren Ausatmung wieder gelöst werden. So wird die Bewegung des Zwerchfells zwischen Thorax und Bauchraum allmählich vertieft und beruhigt, zumal an der Stelle zugleich Versorgungsgebiete des Solarplexus berührt werden.

Wenn wir diesen Griff in aufrechter Sitzhaltung aus einem weichen Vor- und Rückwärtsschwingen unseres Beckens heraus gestalten, strengt er kaum an, da in der Vorwärtsbewegung das Gewicht des Rumpfes auf die Arme und Hände übertragen wird, die ohne Mühe die beiden Füße mitbewegen.

6.1.5 Handflächen-Fußsohlen-Griff

Wir wählen eine Sitzhaltung in entsprechender Entfernung, aus der heraus der ganze Rumpf von der Leistenbeuge her vorwärts bewegt wird (kein Rundrücken!). Je nach Proportion des Rumpfes zu unseren Gliedmaßen können dabei die Ellenbogen in der Nähe der Knie aufgestützt oder frei zwischen den etwas auseinandergestellten Knien und Beinen gehalten werden.

Durchführung (▶ Abb. 6.4): Beide Handflächen werden **ohne Druck** gegen die beiden Fußsohlen des Patienten gelegt. Sind die Fußsohlen sehr viel größer als unsere Hände, wird geprüft, wo sie am kältesten oder berührungsbedürftigsten sind. Dort bleiben wir in ruhiger Stellung, bis sich die Irritation verbessert hat.

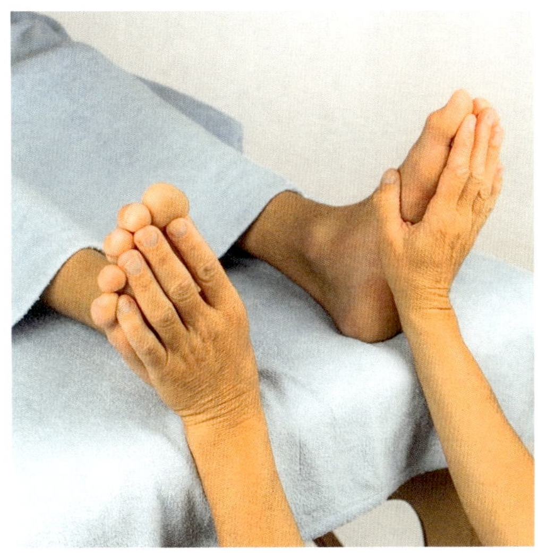

▶ **Abb. 6.4** Handflächen-Fußsohlen-Griff.

Da Fußsohlen und Handflächen eine sehr persönliche Ausstrahlung haben, sollten wir auch mit den eigenen Kräften sorgsam umgehen, d. h. während dieses Griffes in unserem Atemrhythmus bleiben, ihn in der Zeitdauer klar begrenzen oder einen anderen wählen, falls wir selbst im Augenblick nicht besonders belastungsfähig sind.

Als schonendere **Variante** empfiehlt es sich, anstelle der Handinnenflächen die **Handrücken** an die Fußsohlen zu legen. Dies wirkt sich energetisch eher ableitend aus. Wir gehen dabei in die übliche Arbeitsnähe an die Füße zurück.

6.1.6 Yin-Yang-Griff

▶ **Abb. 6.5**, ▶ **Abb. 6.6**

Die Bezeichnung für diesen Ausgleichsgriff kommt aus der Akupunktur. In der östlich-taoistischen Lebensbetrachtung wird das Universum als das Zusammenwirken von 2 einander bedingenden und ergänzenden Polaritäten verstanden, von Yin (erdhaft, weiblich, empfangend) und Yang (kosmisch, männlich, zeugend).

In den sog. Meridianen, nach H. Heine „unsichtbare, symmetrisch angeordnete Verbindungslinien von Punkten mit ähnlicher therapeutischer Wirkung“, durchströmen die beiden Formen verschieden gepolter Energie als Yang- und Yin-Kraft den Organismus.

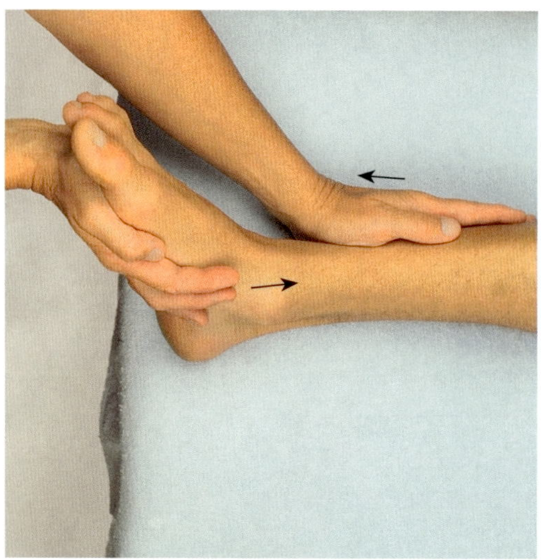

▸ **Abb. 6.5** Yin-Yang-Streichung, Beginn.

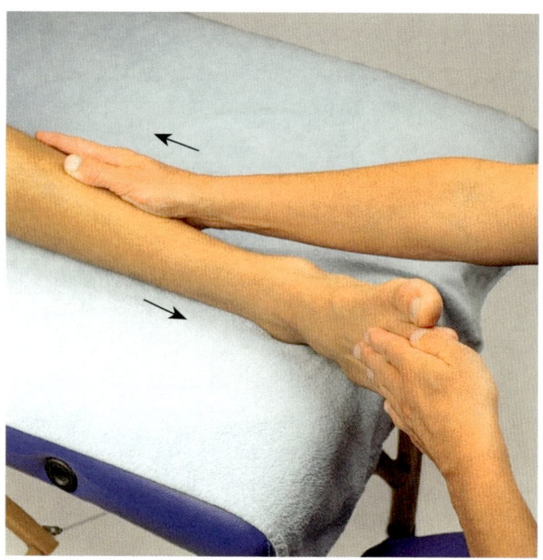

▸ **Abb. 6.6** Yin-Yang-Streichung, Ende.

Durchführung: Dieser Ausgleichsgriff wird in der Fließrichtung der Meridianenergie durchgeführt. Er beginnt bzw. endet an der Innen- bzw. Außenseite des Knies. Mit der einen Hand wird sanft und flächig an der Außenseite des Unterschenkels, nach medial begrenzt am Tibiarand, über den Fußrücken bis über die Zehen 2 bis 5 und darüber hinaus gestrichen (Yang-Meridiane). Zeitgleich streicht die andere Hand von proximal des Quergewölbes über die Fußsohle an der Innenseite von Fuß und Unterschenkel entlang bis zur Innenseite des Knies (Yin-Meridiane). Für jede Streichung kehren beide Hände erneut zu den Ausgangspunkten zurück.

Diese ruhige, flächige Streichung wird mehrere Male nacheinander am einen und anderen Fuß und Unterschenkel durchgeführt. Sie hat sich besonders bewährt bei stark **kitzeligen** und **vegetativ instabilen** Patienten.

Falls Patientenfüße und/oder Therapeutenhände feucht sind, wird die Streichung zur Schonung beider an zugedeckten Füßen ausgeführt.

Variante

Die Yin-Yang-Streichung kann auch zeitgleich an **beiden Füßen** vorgenommen werden. Damit unsere Handgelenke bei der bilateral durchgeführten Streichung genügend Raum für ihre Innenrotation bekommen, stellen wir eine größere Entfernung als üblich zwischen den Patientenfüßen und uns her.

Mit gut vorwärtsgeneigtem Körper beginnen wir die Streichungen gleichzeitig an den Außenseiten der beiden Knie (Yang-Bereich bis an die Tibiagrenze) und gehen, indem wir uns langsam in der Sitzhaltung aufrichten, flächig bis jeweils über die Zehen 2 bis 5.

Ohne den Hautkontakt an den Zehenkuppen zu verlieren, führen wir die Streichungen nach plantar weiter, indem die Handgelenke deutlich nach innen rotiert werden. Hier ist besonders darauf zu achten, dass wirklich der plantare – und nicht nur der mediale – Anteil der Füße erfasst wird. Beide Hände streichen flächig im Yin-Bereich an den Innenseiten der Fersen bis zu den Innenseiten der Knie.

Um die Entfernung zwischen Innen-(Yin-) und Außen-(Yang-)Seiten auf Höhe der Knie zu überbrücken, bewegen sich die gesamthaft anliegenden Handflächen am Ende der Yin-Streichung auf die Fingerspitzen, die mit leichter Berührung die Verbindung von medial nach lateral zur Yang-Seite herstellen. Erst auf der Außenseite legen sich die Handflächen für die neuerliche Yang-Streichung wieder satt und sanft an das Gewebe an. Der Wechsel von Yin nach Yang kann auch ohne direkten Handkontakt stattfinden.

6.1.7 Solarplexusgriff

Die Zone Solarplexus (▶ **Abb. 10.24**) eignet sich besonders gut, um das vegetative Nervensystem bei Überreaktionen während oder nach der RZF-Behandlung auszugleichen.

Durchführung: Wir legen beide Daumenbeeren jeweils in den plantaren Bereich zwischen Basis Mittelfußknochen 1 und Keilbein 1.

Bei **verstärkter sympathikotoner** Reaktionslage der Patienten (z. B. bei starken Schmerzen, Spasmen, Stress, erhöhtem Blutdruck, Tachykardie, feuchten bzw. nassen Händen und Füßen) wird der **Verweilgriff** eingesetzt. Seine Intensität kann von sanft bis kräftig variieren.

Bei **vagotonen** Zuständen (z. B. verlangsamtem Puls, Abfall des Blutdrucks) wird die Zone **tonisierend** behandelt, je nach momentaner Befindlichkeit kräftiger oder weicher (s. Kap. 10.8.4, Abschnitt „Solarplexus").

6.1.8 „Kleiner Energiekreislauf"

Dieser Ausgleichsgriff hat, wie der Yin-Yang-Griff, die Meridianlehre als Grundlage. In den 1970er Jahren lernte ich ihn, in situ ausgeführt, in Kursen bei Willy **Penzel** (Akupunkt-Massage) kennen. Dem Grundprinzip „Sitzender Mensch im Fuß" gemäß übertrug ich ihn in die Zonen am Fuß.

Wirkung: Er ist besonders wirksam bei physischem und psychischem Ungleichgewicht, da er in den Zonen der Körper**mitte** eingesetzt wird, Zugleich verbindet er

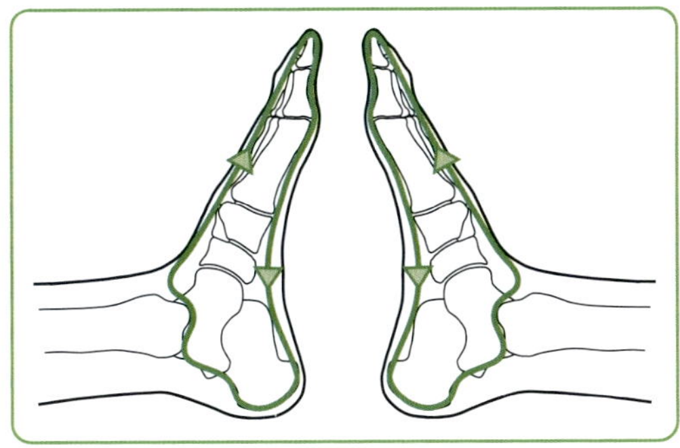

▶ **Abb. 6.7** Kleiner Energiekreislauf.

- vorn und hinten,
- oben und unten und
- rechts und links.

Durchführung: Mit diesem sanften Griff werden die Zonen der zentralen Meridiane „Konzeptions"- und „Gouverneurgefäß" miteinander verbunden. Sie liegen beide in der FitzGerald'schen Längskörperzone I, sowohl in situ als auch in den Zonen am Fuß. Diese Ellipse kann zeitgleich mit beiden Händen an beiden Füßen mit Daumen, Zeige- oder Mittelfingern ausgeführt werden. Zur Entscheidung, wo der Griff beginnt und wo er endet, verhelfen Übung und wache Beobachtung.

Auf der Abbildung ist der Weg vom Beckenboden bis zur Unterlippe als „Konzeptionsgefäß" angegeben (dorsal am Fuß, Pfeil), von dort führt die Fließrichtung des „Gouverneurgefäßes" medial/plantar vom Kopf zum Beckenboden und wechselt ohne Unterbrechung wieder zum „Konzeptionsgefäß".

Der Griff wird etwa 10- bis 15-mal durchgeführt, je nach Befindlichkeit des Patienten auch häufiger oder weniger oft. Der Therapeut kann – seinem Rücken zuliebe – dabei leicht vor- und zurückschwingen. Im Lauf der Zeit ist seine Sensibilität so geschult, dass die Finger spüren, wo besondere Stauungen im „Kleinen Energiekreislauf" vorhanden sind. Nicht selten sind sie im unteren Teil des Längsgewölbes zu finden, also im Lendenwirbelbereich. In diesen Abschnitten kann der Griff in der belasteten Strecke einige Male wiederholt werden, bis sich das Gewebe „durchlässiger" anfühlt.

Wenn dem Patienten die oben beschriebene Fließrichtung des Griffes nicht bekommt, können Varianten angeboten werden. Er wird meist spontan entscheiden können, welche in der jetzigen Behandlung die wirksamere ist. Drei weitere Möglichkeiten:

1. Daumen und Finger beginnen zeitgleich bimanuell im Beckenboden und legen den unterschiedlichen Weg ventral und dorsal bis zu den Lippen zurück.
2. oder: Daumen und Finger wählen die umgekehrte Richtung: Beginn an den Lippen, zeitgleich werden sie ventral und dorsal zum Beckenboden geführt.

3. oder: Der bimanuelle Griff wird in umgekehrter Richtung durchgeführt: vorn (= dorsal am Fuß) nach unten zum Beckenboden, hinten (= medial-plantar am Fuß) nach oben zu den Lippen.

Der „Kleine Energiekreislauf" hat sich bei Schwangeren mit Föten in Beckenendlage besonders bewährt. Zusammen mit den Zonen der Beckenbänder (s. Kap. 27) kann er die Drehung des Kindes in die normale Lage unterstützen.

Da viele Patienten am vorderen Rumpf Narben aufweisen, passt diese zentrale Verbindung der Meridian-Kraftfelder auch gut zur RZF-Narbenbehandlung (s. Kap. 25).

6.1.9 Die Lemniskate – das Unendlichkeitszeichen

Als mathematisches Zeichen und als Symbol der Unendlichkeit ist die liegende 8 allgemein bekannt. Sie wird auch in der anthroposophischen Medizin und bei anderen Methoden, die die Feinmotorik und Koordination von Kindern und Erwachsenen stärken, angewandt.

Wirkung: Der sanfte, bimanuell durchgeführte Griff an der plantaren Seite der Füße wirkt ordnend in allen Lebenssituationen, in denen **Übergänge** und Stresszustände im Mittelpunkt stehen: Schulanfang der Kinder, Wohnortwechsel, emotional schwierige Lebensphasen, Schocksituationen, familiäre und berufliche Veränderungen.

Er hat seinen besonderen Platz in der **Sterbebegleitung,** wenn die Menschen den Übergang von der Endlichkeit des irdischen Lebens in die Unendlichkeit zu bewältigen haben (s. Kap. 24.2).

Durchführung: Die Fersen des Patienten sollten ganz wenig über den unteren Rand der Behandlungsbank hinausragen. Beide Hand**rücken** des Therapeuten liegen flach mit medial-fersenwärts zeigenden Fingern in den Zonen der Lendenwirbelsäule. Von dort beginnt der obere Kreis der 8. Er wird zunächst nach distal-lateral bis zu den Zehen 5, dann nach medial zu den beiden Großzehen und anschließend zum Schnittpunkt der 8 weitergeführt.

Hier findet der Übergang zum unteren Kreis statt. Er bildet eine Umrundung der Ferse und schließt sich etwa auf der Höhe Lisfranc'schen Gelenklinie. Dort beginnt die Form der 8 erneut. Die Lemniskate kann 10-, 12-mal oder öfter wiederholt bzw. auch in der anderen Richtung durchgeführt werden. Der Therapeut schwingt durch die dynamische Bewegung der Hände leicht vor und zurück und bewegt somit auch seine eigene Wirbelsäule sanft und rhythmisch mit.

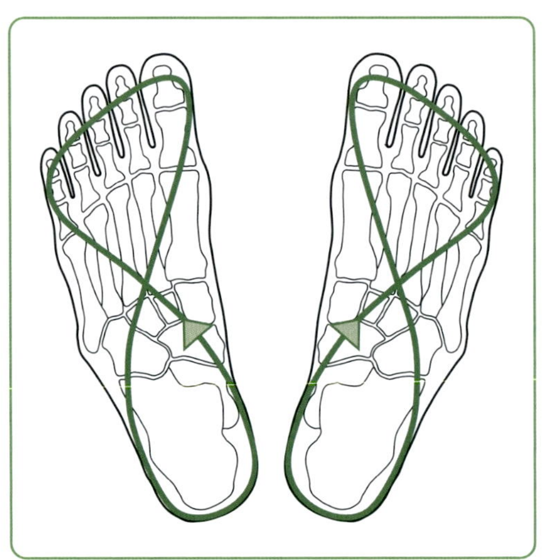

▸ **Abb. 6.8** Lemniskate (Unendlichkeitszeichen).

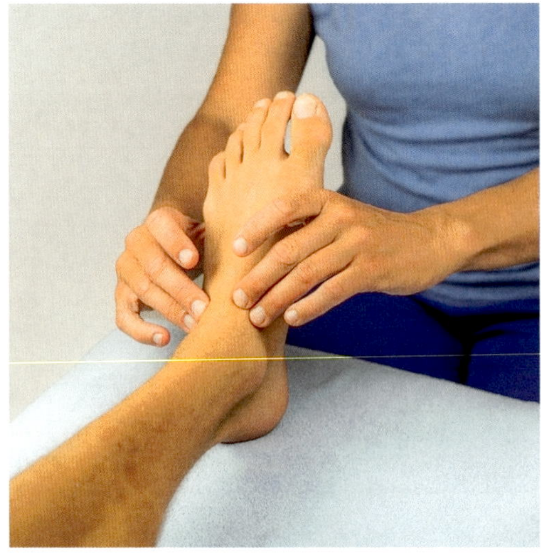

▸ **Abb. 6.9** Leistenöffner.

6.1.10 „Leistenöffner“

Wirkung: Da der Übergang vom Rumpf in die unteren Extremitäten häufig gestaut ist, kann der Griff die dort vorhandenen

- Kleinbeckenorgane,
- Knochen, Muskeln, Nerven,
- die Lymphe, das arterielle und venöse Blut und
- die Energiebahnen der Meridiane

in ihrer Funktion und Fließkraft unterstützen, denn er bewegt das Sprunggelenk, das der Zone der Leistenbeuge entspricht. Dadurch wird das ganze Kleinbeckengebiet beweglicher und besser durchblutet. Dies kommt sowohl dem lokalen Gewebe um die Malleolen zugute als auch den „reflektierenden“ Zonen.

Durchführung (▶ Abb. 6.9): Beide Daumen stützen das Quergewölbe (Schultergürtel) deutlich von plantar. Je 2 Finger beginnen zeitgleich nahe den inneren und äußeren Malleolen und arbeiten die ganze Strecke der Zone der Leistenbeuge von beiden Seiten her mit schwingenden Griffen durch, bis alle 4 Finger nebeneinanderstehen. Nach der aktiven Phase in die Gewebetiefe bewegen sich die Finger jeweils neutral in ihre Ausgangsposition zurück und beginnen den nächsten Griff.

Bei jeder aktiven Bewegung der Finger schieben die Daumen den Vorfuß kopfwärts und lösen in der passiven Phase die Spannung wieder. Da sich in diesen Zonen viel Lymphgewebe befindet, arbeiten die Finger sanft. Die Daumen allerdings können den Vorfuß kräftig in die Dorsalflexion schieben. So entsteht eine rhythmische Bewegung, die bis zum Kopf spürbar wird.

Der Griff wird so oft wiederholt, bis sich das Gelenk geschmeidiger hin- und herbewegen lässt. Dabei sind jedoch immer die Grenzen des Patienten zu beobachten, denn nicht jeder Mensch lässt sich von vornherein unbefangen von jemandem bewegen, und sei es scheinbar „nur“ in den kleinen Gelenken.

Die Zonen des Genitalbereichs, der Bauchdecke und der Oberschenkel können ebenfalls mit diesem bimanuellen Griff behandelt werden.

6.1.11 Praktische Hinweise

Die einzelnen Griffe zur vegetativen Stabilisierung werden so lange durchgeführt bzw. so oft wiederholt, bis sich der Zustand des Patienten normalisiert hat. Das kann von 10 Sekunden bis zu einer oder 2 Minuten variieren.

- Bei der Wahl dieser Griffe sollte uns nicht die persönliche Vorliebe für den einen oder anderen Griff leiten, sondern das individuelle Bedürfnis des Patienten. Die Sensibilität für diese Entscheidung lässt sich durch Üben und innere Aufmerksamkeit erlangen. Sie ist eng mit unserem „Fingerspitzengefühl“, d. h. mit unseren intuitiven Fähigkeiten, verbunden.
- Meist genügt einer der beschriebenen Griffe in mehrmaliger Wiederholung, um die augenblickliche Irritation aufzufangen. Wir können uns zusätzlich auch für einen zweiten entscheiden, den wir abwechselnd mit dem zuerst gewählten durchführen.
  Vorsicht vor planloser Anwendung unterschiedlicher Ausgleichsgriffe! Wir würden dadurch lediglich Unruhe und Unsicherheit vermitteln.
- Damit die Behandelten während der Ausgleichsgriffe „ganz bei der Sache“ sind, kann ihre innere Wachheit auf die Füße gelenkt werden, etwa mit der Frage „Wie fühlt sich das an?“.
- Bei berührungsscheuen, bei besonders aufgeregten Patienten oder bei solchen, die bereits zu Beginn der Behandlung feuchte oder nasse Füße aufweisen, sollten wir die Griffe vorsorglich durch eine Decke hindurch oder an den bekleideten Füßen durchführen (wenn möglich keine Kunstfaser). Solch irritierte Menschen sind besonders dankbar, wenn wir ihnen nicht zu früh durch direkten Hautkontakt „zu nahe treten“.
- Wenn es uns selbst nicht gut geht, sollten wir die fließenden, bewegten Griffe
  - Fersendehnung,
  - Atemausgleich,
  - Yin-Yang,
  - Kleiner Energiekreislauf,
  - Lemniskate und
  - Leistenöffner

bevorzugen. Wir werden oft erleben, dass wir uns nach einem gut gewählten Ausgleichsgriff selbst wieder wohler fühlen, denn die passende Auswahl ordnet und stärkt beide.

Den natürlichsten und selbstverständlichsten Griff zur Harmonisierung des Befindens brauchen wir nicht zu lernen, denn unsere Hände haben ihn schon in vielen Lebenslagen angewendet: Wir nehmen einfach die unruhigen Füße oder auch einzelne schmerzhafte Stellen zwischen unsere warmen Hände und geben dem Patienten das Gefühl, dass wir mit unserer ganzen Aufmerksamkeit anwesend sind, ohne zu bedrängen.

6.2 Eutonische Griffe zum Spannungsausgleich

6.2.1 „Spielraumgriff“

Wirkung: Der Griff an der Verbindung der Zonen von Kopf, Hals und Schultergürtel schafft spielerisch mehr Raum zwischen den einzelnen Zehen. Er regt damit die Lösung von Verspannungen an und „öffnet“ den Energiefluss der entsprechenden Organzonen. Er ist besonders wirkungsvoll bei Kindern und Erwachsenen mit

- Schulter-Nacken-Beschwerden,
- Kopfschmerzen, Hypo- und Hypertonie,
- chronischen Atemproblemen, auch Asthma,
- Stirn- und Kieferhöhlenbelastungen,
- Augen- und Ohrenproblemen,
- lymphatischen Belastungen und Zahnungsbeschwerden,
- emotionalen Belastungen und Dysstress.

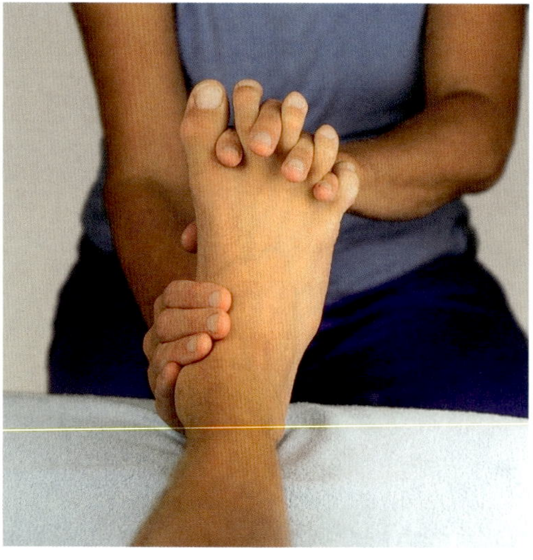

▸ **Abb. 6.10** „Spielraumgriff“, Daumen der anderen Hand stützt von plantar.

Durchführung (▸ Abb. 6.10)**:** Die Therapeutenfinger fädeln sich behutsam in die Zehenzwischenräume des Patientenfußes bis an die einzelnen Schwimmhautfalten ein. Der Daumen der freien Hand stützt im Quergewölbe. Danach werden die Zehen in alle Richtungen bewegt und ihre Zwischenräume sanft geweitet.

Auf gleiche Weise können die Patientenzehen **aktiv** die Finger des Therapeuten bewegen, ebenfalls mit Daumenstützung im Quergewölbe. Nach etwa 20 bis 30 Sekunden werden die Finger langsam herausgenommen. Der Patient kann dann den behandelten Fuß mit dem anderen vergleichen, um die Veränderung bewusst wahrzunehmen und zu schildern.

Bei **Fußpilz** und zu engen Zwischenräumen der Zehen wird ein anderer Ausgleichsgriff gewählt.

6.2.2 Schulter-Arm-Griff

Wirkung: Schultergürtel und Thorax weiten sich, sodass Herz/Kreislauf und Atmung harmonisiert und stabilisiert werden. Der Tonus in Muskulatur und Gelenken von der Schulter bis in die Arme und Hände wird reguliert. Die Fehlspannung in den segmentalen Zonen v. a. des oberen Rückens, in dem Beziehungen zu den Oberbauchorganen vorhanden sind, normalisiert sich.

Durchführung: Es werden immer die rechte **und** die linke Seite behandelt, auch wenn die Beschwerden einseitig sind. Meist ist es sinnvoll, mit der weniger belasteten Seite zu beginnen. Der Therapeut bleibt während des Griffes seitlich vom Patienten sitzen. Die eine Handinnenfläche hebt die Schulter des Patienten etwas an, damit sich die andere bis unter den langen Rückenstrecker zwischen innerem Schulterblattrand und mittlerer Brustwirbelsäule schieben kann.

Die Finger des Therapeuten bewegen sich von der flachen in die aufgerichtete Position und ertasten den Tonus der Rückenmuskulatur. Häufig sind hier punktuelle Verspannungen zu finden, auch auf der subjektiv beschwerdefreien Seite. Die aufgerichteten Finger werden so lange an der schmerzhaften Stelle gehalten, bis das Nervensystem des Patienten den Reiz adaptiert hat. Dies ist daran zu erkennen, dass das Rückengewebe langsam in die Finger des Therapeuten „hineinsinken" kann. Wenn sich der Gewebetonus auf diese Weise reguliert hat, ist der Schmerz nicht mehr spürbar und die Finger gehen in die flache Ausgangsstellung zurück.

Die freie Hand hebt erneut die Schulter des Patienten leicht an und legt sich in die Nähe der arbeitenden. Von dort aus beginnen beide Hände gemeinsam, über den dorsalen Schultergürtel die Rückseite des Armes bis zur Hand zu streichen. Nach dem Griff ist eine kleine „schöpferische Pause" von etwa 20 bis 40 Sekunden wichtig, damit der Patient die Veränderung bewusst erleben und mitteilen kann. Der Vergleich mit seiner noch nicht behandelten Seite überzeugt spontan, dass eine Tonusregulierung stattgefunden hat.

Danach wird der Schulter-Arm-Griff auf der anderen Seite wiederholt, wiederum gefolgt von einer kleinen Beobachtungspause. Bei Bedarf wird der Griff mehrmals während der Behandlung wiederholt. Die Finger **beider** Hände können auch **zeitgleich** unter den Schultergürtel des Patienten gelegt werden. Auf beide Arten lassen sich so gezielt auch die im Rücken befindlichen **Bindegewebszonen** behandeln.

Variation: Die Finger fassen vom langen Rückenstrecker aus bis auf die Dornfortsätze der Brustwirbelsäule und setzen dort den therapeutischen Impuls auf gleiche Weise.

6.2.3 Rücken-Bein-Griff

Wirkung: Er entlastet die untere Wirbelsäule, v. a. Kreuzbein, ISG und Gesäßmuskulatur. Der häufig blockierte Übergang vom Rumpf in die Beine wird freier. Die Bewegung in den Fließsystemen der Beine (venöses und arterielles Blut, Lymphe, Nerven, Meridianenergie) wird angeregt. Der Kontakt zur „Mutter Erde" wird bewusster wahrgenommen.

Ob die Wirkung der Streichung

- mit der Fließrichtung der Yang-Meridiane,
- mit der Verbesserung der nervalen Versorgung aus der unteren Wirbelsäule oder schlicht
- mit der Tonusregulierung

erklärt wird, bleibt sich gleich. Es ist wohl am ehesten ein Zusammenspiel auf allen diesen Ebenen.

Durchführung: Der Griff wird, wie der Schulter-Arm-Griff, über die Kleidung durchgeführt (am besten lange Hosen). Auch hier kann mit der beschwerde**freien** Seite begonnen werden. Der Therapeut steht auf Kniehöhe des Patienten mit einem Bein im Ausfallschritt seitlich an der Behandlungsbank, der andere Fuß steht am Fußende parallel zur Bank.

Eine Hand stützt die Fußsohle sanft vom Längsgewölbe her. Die andere Hand greift von lateral auf Höhe des unteren Brustkorbrandes und Beckenkammes unter den Rücken. Sie streift unter der Gesäßhälfte und am dorsalen Bereich des Beines entlang. **Wichtig:** Die Hand sollte die ganze Kniekehle erfassen! Im unteren Drittel der Wade wird die Streichung von dorsal nach lateral bis auf den Fußrücken und die Zehen weitergeführt.

Der Griff kann an jedem Bein 3- bis 4-mal wiederholt werden. Vor dem Wechsel zur anderen Seite folgt auch bei diesem Griff die kleine kreative Pause zur Eigenwahrnehmung.

Variante: Wenn eine Hand die Streichung vom Rücken und Gesäß her begonnen hat, kommt die andere auf Höhe des mittleren Oberschenkels von medial dazu. Beide streichen gemeinsam am dorsalen Teil des Beines entlang und enden an Fußsohle und -rücken. Das Aufstehen von der Behandlungsbank sollte langsam und mit Aufmerksamkeit erfolgen, um die entstandene Veränderung zu erspüren und mitzuteilen.

6.2.4 Kreuzbeingriff

Wirkung: Da dieser Griff in der dorsalen Mitte des Menschen angesetzt wird, wirkt er **zentrierend** sowohl auf der körperlichen als auch auf der gefühlsmäßigen Ebene. Er entlastet die untere Wirbelsäule mit Kreuz-/Steißbein und vermittelt das Gefühl einer guten, stabilen Basis. Schwangere empfinden diesen Griff bis tief ins Becken lösend und weitend. Vorsicht jedoch bei Schwangeren mit **Vena-cava-inferior-Syndrom** (Rückenlage-Schocksyndrom, bei dem die untere Hohlvene komprimiert wird).

Ohne sich dessen bewusst zu sein, formulieren es manche Patienten treffend, wenn sie von ihrer gestörten Befindlichkeit sagen, sie seien „außer sich“, „nicht ganz beieinander“, „neben der Kappe“ oder „neben den Schuhen“.

Durchführung: Der Griff wird zu Recht auch „Pizza- oder Brotschiebergriff“ genannt, da sich beide Therapeutenhände nacheinander flach unter das Kreuzbein des Patienten schieben. Der Therapeut sollte seitlich an der Bank in passender Entfernung sitzen, damit sein Rücken beim Vorwärtsbeugen entlastet bleibt. Die Unterarme liegen je nach Länge ganz oder teilweise satt auf der Behandlungsbank.

Die Hände sind so weit unter dem Kreuzbein, dass die beiden Hand**ballen** in der senkrechten Medianlinie des Kreuzbeins liegen und die Finger ohne Druck die andere Gesäßhälfte berühren. Die Hand**ballen** können dort ruhig liegen oder werden langsam zum Kreuzbein hin angehoben, sodass es etwas erhöht liegt. In dieser Stellung wird verharrt mit dem Ziel, dass der Patient die Verspannungen im Kreuz langsam löst. Sobald er sich ganz in die Hände des Therapeuten „sinken“ lassen kann, hat der Schmerz meist deutlich nachgelassen, denn der Gewebetonus hat sich normalisiert.

Das Gefühl der Lösung verstärkt sich, wenn der Therapeut beginnt, seine Hände langsam unter dem Rücken des Patienten herauszuziehen, und am Ende dessen ganzer Beckenbereich in die Bank „hineinsinkt“. Auch bei diesem Griff ist die kleine Pause zur Eigenwahrnehmung und Schilderung der Veränderung von „Vorher“ zu „Nachher“ wichtig.

Bei **Übergewicht** kann sich der Patient zuerst auf eine Seite drehen, damit die Therapeutenhände gut in die richtige Position kommen, bevor er sich in die Rückenlage zurückbewegt.

Zusammenfassung: Bei den 3 beschriebenen Griffen am Rumpf ist vor ihrer Durchführung zu klären, ob starke Beschwerden (z.B. Diskusprolaps, Operationen, medizinisch nicht abgeklärte Schmerzzustände) vorhanden sind. Gegebenenfalls werden die Griffe sanft angewendet bzw. ganz ausgespart.

6.3 Sphinkterbehandlung zum vegetativen Ausgleich

Da die meisten Sphinkter vom vegetativen Nervensystem innerviert werden, kann deren Behandlung auch zur Stabilisierung und Harmonisierung des körperlichen und psychischen Befindens der Patienten eingesetzt werden. Die Wirkung ist ähnlich wie bei der Behandlung mit Ausgleichsgriffen.

Obwohl Kardia, Bauhin-/Ileozäkalklappe und auch der Muttermund (Gebärmutterhals) keine „klassischen“ Sphinkter sind, werden sie mitbehandelt. Die praktische Arbeit hat gezeigt, dass diese Organübergänge ebenfalls gut zur Tonusregulierung eingesetzt werden können.

Indikationen

- Spasmen, z. B. Pylorusspasmus bei Säuglingen, Blasenspasmus nach Operationen
- Schließmuskelschwächen, z. B. der Blase
- Schmerzzustände jeglicher Art, auch in emotionaler Hinsicht
- Einschlaf- und Durchschlafstörungen
- Burn-out-Syndrom
- ADHS und Konzentrationsschwächen
- Schocksituationen, Unruhezustände

6.3.1 Praktische Anwendung

Alle 8 angegebenen Zonen werden nacheinander von distal nach proximal etwa 8 Sekunden lang ruhig gehalten. Nach 4 Sekunden beginnt die andere Hand, in die nächste Zone zu fassen, während die erste mit gleicher Intensität die 8 Sekunden beendet. Die 8 Zonen sind:

- Lippen (rechts und links)
- Kardia (Mageneingang)
- Pylorus (Magenausgang)
- Sphinkter Oddi (Einleitung der Gallenflüssigkeit und der Pankreassäfte in das Duodenum)
- Bauhin-/Ileozäkalklappe
- Blasensphinkter
- Muttermund
- After

Dieser Ablauf wird einige Male wiederholt. Die Intensität der Griffe richtet sich nach dem Gesamtzustand des Patienten. Eine ausführliche Zeit der Nachruhe stabilisiert das Ergebnis.

6.3.2 Weitere Möglichkeiten

Es bietet sich immer wieder an, Zonen von Sphinktern auch einzeln zu behandeln. Hier können Therapeut und Patient gut zusammenarbeiten, um die bestmögliche Tonusregulierung zu erreichen: Die in Frage kommende Zone wird zunächst einige Sekunden sediert und nach einer kurzen Pause tonisiert bzw. zuerst tonisiert und danach sediert. Da die meisten Patienten sehr klar in der Rückmeldung der Wirkung sind, kann die Wahl individuell passend getroffen werden. Eine spannende Erfahrung, die das Vertrauen der Patienten in die Verlässlichkeit ihrer eigenen Wahrnehmung stärkt!

Beispiele

- Mageneingang bei Hiatushernie (Zwerchfellbruch), irritiertem Magen
- Magenausgang bei Pylorusspasmus. Säuglinge können sich zwar nicht verbal ausdrücken, aber ihre spontane akustische und mimische Reaktion sagt deutlich, welche Art der Behandlung des Pylorus ihnen besser bekommt.
- Bauhin-/Ileozäkalklappe bei Morbus Crohn u. Ä., auch bei starken emotionalen Belastungen (s. Gerda Boyesen [4])
- Blasenschließmuskel bei Spasmen oder Schwäche
- Gebärmutterhals (zusammen mit Beckenboden und Blase) zur Unterstützung der Rückbildung des Beckengewebes nach Geburt des Kindes
- After bei Hämorrhoiden, auch prä- oder postoperativ

6.3.3 Sedieren – Tonisieren?

Die Praxis zeigt, dass die Entscheidung, ob wir bei der Sphinkterbehandlung sedierend oder tonisierend behandeln, nicht nur von anatomischen und physiologischen Gegebenheiten abhängt. Wir können uns auch auf die spontane Wahrnehmung der Patienten und die Kräfte ihrer Eigenregulation verlassen. **Dass** wir sie bei den angegebenen Indikationen behandeln, ist m. E. wichtiger als die Überlegung, mit welcher Technik wir arbeiten.

Oft bietet der „Partner Patient" mit der aufmerksamen Beobachtung der Wirkung die beste Orientierungshilfe: Manchmal spürt er, dass nach ein paar Minuten des Sedierens einer Zone das sanfte, schwingende Tonisieren die Wirkung der Behandlung abrundet; manchmal erlebt er, dass das ruhige Halten der Zone nach dem Tonisieren eine Stabilisierung und Harmonisierung des Zustandes bewirkt.

6.4 Zusammenfassung

Obwohl Griffe zur Stabilisierung des Vegetativums körperlich kaum anstrengend sind, können sie uns, wenn wir nicht genügend auf uns achten, durchaus belasten, denn gerade beim feineren Arbeiten spielt eine Fülle unwägbarer und technisch meist unmessbarer Vorgänge mit, die sich direkt auf unsere Lebenskraft beziehen. Je mehr wir uns dessen bewusst sind, desto besser lernen wir, mit unseren Kräften umzugehen und ein gesundes Verhältnis zwischen Geben und Nehmen herzustellen.

Übrigens: Die Griffe sind längst nicht so kompliziert, wie sie in der Beschreibung erscheinen. Wir können schlicht der ureigenen Intelligenz unserer Hände vertrauen, die **von sich aus** wissen, wie man etwas „in die Hand nimmt".

7 Vorbereitung zur Behandlung

7.1 Das Verhältnis zwischen Behandelten und Therapierenden

Wir haben mit allen Methoden, die den Menschen direkt berühren, gute Chancen, aus passiven Konsumenten echte Partner und interessierte Mitarbeiter zu machen.

Wenn wir bei der Behandlung Ruhe und Konzentration zeigen, wird damit meist auch einem zu starken Redefluss mancher Patienten Einhalt geboten. Ab und zu ist es jedoch wichtiger, dem Bedürfnis nach persönlicher Aussprache entgegenzukommen, als bestimmte Punkte am Fuß zu behandeln.

> Zu viel theoretische Information lenkt vom Fühlen und Erleben der Behandlung ab und verhindert, dass unsere Patienten zum Wichtigsten gelangen: zur Beobachtung, Wahrnehmung und Schilderung ihrer Erfahrungen und Veränderungen.

7.2 Instruktion der Patienten

Methode. Eine klare Information zum Verständnis der RZF **vor** der ersten Behandlung hilft beiden Seiten und bietet einen soliden Einstieg in die Therapie. Seit Jahren verwende ich dafür als praktisches Arbeitsmodell den „sitzenden Menschen in der Form des Fußes" (▶ **Abb. 2.3**). Ich beobachte, dass dieser einfache und bildhafte Vergleich für Menschen aller Altersstufen und Bildungsgrade den Zugang zu dieser Methode am leichtesten eröffnet, denn er spricht den Menschen ohne Umweg direkt in seiner Vorstellungskraft an.

Versuche, die Wirkungsweise der RZF mit vielen Worten zu erklären, werden nicht weit führen, denn das Vertrauen in die Qualität von Therapie und Therapeuten wächst am ehesten durch eine persönliche Behandlungserfahrung.

Bedeutung des Schmerzes. Die Patienten sollten zu Beginn einer Serie von Behandlungen über **Sinn und Aufgabe** des Schmerzes informiert werden. Nach Voll ist er „der Schrei des Gewebes nach flutender Energie". Damit zeigt sich eindrucksvoll und oft überraschend deutlich, dass eine Behandlung der Beschwerden notwendig und an der Zeit ist. Der bei der RZF ausgelöste lokale Schmerz sollte daher als wichtiger „Wegweiser" für die Therapie gesehen werden.

> Ein schmerzhafter Punkt am Fuß sagt allerdings zunächst weder diagnostisch noch therapeutisch etwas Verbindliches über Ursache, Art und Dauer der vorliegenden Belastung oder Erkrankung aus.

Wenn die Kranken erleben, dass sie dem ausgelösten Schmerz nicht wehrlos ausgeliefert sind, sondern ihre **persönliche Schmerzgrenze** anerkannt und respektiert wird, werden sie ihn in seiner Warnfunktion bei Störungen besser annehmen können und ihn nicht nur als Feind betrachten (s. Kap. 8).

Nachruhe. Die Patienten werden **vor** dem ersten Behandlungstermin auf die Bedeutung und Notwendigkeit der Nachruhe hingewiesen, damit sie nicht unnötig unter Zeitdruck stehen. Die Nachruhe ist wichtig, denn nur so kann die Behandlung ungestört ausklingen und zugleich die erste Phase der Regeneration einleiten.

7.3 Erstellen einer Anamnese

Vor dem Erstbefund (Sicht- und Tastbefund) wird eine kurze Anamnese erstellt. Sie kann die Hintergründe erhellen, die zur Entstehung der jetzigen Erkrankung geführt haben. Zudem kann dadurch differenzierter entschieden werden, ob die RZF evtl. eine Kontraindikation darstellt. Dazu gehören folgende Fragen:

- Welche Belastungen, chronisch oder akut, stehen zu Beginn der Behandlungsserie im Vordergrund?

- Seit wann bestehen die Beschwerden, wodurch wurden sie ausgelöst (z. B. Unfall, Entzündungen, Stress etc.)?
- Wie arbeiten die Ausscheidungsorgane Darm, Niere, Haut?
- Welche Behandlungen wurden für diese Beschwerden früher schon durchgeführt bzw. finden andere Therapien gleichzeitig statt?
- Wie ist die Schlafqualität (Träume) und die allgemeine emotionale Befindlichkeit?
- Sind oder waren starke Venenbelastungen vorhanden?
- Sind Narben (auch kleine) durch Operationen oder Unfälle vorhanden, wo und seit wann?
- In welchem Zustand befinden sich die Zähne (Wurzelbehandlungen, mehrere Metalle im Mund, Hinweise auf Möglichkeit einer Silberamalgam-Allergie)?
- Werden Arzneimittel eingenommen, die das Behandlungsresultat beeinflussen können, z. B. starke Beruhigungs- oder Schmerzmittel, Psychopharmaka, Betablocker, Marcumar etc., oder Medikamente, die Anlass zu besonders sorgfältiger Behandlung der Symptomzone geben, z. B. Insulin oder andere Hormonpräparate, auch die Antibabypille (s. Kap. 16.3)?
- Ess- und Trinkgewohnheiten, Drogen-, Nikotin- oder Alkoholabusus?

7.4 Lagerung während der Behandlung

7.4.1 Allgemeines

Das gute Gelingen der Behandlung wird durch eine situationsgerechte Lagerung des Patienten erleichtert. Hierzu gehören:

- ein gut belüftbarer, warmer, heller und ruhiger Raum
- eine ausreichend breite, gut gepolsterte Liege oder Massagebank in passender Höhe
- Nacken- und Kniestützen, wo sie zweckmäßig erscheinen
- eine leichte Decke, möglichst aus Naturfasern, weil bei jeder Behandlung ein Wärmeverlust entstehen kann, auch bei warmer Außentemperatur. Durch das Zudecken entsteht außerdem das Gefühl des persönlich geschützten Raumes.

Die Patienten werden erleben, dass sie sich wohler fühlen, wenn sie wenigstens vorübergehend Uhren und Schmuck ablegen. Wir raten zu dieser Erfahrung während der Behandlung – auch als Anregung, sich gelegentlich zu Hause, vor allem nachts, davon zu trennen und die Wirkungen aufmerksam zu beobachten. Der Hintergrund zu dieser Beobachtung stammt u. a. aus der Akupunktur, denn dort werden gezielt Metallnadeln eingesetzt, um das lokale **Energiefeld zu verändern**. Wenn Meridiane undifferenziert mit Metallen oder anderen Materialien in Berührung kommen, kann das zu mehr oder minder deutlich spürbaren Veränderungen in ihrem Energiefluss führen. Auch im Nerven-, Venen- und Lymphsystem können dadurch Stauungen entstehen.

Zur bequemen Lagerung gehört das Lösen von Gürtel, Kragen, Büstenhalter, Mieder, Rock- oder Hosenbund. Damit wird der Atembewegung genügend Raum gegeben.

Für Anfänger ist es zur Beobachtung von Reaktionen hilfreich, wenn Kopf und Nacken der Behandelten so gelagert werden, dass jederzeit ein direkter Blickkontakt möglich ist. Ein kleines Kissen kann den Kopf stützen und den Nacken entlasten.

7.4.2 Variationen

Beim **Hausbesuch** bettlägeriger Kranker wird der Standort des Bettes die Lagerung und auch die Arbeitshaltung der Therapierenden mitbestimmen. Mit etwas Phantasie und der Hilfe von Kissen, Polstern und Schemeln kann auch ohne die gewohnten Arbeitsbedingungen eine wirkungsvolle Behandlung vonstattengehen, vielleicht ausnahmsweise auch einmal im Stehen.

Es ist selbstverständlich, dass Patienten mit starken Schmerzen mitentscheiden, wie und wo sie am besten liegen können. Genauso brauchen

- Schwangere,
- Herz- oder Rheumakranke oder
- Patienten mit Atembeschwerden

die Lagerung, die ihrem Zustand entspricht.

7.5
Ordnung der Therapierenden

Da wir durch die Hände unmittelbar mit dem Patienten in Verbindung stehen, ist es für unser Wohlbefinden von Bedeutung, dass wir mit unseren eigenen Kräften sorgfältig umgehen.

> Nicht alle Kranken brauchen immer „unser Bestes“, sondern jeweils das ihnen Gemäße. Mit dieser Erkenntnis sind wir freier, unsere oft unterschiedliche Tagesration an Vitalität gut einzuteilen.

Selbst wenn wir scheinbar nur mit der Hand arbeiten, ist bei jedem Griff, bewusst oder unbewusst, der Mensch als Ganzes – und dies nicht allein auf der körperlichen Ebene – beteiligt. Die Zusammenhänge zwischen dem Teil und dem Ganzen werden im Sinne eines ausgewogenen Kräfteeinsatzes erfahrbar, wenn wir uns vor Beginn einer jeden Behandlung in den folgenden 3 Punkten ordnen.

7.5.1 Aufbau der Sitzhaltung

Wer gut sitzt, hat es leichter mit der Arbeit. Es gibt verschiedene Gesichtspunkte für den Aufbau einer funktionsgerechten Haltung. Hat sich eine Methode bereits bewährt, besteht vermutlich kein Grund zur Änderung.

Unser Vorschlag: Die Stellung der Füße, der Beine und des Beckens ist im Sinne des Wortes von „grundlegender“ Bedeutung, denn diese vermitteln die vertrauensbildende Erfahrung, dass der Boden, auf dem wir stehen, und der Hocker, auf dem wir sitzen, uns wirklich tragen. Zwischen Ober- und Unterschenkel sowie den Füßen sollten jeweils in etwa rechte Winkel bestehen. Um den natürlichen **Schwerpunkt im Becken** mit der Zeit deutlicher erleben zu können, raten wir, die Beine je nach Länge etwa 30 bis 40 cm weit auseinanderzustellen, sodass die Füße ohne Fehlhaltungen von Knochen und Muskulatur stets mit dem Boden in Verbindung sind (**Lao Tse:** „Schwerkraft ist die Wurzel der Anmut“).

Wir sitzen so auf dem Hocker, dass sich die Wirbelsäule selbsttragend aus dem Becken heraus aufrichten kann:

- Ein wenig vor- und zurückschwingend wird das Becken so eingependelt, dass es in der Ausgangsstellung etwas **vor** den Sitzbeinhöckern steht.
- Die natürliche Lordose der LWS wird bewusst erlebt, jedoch nicht fixiert. (Das Wort „Hohlkreuz“ ist häufig negativ belegt; es kennzeichnet lediglich die physiologische Schwingung der Wirbelsäule an dieser Stelle.)
- Wir achten darauf, dass der Raum zwischen den Schulterblättern frei von Verspannungen ist und bleibt. Das lässt sich dadurch erreichen, dass die Brustbeinspitze weich und behutsam nach diagonal vorn oben bewegt wird [6]. So normalisiert sich die Haltung in der mittleren Brustwirbelsäule, die bei vielen im therapeutischen Beruf starken Fehlbelastungen ausgesetzt ist. Die Arme und Hände werden dadurch ganz natürlich an die fließende Kraft der Wirbelsäule angeschlossen.
- Nacken mit Halswirbelsäule und Kopf lassen sich gut auf die Wirbelsäule aufbauen, wenn das Kinn sanft in Richtung Brustbein zeigt und die Kiefergelenke locker bleiben.

Leicht abgeschrägte **Sitzkeile** können eine sinnvolle Hilfe zum Einüben des funktionsgerechten Sitzens darstellen, bis der physiologische Aufbau der Haltung wiedergefunden wurde [6]. Sie sollten jedoch nicht dauerhaft gebraucht werden.

7.5.2 Beachtung der eigenen Atmung

Immer wieder übernehmen wir unbewusst die Art der Atmung derer, die wir behandeln. Das nützt diesen wenig, und uns kann es schwächen. Wenn wir uns aufmerksam und mit Geduld immer wieder beobachten, können wir unseren persönlichen Atemrhythmus leichter wahrnehmen und pflegen.

Die beste Voraussetzung für eine frei fließende Atmung bietet die gut aufgebaute und in sich flexible Haltung, da sie dem Atem seinen eigenen Entfaltungsraum lässt.

Dies wird besonders dann aktuell, wenn Patienten auf die Behandlung zu stark reagieren. Fast ausnahmslos verbinden wir uns zunächst, ohne es zu merken, mit der Irritation des anderen. Unser eigenes Stocken und Festhalten der Atmung ist ein sachlich überzeugender Hinweis, wie rasch auch wir störbar sind. Diese Erkenntnis bietet einen guten Ansatz zum Zurückfinden in den persönlichen Atemrhythmus.

Grundsätzlich sollten wir Respekt vor der eigenen und vor der Atmung des anderen haben, denn sie ist immer, auch in ihrer vermeintlichen Fehlform, spontaner und ehrlicher Ausdruck der jetzigen Lebenssituation.

Wer sich näher mit dem Atem befassen möchte, findet unter Anleitung gut geschulter Atemtherapeuten am besten zu eigenen praktischen Erfahrungen. Atemarbeit kommt immer auch der eigenen Entwicklung zugute [16]!

7.5.3 Der gesunde Abstand

Die individuelle Länge der Unterarme bietet den Therapierenden das richtige Maß für den räumlichen Abstand zu den Patientenfüßen. Dieser Freiraum schafft einen guten körperlichen Bewegungsradius, der den ökonomischen Einsatz der Arbeitskraft unterstützt.

Eine gesunde äußere und innere Distanz verhilft zu einem guten Überblick über die Reflexzonen und schützt zugleich davor, dass man sich „zu nahe tritt“. Patientenfüße gehören deshalb weder auf die Oberschenkel der Behandelnden noch sollten sie in die Nähe des Brustkorbs genommen werden.

Je wacher sich beide Seiten auf die Behandlung einlassen, desto klarer können sie miteinander die nötige und gesunde Distanz bestimmen.

Da Menschen unserer Kulturkreise nur noch selten barfuß laufen oder auch aus ästhetischen oder sonstigen Gründen eine gestörte Beziehung zu ihren Füßen haben, erleben viele durch die Behandlung, welch' sensible und „intime“ Körperteile die Füße sind.

7.5.4 Zusammenfassung

Außer der Ordnung in Sitzhaltung, Atmung und gesunder Distanz ist zu bedenken, dass die **mentale Einstellung** zu uns selbst, unserer Arbeit und der Person auf der Behandlungsliege mit darüber entscheiden, wie es uns während und vor allem auch nach einer Behandlung geht. Solange wir meinen, wir allein seien primär für die Verbesserung des Zustandes unserer Patienten verantwortlich, verbrauchen wir unnötig viel von unserer eigenen Lebenskraft.

Wenn wir akzeptieren, dass unsere Aufgabe lediglich darin besteht, die vorhandene Regenerationskraft im anderen wachzurufen, zu unterstützen und zu harmonisieren, können wir unsere eigenen physischen, emotionalen und mentalen Kräfte ökonomischer einsetzen.

Dazu gehört auch die Erkenntnis, dass uns manche Patienten (und wir selbst uns auch!) unbewusst unter Druck setzen können, indem sie uns zu verstehen geben, dass sie die eigene Verantwortung für ihre Gesundheit an uns abgeben möchten. „Leiden ist für viele einfacher, als etwas zu verändern!“

Wichtig: Nach jeder Behandlung sollten wir die Hände ausgiebig waschen, vor allem um uns auch im feinstofflichen Bereich zu neutralisieren. Je mehr wir kräftemäßig reduziert sind, desto eher sollten wir warmes Wasser verwenden.

Genauso hilfreich ist das gründliche Lüften des Raumes nach einer Behandlung und zusätzliches Trinken vor und nach einer Behandlung, am besten Wasser.

8 Der Schmerz – sein Sinn und seine Bedeutung

8.1 Gesundheit – Krankheit – Schmerz

Es kommt selten vor, dass ein Mensch rundum gesund ist, und es gibt viele verschiedene Definitionen und Ansichten zu diesem Thema. Der französische Physiologe **Du Bois** z. B. formuliert es so: „Jeder Mensch reagiert auf sämtliche Faktoren seiner Umwelt, und die Art seiner Antwort ist das Maß seiner Gesundheit.“ Das heißt, er sieht Gesundheit als einen sich stetig im Wandel befindlichen Anpassungsprozess, der ein Leben lang andauert.

Dr. **August Heisler** schreibt in seinem Buch *Dennoch Landarzt* sinngemäß: Wenn er Menschen begegne, denen nie etwas fehle, die gar nicht wüssten, wie sich Schmerz und Krankheit anfühlten, weiche er ihnen nach Möglichkeit aus, denn er habe immer wieder erlebt, dass sie sonst nichts seien – außer gesund!

Generell freut sich niemand über Schmerzen oder Krankheiten, zudem kommen sie immer ungelegen. Aber wir beobachten: Zunehmend mehr Patienten können akzeptieren, dass Krankheit und Leiden nicht nur Feinde und Störenfriede sind, die es zu bekämpfen gilt. Sie können auch Chancen zur Neuorientierung bieten und zum Wechsel von Lebensperspektiven anregen, denn „Schmerz erzeugt Erkenntnis“.

Zudem ist Schmerz immer auch als **Selbsterhaltungsreaktion** zu sehen und hat eine wichtige **Schutzfunktion.** Er hilft, Grenzen zu erkennen und zu akzeptieren:

- dem Kind, das durch die ersten, schmerzhaften Erfahrungen mit der heißen Herdplatte oder einer brennenden Kerze vorsichtig im Umgang mit Hitze wird,
- dem Patienten, der mit der Rotation des belasteten Armes klugerweise nur bis an die Schmerzgrenze geht, aber nicht darüber,
- der Frau, die durch ihre chronische Gastritis lernt, manche Nahrungsmittel zu meiden.

Selbstverständlich sehen wir es als unsere wesentliche Aufgabe an, Schmerzen zu lindern und Wege zu finden, sie teilweise oder – entsprechend den regenerativen Möglichkeiten unserer Patienten – auch ganz zum Verschwinden zu bringen. Wie bei anderen Methoden bietet sich auch in der klassischen RZF der **Schmerz** als **Wegweiser** zum Erkennen von Belastungen an, denn ein gesundes Organ oder Gewebe löst üblicherweise weder in situ noch in seiner Zone am Fuß Schmerzen aus. (Bei der RZF-Lymphbehandlung in Kap. 29 stehen andere Kriterien im Vordergrund.)

Wir arbeiten während der Behandlung behutsam und wach **mit** dem Schmerz, den die Patienten an bestimmten Zonen empfinden, jedoch nie **gegen** ihn (s. Kap. 4.1, Kap. 4.2). Durch die individuell abgestimmte Dosierung der therapeutischen Griffe erlebt der Patient, dass der Schmerz kein Selbstzweck ist, sondern Orientierungshilfen bietet und eher nachlässt, wenn wir mit ihm respektvoll umgehen.

Anfängern wird es manchmal schwerfallen, der objektiveren Aussage des erhobenen Befundes mehr zu trauen als der subjektiven Aussage des Patienten. Sie gehen irrtümlicherweise davon aus, dass er schließlich „am besten weiß, wo es ihm fehlt“. Dabei wird vergessen, dass der Patient nur das schmerzhafte Symptom spürt, jedoch nicht die Hintergründe, die zu seiner Entstehung geführt haben.

Drei klärungsbedürftige Punkte:

1. Die meisten Menschen meinen, das Auftreten des Schmerzes sei identisch mit dem **Beginn** der Krankheit. Das entspricht nicht der Realität, denn jedem Krankheitsprozess oder Leiden geht eine Vorbereitungszeit oder „stille Phase“ voraus, in der die Selbstheilungskräfte im Menschen versuchen, alle Funktionen im Organismus so gut wie möglich aufrechtzuerhalten. In diesem sog. präklinischen Stadium sind Schmerzen **in situ** noch kaum oder gar nicht zu spüren, wohl aber bereits in den **Fußzonen**

als Belastungen zu ertasten. Erst wenn dem inneren Steuerungsprinzip der Ausgleich nicht mehr gelingt, wird die Erkrankung subjektiv durch Schmerzen und/oder Bewegungseinschränkungen für den Patienten fassbar.

2. Auch bei **Unfällen** beginnt die eigentliche Krankheit selten mit dem spontanen Schmerz oder der Fraktur, denn sie hat individuelle Hintergründe und innere Zusammenhänge.
3. Viele Patienten meinen, das störende **Symptom** sei die Krankheit. Aber Krankheit, vor allem länger andauernde, ist keineswegs auf die schmerzhafte Stelle beschränkt, an der sich das Symptom zeigt. Alltägliches **Beispiel:** Bei Patienten mit Kopfschmerzen ist nicht allein der Kopf betroffen, sondern es leidet der ganze Mensch.

Zu beachten: Meist sind Patienten damit zufrieden, wenn die Störungen im **körperlichen** Bereich verschwinden. Manchmal entscheiden jedoch die Selbstheilungskräfte des Menschen überraschend und von sich aus, dass mithilfe der RZF auch **andere Ebenen** reagieren können, z. B.

- die **emotionale,** mit befreiendem Weinen oder Lachen, mit unerwartetem Hochkommen von früheren traumatischen Ereignissen (s. Kap. 17.4),
- die **mentale,** durch Erkennen von schädlichen Verhaltensweisen (ungesunde Essgewohnheiten, Mangel an Bewegung etc.) und/oder
- die **spirituelle,** mit Änderung des Blickwinkels in Bezug auf den Sinn der Krankheit und den Schicksalsaspekt im Leben.

Im Verlauf einer Behandlungsserie ist auch zu beobachten, dass durch stark im Vordergrund stehende Schmerzen in einem Organ oder Gewebe weniger intensive Beschwerden **übertönt** bzw. zunächst nicht wahrgenommen werden. Sie treten erst dann zutage, wenn die auffälligste Schmerzspitze durch wiederholte Behandlungen abgetragen ist. Aus Unkenntnis der Sachlage meinen dann manche Patienten, die RZF mache sie „kränker, als sie vorher waren", weil sie erst durch die nachlassenden Schmerzen die bisher weniger auffälligen spüren können („Hering'sche Regel", s. Kap. 14.1).

8.2 Verschiedene Schmerzempfindungen in den Zonen, Arbeitsweise

Beim Behandeln der belasteten Zonen am Fuß erlebt der Patient verschiedene Schmerzqualitäten. Die auftretenden Reaktionen des Vegetativums (feuchte Hände, trockener Mund etc., s. Kap. 4.2) weisen zusätzlich zur subjektiven Schmerzempfindung auf die individuell passende Dosierung der Griffe hin.

- Die überraschendste Empfindung ist die des **spitzen**, fast **stechenden** Schmerzes. Er tritt am häufigsten am Periost auf, z. B. an den Zehen und an der Fibula.
  Arbeitsweise: Die kleinen, punktuellen Stellen werden wach beobachtend mit Daumen- oder Zeigefingerkuppe behandelt. Ein langsames In-die-Tiefe-Gehen in den belasteten Zonen ermöglicht dem Patienten, den Schmerz zu akzeptieren, v. a. weil er erlebt, dass dieser meist rasch nachlässt.
- **Gut konturiert** und klar benennbar, oft bis in die Tiefenschichten des Fußes hineinreichend, fühlt sich der Schmerz an den Stellen an, wo mehr Muskulatur und Bindegewebe vorhanden ist, meist an der plantaren Fläche.
  Arbeitsweise: An der Fußsohle eignen sich die Daumengrundgriffe (▶ **Abb. 3.1**, ▶ **Abb. 3.2**, ▶ **Abb. 3.3**, ▶ **Abb. 3.4**) am besten. Je nach Schmerzempfindung ist ein Variieren in Arbeitstempo und Intensität das Mittel der Wahl.
- Ausgesprochen **schneidend** kann die Empfindung an den Schwimmhäuten sein, mit ausgelöst durch den dort üblichen dehnenden Griff.
  Arbeitsweise: Daumen und Zeigefinger beginnen zeitgleich im plantaren und dorsalen Raum zwischen den einzelnen Zehengrundgelenken mit der Dehnung der Gewebefalte und führen sie fort, bis sich Daumen und Zeigefinger berühren (s. Kap. 3.2.4).
- Im sehnigen Gewebe, z. B. um Achillessehne und Malleolen, sind an Fuß und distalem Teil des Unterschenkels vor allem bei Frauen häufig venöse und/oder lymphatische Stauungen vorhanden. Bei Schwellungen tritt der Schmerz dort in den hautnahen, oberen Gewebeschichten meist **großflächig-dumpf** auf.

Arbeitsweise: Hier wird sanft mit den Daumen- bzw. Finger**beeren** behandelt und der gezielte Griff in die Gewebetiefe mit der Daumen- bzw. Finger**kuppe** vermieden. Um die Achillessehne eignen sich die alternierenden Streichungen der RZF-Lymphbehandlung am besten (▶ **Abb. 3.6**, ▶ **Abb. 3.7**.) Um die Malleolen kann auch mit weichen Daumen- und Zeigefingergriffen gearbeitet werden.

Ausnahmen in der Schmerzempfindung werden beobachtet bei Patienten,

- die **Medikamente** einnehmen (oft mehrere zur selben Zeit), die die Schmerzwahrnehmung, die Reaktionen des Vegetativums und des Zentralnervensystems dämpfen, z. B. Schmerz- und Schlafmittel, Betablocker, Psychopharmaka, Rheumamedikamente, auch Drogen.
- die unter bestimmten Erkrankungen leiden, die die Sensibilität und Schmerzwahrnehmung **verändern** und Reaktionen **verlangsamen** können: Diabetes mellitus, Multiple Sklerose, Hemi- und Paraplegie, Fibromyalgie etc.
- die im **Koma- oder Wachkoma**-Zustand sind. Hier können die von Pflegefachkräften und Angehörigen geschilderten bzw. am **Monitor** beobachteten Reaktionen Auskunft über Zustandsveränderungen geben, z. B. im Atem- und Herzrhythmus.

Arbeitsweise: Da bei diesen Patienten weder der lokale Schmerz in den Zonen und öfters auch nicht die Zeichen des vegetativen Nervensystems verlässlich in der Beurteilung der situationsgerechten Dosierung sind, wird zu Beginn **sanft** und mit **neutralen** Griffen gearbeitet. Die Behandlungszeiten sind zunächst auf 10 bis 15 Minuten begrenzt. **Ausgleichs**- und/oder **eutonische Griffe** sind jederzeit möglich und in ihrer regulierenden Wirkung spontan überprüfbar.

Aus meiner Praxis

In den ersten Jahren meiner RZF-Arbeit betreute ich eine hinfällige, ältere Patientin wegen starker Beschwerden im linken unteren Kreuz. Bei einem meiner Hausbesuche hatte sie sich gerade ein Fußbad zubereiten lassen. Da nicht viel Zeit zur Verfügung stand, behandelte ich ihre Zonen im **Fußbad**. Zu meiner Überraschung waren die Füße unter Wasser wesentlich weniger empfindlich als sonst, sodass ich die Intensität der Griffe deutlich steigern konnte. Ich habe die gleich gute Erfahrung später auch bei anderen, sehr schmerzempfindlichen Patienten gemacht.
Ein Kollege versuchte etwa zur gleichen Zeit, die Zonen gezielt während der Unterwassermassage mit einem kräftigen Wasserstrahl zu behandeln. Die Reaktionen waren eher negativ, vermutlich weil keine differenzierte Dosierung des Reizes möglich war.

9 Grenzen der schriftlichen Festlegung von Zonen

Fast alle manuellen Therapieformen sind zunächst aus praktischen Beobachtungen entstanden und wurden erst später schriftlich niedergelegt. Die **praktischen Beobachtungen,** die wir mit unseren Patienten und deren Befunden am Fuß machen, sind jedoch immer verlässlich und wichtiger als jedes Fachbuch.

„Festgelegte" Behandlungsabläufe sind zudem ein Widerspruch in sich, denn Therapie als dynamischer Prozess ist, wörtlich verstanden, ein bewegter und bewegender Vorgang. Deshalb möchte ich immer wieder auf die Grenzen der schriftlichen Fixierung bestimmter Punkte hinweisen und dazu raten, die Sensibiliät der eigenen Hände zu schulen, um durch persönliche **Tasterfahrungen** von vorgegebenen Mittelwerten unabhängig zu werden.

9.1 Abweichungen innerhalb der Zonenzuordnung

9.1.1 Physiologische Abweichungen in der Lage der Zonen

Bereits im physiologischen Bereich gibt es ganz natürliche Veränderungen der Organzonen.

Beispiele

- Die Zone des Uterus wird bei Frauen mit fortschreitender Schwangerschaft umfangreicher.
- Die Magenzone ist nach 10-tägigem Fasten kleiner als nach einer opulenten Mahlzeit.
- Die Blasenzone verändert sich in Tonus und Größe nach einer intensiven Blasenentleerung.
- So wie sich die Organe im Körper beim Liegen und Stehen in ihrer Position verändern, ist die Lage der Zonen ebenfalls unterschiedlich, je nachdem ob Patienten liegend oder im Sitzen behandelt werden, z. B. bei Magen und Milz.

9.1.2 Pathologische Abweichungen

Wir haben es jedoch in der Praxis fast ausschließlich mit pathologischen Veränderungen zu tun. Auch hier entsprechen die Abweichungen von der Norm den jeweiligen Lage- oder Formveränderungen der Organe im Körper.

Beispiele

- Bei Patienten mit **Wandernieren** weisen sowohl die reguläre Nierenzone als auch die Zone, die der jetzigen pathologischen Lage der Niere entspricht, Belastungen auf, denn beides ist Ausdruck gestörter Vorgänge.
- Im Falle der relativ häufigen **Magensenkungen** wird sich die Magenzone oft bis in das Gebiet des Dünndarms hinein ausdehnen, entsprechend der durch die Ptose (Absenkung) veränderten Lage des Magens.
- Bei Frauen mit **Uterus-** oder **Blasenprolaps** verlagern sich die Zonen des Beckens im medialen Fersenbereich in proximaler Richtung.
- Umgekehrt: Bei Menschen, deren **Füße** angeborene oder durch Traumatisierungen erworbene **Deformierungen** aufweisen, verändert sich die Lage der Zonen gemäß der anatomisch-pathologischen Formenverschiebung des Fußskelettes und seiner Gewebestruktur. Dass Fußanomalien auch Lageveränderungen der Organe im Körper bedingen, ist mir nicht bekannt, sie können jedoch funktionelle Störungen in den zugeordneten Organen auslösen.

9.1.3 Zusammenfassung

Anfänger werden die Zonen besser finden lernen, wenn sie sich zunächst an Patienten mit **präzisen Symptomen** orientieren, z. B. an Zahnschmerzen, akuten Gelenkproblemen, Lumbalbeschwerden oder Menstruationsschmerzen.

Solche Zonen lassen sich in ihren deutlichen pathologischen Fehlformen leicht und objektiv bestätigen.

9.2 Wechselwirkungen zwischen Belastungen im Fuß und im Organismus

9.2.1 Wirkungen von Belastungen im Fuß

Es gibt eine Reihe von inneren und äußeren Anlässen, die den Fuß belasten können. Ob und wann sich daraus abnorm reagierende Zonen ergeben, hängt von der Dauer und Intensität des Reizes und von der Vitalität des betreffenden Menschen ab. Wir können jedoch davon ausgehen, dass Wechselwirkungen zwischen belasteten Füßen und deren Zuordnung in situ bestehen, auch wenn sie nicht immer spürbare Symptome zeigen.

Beispiele

- Überbeanspruchung: extremes Wandern, Laufen, einseitig betriebener Sport
- Übermüdung: stehende Berufe, Betonböden
- Traumen: Verletzungen, Schnitte, eingetretene Gegenstände, Frakturen, Distorsionen
- ererbte Disposition: geschwächtes Bindegewebe, Platt-, Senk-, Spreiz-, Knick- oder Hohlfuß
- allgemeine Durchblutungsstörungen: Paresen, Varizen, Ulcus cruris, Raucherbein
- rheumatisch-gichtische Erkrankungen im ganzen Organismus, die sich bis in die Füße zeigen können („Gichtzehen“).

Bei aller Verschiedenheit des Blickwinkels gilt: Jede Art von länger anhaltender Störung im Fuß, gleichviel in welchem Teil sie auftritt, kann sich primär oder sekundär auch belastend auf die zugeordneten Zonen und die Organe in situ auswirken.

9.2.2 Wirkungen von Belastungen im Organismus

Wie einerseits lokale Fußbeschwerden ihre Sekundärwirkungen auf den Organismus haben können, so sind andererseits Belastungen im Organismus Auslöser für empfindliche Zonen am Fuß.

Beispiele

- Übermüdung: Sie bewirkt kurzzeitig Schmerzen in den Zonen der unteren Wirbelsäule nach langer Autofahrt oder ungewohnter, anstrengender Gartenarbeit.
- Überforderung: Es kommt zu kurzfristiger Belastung der Herzzone nach einseitig betriebenem Leistungssport, der Magenzone nach einer ausgiebigen Geburtstagsfeier.
- Vorfeldschäden: Die Zone kann schon in der **„stillen Phase“** einer Krankheit schmerzhaft sein, in der der Patient diese noch nicht verspürt, etwa Tage vor einer akuten Sinusitis, Wochen vor einer schmerzhaften Bewegungseinschränkung des Hüftgelenks. **Krankheit beginnt nicht erst, wenn Schmerzen auftreten!**
- Akuter Krankheitsprozess: Dies betrifft die Zonen der Atemwege bei akuter Bronchitis, der Lendenwirbelsäule bei akuter Ischialgie, der Blase bei akuter Zystitis.
- Organüberfunktion: Die Zonen der Schilddrüse sind bei Hyperthyreose, die des Darms bei Colitis mucosa betroffen.
- Organunterfunktion: Belastet werden die Zonen des Magens bei Sub- und Anazidität, die endokrinen Zonen bei hormoneller Unterfunktion.
- Erschlaffung, Atonie, Atrophie, Degeneration: Die Zonen sind beteiligt, an denen sich die Symptomatik zeigt, z. B. bei Gebärmuttervorfall, Wanderniere, Enteroptose, Rektalprolaps, Arthrosen, die zugeordneten Organ- oder Gelenkbereiche.
- Ererbte Krankheitsdisposition: Bei angeborener Veranlagung zu Stütz- und Bindegewebsschwäche, Allergien, Diabetes sind die Zonen des Hintergrundmilieus mit belastet: häufig Darm, Lymphsystem, endokrine Organe.
- Unfälle: Die zugeordneten Zonen, an denen sich Frakturen, Verletzungen, Prellungen und Distorsionen zeigen, sind gestört.

Für die praktische Durchführung der RZF ist es unerheblich, ob die Störung zuerst im Organ oder in den Füßen vorhanden war, denn Ziel der Behandlung ist immer ein Ausgleich sämtlicher Funktionen im Menschen, gleich welchen Ursprungs sie sind.

9.2.3 Weitere Deutungen des Fußbefundes

Was bei der RZF gestörten oder belasteten Zonen am Fuß zugeordnet wird, kann fachspezifisch auch anders gedeutet werden.

- So wird in der **Orthopädie** eine statische Fehlform im Längsgewölbe als Plattfuß bezeichnet; in der Topographie der RZF befindet sich an seiner medial-plantaren Kante die Zone der Wirbelsäule. Patienten mit einer solchen Abflachung des Längsgewölbes haben häufiger auch klinisch gesehen eine steilgestellte WS, die auf eine konstitutionelle Bindegewebsschwäche hinweist. Allerdings habe ich bei Kursen auf dem afrikanischen Kontinent beobachtet, dass bei diesen Menschen das Längsgewölbe meist flacher ausgeprägt ist als bei Europäern, **ohne** dass sie immer Wirbelsäulenschäden aufweisen.
- Der **Phlebologe** spricht von venösen Stasen um die Knöchel; in der RZF gibt die beschriebene Stelle Hinweise auf mögliche Belastungen im Bauchraum/Becken.
- In der **Chirurgie** wird ein stark ausgeprägter Hallux valgus evtl. Anlass zu einem operativen Eingriff geben; die RZF erkennt in der Stelle um das Großzehengrundgelenk Zonenzuordnungen von Schilddrüse, Nacken und Herz.
- Die **Akupunktur** kennzeichnet eine Druckstelle an der Zehe 4 als Energieflussstörung im Gallenblasen-Meridian; für uns erweist sie sich als mögliche Belastung im Bereich der hinteren Backenzähne oder der Ohren.

9.2.4 Zusammenfassung

Unsere Definition belasteter Zonen stellt keinen Widerspruch zu anderen Blickrichtungen dar, sondern ergänzt diese um ein interessantes Spektrum. Wir müssen uns lediglich für die jeweils spezielle „Therapiesprache“ entscheiden und deren individuelle Regeln bei der Behandlung beachten. Zudem kommunizieren de facto alle Systeme im Menschen ständig miteinander.

9.3 Reflexzonen der Füße

Bevor auf die 7 Zonengruppen im Einzelnen eingegangen wird (s. Kap. 10), zeigen die folgenden 4 Schautafeln die Gesamtansicht der Reflexzonen von dorsal, plantar, medial und lateral (▶ Abb. 9.1, ▶ Abb. 9.2, ▶ Abb. 9.3, ▶ Abb. 9.4).

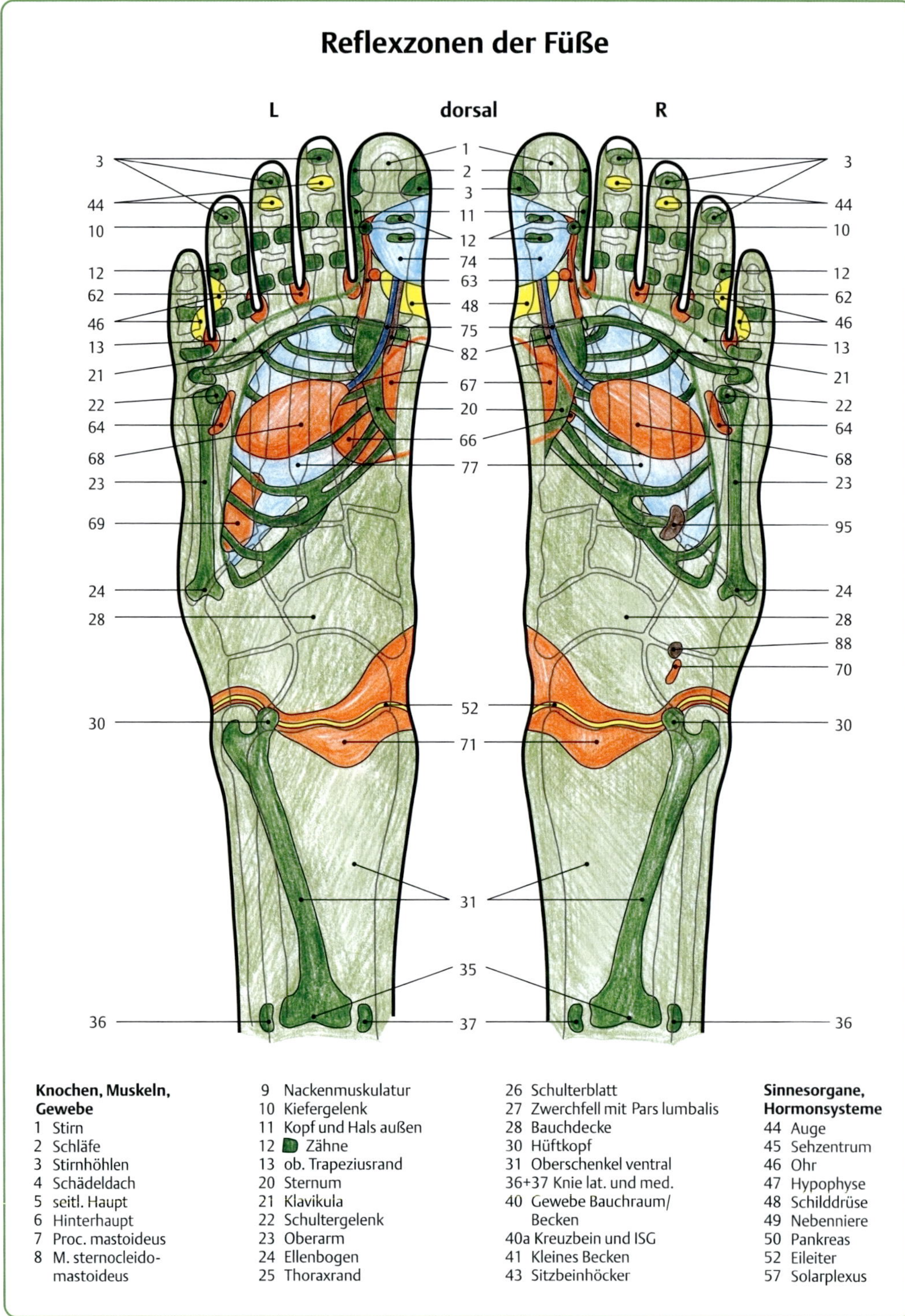

▸ **Abb. 9.1** Reflexzonen der Füße (dorsal).

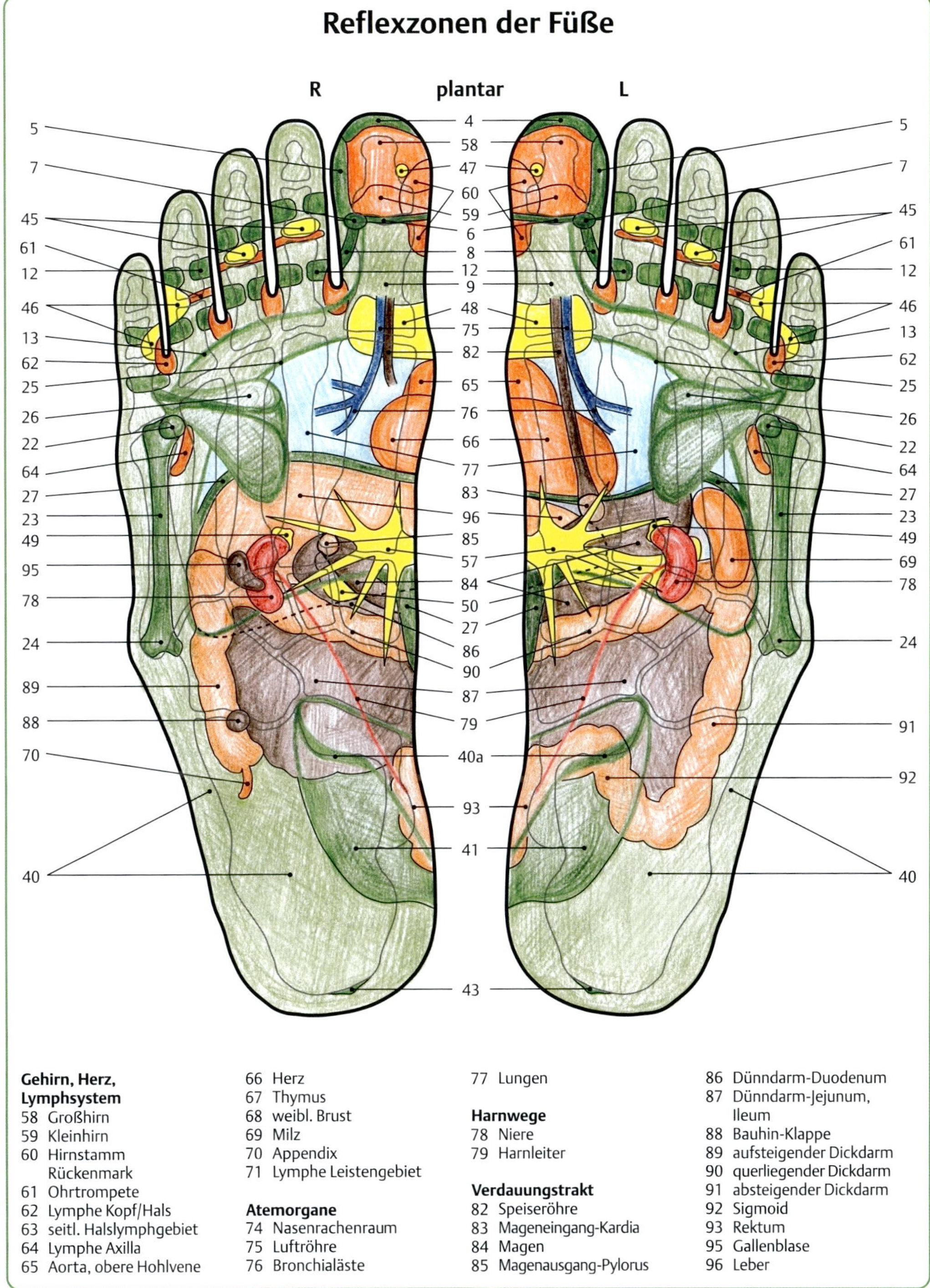

Gehirn, Herz, Lymphsystem
58 Großhirn
59 Kleinhirn
60 Hirnstamm Rückenmark
61 Ohrtrompete
62 Lymphe Kopf/Hals
63 seitl. Halslymphgebiet
64 Lymphe Axilla
65 Aorta, obere Hohlvene
66 Herz
67 Thymus
68 weibl. Brust
69 Milz
70 Appendix
71 Lymphe Leistengebiet

Atemorgane
74 Nasenrachenraum
75 Luftröhre
76 Bronchialäste
77 Lungen

Harnwege
78 Niere
79 Harnleiter

Verdauungstrakt
82 Speiseröhre
83 Mageneingang-Kardia
84 Magen
85 Magenausgang-Pylorus
86 Dünndarm-Duodenum
87 Dünndarm-Jejunum, Ileum
88 Bauhin-Klappe
89 aufsteigender Dickdarm
90 querliegender Dickdarm
91 absteigender Dickdarm
92 Sigmoid
93 Rektum
95 Gallenblase
96 Leber

▶ **Abb. 9.2** Reflexzonen der Füße (plantar).

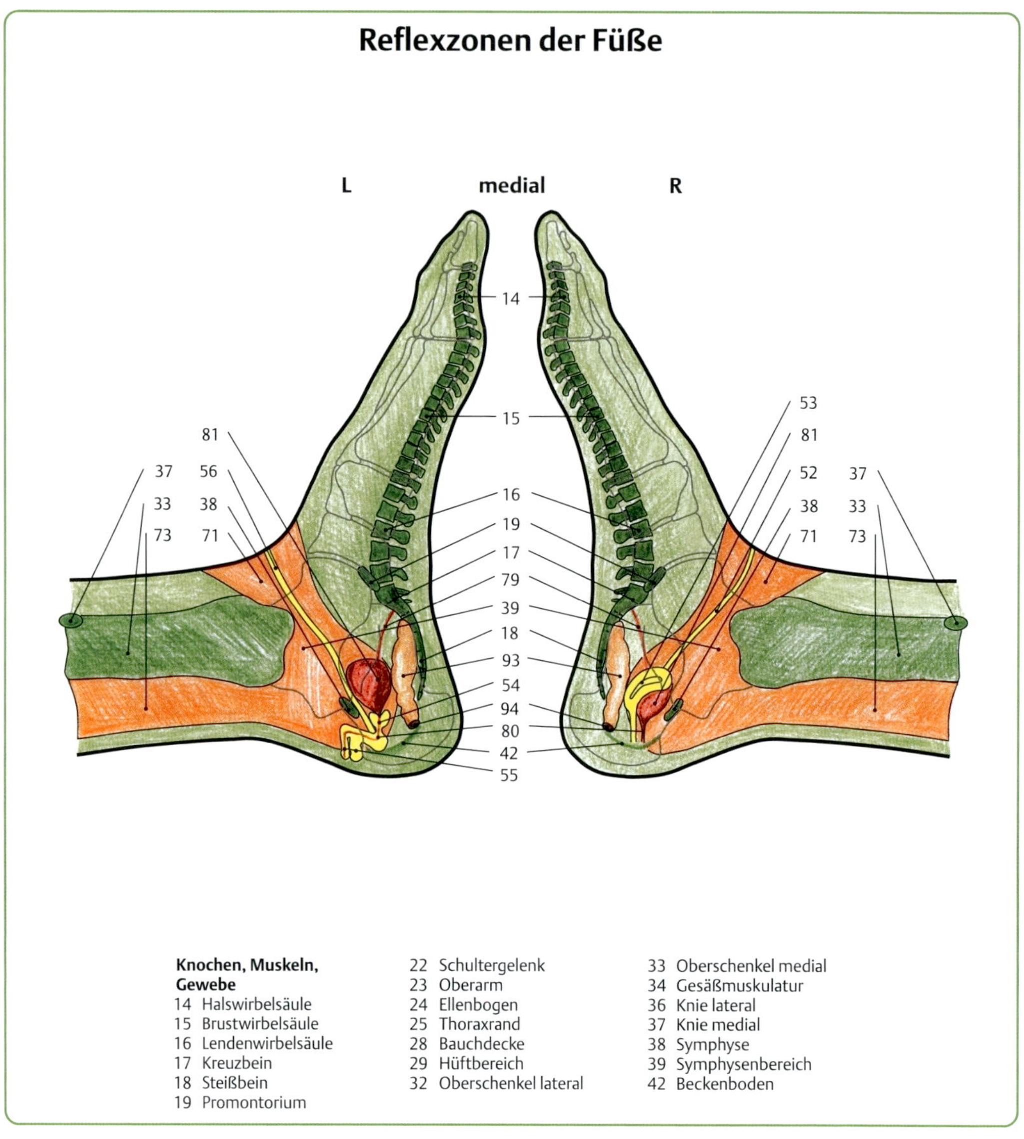

▸ **Abb. 9.3** Reflexzonen der Füße (medial).

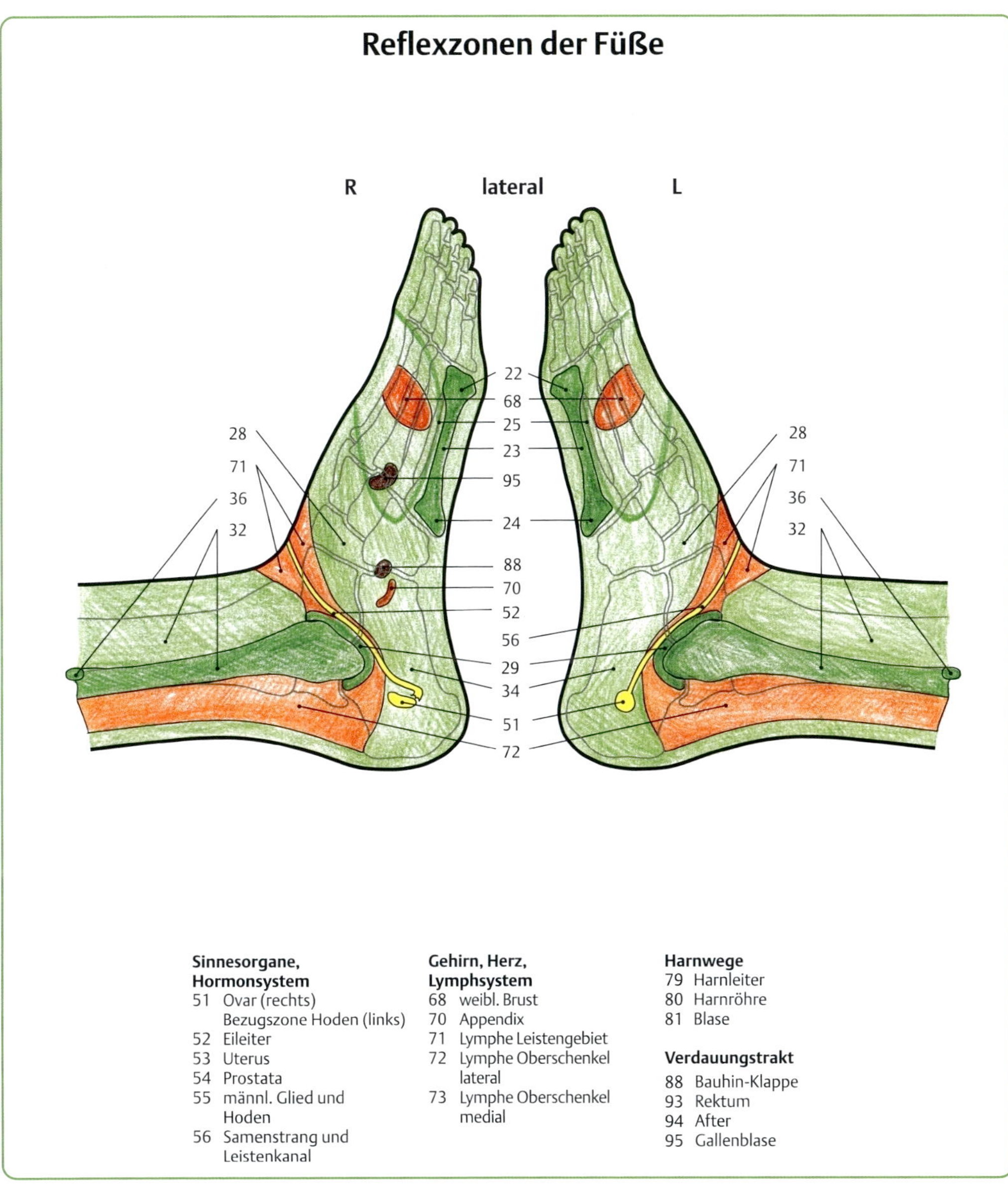

▸ **Abb. 9.4** Reflexzonen der Füße (lateral).

9.4 Beziehung zwischen Makro- und Mikrosystem des Menschen

Die Abbildung der 6 Gelenkpaare (▸ **Abb. 9.5**) zeigt übersichtlich, wie sich die einzelnen Zonen am Fuß auf „offensichtliche“ Weise über das Prinzip der **Formenanalogie** lokalisieren lassen.

Alle anatomischen Formen enthalten eine In-Formation, denn sie entstehen ursprünglich auf einer feinstofflichen, energetischen Ebene. Aus dieser verdichten sie sich bis zur körperlichen Form (s. auch Kap. 1.4.4). Am Beispiel der Gelenke in situ und in den Reflexzonen am Fuß ist dies besonders überzeugend erkennbar.

Hinweis:

Mit ▸ **Abb. 9.5** möchte ich auf die erstaunliche Exaktheit und therapeutische Aussagekraft der Formenähnlichkeit zwischen dem Menschen in situ und seinen Füßen hinweisen: 6 wichtige Gelenke und knöcherne Übergänge im Großen sind proportional auch an den Füßen als Gelenke und Übergänge zu erkennen.

Mit diesem stabilen „Gerüst“ der Gelenke wird das Prinzip Mensch, verkleinert im Fuß, besonders deutlich und somit das Auffinden aller weiteren Zonen einfacher.

Auch die Symphysenzone am medialen Übergang vom Fersen- zum Sprungbein zählt zu der Aufzählung, allerdings ist sie hier nicht abgebildet, sie kann aber in ▸ **Abb. 9.3** nachgesehen werden.

Bei manchen Zonenbeschreibungen ergeben sich **Überschneidungen** mit später zu besprechenden Themengruppen. So wird beispielsweise das Lymphgebiet von Kopf und Hals erst in der Zonengruppe 7, dem Lymphsystem, mit Zeichnung und Text erläutert, obwohl es auch zu den Kopfzonen gehört; das Pankreas wird in der Zonengruppe 4, den endokrinen Drüsen, besprochen, ist jedoch auch Teil der Zonengruppe 6, die die Verdauungsorgane enthält.

In den folgenden Kapiteln werden die Zonengruppen ausführlicher besprochen.

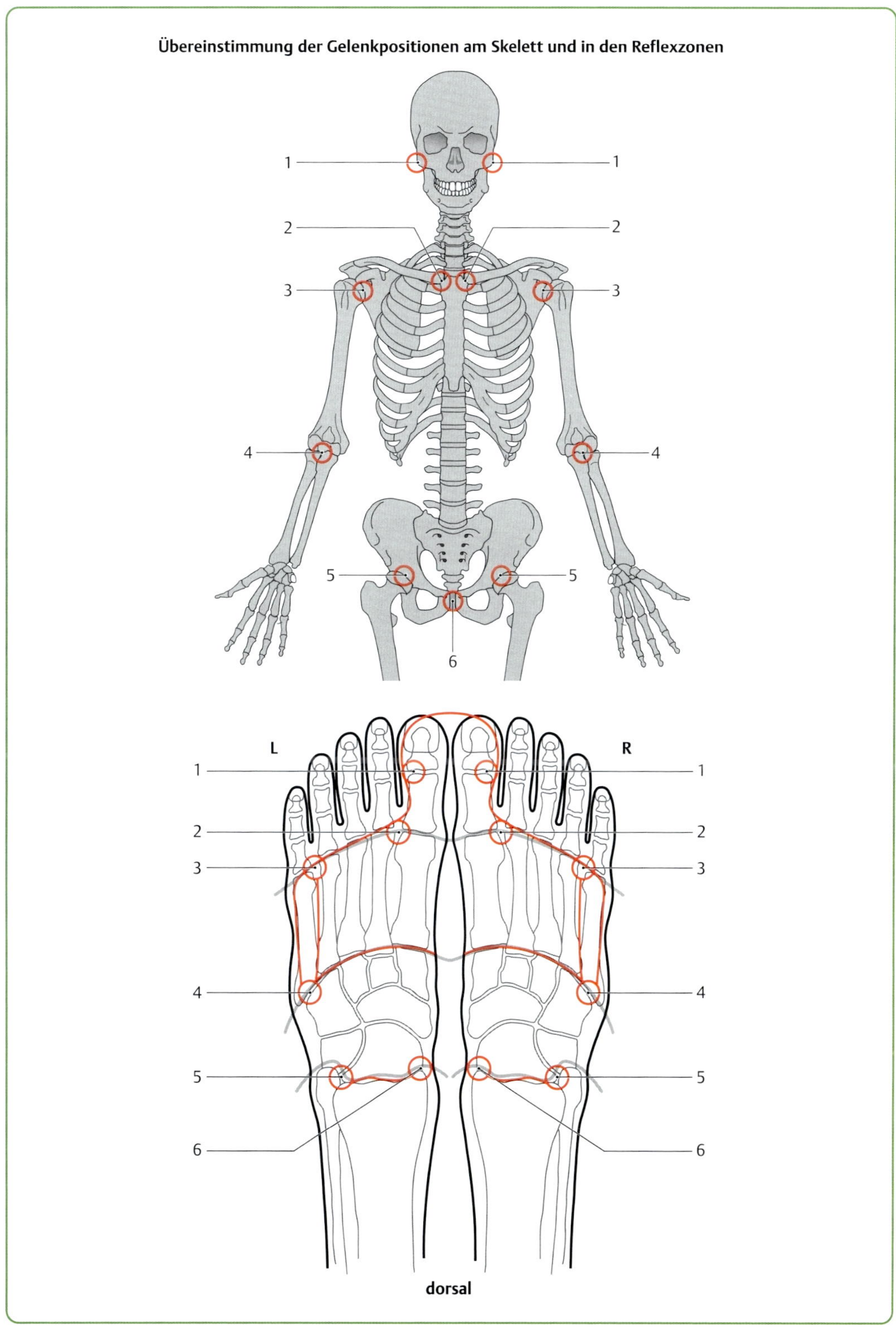

▶ **Abb. 9.5** Formenanalogie der Gelenke in situ und am Fuß. **1** Kiefergelenk, **2** Sternoklavikulargelenk, **3** Schultergelenk, **4** Ellbogengelenk, **5** Hüftgelenk, **6** Symphyse.

10 Die einzelnen Zonengruppen

10.1 Einleitung

Eine **Gesamtdarstellung** der Reflexzonen von plantar, dorsal, medial und lateral enthalten ▸Abb. 9.1, ▸Abb. 9.2, ▸Abb. 9.3 und ▸Abb. 9.4. Die folgenden Beschreibungen der einzelnen Zonengruppen gliedern sich jeweils in

- allgemeine Hinweise für die einzelnen Zonen,
- die Zeichnung der Zonengruppe,
- die Beschreibung der anatomischen Lage der Zonen sowie
- die Beschreibung der Arbeitsweise in den einzelnen Zonen.

Folgende **Farbzuordnungen** wurden auf den Zeichnungen vorgenommen:

- grün: Knochen und Gewebe
- blau: Atemorgane
- rot: Harnwege
- gelb: Solarplexus, Sinnesorgane und endokrine Drüsen
- braun: Verdauungstrakt
- orange: Gehirn, Herz und Lymphsystem

Bewährte Arbeitsrichtungen sind bei allen Zeichnungen der Zonengruppen mit Pfeilen angegeben.

Grundregel zum Auffinden der Zonen:

- ventral am Menschen = dorsal am Fuß
- dorsal am Menschen = plantar am Fuß.

> Es ist während der ganzen Arbeit in den Zonen von großem Nutzen, wenn in den Füßen als „Mikrosystem" zeitgleich auch der jeweils in situ zugeordnete Teil des Menschen wahrgenommen wird.

10.2 Zonen des Kopfes und des Halses

10.2.1 Allgemeine Hinweise

Für die Zehen als Zonen des Kopfes und des Halses wird, seit Projektionen am Fuß behandelt werden, ein Phänomen beobachtet, das sich der linearen Logik entzieht, sich jedoch täglich in der Praxis bestätigt:

Die Kopf- und Halszonen lassen sich einerseits, gleichsam als Konzentrat, in den beiden Großzehen erfassen, anderseits sind sie in allen Zehen näher aufgeschlüsselt. Beide Maßstäbe sind in den nachfolgenden Zeichnungen erfasst. Die Kopf- und Halszonen werden ergänzt von den Zahn-Kiefer-Zonen.

Da alle Zehen, v.a. die Zehen**beeren**, auch den **Gehirnzonen** zugeordnet sind, sollte diesen Bereichen vom Säugling bis zum alten Menschen viel Aufmerksamkeit gewidmet werden. Außer es sprechen Kontraindikationen dagegen, können sie täglich jeweils für ein paar Minuten sanft bzw. auch kräftiger tonisiert werden. Säuglingen und Kindern, auch bettlägrigen Menschen, tut diese spezielle Zuwendung besonders gut, denn sie fördert die Gesamtdurchblutung des Gehirns. Sie eignet sich ebenso zur Eigenbehandlung!

10.2.2 Zeichnung der Zonen

▸Abb. 10.1, ▸Abb. 10.2

10.2.3 Anatomische Lage der Zonen

In den beiden Großzehen

Die Großzehen weisen, im Gegensatz zu den anderen Zehen, nur 2 Knochen auf, an denen die Zonen von Kopf und Hals in der gleichen Weise wie in situ angeordnet sind.

Auf der dorsalen Seite finden sich die Zonen von ventralen (frontalen) Organen und Geweben des Kopfes und des Halses, z. B. Stirn, Nasen-Rachen-Raum, Kiefergelenk. (Dieses Gelenk wird ausführlicher innerhalb des Kap. 28 besprochen.) Auf der

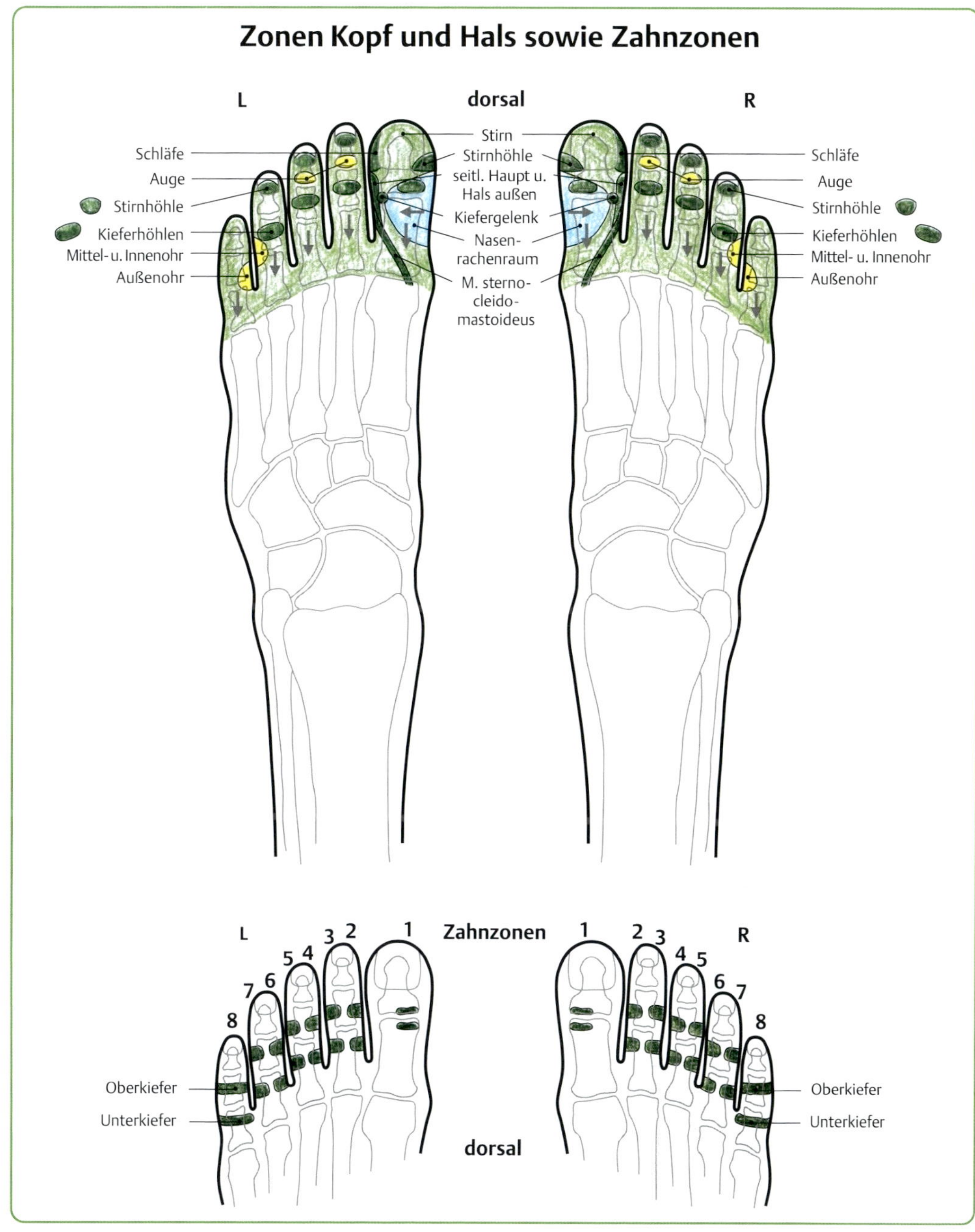

▸ **Abb. 10.1** Zonen Kopf und Hals sowie Zahnzonen (dorsal).

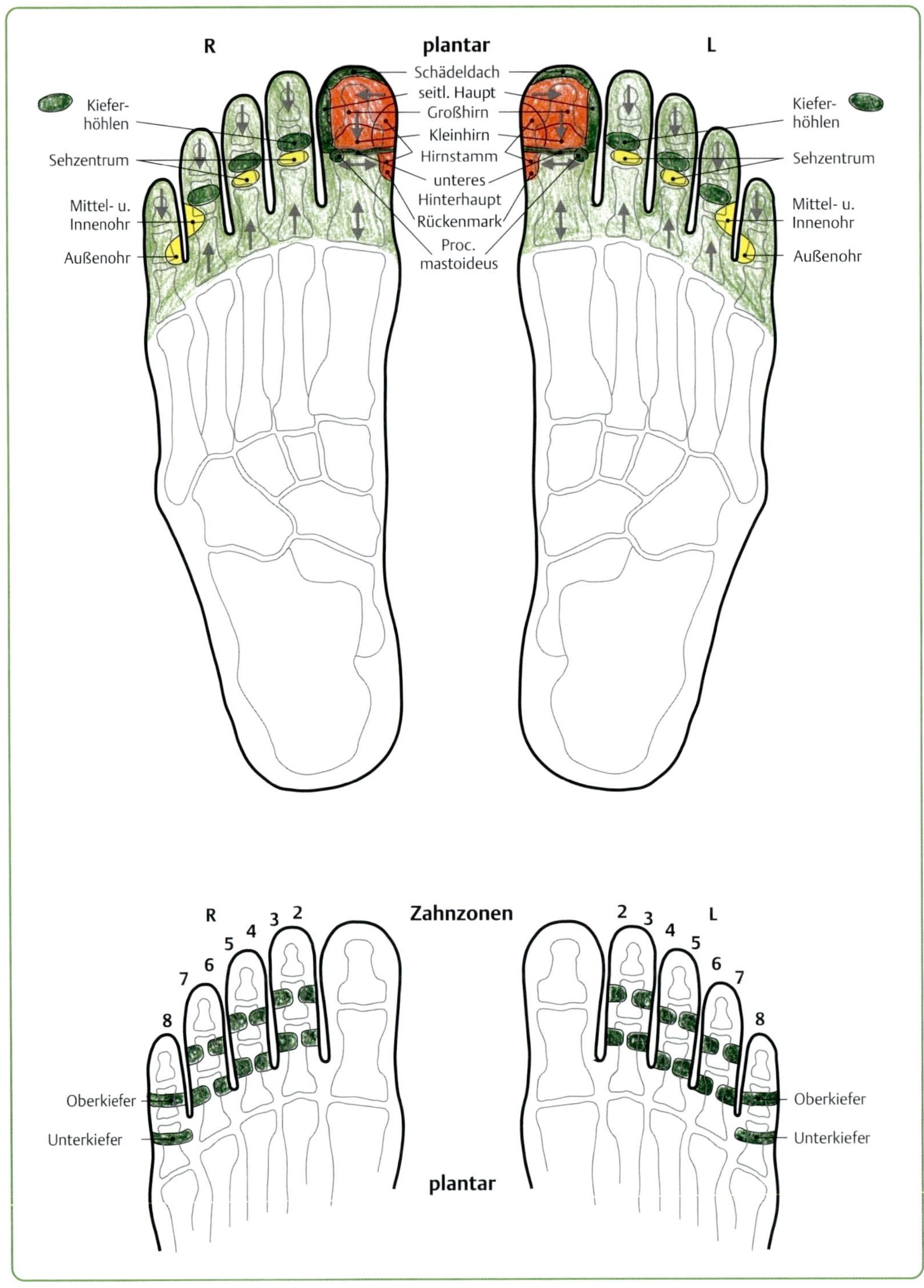

▸ **Abb. 10.2** Zonen Kopf und Hals sowie Zahnzonen (plantar).

plantaren Seite der Großzehe sind die Zonen des Kopfbereiches von dorsal gesehen, z. B. Gehirn, Hinterhaupt mit Proc. mastoideus (Warzenfortsatz), Nacken.

Organe und Gewebe in der Medianlinie von Kopf und Hals sind an den medialen Seiten der beiden Großzehen repräsentiert; die Außenbereiche an den lateralen.

Von der plantaren Fußseite aus ist die Formenähnlichkeit zwischen den beiden Großzehen und dem Kopf samt Hals und Nacken gut nachzuvollziehen:

Die beiden nahe zusammengestellten Großzehen**endglieder** entsprechen in ihrer rundlichen Form dem Kopf, die Zehenend**gelenke** dem Atlantookzipitalgelenk. Die etwas schmalere Form der beiden Grundglieder ähnelt der vom Kopf her schmaler werdenden Form des Halses und des Nackens.

(Spezieller Hinweis auf „Das HWS-Trauma“ von Dr. med. Bodo Kuklinski, Verlag Aurum im Kamphausen).

In den Zehen 2–5 rechts und links

Die 4 Zehen, bestehend aus End-, Mittel- und Grundgliedern, sind an ihrer medialen bzw. lateralen Seite durch Schwimmhäute begrenzt, während sie plantar und dorsal jeweils bis zu ihrem anatomischen Beginn der Grundgelenkslinie erfasst werden können. An den Zehen zeigen sich detailliert die Zonen der Augen, Ohren, Stirn- und Kieferhöhlen und Zähne.

Die ▸ **Abb. 10.1** und ▸ **Abb. 10.2** können nur die ventralen und dorsalen Aspekte der Zehen wiedergeben. Jedoch befinden sich an den medialen und lateralen Seiten der Zehen ebenfalls Zonen, vor allem die des Zahn-Kiefer-Gebiets.

Das Zahn-Kiefer-Gebiet

Die Zahn-Kiefer-Zonen erfassen den ganzen „Funktionskreis Zahn“, d. h. das Gewebe des Zahnes mit der Zahnwurzel, den Kieferknochenanteil, die benachbarte Gingiva (Schleimhaut) sowie die Nervenversorgung des Ober- und Unterkiefers. Deshalb sind sie relativ großflächig angelegt und erstrecken sich auf dorsale, seitliche und plantare Bereiche der Zehenmittel- und -grundglieder. Die Zahnzonen reichen oft bis in die Zehenend- bzw. -mittelgelenke; wie weit, hängt von der Größe der Zahnwurzeln ab. Meist sind die in der Zeichnung angegebenen Stellen bei Belastungen jedoch am empfindlichsten.

Wie beim Gebiss unterscheiden wir zwischen

- Oberkiefer: in etwa in der Mitte der Mittelglieder der Zehen 2 bis 5,
- Unterkiefer: in etwa um das Köpfchen der Zehengrundglieder 2 bis 5.

An der Großzehe sind die Zonen der ersten Schneidezähne (Zahn 1) als Ausnahme mehr im dorsalen Bereich zu finden, direkt distal und proximal des Zehenendgelenkspaltes.

Die Zehen 2, 3 und 4 weisen medial **und** lateral je eine Zahnzone im distalen und proximalen Bereich auf, Zehe 5 ist von allen vier Seiten distal und proximal den Weisheitszähnen (Zahn 8) zugeordnet.

Wie erwähnt, können die medialen und lateralen Anteile in der Zeichnung der Zahnzonen (▸ **Abb. 10.1**, ▸ **Abb. 10.2**) nur angedeutet werden, sie sind jedoch therapeutisch oft ergiebig.

10.2.4 Arbeitsweise

Arbeit an den Großzehen

Außer für „Sitzriesen“ bietet sich an der dorsalen Großzehenseite fast immer der Zeigefinger, an der plantaren der Daumen zur Durchführung der Griffe an.

Auf den Großzehennägeln (Zonen der Stirn) wird punktuell mit dem Daumen- bzw. Zeigefingernagel behandelt, soweit dies die Festigkeit der eigenen Nägel zulässt. Die Zehennägel sind oft empfindlicher als vermutet.

Im Zehenendgelenk plantar (Hinterhaupt) wird mit senkrecht fersenwärts gestelltem Daumen in waagerechter Richtung gut in den Gelenkspalt gearbeitet.

Die laterale Seite des Grundgliedes der Großzehen ist in ihrem proximalen Anteil infolge der Schwimmhautfalte etwas schwieriger zu erreichen. Dies erfordert ein partielles Auf-die-Seite-Schieben des Gewebes, um auch die Zonen der Querfortsätze der unteren HWS mit der Zeigefingerkuppe erfassen zu können.

Die **Mobilisation** der Großzehengelenke ist wie folgt durchzuführen:

Das Großzehen**endgelenk** als Scharniergelenk wird unter leichter Dehnung in die Plantarflexion gebeugt.

Wichtig: Bei Patienten mit Schädelfrakturen oder Gehirntraumen ist mit feinen, behutsamen, kleinsten Bewegungen zu beginnen, da sich bei zu kräftiger Bewegung die symptomatischen Beschwerden verschlechtern könnten.

Beim Großzehen**grundgelenk** bieten sich einige Variationen an, die alle mit behutsamer Extension durchgeführt werden:

- Weiche Auf-ab-Bewegungen unter guter Stabilisierung der Basis des Großzehengrundgliedes und des Köpfchens von Metatarsale 1 oder
- kreisende Bewegungen, sowohl von medial nach lateral als auch umgekehrt, mit kleinen Kreisen beginnen, die allmählich etwas größer werden können,
- Drehungen jeweils als Halbkreis in plantarer und dorsaler Richtung.

Vorsicht vor Überdosierung bei Patienten, die im Hals-Nacken-Bereich durch ein Trauma und/oder im Schilddrüsen- und Herzbereich aus anderen Gründen chronisch oder akut belastet sind (segmentale Zuordnung zum 7. Halswirbel)!

Langsames und behutsames Einschleichen in die Gelenkmobilisation an den Großzehen ist ratsam, um die momentane Reaktionslage richtig einschätzen zu können. Meist genügen 4 bis 6 Bewegungen in jede Richtung; ab und zu sind allerdings mehr angezeigt, vor allem, um starke muskuläre Verspannungen in Kopf und Nacken zu lösen.

Die behutsamen Bewegungen und Kompressionen (anstelle von Traktionen) aus der Ortho-Bionomy nach Dr. A. Pauls [52] eignen sich besonders gut für die strukturelle Behandlung der Zehen. Dort wird anstelle von Kompression meist der Begriff „Approximation“ verwendet.

Arbeit an den Zehen 2 bis 5 rechts und links

Zur Arbeit an den Zehen werden plantar die Daumen, dorsal meist die Zeigefinger eingesetzt. Auch die seitlichen Begrenzungen werden durch die Zeigefinger gut erfasst. Die Zehen**nägel** werden wie an der Großzehe mit dem eigenen Fingernagel punktuell behandelt, vor allem in ihrem proximalen Anteil (Zonen der Stirnhöhle).

Die Zehen sollten beim Behandeln in ihrer anatomischen Form belassen und nicht allzu stark verbogen werden. Die freie Hand hält und stützt deshalb die Zehe, an der gearbeitet wird, im Grundgelenk.

Die Zehen 2 bis 5 können ebenfalls in eine leichte Traktion genommen werden. Schon bei sanfter Dehnung ist dabei manchmal ein überraschendes „Knacken“ hauptsächlich in den Zehengrundgelenken zu hören. Dies bringt meist Erleichterung im Gelenk selbst, aber auch in den zonenmäßig zugeordneten Bereichen Kopf, Hals und Schultergürtel. Die Traktion sollte **nie mit zu viel Vehemenz** durchgeführt werden, um Gewebe- und Gelenkkapselverletzungen zu vermeiden.

Insgesamt wird das Dehnen der einzelnen Zehen als Entlastung nicht nur des Fußskelettes, sondern auch als Lösung von Verspannungen des ganzen Menschen geschätzt. Dies lässt sich am vertieften Atem beobachten. Die Erfahrungen der letzten Jahre haben gezeigt, dass zusätzlich zu den Großzehengelenken auch die Gelenke der 4 kleineren Zehen manchmal effektiver mit den Griffen aus der Ortho-Bionomy [52] behandelt werden können.

Arbeit an den Zahn-Kiefer-Zonen

Die Zahn- und Kieferzonen werden bei der oben beschriebenen Behandlung der Zehen immer unspezifisch miterfasst.

Für eine gezielte Therapie der Zahn- und Kieferzonen wird spangenartig von plantar über die Seite der Zehe bis nach dorsal bzw. in umgekehrter Richtung gearbeitet. Wie bei allen Zonen zeigt sich oft auch hier eine ungleiche Belastung innerhalb der Gesamtfläche der Zahnzonen.

Die **Basis der Zehengrundglieder** wird versehentlich meist zu weit distal vermutet; eine exakte anatomische Orientierung wird die Fehleinschätzung der Lage v. a. plantar korrigieren helfen.

Therapiehinweise zur Zonengruppe Kopf und Hals siehe Behandlungsvorschläge in Kap. 21.2.

10.3
Zonen der Wirbelsäule, des Thorax und des Schultergürtels

10.3.1 Allgemeine Hinweise

Diese Zonen bilden ein „Achsenkreuz“ in den Füßen: Nebeneinander gehalten berühren sich die beiden Längsgewölbe in der Medianlinie und bilden als Wirbelsäulenzone den vertikalen Balken, die beiden Zehengrundgelenksbereiche als Schultergürtel den horizontalen Teil. Obwohl die Wirbelsäule üblicherweise dem Knochengerüst zugeordnet wird, kann sie durch ihre direkte Verbindung zum Nervensystem auch als zentrales „Organ“ verstanden werden, das zu allen Geweben und Systemen wechselwirksame Beziehungen unterhält. Dies gilt auch in der Ausprägung als Reflexzonen in den Füßen.

10.3.2 Zeichnung der Zonen

▶ Abb. 10.3, ▶ Abb. 10.4

10.3.3 Anatomische Lage der Zonen

Zonen der Wirbelsäule

Die Abbildung dieser Zonen hebt die Formenähnlichkeit zwischen Längsgewölbe und Wirbelsäule besonders deutlich hervor. Als ein Bereich der Körpermitte sind sie am rechten **und** linken Fuß in der Längskörperzone 1 zu finden.

Ihre Lage erstreckt sich jeweils von der medialen Seite der FitzGerald'schen Längskörperzone 1 bis an deren laterale Seite und kann somit **die ganze Breite der Wirbelkörper** umfassen. Im sehnig-muskulären Bereich der medial-plantaren Seite sind die Dornfortsätze gut zu erreichen, die sich zur **neutralen** Behandlung der WS besonders eignen.

Je mehr die ganze Breite der plantaren Längskörperzone 1 einbezogen wird, desto mehr werden die Wirbelkörper in ihrer Gesamtheit mit erfasst, bis hin zu den **Querfortsätzen.**

Der knöcherne Anteil des Längsgewölbes, von medial gesehen, dient vor allem der präzisen Unterscheidung der einzelnen Abschnitte der Wirbelsäule. Es lohnt sich, sie sorgfältig zu ertasten, um in der Differenzierung ihrer verschiedenen Abschnitte sicher zu sein.

Die einzelnen Abschnitte der Wirbelsäule

- **Halswirbel 1 bis 7:** Deren **Dornfortsätze** sind am medial-plantaren Anteil der Großzehengrundglieder angelegt, die Querfortsätze an ihrem lateralen Anteil. Das Großzehen**end**gelenk entspricht dem unteren Hinterhaupt am Übergang zur Halswirbelsäule. Das Großzehen**grund**gelenk kennzeichnet den Übergang von der Hals- zur Brustwirbelsäule.
- **Brustwirbel 1 bis 12:** Die **Dornfortsätze** finden sich im medial-plantaren Gewebe in der ganzen Länge des Mittelfußknochens 1. Die Querfortsätze lassen sich plantar an der lateralen Begrenzung des ganzen Mittelfußknochens 1 erfassen.
- Der Übergang von der Basis Mittelfuß 1 zum Keilbein 1 stellt den Beginn der sog. **Lisfranc-Gelenklinie** dar, die in situ etwa der Gürtellinie entspricht. Zugleich ist sie auch der Übergang zur Lendenwirbelsäule. Diese Stelle erfordert besonders waches und genaues Tasten und ist zugleich **eine der wichtigsten Orientierungshilfen** zum Auffinden der Zonen des mittleren Bauchraumes.
- **Lendenwirbel 1 bis 5:** Die **Dornfortsätze** führen vom medial-plantaren Gewebe von Keilbein 1 bis zum proximalen Ende des Kahnbeines, die Querfortsätze sind plantar an der lateralen Begrenzung des Keilbeins 1 und der Längshälfte des Kahnbeines zu behandeln.
- Das medial bei vielen Patienten etwas hervortretende Kahnbein kennzeichnet mit seiner proximalen Begrenzung den Übergang zum Kreuzbein und entspricht dem **Promontorium,** einer bekannten Schwachstelle nicht nur im Längsgewölbe, sondern auch in situ.
- **Kreuzbein:** Seine obere Begrenzung beginnt plantar an der Berührungsstelle von Kahnbein und Fersenbein und zieht sich horizontal bis in die FitzGerald'sche Längskörperzone 2 bzw. 3. Die diagonale Begrenzung führt von lateral nach medial. An der Stelle, an der seine horizontale Ebene in die diagonale übergeht, beginnt das **Iliosakralgelenk (ISG)**, das etwa ein Drittel dieser Strecke einnimmt. Da sich Organe und Gewebe in situ oft überlagern, lässt sich auch hier nur am Beschwerdebild des Patienten unterscheiden, ob primär das ISG oder der Dünndarm behandelt wird.

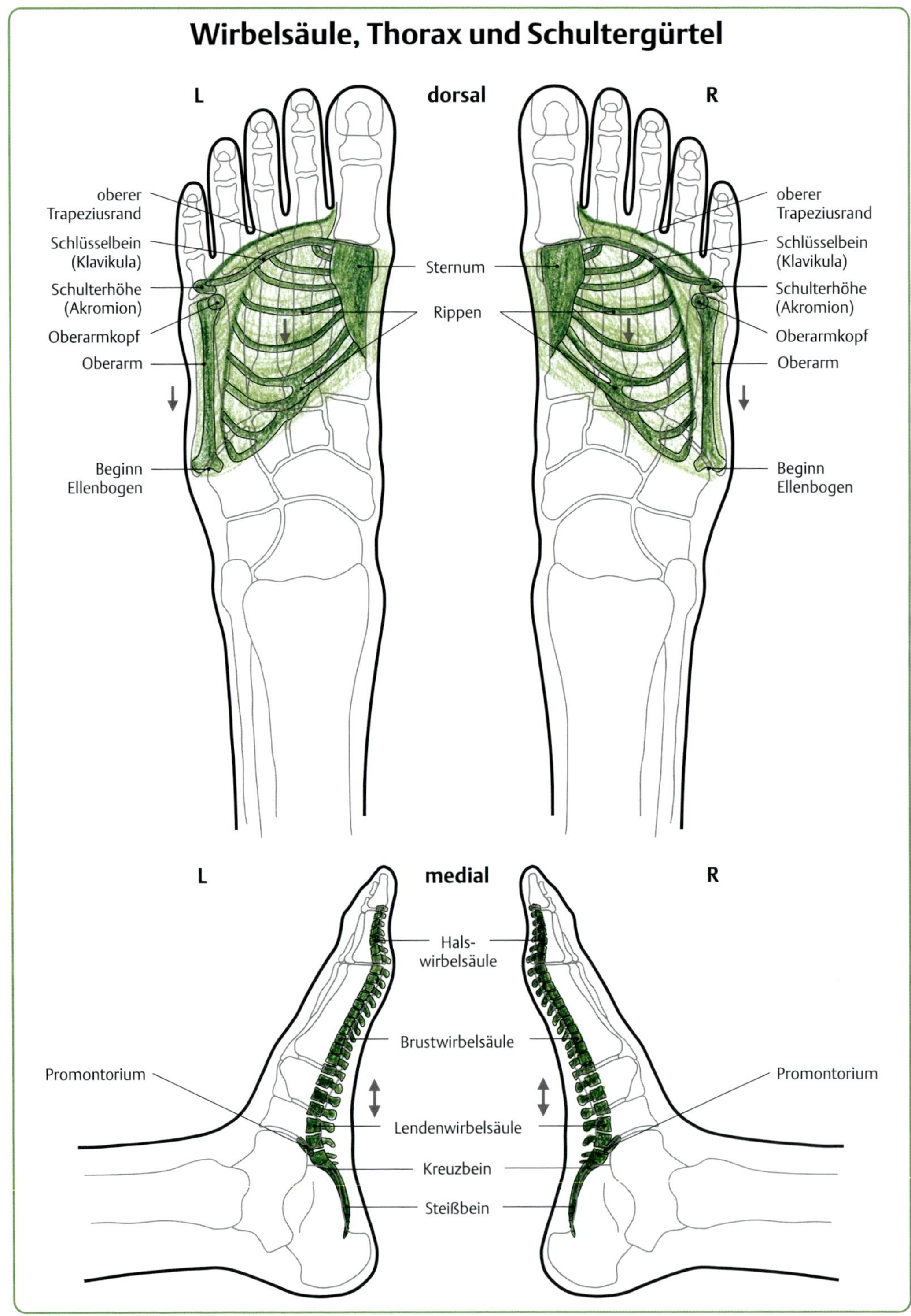

▶ **Abb. 10.3** Wirbelsäule, Thorax und Schultergürtel (dorsal, medial).

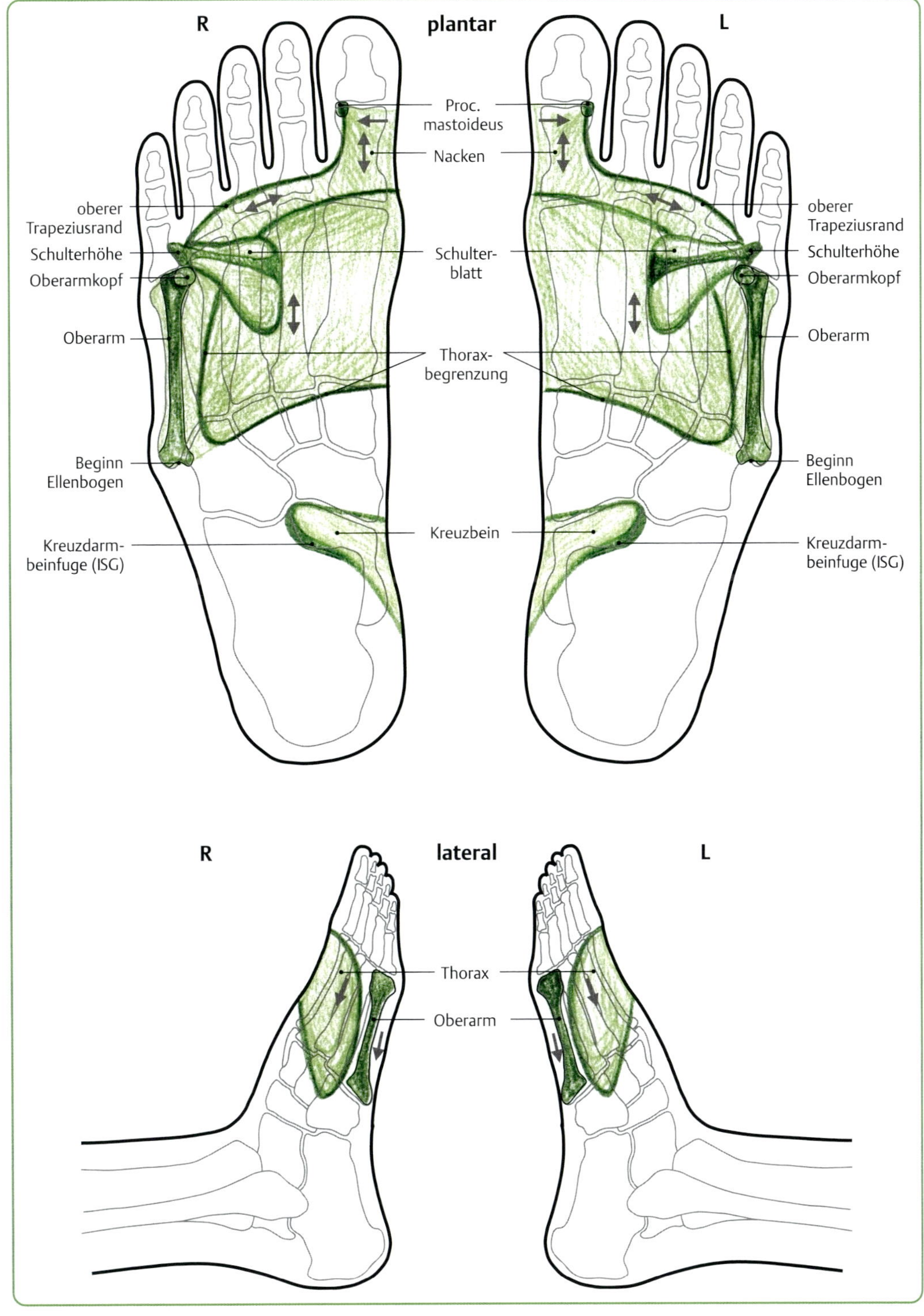

▶ **Abb. 10.4** Wirbelsäule, Thorax und Schultergürtel (plantar, lateral).

- **Steißbein:** Das diagonale Ende des Kreuzbeins, jetzt wieder in der Längskörperzone 1, kennzeichnet den Beginn der kurzen Strecke des Steißbeines, ebenfalls an beiden Füßen.

Zonen des Thorax und des Schultergürtels

Die Zonen des **Thorax** finden sich plantar und dorsal in dem Bereich, der sich etwa vom Metatarsale 1 bis an die mediale Begrenzung des Metatarsale 5 erstreckt. Gemäß der Brustkorbform in situ ragt der äußere untere Rand bis in Keilbein 3 und Würfelbein, während der mediale Rand in das untere Drittel des Metatarsale 1 führt und dort an die Brustbeinzone anschließt.

Die Zehengrundgelenke sowie der distale Anteil der Mittelfußknochen sind dem **Schultergürtel** zugeordnet, der rechts segmentale Organverbindungen zu Leber und Gallenblase, links zum Herzen aufweist.

Die **Schultergelenke** mit dem Oberarmkopf als äußere Begrenzung des Schultergürtels haben, wie im Körper, auch am Fuß eine Gelenkfläche aufzuweisen: die Berührungsstelle vom medialen Köpfchen des Metatarsale 5 mit dem lateralen Köpfchen des Metatarsale 4.

Obwohl der Fuß, seiner Form entsprechend, im Wesentlichen die Zonen von Kopf, Hals und Rumpf zur Darstellung bringt, kann, von der Schultergelenkszone ausgehend, im Verlauf des Metatarsale 5, der **Oberarm** bis zum **Ellenbogen** erfasst werden. Die Formenähnlichkeit zwischen Oberarm und Metatarsale 5 fällt besonders auf.

Das **Sternum** (Brustbein), auf der Medianlinie im Körper gelegen, ist an beiden Füßen am dorsalen Bereich des Metatarsale 1 zu finden. Die Zone umfasst etwa zwei Drittel von deren Länge, die **laterale** Begrenzung der Metatarsale 1 entspricht den **sternokostalen Gelenken**.

10.3.4 Arbeitsweise

Zonen der Wirbelsäule

Die **Wirbelsäule** kann, je nach Indikation, mit dem Daumen sowohl von distal nach proximal als auch umgekehrt erfasst werden (▸ **Abb. 10.5**). Wir arbeiten bei **neutraler** Behandlung der Wirbelsäule nicht direkt an der Knochenstruktur des Längsgewölbes, sondern im Muskel- und Bindegewebe an der medial-plantaren Seite. Bei **spezifischen** Belastungen schließen wir sie jedoch ein.

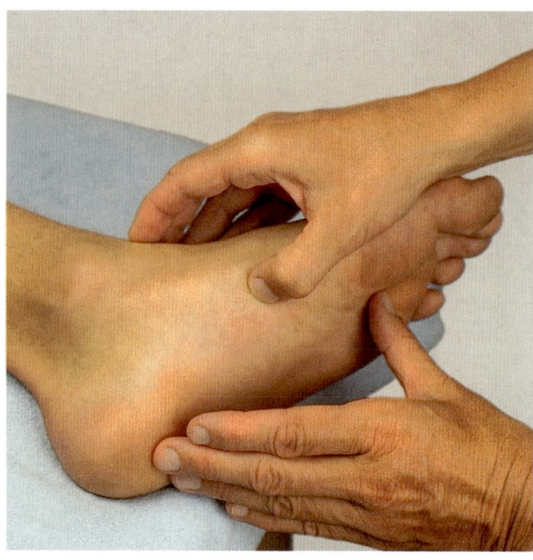

▸ **Abb. 10.5** Zone der Wirbelsäule von kranial nach kaudal.

Um das **Promontorium** als Zone gezielt erfassen zu können, wird der punktuelle Reiz mit dem Daumen an den Übergang vom Kahnbein zum Sprung- und Fersenbein gesetzt und in die **plantare** Berührungsfläche zwischen Kahnbein und Sprungbein fortgesetzt.

Zonen des Thorax und des Schultergürtels

Sie lassen sich plantar gut von distal nach proximal in nebeneinander angeordneten Bahnen mit dem Daumen behandeln. Durch diese Arbeitsrichtung werden die bei vielen Patienten abgesunkenen Mittelfußköpfchen zumindest passiv wieder in ihre anatomische Form gebracht. In Außenrotation gelagert, kann der Fuß im Metatarsalraum mit gleicher Wirkung auch von proximal nach distal durchgearbeitet werden.

Im dorsalen Bereich der Mittelfußknochen wird nur in deren Zwischenräumen behandelt, um einen zu starken und direkten Periostreiz zu vermeiden. Diese Zonen lassen sich gut mit dem Zeigefinger erfassen, während der Daumen der freien Hand den Vorfuß von plantar in der Mitte der Zehengrundgelenkslinie in seiner normalen Stellung hält und stützt. Bei der Zone des **Oberarmes**

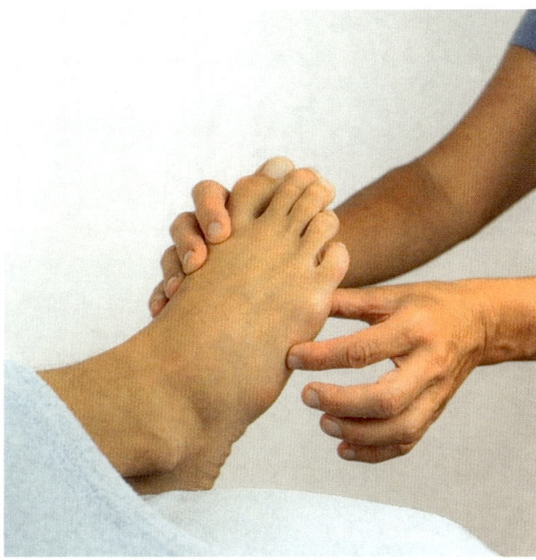

▶ **Abb. 10.6** Zone des Oberarmes.

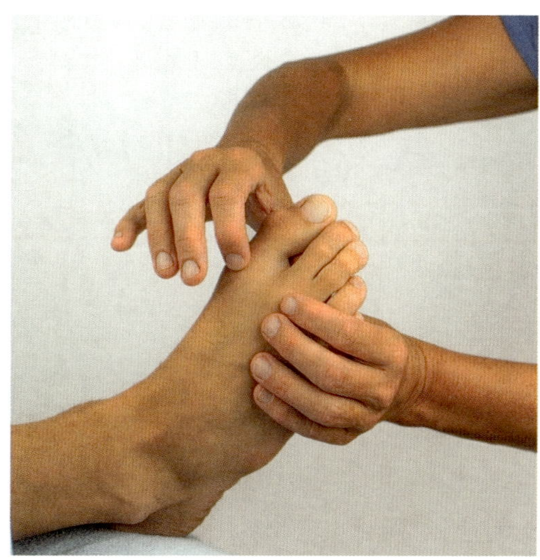

▶ **Abb. 10.7** Beginn Zone Brustbein.

(▶ **Abb. 10.6**) wird von dorsal, lateral und plantar auf der Knochenstruktur des Metatarsale 5 behandelt.

Die **Schultergelenke** werden im dorsalen Aspekt gut mit dem Zeigefinger erreicht, während sich für die plantare Fläche wiederum mehr der Daumen anbietet.

Das **Brustbein** (▶ **Abb. 10.7**) kann von distal nach proximal in mehreren Bahnen nebeneinander oder auch von medial nach lateral behandelt werden. Meist eignet sich der Zeigefinger am besten.

Therapiehinweise zur Zonengruppe Wirbelsäule, Schultergürtel siehe Behandlungsvorschläge in Kap. 21.3.

10.4 Zonen der harnableitenden Wege, der Knochen und des Gewebes des Beckens bis zum Knie

10.4.1 Allgemeine Hinweise

Der Übersicht halber wird dieses umfangreiche Gebiet in seine beiden Hauptgruppen unterteilt: Die Zonen der **Harnwege** umfassen die beiden Nieren, die Ureter (Harnleiter), die Blase und die Urethra (Harnröhre).

Innerhalb der Zonen des **Beckengürtels** finden sich detailliert die Zonen von Darmbein mit Gesäßmuskulatur, Symphyse (Schambeinfuge) und Symphysenbereich, Hüftgelenk von ventral, lateral und dorsal. Oberschenkel und Knie von medial, ventral, lateral und dorsal sind im distalen Teil der Unterschenkel angeordnet.

10.4.2 Zeichnung der Zonen

▶ **Abb. 10.8**, ▶ **Abb. 10.9**

10.4.3 Anatomische Lage der Zonen

Zonen der Nieren, der Harnleiter und der Blase

Da Größe und/oder Lage aller Zonen, besonders aber auch die der **Nieren**, schon im physiologischen Bereich deutlich variieren können, ist um die Basis Metatarsale 3 bis in das Keilbein 3 ein Mittelwert der Lage der Zonen eingezeichnet. Von dort aus wird der tastende Daumen gut entscheiden können, wo die Nierenzonen bei Erkrankung oder Senkung individuell liegen.

Die **Harnleiterzonen** führen in Richtung Kreuzbein und sind in ihrem unteren Drittel medial von der Beugersehne des M. hallucis longus zu finden. Sie verlaufen von ihrer plantaren Fläche nach medial an die beiden Innenseiten der Fersen weiter und gehen in die Blasenzone über.

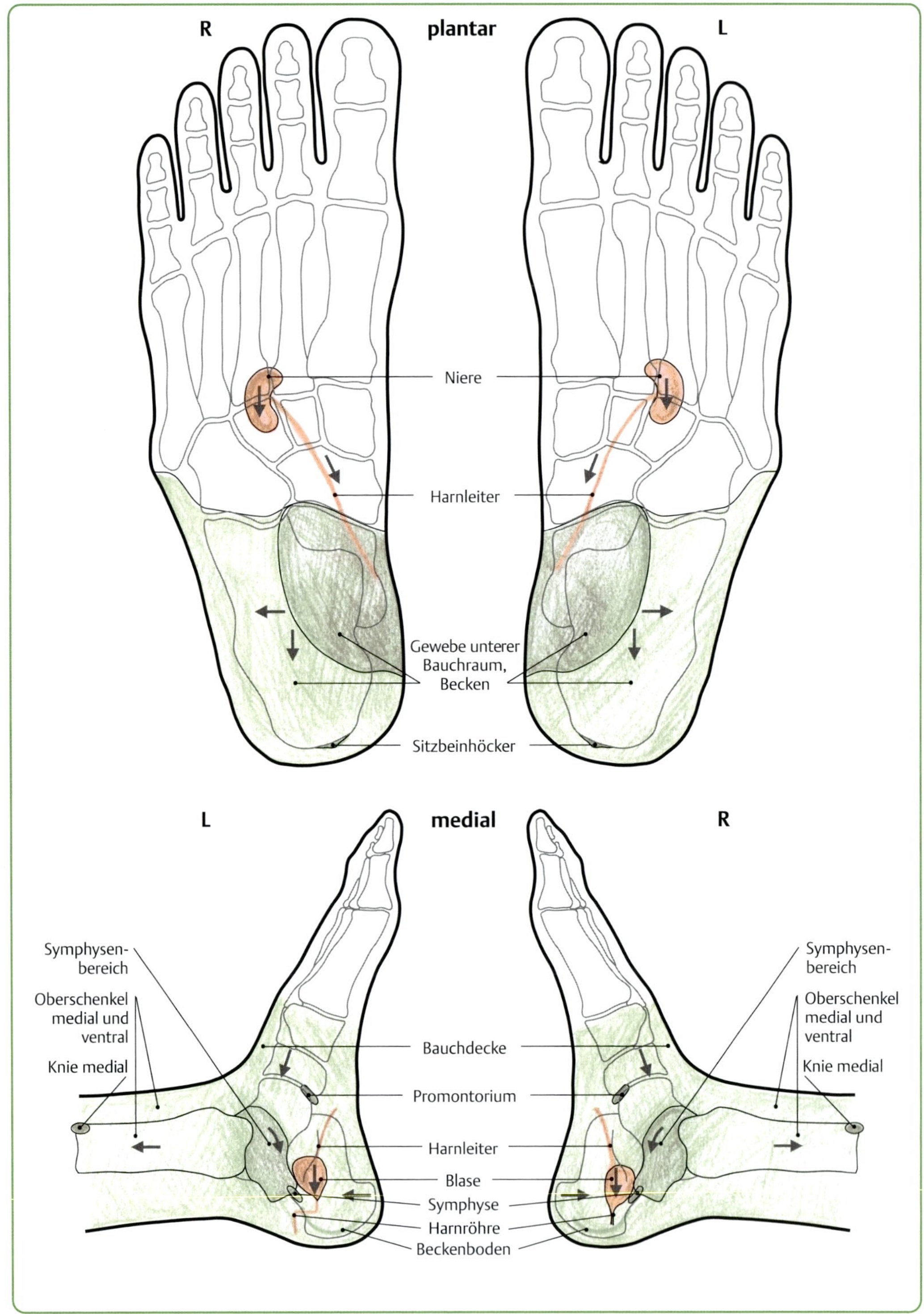

▶ **Abb. 10.8** Harnwege, Gewebe Bauch/Becken, Oberschenkel/Knie (plantar, medial).

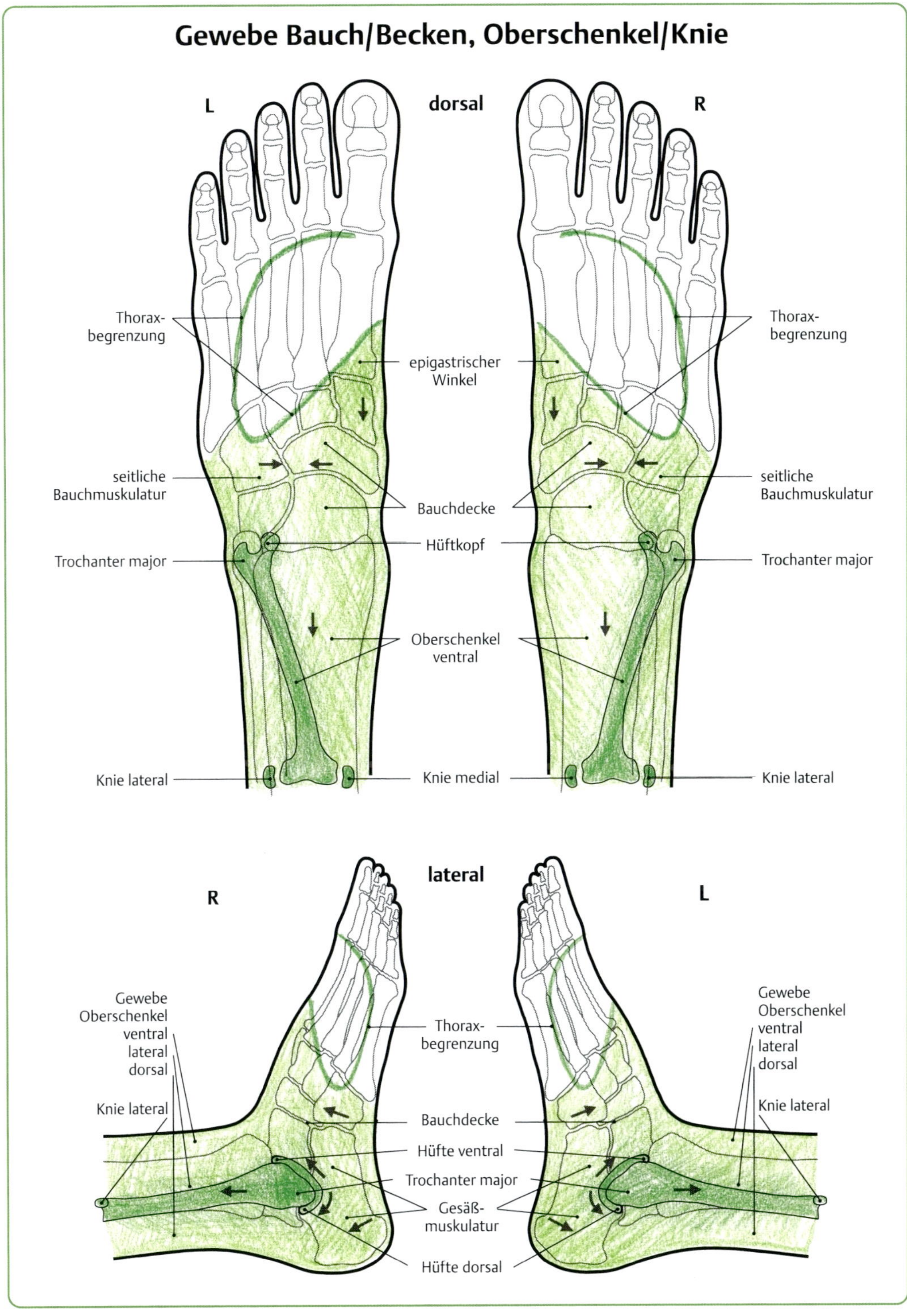

▶ **Abb. 10.9** Gewebe Bauch/Becken, Oberschenkel/Knie (dorsal, lateral).

Die **Blasenzone** findet sich als Projektion eines Organs der Körpermitte jeweils hälftig an beiden Füßen. Sie liegt am medial-proximalen Anteil des Fersenbeines und trifft in ihrer oberen Begrenzung teilweise auf das Sprungbein. Speziell bei der Blasenzone lassen sich je nach Inhalt und Belastung der Blase in situ Lage- und Tonusvarianten häufig feststellen, z. B. während der Schwangerschaft oder bei postoperativer Harnretention.

Die Zone der **Harnröhre** führt beim Mann, direkt nach der Blase von der Prostata umschlossen, in der Nähe des Achillessehnen-Ansatzes durch den Penis etwas proximal des oberen inneren Fersenbeinrandes. Bei der Frau ist die Harnröhre auch als Zone wesentlich kürzer und mündet in die des Dammes. Auf der Zeichnung wird jeweils an der medialen Fersenansicht eines Fußes das weibliche bzw. das männliche Harnsystem dargestellt, obwohl beides an beiden Füßen behandelt wird.

Die Zonen des **Perineums (Damm)** verlaufen an beiden Füßen am proximalen Anteil des Fersenbeines und haben vor allem bei Frauen während und nach Geburten große physiologische, evtl. auch therapeutische Bedeutung (22).

Zonen des Beckens und der Oberschenkel bis zu den Knien

Der plantare Anteil des Fersenbeines ist gesamthaft dem Gewebe des unteren **Bauchraumes** und des **Beckens** von **hinten** zugeordnet. Das Gewebe ist hier jedoch oft **sehr derb**. Mit weniger Kraftaufwand sind diese Zonen an den medialen Bereichen der Fußwurzelknochen bis zu den inneren Malleolen zu erreichen.

Die Zone der **Symphyse** (Schambeinfuge) lässt sich am deutlichsten an der kleinen, medialen Knochenfuge ertasten, wo das Fersenbein dem hinteren Teil des Sprungbeines begegnet.

Das Gewebe unterhalb des inneren Malleolus entlang des Talus (Sprungbein) wird als Symphysen**bereich** bezeichnet. Dies bedarf einer kurzen Erläuterung: Zwischen Fuß und sitzendem Menschen besteht zwar eine Formen**ähnlichkeit**, jedoch nicht an allen Stellen eine maßstabsgetreue Formen**gleichheit**. So ist z. B. der Thorax in situ größer als das Becken; als Reflexzone erscheint jedoch das Becken größer als der Thorax, da ihm der gesamte Fußwurzelbereich zugeordnet wird. Durch diesen Vergleich wird eher verständlich, warum wir die ganze Länge und Breite des medialen Anteiles des Sprungbeines als Zone des Symphysen**bereiches** bezeichnen. Zudem beobachten wir seit Jahrzehnten, dass diese Stelle bei allen Belastungen der Kleinbeckenorgane therapeutisch sehr wirksam ist.

Die ventrale, laterale, mediale und dorsale **Muskulatur der Oberschenkel** ist ab der Malleolengabel bis etwa eine Handbreite (des Patienten!) über den Knöcheln zu finden und wird von den Zonen des Knies abgeschlossen. Die Strecke entlang des Periosts des distalen Wadenbeines entspricht dem Tractus iliotibialis.

Die **Kniezone** lässt sich wie folgt aufteilen: Der mediale Kniebereich ist an der ventralen Tibiafläche, der laterale an der ventralen Fläche der Fibula zu behandeln. Zwischen beiden liegt die **Patella.** Auf der dorsalen Unterschenkelseite befindet sich, der Patella gegenüber, die **Kniekehle**.

Das Gewebe an den proximalen zwei Dritteln des äußeren Fersenbeines ist der **Gesäßmuskulatur** von lateral zugeordnet; etwas mehr distal bis in Würfelbein, Keilbein 3 und lateralen Teil des Kahnbeines reichend, ist die **seitliche Bauchmuskulatur** zu erfassen.

Die gesamte **Hüftgelenkszone** ist um den lateralen Malleolus zu erreichen; am ehesten lässt sich der Hüftkopf an der knöchernen Verbindung zwischen Fibula und Talus vom Fußrücken aus erfassen; die am weitesten nach lateral herausragende Stelle des äußeren Knöchels entspricht dem **Trochanter major**.

10.4.4 Arbeitsweise

Zonen der Nieren, der Harnleiter und der Blase

Da die Zonen der **Nieren** meist kleiner sind als das Daumenendglied der Therapierenden, ergibt sich hier eine fast punktuelle Behandlung, die linear in die Harnleiterzone übergeht (▸ **Abb. 10.10**).

Die **Harnleiterzone** wird üblicherweise in Harnflussrichtung behandelt. Lediglich bei einem **Nierenstein**, der in den Harnleiter gewandert ist, wird zunächst in entgegengesetzter Richtung von der Blase zur Niere gearbeitet.

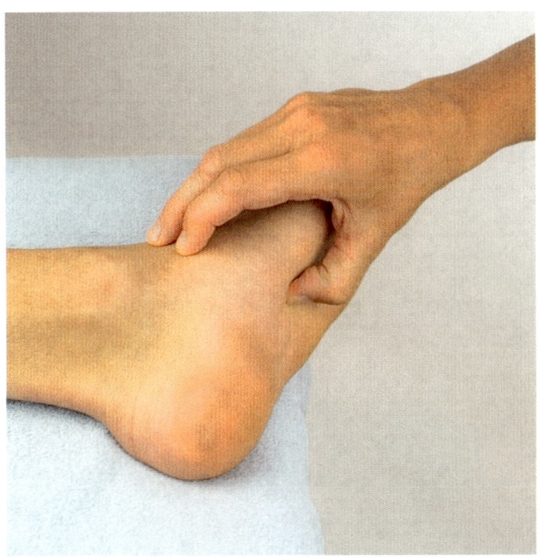

▶ **Abb. 10.10** Linke Nierenzone.

Am Übergang von plantar nach medial führt die Harnleiterzone sehr nahe an der Zone des Kreuzbeins entlang. Etwas proximal davon, in Richtung des inneren Malleolus, wurde dort von E. Ingham in den 1930er Jahren die Blasenzone behandelt. Heute ordnen wir diese Stelle der **Innervation** der Kleinbeckenorgane zu, also **indirekt** auch der Blase. Die Blase als Organ hinter der Symphyse entstand als Resultat vielfacher praktischer Überprüfungen. **Beide**, die Zone der Innervation und die des Organs, werden bei entsprechender Indikation behandelt.

Zonen des Beckengürtels und der unteren Extremitäten bis an die Knie

In der **Symphysenzone** sind die Griffe vorsichtig zu setzen, denn hier gibt es überraschend schnell Überreaktionen, vermutlich u. a. aufgrund der Tatsache, dass dieses Gebiet, zu den Kleinbeckenorganen gehörend, auch durch gefühlsmäßige Belastungen des Hormonsystems (Schwierigkeiten in der Partnerbeziehung, hormonelle Dysfunktionen, sexueller Abusus u. a. m.) funktionell gestört sein kann. Sie ist als kleines, längliches Areal mit etwas nach medial gestellter Zeigefingerbeere gut punktuell zu erfassen.

Ich habe einige Frauen mit Symphysenlockerung während der Schwangerschaft – etwa vom 7. und 8. Monat an – mit RZF begleitet, wodurch sich die starken Beschwerden beim Sitzen, Stehen und Gehen bis zur Entbindung in erträglichen Grenzen hielten.

Für die Behandlung des Symphysen**bereiches** wird der Fuß deutlich zur Mitte der Massagebank geholt und mit der freien Hand gut in der Außenrotation gehalten. Der Therapeut beugt sich mit geordneter Wirbelsäule so weit vor, dass der Daumen weich eine fast halbrunde Arbeitsbahn entlang des Talus (Sprungbein) von distal nach proximal ziehen kann.

Während die Ferse plantar als Zone des **Bauch-Becken-Raumes** recht kräftig mit dem Daumen durchgearbeitet werden kann, sollten an der medialen Seite der Ferse weiche Fingerbeeren- oder Daumengriffe gewählt werden.

Am lateralen Fußrand werden vom Os cuboideum (Würfelbein) bis zum proximalen Ende des Kalkaneus die seitlichen **Bauch- und die Gesäßmuskeln** (▶ Abb. 10.11) mit einer oder 2 Fingerbeeren behandelt. Wenn eine gute Supination der Hand möglich ist, kann dort auch der Daumen arbeiten.

Die Zone des **Hüftgelenkes** (▶ Abb. 10.12) um den äußeren Knöchel wird in ihrem vorderen Viertelkreis fast immer gut mit dem Daumen erreicht; beim hinteren Viertelkreis in Richtung Achillessehne bietet sich meist der Zeigefinger an.

Die **Oberschenkel** von medial und ventral (▶ Abb. 10.13) werden mit dem Daumen, die von lateral und dorsal mit den Fingerbeeren erfasst. Falls der Tractus iliotibialis eine spezielle Behandlung erfordert (etwa wegen einer am äußeren Oberschenkel vorhandenen Narbe), ist es sinnvoller, für diese Strecke den Daumen zu wählen. Hierzu sind eine gute Supinationsstellung der Hand unter der Ferse und eine leichte Innenrotation des Fußes erforderlich. Vorsicht vor zu viel Druck auf den Fuß bei der Innenrotation!

Die **Kniezonen** werden punktuell mit Daumen oder Zeigefinger erfasst. Sie können bei Belastung in einem Radius von etwa 1–2 cm schmerzhaft sein.

Therapiehinweise zur Zonengruppe harnableitende Wege, Becken bis Knie siehe Behandlungsvorschläge in Kap. 21.3 und Kap. 21.4.2.

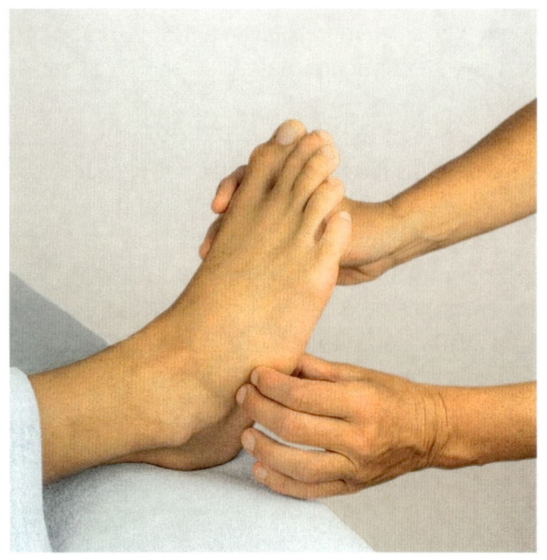

► **Abb. 10.11** Zone der linken seitlichen Bauchmuskulatur auf dem Os cuboideum.

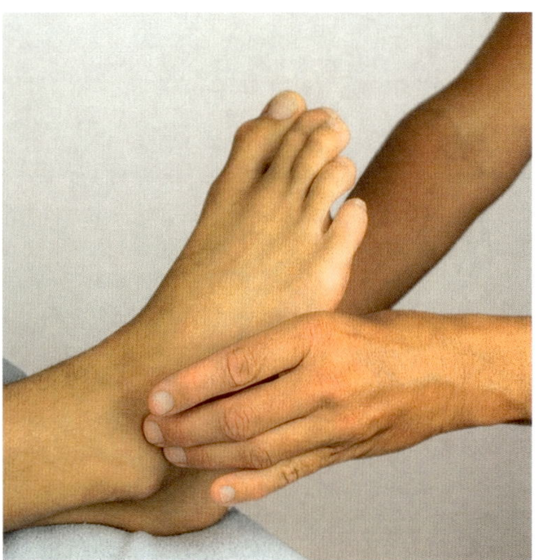

► **Abb. 10.12** Lateral-medialer Anteil Zone linke Hüfte.

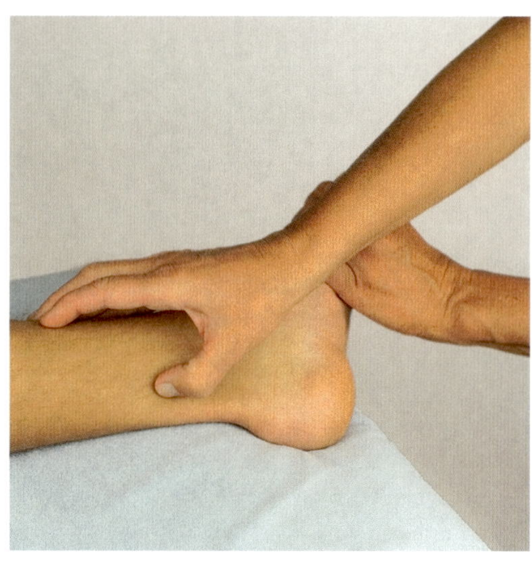

► **Abb. 10.13** Zone des medialen Oberschenkels.

10.5 Zonen der endokrinen Drüsen

10.5.1 Allgemeine Hinweise

Innerhalb dieses Systems liegen für die **Hypophyse** bisher am wenigsten therapeutische Erfahrungen vor. Ich hatte im Laufe meiner Praxistätigkeit nur wenige Male die Gelegenheit, sie bei Patienten mit Hypophysen**tumoren** (prä- und postoperativ) zu überprüfen. Die deutliche Schmerzhaftigkeit und die Reaktionen bestätigten mir jeweils, dass sich die Hypophysenzone an der angegebenen Stelle erfassen lässt. Auch bei Frauen mit anderen hormonellen Störungen, z. B. Zyklusbeschwerden, wird diese Zone behandelt.

Bei den übrigen Drüsen mit innerer Sekretion fällt das Auffinden und Therapieren der Zonen wesentlich leichter. **Wichtig:** Bei einer Dysfunktion **einer** endokrinen Drüse sollten alle anderen mitbehandelt werden, da sie in ihren Funktionen aufeinander abgestimmt sind.

10.5.2 Zeichnung der Zonen (▶ Abb. 10.14, ▶ Abb. 10.15)

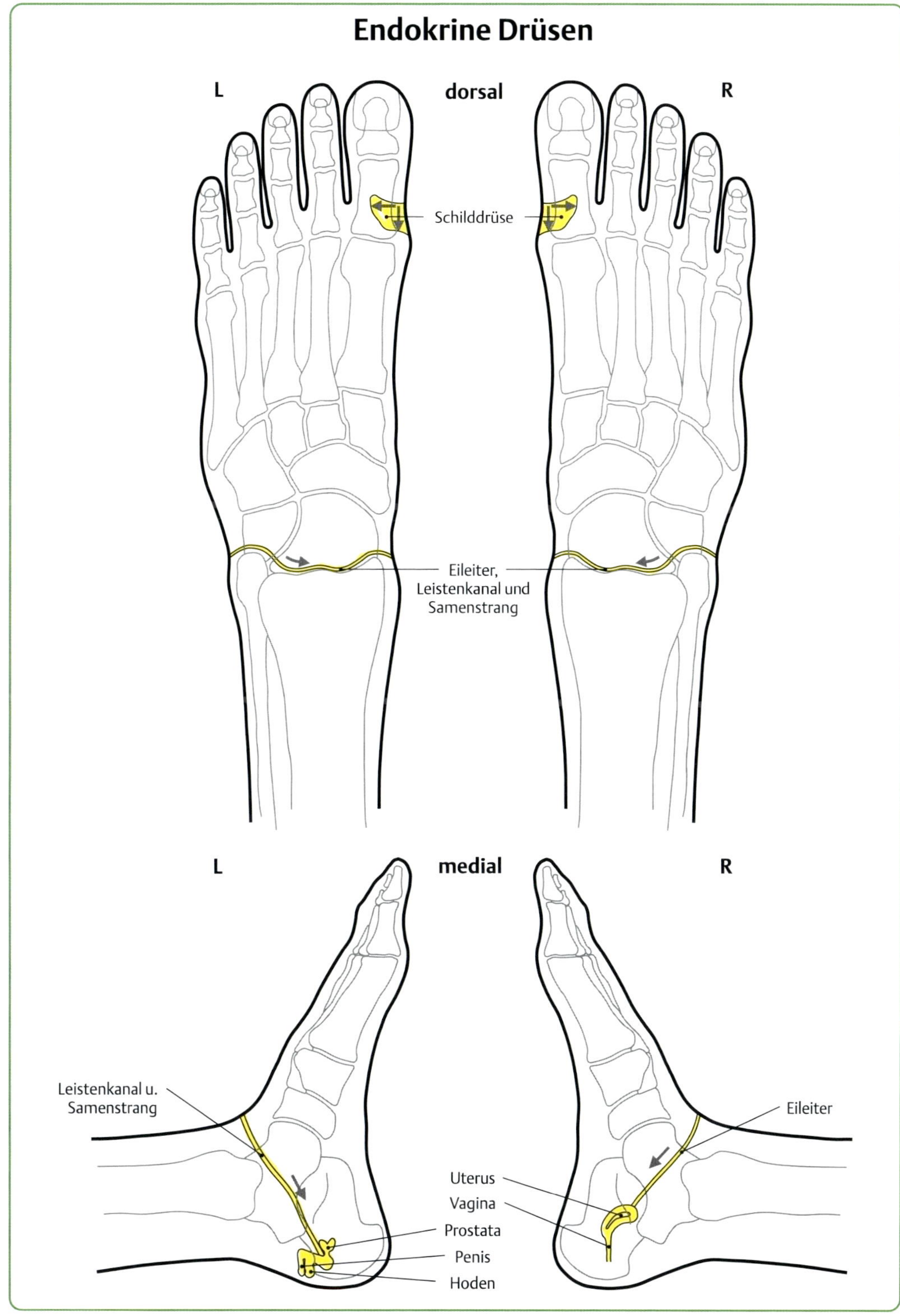

▶ **Abb. 10.14** Endokrine Drüsen (dorsal, medial).

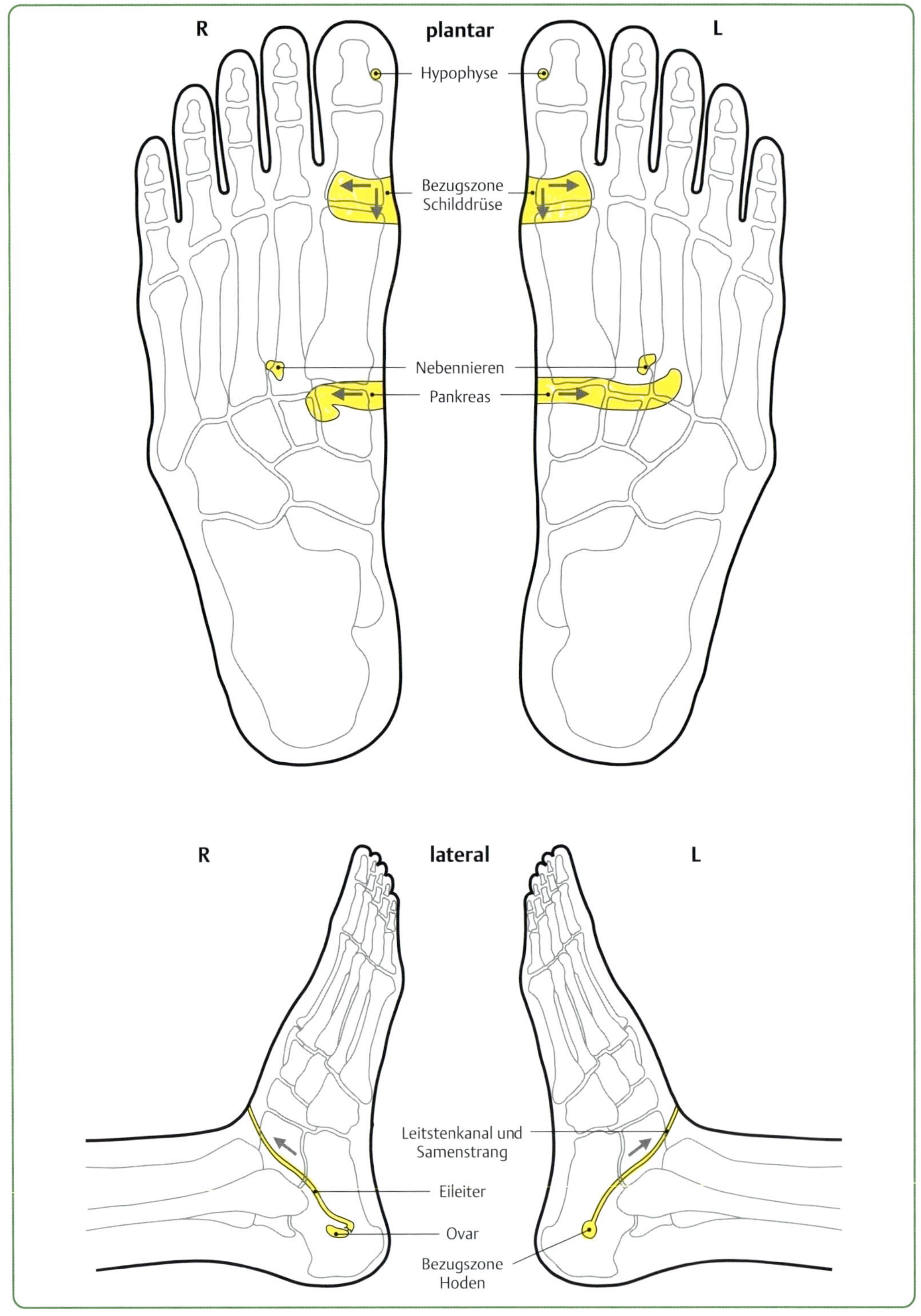

▸ **Abb. 10.15** Endokrine Drüsen (plantar, lateral).

10.5.3 Anatomische Lage der Zonen

Die **Hypophyse** ist erreichbar am medialen Periostrand der beiden Großzehenendglieder von plantar, wo sich deren Köpfchen in die Basis verbreitern.

Die **Thyreoidea** (Schilddrüse) kann sowohl dorsal als auch plantar behandelt werden. Die dorsale Zone ist am proximalen Drittel der Grundglieder der Großzehen, etwa über zwei Drittel von deren Breite, zu erfassen. Die plantare Stelle liegt um die beiden Großzehengrundgelenke angeordnet und ist umfangreicher als die dorsale. Sie ist genau genommen die Zone um den 7. Halswirbel, also eine **Bezugszone** zur Schilddrüse, denn der 7. Halswirbel liegt in situ der Thyroidea gegenüber. Bei einer Belastung bzw. bindegeweblichen Verdickung dieses Gewebes wird die Stelle im Volksmund als „Hormonbuckel" bezeichnet.

Der **Thymus** könnte genauso gut in die hormonellen Zonen eingegliedert werden, wird jedoch im Zusammenhang mit dem Lymphsystem (s. Kap. 10.8) besprochen.

Die **Nebennieren** befinden sich am distalen Ende der Nieren und ragen z.T. etwas in den Zwischenraum zwischen Basis Metatarsale 2 und 3.

Das **Pankreas** ist als Pankreas**kopf** am rechten Fuß zwischen Mittelfußbasis 1 und Keilbein 1 zu finden. Mitte und kaudales Ende liegen am linken Fuß zwischen Mittelfußbasis 1, 2, 3 und Keilbein 1, 2, 3, wo sie lateral von der Milz begrenzt werden.

Die **Genitalorgane** sind medial angeordnet, etwa zwischen Mitte und proximalem Drittel des Fersenbeines. Bei der Frau ist dies der **Uterus** (▶ **Abb. 10.16**), der in der **Vagina** (Scheide) seine Fortsetzung nach proximal findet und am hinteren Fersenbeinrand in den Beckenboden, den sog. Damm, führt.

Da die Fußwurzelknochen als Zonen des unteren Bauchraumes und des Beckens proportional deutlich breiter und umfangreicher als der Bauch-Becken-Raum in situ sind, können die **Ovarien** und **Eileiter** sowohl von lateral als auch von medial am Fersenbein behandelt werden.

Die medialen Stellen der Eileiter und Ovarien sind auf den Abbildungen nicht angegeben; sie sind teilweise identisch mit dem Uterus und führen etwa bis zum Beginn des Talus. Von **lateral** lässt sich das Ovar in der Mitte einer gedachten diagonalen Linie zwischen dem unteren Rand des äußeren Malleolus und der abgerundeten Rechteckspitze der Ferse finden und setzt sich von dort aus etwas nach distal fort.

Die **Eileiter** verbinden am rechten und linken Fuß, von unterhalb des lateralen Malleolus ausgehend, die Ovarien mit dem Uterus.

Beim Mann schließen sich an die **Prostata,** deren Lage in etwa der des Uterus im weiblichen Becken entspricht, auf dem oberen inneren Kalkaneusrand aufliegend, die **Hoden** und der **Penis** an.

Für die männlichen Genitalzonen gilt wie für die weiblichen: Der **Leistenkanal** entspricht weitgehend der Zone des Eileiters. Allerdings lassen sich, ähnlich der lateralen Lage des Ovars und des Eileiters, auch die Hoden, der Leistenkanal und der Samenstrang von lateral nach medial behandeln.

10.5.4 Arbeitsweise

Die Zone der **Hypophyse** wird von medial-plantar punktuell mit fersenwärts gestelltem Daumen behandelt (ähnliche Stellung wie bei den Zonen des unteren Hinterhauptes). Wir beziehen sie als wesentlichen Teil des endokrinen Systems bei hormonellen Störungen und Insuffizienzen jeweils in die Behandlung ein.

Bei Patienten mit **Kopf- und Schädeltraumen, Tumoren** oder **Operationen** im Kopfbereich wird in der Hypophyse jedoch konsequenterweise nur mit dem sedierenden Verweilgriff gearbeitet bzw. sie wird ganz ausgespart.

Der dorsale Anteil der Zone der **Thyreoidea** (Schilddrüse) kann mit dem Zeigefinger von medial nach lateral erfasst werden, für den plantaren bietet sich der Daumen an. Da bei Patienten mit Schilddrüsenbelastungen häufig eine überstarke Lateralflexion der Großzehe im Grundgelenk und eine Stellungsveränderung des Mittelfußknochens 1 als sog. **Hallux valgus** zu beobachten ist, wird bei Störungen in diesem Organgebiet vorsichtig gearbeitet und auch das Mobilisieren in den Großzehengrundgelenken weich gestaltet, z.B. mit den Behandlungstechniken aus der Ortho-Bionomy [52].

Die **Nebennieren** lassen sich kaum von den Nieren unterscheiden; sie werden punktuell in deren distalem Teil erfasst, und zwar bei Störungen (z. B. bei Asthmatikern, Rheumatikern, Allergikern) weich tonisierend.

Das **Pankreas** wird am rechten Fuß (Pankreas-Kopf) von medial nach lateral behandelt, am linken (mittlerer und kaudaler Teil) ebenfalls von medial nach lateral in der Lisfranc-Gelenklinie bis an die Basis Metatarsale 4. Es liegt auf der Hand, dass bei **Diabetikern** der Blutzuckerspiegel während einer Behandlungsserie besonders gut überwacht werden muss. (Nähere Therapiehinweise in Kap. 21.5.2, Abschnitt „Diabetes mellitus".)

Die **Genitalbereiche** werden medial und lateral punktuell behandelt, entweder mit dem Zeigefinger oder mit weich arbeitendem Daumen. Ähnlich der Arbeitsweise in den Lymphzonen der Leistenbeuge (s. Kap. 10.8.4, Abschnitt „Lymphsystem") wird die Verbindung vom äußeren zum inneren Genitale, bei der Frau dem **Eileiter**, beim Mann dem **Leistenkanal** und **Samenstrang** entsprechend, mit dem Daumen behandelt. Sowohl bei der Frau als auch beim Mann erweisen sich die medial angelegten Zonen meist als schmerzhafter.

Prostata und **Skrotum** mit **Hoden** liegen räumlich nahe nebeneinander. Die Zonen werden mit dem Zeigefinger bzw. Daumen erfasst, die Prostata am proximalen Rand der Blasenzone, die Testes (Hoden) in der Nähe des oberen inneren Fersenbeinrandes.

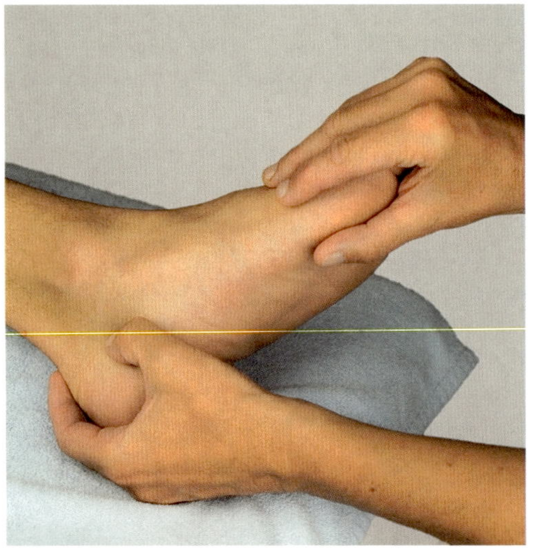

▸ **Abb. 10.16** Zone des linksseitigen Anteils Uterus.

Sowohl bei der Frau als auch beim Mann sind die Genitalzonen relativ berührungsempfindlich, auch wenn keine chronischen oder akuten Krankheiten vorliegen. Da das Hormonsystem funktionell mit dem Vegetativum und beides mit der Gemütslage zusammenhängt, können sich in diesen Zonen auch Probleme und Schwierigkeiten in der Partnerbeziehung oder Traumatisierungen aus früherer Zeit ausprägen. Im **Douglas-Raum** (Bauchfellfalte zwischen Rektum und Genitalorganen) speichern sich oft Toxine und Schadstoffe aus den Kleinbecken- und Verdauungsorganen. Aus den genannten Gründen sollten die Kleinbeckenzonen generell zunächst behutsam behandelt werden.

Therapiehinweise zur Zonengruppe Endokrine Drüsen siehe Behandlungsvorschläge in Kap. 21.5.

10.6 Zonen der Atemorgane und des Herzens

10.6.1 Allgemeine Hinweise

Die Zonen der Atemorgane beginnen im dorsalen Bereich der beiden Großzehen als **Nasen-Rachen-Raum** und überziehen mit den Zonen von Herz und Oberbauchorganen den ganzen Mittelfußraum bis zum Metatarsale 5.

Von **Herz** und **Lunge** gehen die beiden am deutlichsten wahrnehmbaren Rhythmen, Herzschlag und Atemfrequenz, aus; miteinander sind sie durch den kleinen Kreislauf verbunden. Als drittes „Organ" gesellt sich der große Zwerchfellmuskel, das **Diaphragma**, zu dieser Funktionseinheit und stellt durch seine Bewegungsdynamik eine lebendige und wichtige Beziehung zwischen den Brustkorb- und Bauchraumorganen her.

Das Zwerchfell sagt in seiner Beweglichkeit bzw. der Einschränkung seiner Beweglichkeit immer auch etwas über den vegetativen und emotionalen Zustand des Menschen aus.

10.6.2 Zeichnung der Zonen (▸ Abb. 10.17, ▸ Abb. 10.18)

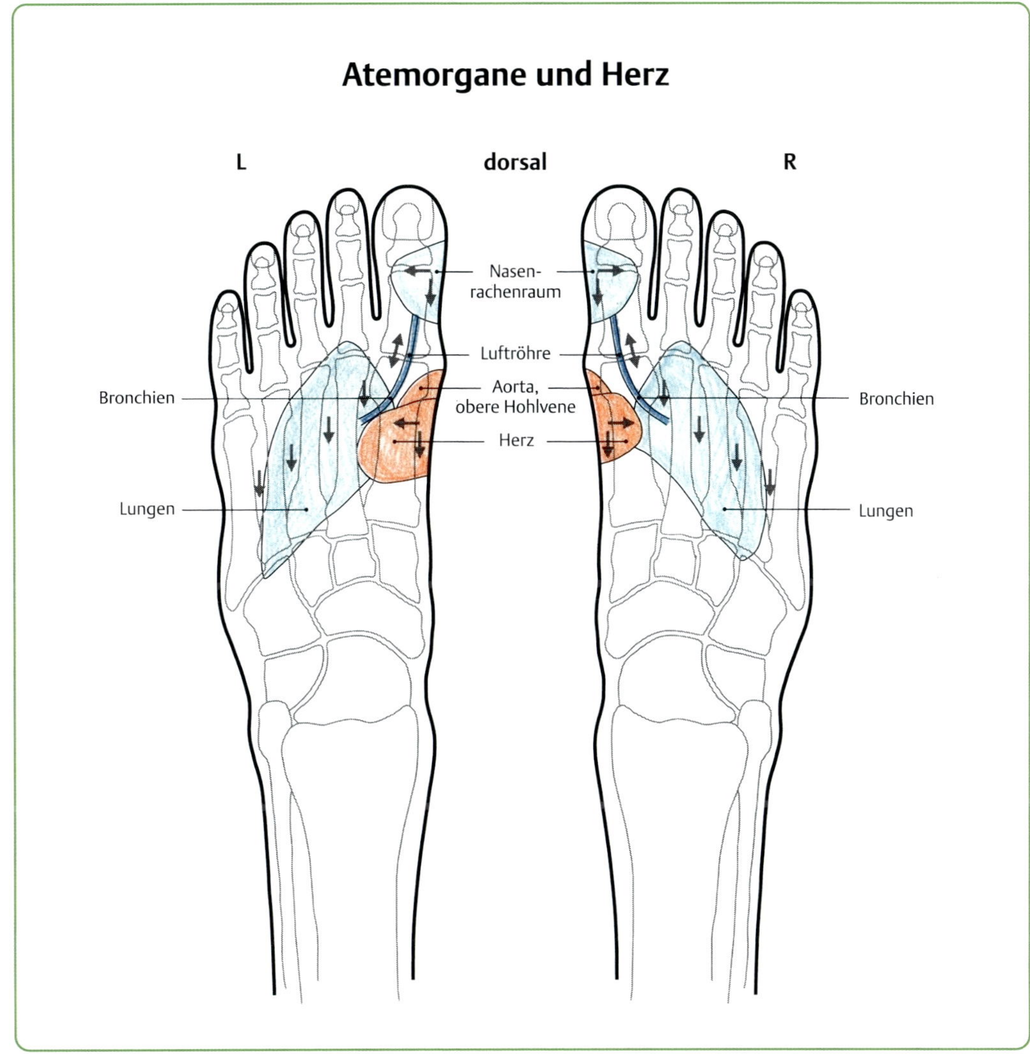

▸ **Abb. 10.17** Atemorgane und Herz (dorsal).

10.6.3 Anatomische Lage der Zonen

Zonen der Organe der Atemwege

Der **Nasen-Rachen-Raum** nimmt den größten Teil der beiden Großzehen von dorsal ein. Beginnend im medialen Anteil neben den beiden Großzehennägeln als Stirnhöhle, enthält er nicht nur die Nase, sondern auch die Choanen (Öffnungen in den Nasen-Rachen-Raum) und die Kieferhöhlen. Er überschneidet sich partiell mit der Mundhöhle.

In der Nähe der Sehne des M. extensor hallucis longus führt die **Luftröhre** als lineare Verbindung in die **Bronchien** weiter. Luftröhre, Bronchien und Lungen sind sowohl dorsal als auch plantar zu erreichen. Im dorsalen Fußbereich wird der ventrale Lungenanteil von den Rippen begrenzt; plantar erstreckt sich die Lunge medial bis an die Brustbeinspitze, nach lateral bis zur Basis der Mittelfußknochen 3 und 4.

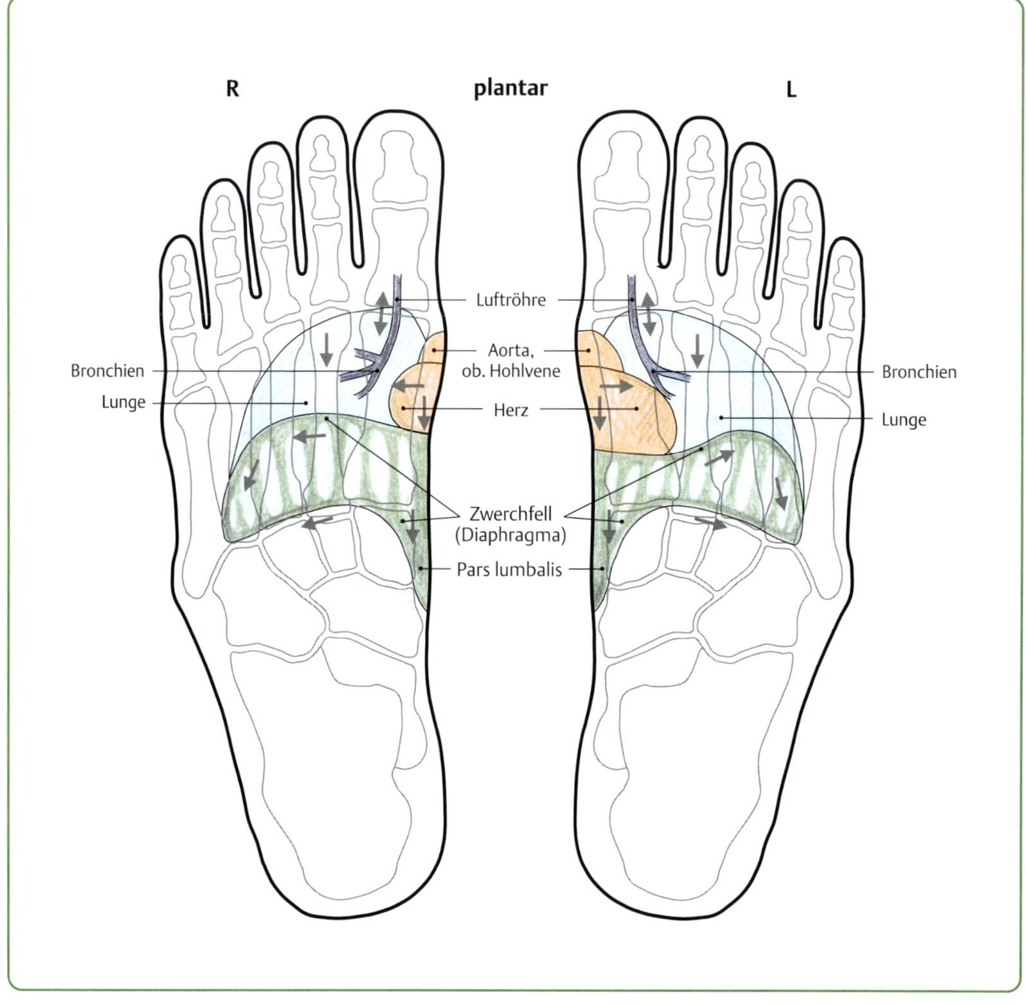

▸ **Abb. 10.18** Atemorgane und Herz (plantar).

Am unteren – proximalen – Rand der Zehengrundgelenke bis zur Lisfranc-Linie und medial weiter in die Lendenwirbelsäule führend, befindet sich der große Muskel des **Diaphragmas (Zwerchfell)**.

Da Organüberlagerungen im Körper sich auch als Zonenüberlagerungen zeigen, sind manche Bereiche im Mittelfuß gleichzeitig noch weiteren Organen zugeordnet, z. B. Leber, Milz, Magen, wie in den folgenden Kapiteln ausführlich besprochen wird.

Herzzone

Das **Herz** ist sowohl von dorsal als auch von plantar im distalen Teil der beiden Mittelfußknochen 1 zu erreichen, nach links erweitert bis an den Rand des zweiten Mittelfußknochens, gemäß der Linksbetonung des Herzens. Der distale Teil dieses Bereichs, direkt bis an den Großzehengrundgelenksspalt anschließend, ist den großen Zuführungsgefäßen aus dem Rumpf, der **Aorta** und der **oberen Hohlvene**, zugeordnet.

Die Herzzone endet in ihrer Länge sowohl plantar als auch dorsal, rechts und links, auf halber Höhe der Mittelfußknochen 1 und liegt dort, plantar gut erkennbar, distal der Zone des Diaphragmas.

10.6.4 Arbeitsweise

Zonen der Atemorgane

An der Großzehe von dorsal, dem Nasen-Rachen-Raum, wird meist der Zeigefinger, in Längs- oder Querbahnen arbeitend, eingesetzt.

Üblicherweise wird im Gebiet von Luftröhre und Bronchien die Arbeitsrichtung von distal nach proximal gewählt. Wenn die Expektoration (Abhusten) von Schleim aus den Atemwegen gefördert werden soll, kann in **umgekehrter** Richtung, auf den Nasen-Rachen-Raum zu, behandelt werden. Da die Längskörperzone 1 durch die anatomischen Gegebenheiten am Fuß besonders breit ist (der erste Strahl im Fußskelett ist mit der Großzehe und dem Mittelfußknochen 1 im Vergleich zu den 4 anderen am umfangreichsten), ist es ratsam, die Überprüfung von Luftröhre und Bronchien bei Erkrankungen dieser Organe bis zur lateralen Begrenzung der Längskörperzone 1 auszudehnen, um den individuellen Behandlungsschwerpunkt zu finden.

Die gleichen Überlegungen gelten für die Speiseröhre, deren anatomische Lage streckenweise mit der Lage von Luftröhre und Bronchien identisch ist.

Die **Lungen** werden so erfasst wie der Thorax: von dorsal mit dem Zeigefinger, von plantar mit dem Daumen.

Wenn Füße und Beine locker in der Außenrotation gelagert sind, lässt sich das **Diaphragma** von medial nach lateral in untereinanderliegenden Bahnen bis zur Lisfranc-Linie gut erfassen. Bei Patienten mit starker Atemfehlfunktion hat es sich bewährt, am oberen Zwerchfellrand mit senkrecht fersenwärts gestelltem Daumen tief in das Gewebe zu arbeiten. Meist wird die Atmung spontan ruhiger und tiefer. Der **Zwerchfellschenkel** (Pars lumbalis) als partieller Ursprung des Diaphragmas, der LWS etwa bis in Höhe des dritten und vierten Lumbalwirbels vorgelagert, kann etwas plantar von der LWS behandelt werden. Diese Stelle spielt bei Patienten mit Erkrankungen der Atemwege eine große Rolle; sie ist **nicht** von den **Darmzonen** zu **unterscheiden.** Da in dieser Patientengruppe die Ursache ihrer Belastungen häufig im gestörten Darmmilieu liegt, bedarf sie einer besonders sorgfältigen Behandlung.

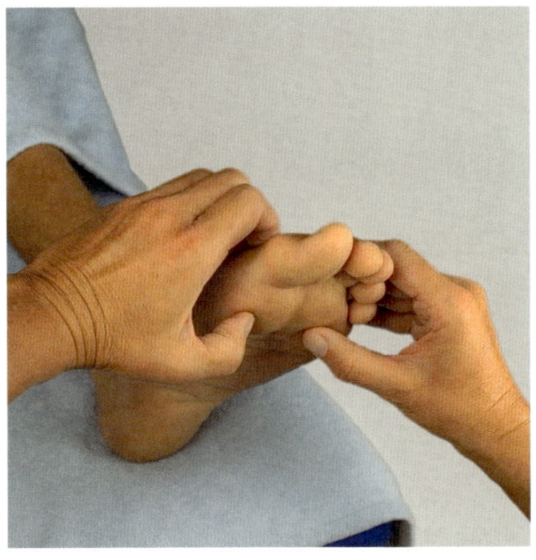

▸ **Abb. 10.19** Beginn linksseitige Herzzone.

Herzzone

Für das **Herz** bietet sich die gleiche Arbeitsweise wie beim Brustbein an: dorsal mit dem Zeigefinger in Längs- oder Querbahnen, plantar mit dem Daumen. Bei der Behandlung des Herzens von plantar, die auch die herznahen Anteile der zuführenden Gefäße Aorta und Vena cava beinhaltet, ist besonders darauf zu achten, dass sie nicht schon am Grundglied der Großzehe (= Nacken), sondern **anatomisch exakt** vom Großzehengrundgelenksspalt ausgehend behandelt wird (▸ **Abb. 10.19**).

Therapiehinweise zur Zonengruppe Atemorgane und Herz siehe Behandlungsvorschläge in Kap. 21.6.

10.7 Zonen des Verdauungstraktes

10.7.1 Allgemeine Hinweise

Dieses System stellt die umfangreichste Zonengruppe dar und wird in seinem physiologischen Verlauf der Nahrungsaufnahme, -verarbeitung und -ausscheidung besprochen. Leber und Gallenblase können im Anschluss oder auch in direkter Verbindung mit dem Magen erfasst werden. Bei der Behandlung der Verdauungsorgane sollten wir im Blickfeld behalten, dass sich der Vorgang des Verdauens nicht nur auf seine physiologischen Aspekte beschränkt, sondern auch auf die Fähigkeit, Belastungen aus der **emotionalen** Ebene zu „verdauen“. Die Formenähnlichkeit zwischen Darm und Gehirn weist zudem auf therapeutisch nutzbare Zusammenhänge hin.

10.7.2 Zeichnung der Zonen

▶ Abb. 10.20, ▶ Abb. 10.21

10.7.3 Anatomische Lage der Zonen

Bereits zum dritten Mal tritt die Dorsalseite der Großzehe als Ausgangspunkt einer Zonengruppe in den Mittelpunkt, denn der Nasen-Rachen-Raum und die **Mundhöhle** überschneiden sich teilweise.

Der **Ösophagus** (Speiseröhre) verläuft rechts und links an der gleichen Stelle mit der Luftröhre bis zum Beginn der Bronchien, um dann am linken Fuß plantar bis in das untere Drittel des Metatarsale 1 zu führen. Dort, etwa auf der Höhe der oberen Zwerchfellbegrenzung am Quergewölbe, findet der erste Abschnitt der Zonen des Verdauungstraktes durch den Sphinktermuskel der **Kardia** (Mageneingang) seinen Abschluss.

Der **Magen** breitet sich am linken Fuß im unteren Drittel von Mittelfußknochen 1, 2 und 3 bis in die Keilbeine 1, 2, 3 aus, am rechten um die Basis von Mittelfußknochen 1 bis in das Keilbein 1. Je nach Größe, Lage und Volumen in situ findet die linksseitige Magenzone jedoch bereits mit Mittelfußknochen 2 und Keilbein 2 ihre laterale Begrenzung. Zwischen Basis Metatarsale 1 und 2 am rechten Fuß befindet sich der Übergang in den Dünndarm als Zone des Sphinktermuskels **Pylorus** (Magenpförtner).

Von dort aus erstreckt sich rechts und links am Fuß über die Keilbeine 1 bis 3 das Kahnbein, und partiell auch das Würfelbein bis zum proximalen Anteil des Fersenbeines, das umfangreiche Gebiet des **Dünndarmes** in seinen 3 Abschnitten Duodenum, Jejunum und Ileum, die allerdings beim Behandeln nicht voneinander unterschieden werden können.

Lediglich der Übergang vom Ileum (letzter Teil des Dünndarmes) zum Zäkum (erster Teil des Dickdarmes) lässt sich am rechten Fuß deutlich erfassen als **Ileozäkal**- oder **Bauhin-Klappe**. Sie bildet eine kleine punktuelle Stelle zwischen Os cuboideum (Würfelbein) und Kalkaneus (Fersenbein), etwa am Übergang in das äußere Drittel des Fußes. Diese Zone lässt sich auch am Fußrücken, der plantaren gegenüber, gut erreichen.

Wo das Duodenum den Pankreaskopf bogenförmig umgibt, anatomisch etwa zwischen Keilbein 1 und 2, nahe der Lisfranc-Linie, findet sich die kreisrund begrenzte Stelle des **Oddi-Sphinkters** und der **Vater-Papille**; sie erweist sich vor allem bei Patienten mit Hepatopathien bzw. Pankreas- und Gallenfluss-Störungen als auffällig.

Im lateralen Drittel des rechten Fußes beginnt am Fersenbein plantar der **aufsteigende Dickdarm**, der in der Basis Metatarsale 4 als sog. **Leberflexur** horizontal in das **Querkolon** übergeht. Dieses nimmt, etwas nach proximal geschwungen, den Raum der 3 Keilbeine, am rechten wie am linken Fuß, bis in die **Milzflexur** im proximalen Drittel des Metatarsale 4 ein. Von dort führt der absteigende Dickdarm im äußeren Drittel des linken Fußes bis ins Fersenbein, wo sich die S-förmige Schlinge, das **Sigmoid**, anschließt. Das **Rektum (Mastdarm)** ist als Organ der Körpermitte wiederum an beiden Füßen, dem Kreuzbein vorgelagert, zu erfassen, an das sich im proximalen Teil des medialen Fersenbeines der letzte Sphinkter im Verdauungstrakt, der **Anus (After)**, anschließt.

Weitaus den größten Teil des proximalen Mittelfußraumes und der distalen Anteile der Keilbeine nimmt am rechten Fuß die **Leber** ein, an deren unterem Rand sich etwa in der Basis Mittelfuß 3, manchmal auch etwas weiter nach lateral, die **Gallenblase** befindet. Auch die Gallenblase kann, wie die Bauhin-Klappe, am Fußrücken, ihrer plantaren Zone gegenüber, behandelt werden. Der linksseitige Anteil der Leber ist partiell identisch mit dem Magen am linken Fuß.

Das **Pankreas** gehört zwar teilweise dem Verdauungstrakt an, es wurde jedoch bereits in Kap. 10.5 ausführlich besprochen.

10.7.4 Arbeitsweise

Die **Mundhöhle** wird in der distalen Hälfte des Grundgliedes der Großzehe inkl. des Großzehenendgelenks von dorsal mit dem Zeigefinger behandelt, ebenso der dorsal gelegene Beginn des **Ösophagus** (Speiseröhre). Zur plantaren Fortsetzung des Ösophagus eignet sich der Daumen.

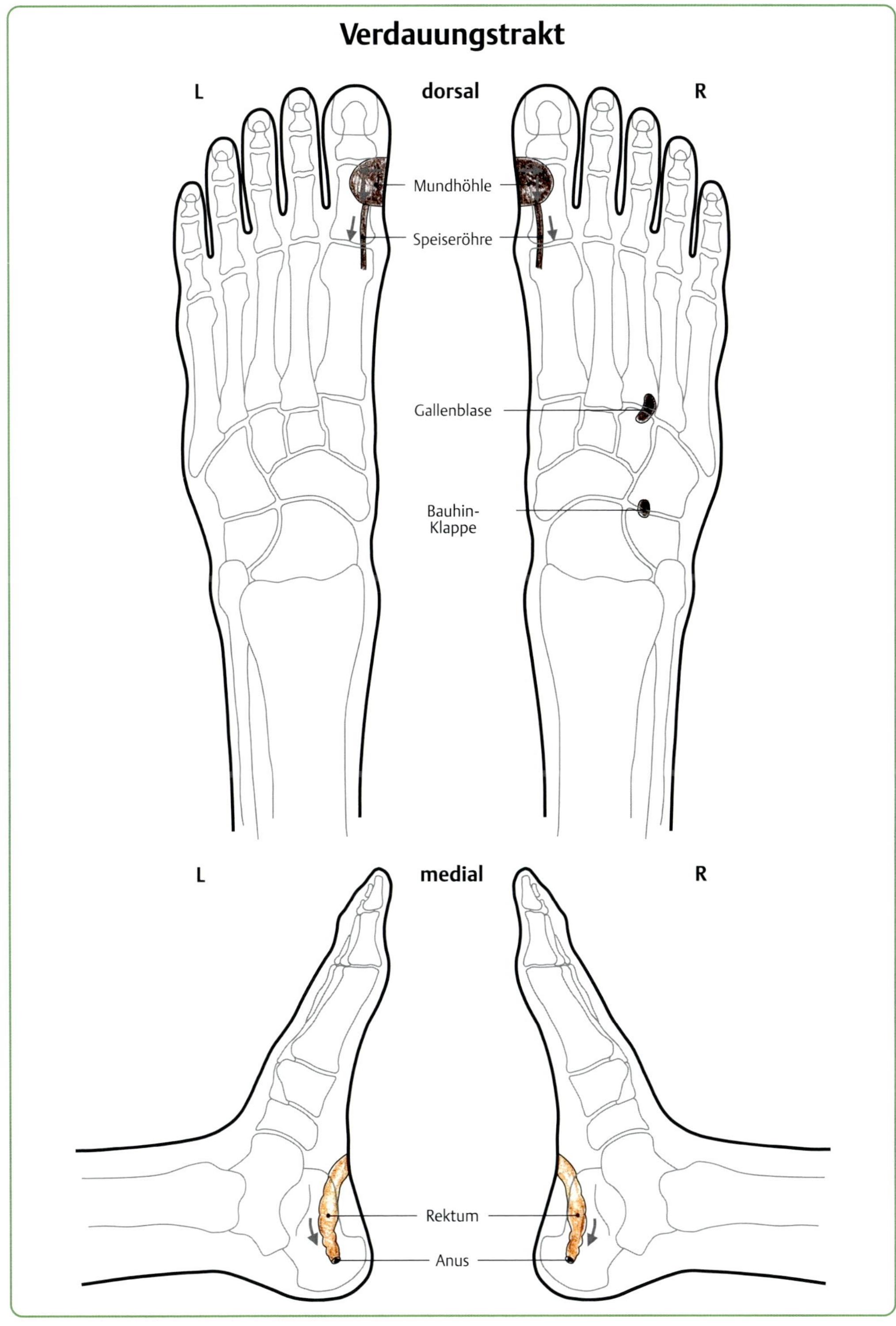

▸ **Abb. 10.20** Verdauungstrakt (dorsal, medial).

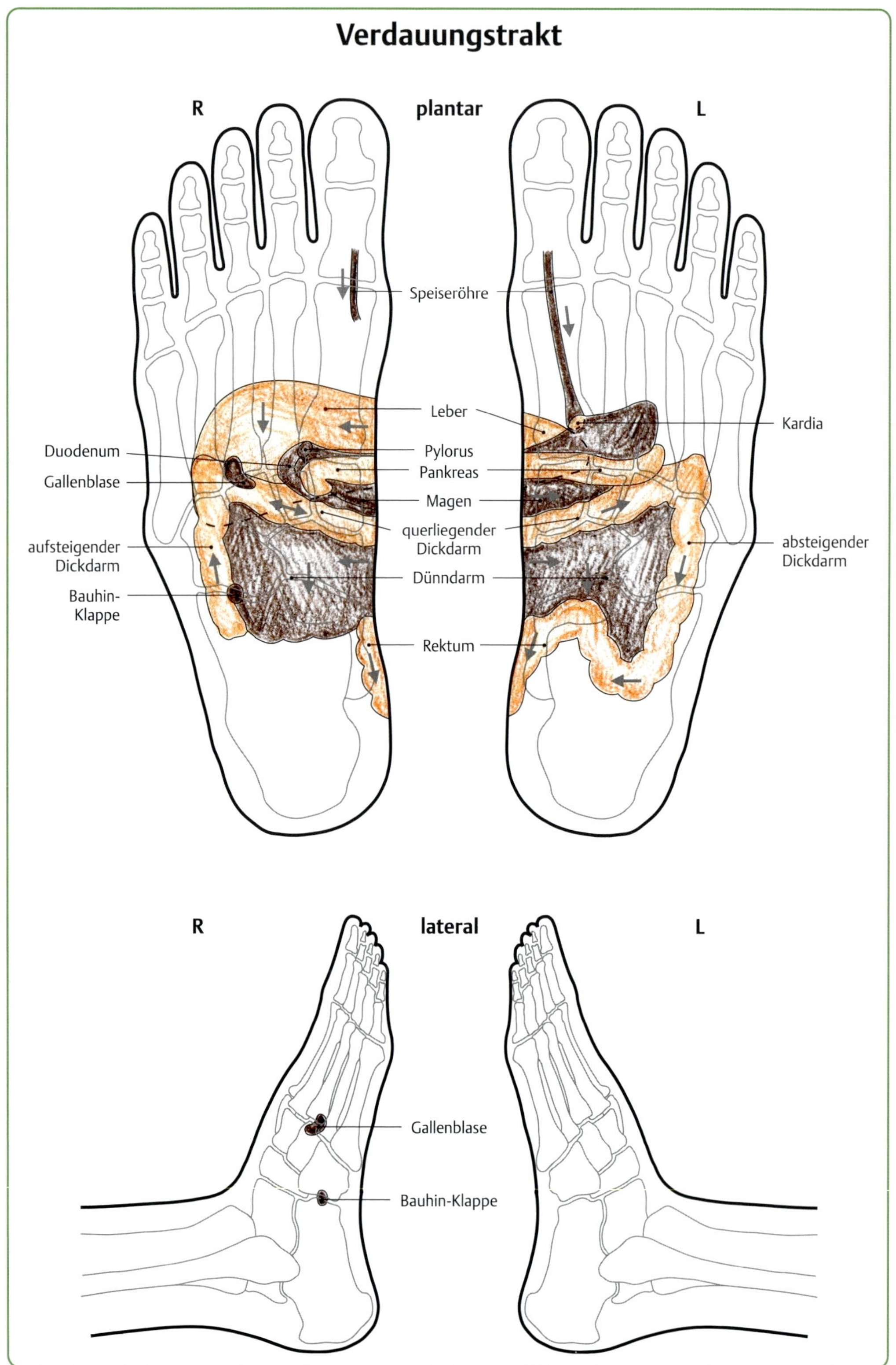

▶ **Abb. 10.21** Verdauungstrakt (plantar, lateral).

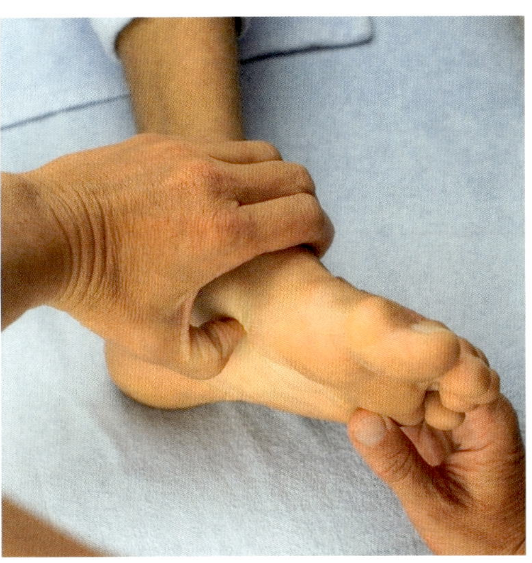

▸ **Abb. 10.22** Teil der linksseitigen Darmzonen.

Sowohl der **Magen** als auch der **Dünndarm** (▸ Abb. 10.22) kann am nach außen rotierten rechten und linken Fuß am leichtesten von medial nach lateral in untereinanderliegenden Querbahnen erfasst werden.

Der aufsteigende, quer verlaufende und absteigende **Dickdarm** bis in das **Sigmoid** wird in der Richtung des Transportes des Speisebreies behandelt. Lediglich am rechtsseitigen Querkolon kann auch in entgegengesetzter Richtung, also von medial nach lateral, gearbeitet werden, denn die peristaltischen Bewegungen gehen in diesem Teil des Dickdarmes noch in beide Richtungen.

Falls bei einem Patienten der letzte Teil des Dickdarmes, das **Rektum** (Mastdarm), in seinem Volumen deutlich ausgesackt und erschlafft und die Defäkation dadurch beeinträchtigt ist, kann diese Zone auch in entgegengesetzter Richtung der Nahrungsausscheidung als Stimulans zur besseren Darmentleerung behandelt werden.

Kardia, Pylorus, Ileozäkalklappe und **Gallenblase** werden plantar mit dem Daumen, dorsal mit dem Zeigefinger punktuell erfasst. Der Anus, am hinteren rechten und linken medialen Fersenbeinrand, kann sowohl mit dem Daumen als auch mit dem Zeigefinger behandelt werden.

Bei der **Leber** bietet sich an beiden Füßen sowohl die Arbeitsweise von distal nach proximal als auch von medial nach lateral an. Der untere und äußere Leberrand plantar und dorsal ist erfahrungsgemäß am häufigsten belastet (identisch mit der Leberflexur des Dickdarmes).

Therapiehinweise zur Zonengruppe Verdauungsorgane siehe Behandlungsvorschläge in Kap. 21.7.

10.8 Zonen des Lymphsystems, Solarplexus

10.8.1 Allgemeine Hinweise

Der Behandlung des Lymphsystems als eine für sich stehende, umfassende Behandlung innerhalb der RZF ist in der neuen Auflage des Lehrbuches ein eigenes Kapitel (Kap. 29) gewidmet. Die Einzeldarstellung der Lymphzonen wurde an dieser Stelle jedoch beibehalten, damit sich auch Neueinsteiger, die die RZF-Lymphbehandlung noch nicht erlernt haben, orientieren können.

Im Rahmen der Zonen des Lymphsystems werden zwar seine wichtigsten Bahnen und Organe besprochen. Wir sollten jedoch bedenken, dass das Lymphsystem genauso weit verzweigt ist wie das Blutsystem, sodass wir überall, wo wir behandeln, neutral sowohl mit den Blutbahnen als auch mit dem Lymphsystem in Verbindung sind.

Allerdings ist das Letztere nicht in sich geschlossen wie das venöse und arterielle System, sondern beginnt in den Zellzwischenräumen der peripheren Gewebeschichten.

Die Zone des Plexus coeliacus, bekannter unter dem Begriff **Solarplexus**, ließe sich auch im Rahmen anderer Systeme besprechen. Dass sie hier den Lymphzonen zugeordnet wird, ist einerseits eine Frage der möglichst deutlichen Darstellung, andererseits bilden Vegetativum und Lymphsystem eine funktionelle Einheit.

10.8.2 Zeichnung der Zonen (▶ Abb. 10.23, ▶ Abb. 10.24)

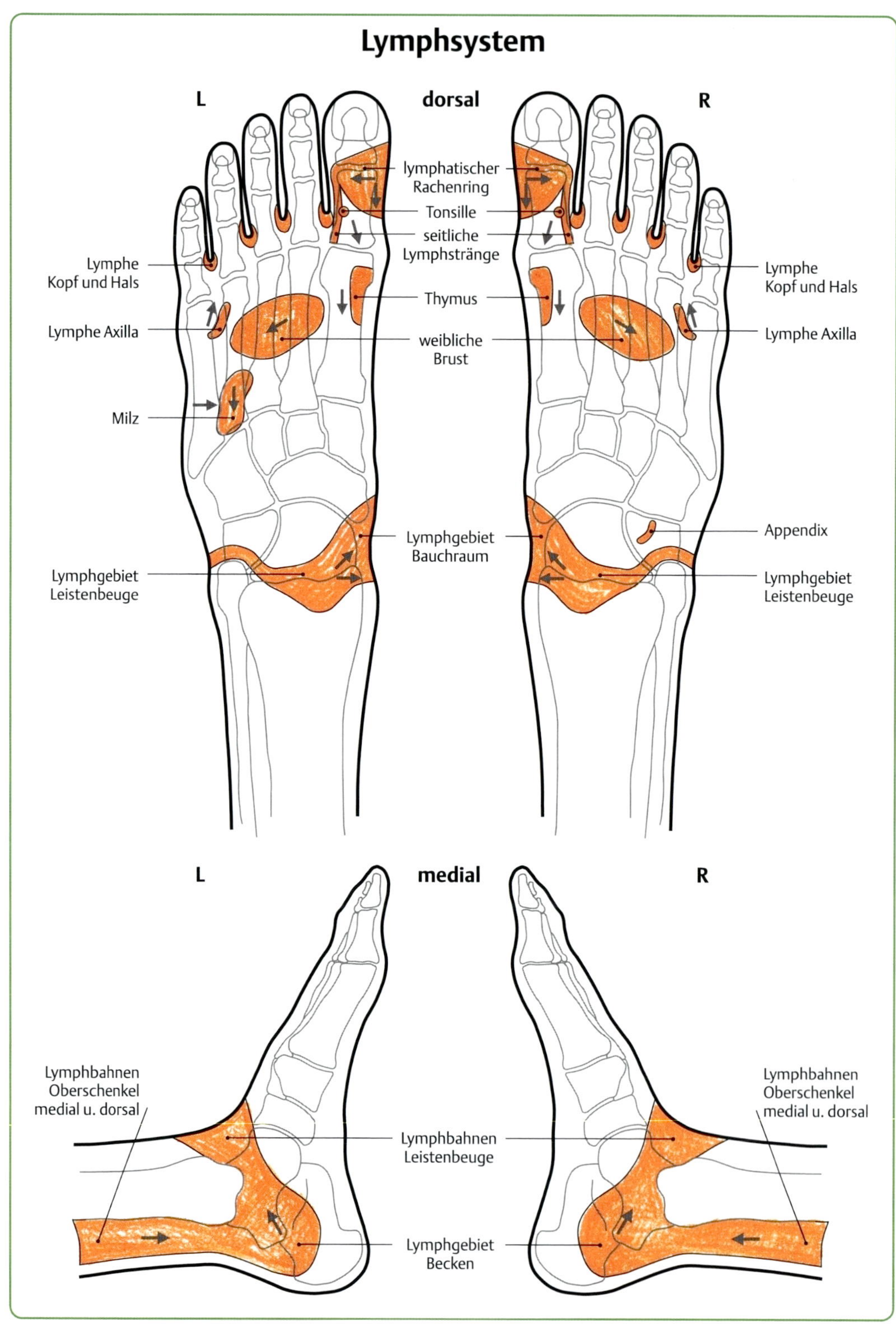

▶ **Abb. 10.23** Lymphsystem (dorsal, medial).

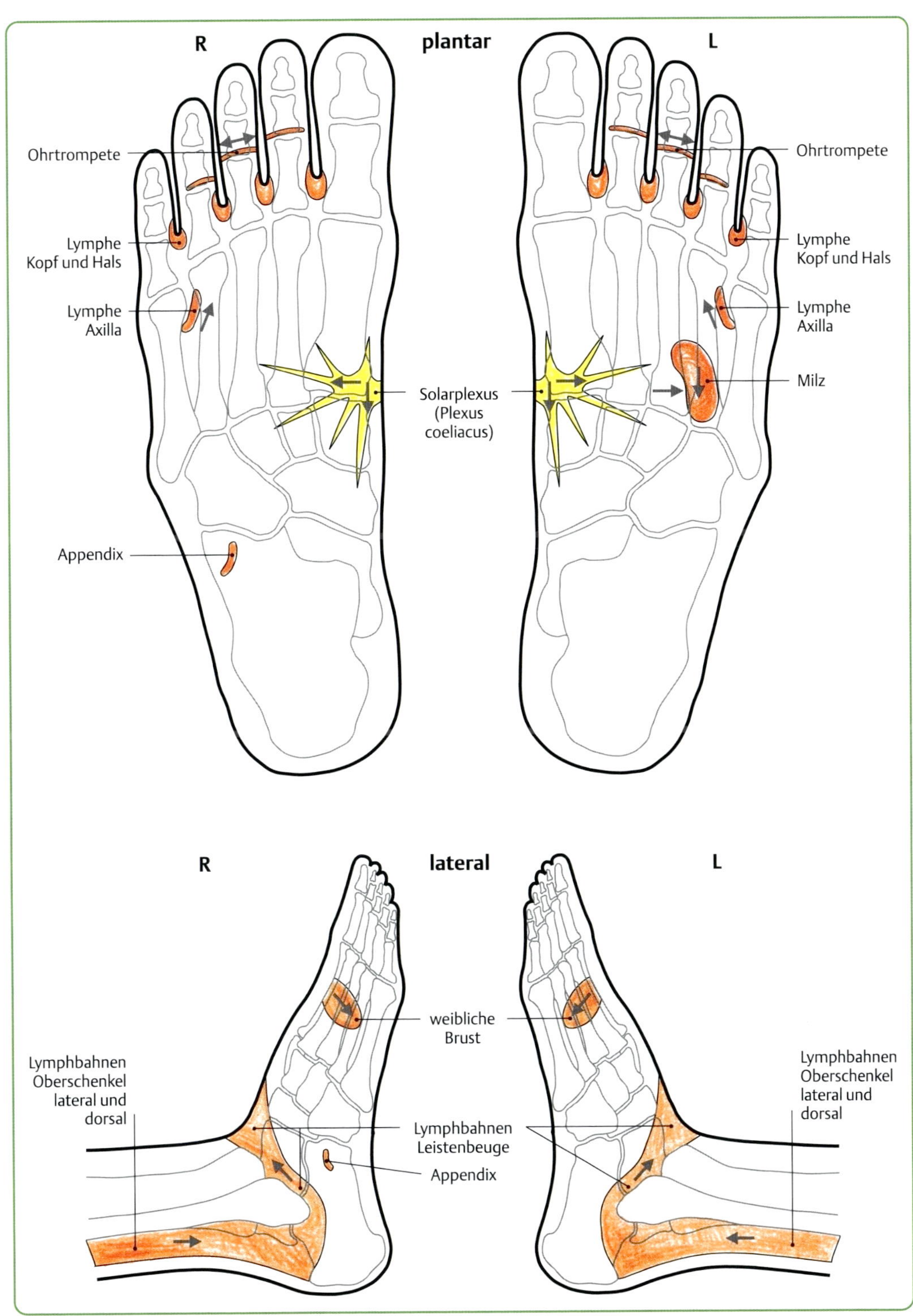

▸ **Abb. 10.24** Lymphsystem (plantar, lateral).

10.8.3 Anatomische Lage der Zonen

Lymphsystem

Das Gebiet des Nasen-Rachen-Raums, in der dorsalen Mitte der Großzehen dargestellt, ist besonders umfassend mit Lymphbahnen und -organen versorgt und schließt den **lymphatischen Rachenring** ein.

In situ wie in der Entsprechung am Fuß finden sich die **seitlichen Lymphstränge** des Halses bis zur Klavikula sowohl vom Proc. mastoideus als auch vom Kiefergelenk ausgehend. Im Mittelpunkt stehen die Zonen der **Tonsillen**, die sich deutlich tasten lassen, wenn eine gedachte Linie das dorsale Grundglied der großen Zehen waagerecht nach lateral halbiert.

Das Lymphsystem von Kopf und Hals kann auch an den Interdigitalräumen erfasst werden, so wie in früheren Jahren gebräuchlich, bevor die Zonen der seitlichen Lymphstränge in der Exaktheit, in der sie heute bekannt sind, erarbeitet wurden.

Die **Eustachi-Röhre** (Ohrtrompete; ▶ Abb. 10.24) lässt sich am rechten wie am linken Fuß gut von plantar im Gelenkspalt zwischen Mittel- und Grundglied der Zehen 2, 3 und 4 erreichen.

Der **Thymus** ist vom Brustbein nicht unterscheidbar, zumal seine Größe und Lage sehr variabel sein können.

Ganz in der Nähe der Schultergelenke, etwas proximal der medialen Köpfchen von Metatarsale 5, sind am rechten wie am linken Fuß dorsal und plantar die **Axillarlymphbahnen** angeordnet.

Die **weibliche Brust** führt im mittleren Teil der dorsalen Mittelfußknochen vom lateralen Rand des Sternums bis in die Nähe der Axilla.

Die **Milz** befindet sich am linken Fuß sowohl plantar als auch dorsal im unteren Drittel des Metatarsale 4. Die dorsale Zone wurde neu in die Zeichnung aufgenommen; damit möchte ich die Bedeutung der Milz hervorheben (s. Kap. 21.8).

Plantar am rechten Fuß lässt sich die **Appendix** (im Volksmund „Blinddarm“ genannt) ertasten. Sie liegt meist etwas proximal der Zone Bauhin-Klappe, jedoch ist zu bedenken, dass sie in Größe, Form und Lage erheblich variieren kann.

Wie die Bauhin-Klappe lässt sich auch die Appendix gut am lateral/dorsalen Fuß erfassen; wie diese liegt sie der plantaren Stelle gegenüber am distalen Anteil des Fersenbeins in der Längskörperzone 4 (nach FitzGerald).

Das Lymphsystem des **Beckens** füllt fast den ganzen proximalen Anteil des Fersenbeines von medial und lateral aus. Am Fußrücken stellt die Verbindung vom äußeren zum inneren Knöchel die **Lymphbahnen der Leistenbeuge** dar; sie ziehen sich wie ein breites Band am Sprunggelenk entlang und breiten sich nach medial in die Lymphbahnen von unterem Bauch und Oberschenkel aus.

Das ganze distale Gebiet des Unterschenkels umfasst die Lymphbahnen der **Oberschenkel**, therapeutisch am nutzbarsten medial und lateral entlang der Achillessehne bis an die Knochenstruktur von Tibia und Fibula.

Das Lymphgebiet um die **Knie** ist im erweiterten Radius um die Knie zu erfassen, das der **Kniekehle** auf der gleichen Höhe wie die Knie, der Patella gegenüber am dorsalen Unterschenkel.

Solarplexus

Die Zone des **Solarplexus** erstreckt sich am rechten wie am linken Fuß von der Basis der Mittelfußknochen 1 bis in die Keilbeine 1 und ist in ihren zentralen Anteilen mit Bereichen des Magens identisch.

10.8.4 Arbeitsweise

Lymphsystem

Der **lymphatische Rachenring**, soweit er den Nasen-Rachen-Raum betrifft, wird mit der Fingerbeere behandelt, die seitlichen Lymphstränge am Hals mit weichen punktuellen Griffen bzw. mit alternierenden Streichungen der beiden Zeigefingerbeeren (s. Kap. 3.2.3), insbesondere bei Patienten mit Lymphbelastungen in Kopf und Hals. Mit Aufmerksamkeit und etwas Übung ist gut zu unterscheiden, ob diese Streichungen fließend durchgeführt werden können oder ob der Arbeitsfluss stockt. Bei guter Durchlässigkeit im Gewebe sind die Streichungen länger; bei Stauungen sind sie kürzer und werden öfters wiederholt.

Die **Schwimmhäute** (▶ Abb. 10.23, ▶ Abb. 10.24) in den Zehenzwischenräumen können mit Daumen und Zeigefingerbeeren in Richtung distal gedehnt werden (s. Kap. 3.2.4). Dies bietet sich dann an, wenn keine spezielle und akute Indikation für das Lymphgebiet von Kopf und Hals vorliegt. Da der Interdigitalraum zwischen Großzehe und der zweiten Zehe besonders weit ist, wird dort sowohl von der lateralen Großzehenseite als auch von der zweiten Zehe aus die Schwimmhaut gedehnt.

Bei **akuter** Lymphsymptomatik in Kopf und Hals, z. B. bei Zahnschmerzen, Otitis media, Sinusitis, ist es jedoch ratsam, auch in den Zehenzwischenräumen die Streichungen von **distal nach proximal** durchzuführen. Am einfachsten legen sich die alternierend arbeitenden Kuppen der Zeigefinger hierzu in die Gewebefalte zwischen den Zehen und streichen von dort in Richtung der Zehengrundgelenke. Wenn sich der Gewebetonus an diesen Stellen verbessert hat, kann bei weiteren Behandlungen auch wieder der Dehnungsgriff eingesetzt werden.

Die **Axillarlymphknoten** werden am medialen Köpfchen Metatarsale 5, dorsal sowie plantar, weich mit dem Zeigefinger bzw. Daumen erfasst. Die Zonen der **weiblichen Brust** können, wenn keine besonderen Belastungen vorliegen, in den Zwischenräumen der Mittelfußknochen dorsal mit dem Zeigefinger behandelt werden, ähnlich wie Lungen und Thorax (s. Kap. 10.6.4).

Falls Stauungen, Schmerzen oder postoperative Versorgung eine eingehendere Behandlung erfordern, wählen wir den sog. **Samtpfötchengriff:** Zwei Fingerbeeren von jeder Hand liegen einander flach gegenüber, die beiden Daumen stützen von plantar das Quergewölbe. Während die Hände nacheinander weich aus der Dorsalextension in die normale Stellung schwingen, gehen die Fingerbeeren auf ihre Kuppen und setzen sanft, aber deutlich den therapeutischen Impuls im mittleren Drittel der dorsalen Mittelfußknochen. Die Handgelenke schwingen entspannt ebenfalls nacheinander wieder in die leichte Dorsalflexion zurück. Während die beiden Fingerbeeren der einen Hand in kleinen Schritten vorwärtsgehen, gehen die der anderen Hand rückwärts. Die Arbeitsrichtung führt aus der Nähe des Brustbeines in die Axilla.

Die **Milz** (▸ **Abb. 10.25**), an der linksseitigen Basis des 4. Mittelfußknochens, wird plantar vom Daumen, dorsal vom Zeigefinger gut erreicht. Für die **Appendix** (am rechten Fuß) gilt das Gleiche: Plantar behandelt der Daumen punktuell, dorsal der Zeigefinger.

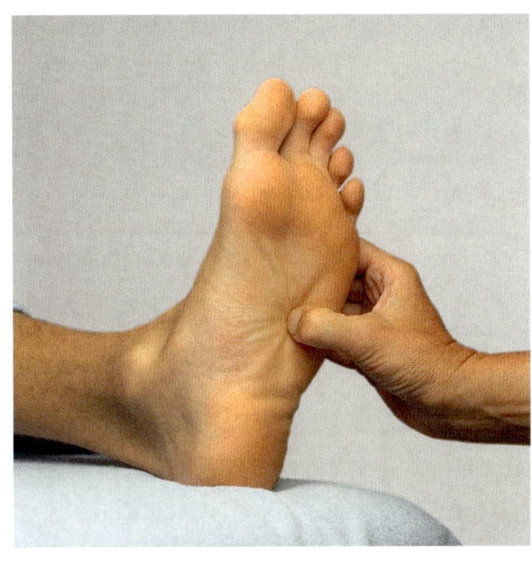

▸ **Abb. 10.25** Zone der Milz.

Im **medialen Lymphgebiet des Beckens** wird weich mit dem Daumen in mehreren Bahnen in Richtung Leistenbeuge gearbeitet; von lateral erreicht der Zeige- und Mittelfinger das Gebiet am Kalkaneus meist besser. Falls eine gute Supination der Hand möglich ist, kann auch der Daumen eingesetzt werden.

Der Daumen behandelt auch das **Lymphgebiet** der **Leistenbeuge** von lateral nach medial. Die Lymphbahnen münden medial vor dem inneren Knöchel in die Lymphknoten der Leistenbeuge.

Das **mediale Lymphgebiet der Oberschenkel** kann sanft mit dem Daumengrundgriff oder mit den beiden flach anliegenden Daumenbeeren alternierend von proximal nach distal bis an den inneren Malleolus und den inneren Fersenbeinrand gestrichen werden (▸ **Abb. 3.6**). Von **lateral** besorgen die Fingerbeeren 3 und 4, ebenfalls von proximal nach distal an der Achillessehne entlangführend, die alternierenden Streichungen (▸ **Abb. 3.7**).

Solarplexus

Er wird plantar am rechten und am linken Fuß mit dem Daumen behandelt, meist bimanuell. Da die vegetative Ausgangslage nicht immer spontan offenkundig ist (je nach individuellem Krankheitshintergrund ist die Sympathikus- bzw. Parasympathikusleistung betont), können wir uns bei der

Behandlung dieser Zone nach der subjektiven Bewertung des Patienten richten: Wir bieten wahlweise einige Sekunden sowohl den sedierenden Verweilgriff als auch das sanfte Tonisieren dieser Zone an und entscheiden uns für die Variante, die sich für die Patienten als passend erwiesen hat.

Therapiehinweise zur Zonengruppe Lymphsystem und Solarplexus siehe Behandlungsvorschläge in Kap. 21.8.

10.9 Differenzierte Zonen des Schultergürtels und der Rücken- und Beckenmuskulatur

▶ Abb. 10.26, ▶ Abb. 10.27

10.9.1 Allgemein

Bislang waren die Zonen der Muskulatur in der Fußreflex-Literatur eher neutral abgebildet und beschrieben. Eine Arbeitsgruppe aus dem Kreis unserer Lehrtherapeuten hat die wichtigsten Muskelzonen nun wesentlich detaillierter ausgearbeitet. Sie sind in ihrer **präzisierten Form** erstmals in der 8. Auflage des Lehrbuches dargestellt und werden in den verschiedenen Stufen unserer Kurse bereits praktisch unterrichtet.

Diese fachliche Erweiterung zeigt das lebendige Entwicklungspotenzial der Reflexzonentherapie am Fuß, und unsere Lehrtherapeutengruppe arbeitet weiter an seiner Vertiefung. Die folgenden Behandlungsvorschläge sind beispielhaft für die neuen Möglichkeiten, unsere Patienten differenziert im Sinne einer ganzheitlichen Therapie zu betreuen.

10.9.2 Schulter-Arm-Syndrom

Vorbereitend kann der **eutonische Schulter-Arm-Griff** (s. Kap. 6.2.2) sowohl den Patienten gesamthaft als auch das betroffene Terrain in einen guten Spannungsausgleich bringen.

Zudem gilt auch in der Reflexzonentherapie die in anderen Therapien angewendete Regel, dass bei Bedarf mit der Behandlung der **weniger belasteten Seite** begonnen wird.

Überprüfung und Behandlung folgender Zonen:

- Wirbelsäule gesamt
- Schulterblattmuskulatur mit M. supraspinatus und M. infraspinatus
- M. teres major und minor
- M. trapezius mit M. levator scapulae
- M. rhomboidei major und minor
- M. deltoideus und M. pectoralis minor

Im **akuten** Stadium der Beschwerden werden die belasteten Zonen **sedierend** behandelt. Im **chronischen** Zustand kann **tonisiert** werden, je nach Zonen- und Gesamtbefund kräftiger oder sanfter.

Zugeordnete **Gelenkzonen:** Schulter, Ellbogen. Akromioklavikular-, Sternoklavikular- und sternokostale Gelenke. Sie werden wahlweise ebenfalls sediert oder tonisiert.

Innerhalb der ganzen Wirbelsäule werden die Zonen der **Innervation** von C 5 bis C 7 und Th 1 genauer überprüft und bei Belastung mitbehandelt.

Bei Patienten mit **Schleudertrauma** in der HWS ist es ratsam, zunächst die **untere** Wirbelsäule zu behandeln, um Verschlechterungen des Zustandes zu vermeiden (s. Kap. 21.3.2).

Wenn die Behandlung der Zonen der Muskelketten und Gelenke nach 3, 4 Sitzungen keine eindeutige Verbesserung bringt, lohnt es sich, bei Schmerzen und Bewegungseinschränkungen im **rechten** Nacken- und Schultergebiet die Zonen von **Leber** und **Gallenblase** zu überprüfen und ggf. mit zu behandeln, denn diese Organe sind segmental dem betroffenen Gewebebereich zugeordnet.

Das **linke** Nacken- und Schultergebiet hat segmentale Verbindungen zum **Herzen** und zum **Magen.** Deshalb ist es sinnvoll, diese Organzonen bei Bedarf ebenfalls zu überprüfen und bei Belastung in die Behandlung zu integrieren.

Bei akuten und bei chronischen Schmerzen: **Ausgleichsgriffe** (s. Kap. 6), sooft die spontane Reaktion des Vegetativums auf den Behandlungsimpuls und der Schmerz in situ es erfordert.

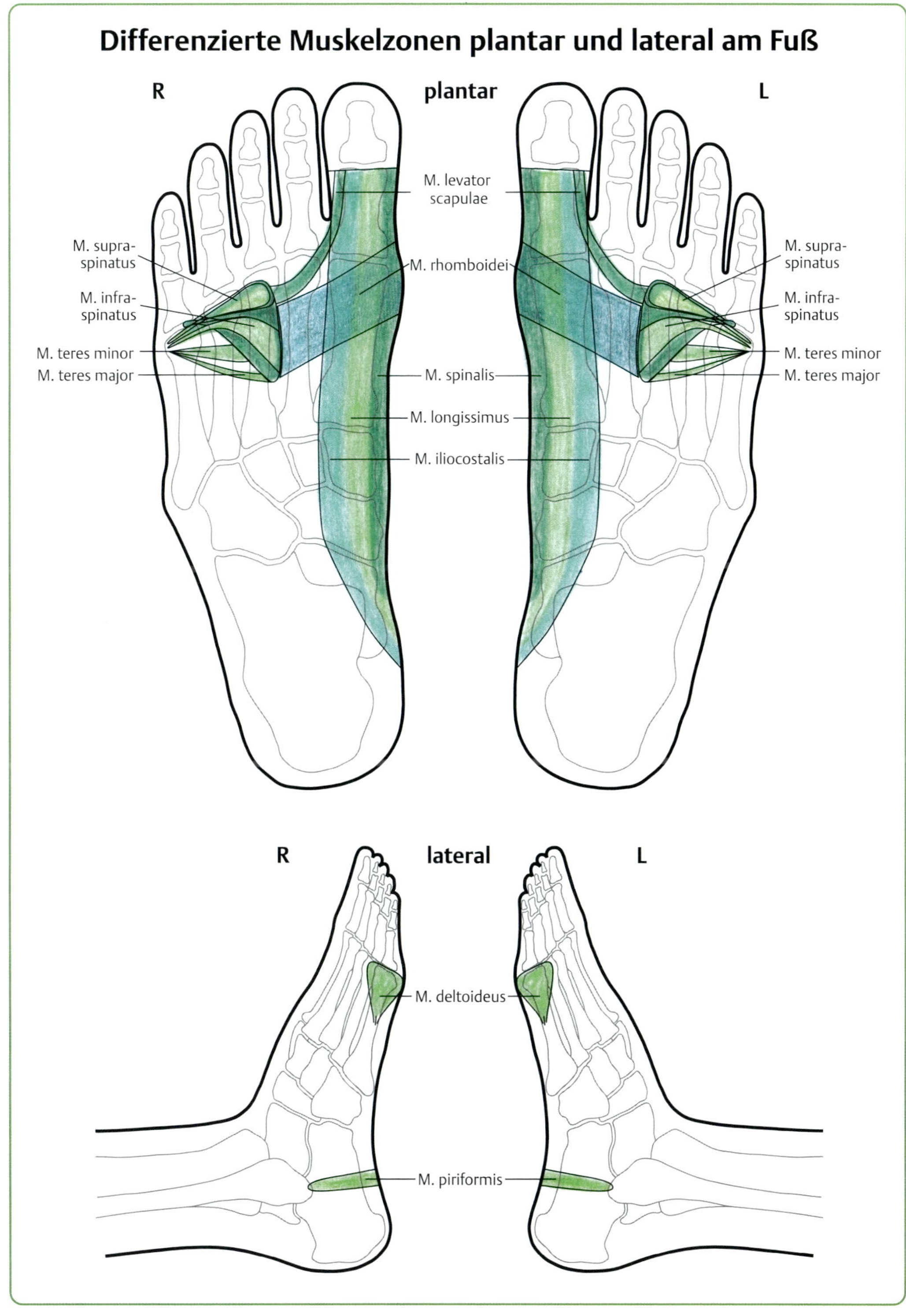

▸ **Abb. 10.26** Differenzierte Muskelzonen plantar und lateral am Fuß.

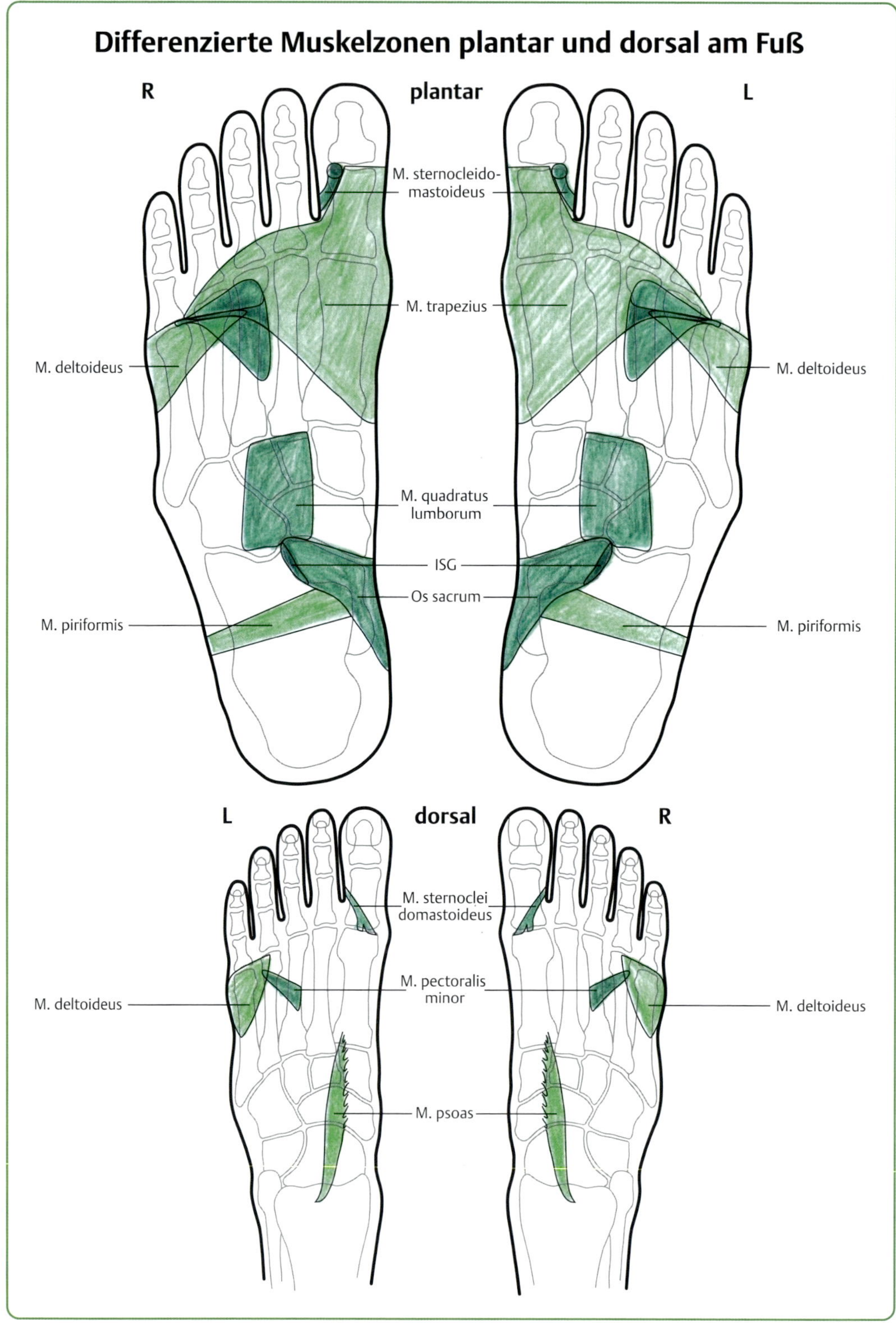

▶ **Abb. 10.27** Differenzierte Muskelzonen plantar und dorsal am Fuß.

Rippenblockaden

So wie von der Zone der lateralen Sternumbegrenzung her die **Sternokostalgelenke** (Brustbein-Rippen-Gelenke) behandelt werden können, lassen sich von den Querfortsätzen der Brustwirbelsäule her die **kostovertebralen** Gelenke (Rippen-Wirbelsäulen-Gelenke) gut erfassen. Ob zuerst die dorsalen oder die plantaren Gelenkzonen zu behandeln sind, hängt von der Symptomatik des Patienten ab, aber beide sind wichtig.

Die Wirbelsäule wird gesamthaft auf Belastungen überprüft, speziell die Rückenstrecker im thorakalen Bereich und die Rhomboiden, und sie wird ggf. mitbehandelt. Bei **akuten** Beschwerden wird **sedierend** gearbeitet, bei chronischen, dem Zustand des Patienten entsprechend, sanfter oder kräftiger **tonisierend.**

Nach ganzheitlich-therapeutischen Prinzipien ist jedem Oben ein Unten zugeordnet. Daher sollten auch die Iliosakralgelenke (Kreuz-Darmbein-Gelenke) geprüft und bei Belastung mitbehandelt werden.

Ausgleichs- bzw. **eutonische** Griffe (s. Kap. 6) werden so oft wie notwendig vorgeschaltet oder hinzugefügt.

Lumbalsyndrom

Als Behandlungseinstieg bei akuten oder chronischen Schmerzen in der unteren Wirbelsäule eignet sich zur allgemeinen **und** zur lokalen Tonusregulierung der **eutonische Rücken-Bein-Griff** (s. Kap. 6.2.3). Er ist bei Patienten mit Diskusprolaps bzw. -hernien zunächst behutsam durchzuführen, um Verschlechterungen zu vermeiden.

Generell: Bei **allen** Schmerzzuständen und Blockaden in der Wirbelsäule, gleich an welcher Stelle, wird sie zunächst neutral und gesamthaft überprüft. Oben und Unten sind genauso wenig getrennt zu sehen wie der knöcherne und der muskuläre Bereich.

Die bislang eher neutral behandelten **Symptomzonen** LWS und Kreuzbein mit ISG sind differenziert zu ergänzen durch folgende Muskeln:

- M. spinalis
- M. longissimus dorsi und
- M. iliocostalis

Zum Funktionskreis Lumbalsyndrom zählen außerdem:

- M. quadratus lumborum (plantar)
- M. psoas (dorsal besser zu erfassen)
- M. piriformis (plantar und lateral)
- seitliche Bauchmuskulatur auf dem Os cuboideum (Würfelbein dorsal)
- Hüftgelenk und Symphyse

Da die beiden **Lordosen** der Wirbelsäule funktionell zusammenwirken, wird bei Lumbalbelastungen auch die Halswirbelsäule genauer überprüft und ggf. in die Behandlung einbezogen.

Bei **akuten** Beschwerden wird zunächst sedierend gearbeitet, bei **chronischen** kann tonisierend behandelt werden, je nach Schmerzgrenze sanfter oder kräftiger.

ISG-Blockaden und -Beschwerden

Auch hier kann zur gesamten Tonusregulierung behutsam mit dem **eutonischen Rücken-Bein-Griff** (s. Kap. 6.2.3) begonnen werden. Die **ganze** Wirbelsäule mit Dorn- und Querfortsätzen und Muskulatur wird auf Belastungen überprüft und ggf. mitbehandelt.

Bei **akuten** Schmerzen wird in den Symptomzonen ISG, Kreuzbein und LWS sedierend, bei **chronischen** tonisierend behandelt. Je nach Befund werden die knöchernen und muskulären Anteile des gesamten Beckens einbezogen. Da Oben und Unten, Vorn und Hinten funktionell zusammenarbeiten, lohnt es sich, auch das **Brustbein** mit sternokostalen und sternoklavikularen Gelenken zu überprüfen und ggf. mit zu behandeln.

Weitere mögliche **Zusammenhänge:**

Beispiel 1: Wenn das rechte Iliosakralgelenk einseitig blockiert oder sehr schmerzhaft ist, kann öfters als theoretisch angenommen festgestellt werden, dass die **Blinddarmnarbe** oder chronische Beschwerden im rechten Unterbauch das ISG belasten. Dorsal ist immer in Verbindung mit Ventral zu sehen und vice versa. Ob deren Behandlung erfolgreich ist, lässt sich unschwer am Resultat erkennen, oft schon nach der ersten Sitzung.

Beispiel 2: Bei ISG-Beschwerden rechts und/ oder links können sich speziell die **Weisheitszähne** als Störfelder erweisen (s. Kap. 26). Die z. T. heftige Schmerzhaftigkeit dieser Zonen zeigt den Zusammenhang, denn ein gesunder Zahn hat keinen Grund, in seiner zugeordneten Zone empfindlich zu reagieren. Gar nicht selten genügt schon die Behandlung dieser Bereiche, um eine Verbesserung im ISG zu erreichen. Wenn nicht, sollte auch hier die Möglichkeit der ganzheitlichen Zahnüberprüfung in Erwägung gezogen werden.

10.9.3 Ergänzungen zu den erweiterten Muskelzonen

Bewegungsapparat

Wenn die muskuläre Behandlung des Bewegungsapparates nach 3, 4 Sitzungen keine Verbesserung bringt, lohnt es sich, die Zonen der **Beckenbänder** (s. Kap. 27) in einer der nächsten Behandlungen zu überprüfen und ggf. zu behandeln. Dies gilt sowohl für Beschwerden im Schulter- als auch im Beckenbereich.

Narben

Auch andere **Narben** außer der des Blinddarms (S. 107) können sich als mögliche Störfelder zeigen. Sehr überzeugend als Beispiel: Bei Müttern, die ihr Kind per **Kaiserschnitt** zur Welt gebracht haben, ist zu bedenken, dass die **ventrale** Narbe zu **dorsalen** Belastungen in LWS, Kreuzbein und ISG führen kann. Die Narbenbehandlung in den entsprechenden Zonen hat sich dabei seit Jahrzehnten bewährt (s. Kap. 25). Einerseits können sich dadurch die Beschwerden im unteren Rücken verbessern; andererseits – oft überraschend vonseiten der Mutter – lösen sich dabei **emotionale Blockaden** (s. Kap. 25.2.3), v. a. dann, wenn die Kaiserschnittentbindung unter dramatischen Umständen erfolgt ist. Das zeigt sich meist spontan durch Reaktionen der Gefühlsebene, wie erleichterndes Weinen und/ oder Schilderungen der damaligen Situation etc., denn Narben sind immer Folgen von „einschneidenden" Erlebnissen.

Zähne

Weitere Zahn-Zusammenhänge bei Patienten mit Thorakal- bzw. Lumbalproblematik: Wenn die klassische Fußreflex nicht das erwünschte Ergebnis bringt, könnten auch hier **Zahnherde** für die vorhandene Beeinträchtigung verantwortlich sein. Laut energetischer Überprüfungen von Dr. **R. Voll** stehen 12 Zähne mit der oberen Wirbelsäule, 24 mit der Lendenwirbelsäule in Beziehung (s. Kap. 26). Die Zahnzonen, die den belasteten Abschnitten zugeordnet sind (es sind oft nur wenige), erweisen sich dann beim Tastbefund als sehr schmerzhaft. Sie werden während mehrerer Behandlungen in den Therapieablauf integriert und zunächst **sedierend** behandelt. Es zeigt sich im Anschluss, ob eine gezielte Weiterbehandlung durch einen ganzheitlich arbeitenden Zahnarzt erforderlich ist oder ob die Reflexzonenbehandlung die Umstimmung im Organismus erreichen kann, zumindest für eine gewisse Zeit.

Bei **allen** akuten und chronischen Schmerzen der Patienten gilt: **Ausgleichsgriffe** (s. Kap. 6.1), sooft es die spontane Reaktion des Vegetativums auf den Behandlungsimpuls und der Schmerz in situ erfordern. Die **Nachruhe** ist ein wichtiger Bestandteil jeder Behandlung, denn diese Zeit ist für den ganzen Organismus notwendig, um den therapeutischen Impuls gut zu verarbeiten.

10.9.4 Arbeitsweise

Alle **plantaren** Zonen lassen sich am einfachsten mit dem Daumengrundgriff behandeln, größere Gebiete je nach Lage und Intensität der Beschwerden auch **bimanuell.** Bei kleineren Flächen wird mit **einem** Daumen gearbeitet, dabei stützt die andere Hand den Fuß. Die differenzierten Zonen rund um die einzelnen Zähne werden am leichtesten mit dem Zeige- oder einem anderen Finger erfasst. Für die plantare Seite der Zahnzonen eignet sich der Daumen allerdings am besten.

Die **Arbeitsrichtung** am Fuß von plantar kann sowohl von zervikal nach kaudal oder umgekehrt gewählt werden, genauso von medial nach lateral oder umgekehrt. Die Millimeterschritte sollten jedoch immer nach **vorwärts** zeigen.

Für die **dorsalen** Fußzonen kommen die Finger am ehesten in Frage, meist ist der Einsatz des Zeigefingers am praktischsten. Die andere Hand stützt den Fuß. Die kleinen, knöchernen Bereiche der Kiefer-, Sternoklavikular- und Schultergelenke werden punktuell mit dem Daumen bzw. Zeigefinger behandelt.

10.9.5 Zusammenfassung

Die erweiterte Behandlung der Patienten durch die Differenzierung der Muskelzonen erweist sich somit als besonders verlässliche Möglichkeit der Schmerzreduktion und Förderung der Beweglichkeit. Sie hat sich in der Praxis bereits vielfach bewährt, auch in Kombination mit Physiotherapie, Osteopathie, Faszienbehandlung, Triggerpunkten, Chirotherapie und anderen manuellen und ganzheitlichen Methoden.

Teil 2
Praxis

11 Die Erstbehandlung als Befunderstellung

11.1 Einspüren

Wir haben es bis zu einem gewissen Grad „in der Hand", welches Niveau unsere Arbeit hat, denn die Qualität der ersten Berührung prägt die jeweilige Behandlungsatmosphäre. Unsere Hände sollten warm sein oder bei Bedarf vorgewärmt werden. Kräftiges Reiben der Handflächen zum Beispiel erzeugt nicht nur Wärme auf aktive Weise, sondern erhöht auch ihre Lebendigkeit.

Zu Beginn stellen wir uns auf den Patienten ein, indem wir unsere Hände ein paar Sekunden lang leicht auf den beiden Füßen ruhen lassen. Diese einfühlsame Kontaktaufnahme nennen wir **Einspüren.** Die Wachheit der Hände lässt uns dabei erste feine Informationen über die Befindlichkeit des Patienten wahrnehmen.

Bei großer Befangenheit und Berührungsängsten oder auch bei sehr kitzeligen Patienten sollten die Füße beim Einspüren noch zugedeckt bleiben. Der erste Kontakt über die Hände kann, wenn er behutsam hergestellt wird, Vertrauen fördern und darf keinesfalls als drückende Last oder als persönliche Bedrängnis empfunden werden.

Bei der Erstbehandlung unterscheiden wir zwischen **Sicht- und Tastbefund.**

11.2 Sichtbefund – Inspektion

Es ist ratsam, die Füße der Patienten zunächst ohne therapeutische oder diagnostische Rückschlüsse zu betrachten. Erst nach einiger Übung können aus dem Sichtbefund Zusammenhänge mit möglichen Belastungen abgeleitet werden. Grundsätzlich entscheidet aber immer erst der darauf folgende **Tastbefund**, ob eine Zone wirklich abnorm reagiert oder nicht.

Da Sichtbefunde allein keine genügende objektive Grundlage zum Therapieren bieten, sollten wir den Patienten gegenüber **keine festlegenden Aussagen** über deren Resultat machen, denn wir würden sie eher verunsichern und unsere Glaubwürdigkeit unnötig strapazieren.

Es deuten sich z. B. in den Reflexzonen manche Störungen bereits zu einem Zeitpunkt an, zu dem noch keinerlei Beschwerden spürbar sind **(Vorfeldstadium);** einige weisen lediglich auf **generelle** Schwächen hin, ohne dass diese als Krankheit auftreten. Manche Gewebebefunde haben zunächst einfach auch äußere Ursachen: extreme Sportarten, drückende Schuhteile etc.

Manchmal bleiben sichtbare Zeichen nach dem Abklingen einer Belastung oder Erkrankung vorhanden, vielleicht, weil deren Ursachen latent weiter bestehen und die Belastung der Zone als sekundäres Zeichen zu deuten ist.

Fußmuskeln bei Sportlern sollten wir auf ihren normalen Gewebetonus überprüfen, um besonders gut durchtrainierte, kräftig ausgeprägte Muskelgruppen nicht als belastete Zonen zu deuten.

Wir erstellen den Sichtbefund in dieser Reihenfolge und überprüfen:

- **Statik des Fußes:** Längsgewölbe, Quergewölbe, Form und Stellung der Zehen
- **Gewebebeschaffenheit:** venöse und lymphatische Stauungen und Quellungen im Gewebe, Einziehungen im Unterhautzellgewebe und Erschlaffungen bzw. Verkürzungen in den Sehnen und der Muskulatur
- **Auffälligkeiten an Haut und Nägeln:** Verhornungen, Rhagaden, Warzen, Bläschen, Verletzungen, Mykosen an Nägeln und Schwimmhäuten, Leberflecken, Narben usw.

11.2.1 Statik des Fußes

Die Bedeutung des Fußes als tragendes Gewölbe für den ganzen Menschen ist bekannt. Dieser Gesichtspunkt findet seine Beachtung in der Orthopädie, der physikalischen und der manuellen Therapie, in denen der Fuß vorwiegend aus der Perspektive der statischen Zusammenhänge gesehen wird. Solch eine Betrachtung stellt keinen Widerspruch zur RZF dar, da zwischen Fehlstellungen im Knochengerüst des Fußes und Organbelastungen über Reflexzonen oft ein **wechselwirksamer Zusammenhang** besteht.

Beispiele

- Da die Wirbelsäulenzonen dem Längsgewölbe zugeordnet sind, wird ein ausgeprägter **Senk- und Plattfuß** diese Zonen beeinträchtigen.
- Ein **geschwächter Vorfuß** in der Höhe der Zehengrundgelenke bzw. der Köpfchen der Mittelfußknochen kann die Zone des Schultergürtels, der Atemorgane und des Herzens störend beeinflussen.
- Bei Menschen mit Fehlformen im Hals- und Nackengebiet und mit Schilddrüsenerkrankungen wird oft ein **Hallux valgus** beobachtet. Eine Belastung in diesen Zonen kann sowohl durch die orthopädische Fehlform als auch durch eine Narbe nach einer Hallux-valgus-Operation entstehen.
- Besonders häufig bildet sich als Folge des fehlbelasteten Längsgewölbes eine Einziehung und Tonusschwäche auf Höhe des ersten **Keilbeines** in Richtung **Kahnbein**, der Zone der Lendenwirbelsäule entsprechend.
- **Hammerzehen** und andere Zehendeformierungen wirken auf die Zonen des Kopfes. Manchmal kann bereits der visuelle Eindruck der Zehenstellungen Aufschluss über vorhandene Belastungen im Zahn-Kiefer-Gebiet und in den Nasennebenhöhlen geben. Ich habe beobachtet, dass sich nach einer ganzheitlich orientierten Zahnsanierung die zugeordneten Zehen besser bewegen und strecken lassen und weniger gestaut sind. Das Argument der jeweiligen **Schuhmode** ist in diesem Zusammenhang natürlich auch zu berücksichtigen; letztendlich jedoch besteht die Wechselwirkung zwischen den Zehen und dem Kopfbereich unabhängig davon, ob die Belastung durch falsches Schuhwerk oder aufgrund von Beschwerden im Kopfgebiet (z. B. chronische Sinusitis, massive Zahnbelastungen, Migräne u. a. m.) ausgelöst wurde.
- **Durchgetretene Keilbeine** wirken sich auf die Zonen des Darmes und der unteren Wirbelsäule aus. Diese Zusammenhänge fielen mir zu einer Zeit auf, als mir ein bekannter Arzt Patienten zur Nachbehandlung nach seinen chiropraktischen und manualtherapeutischen Reponierungen der Fußknochen schickte. Viele berichteten, dass nach dem Reponieren der Keilbeine (u. a. auch die Zonen des Verdauungstraktes) nicht nur die Gesamtstatik der Wirbelsäule bis zum Kopf stabilisiert worden sei, sondern auch Verdauungsprobleme sich auffallend gebessert hätten [24].
- Verletzungen der **Knöchel** und der **Ferse** stehen über die Reflexzonen mit den Organen des kleinen Beckens und der Hüftgelenke in Verbindung. Sie können dort Störungen und Erkrankungen begünstigen.

Aus meiner Praxis

Ich habe die Erfahrung gemacht, dass Sportler mit schlecht verheilten Distorsionen und Frakturen der Sprunggelenke oder mit Narben an den äußeren oder inneren Malleolen in der Folgezeit nicht selten zu Becken- und Hüftproblemen, teils statisch-muskulärer, teils funktioneller Art, neigten, die sie vorher nicht kannten.
Ab und zu war zu beobachten, dass die für die Extensionsbehandlung notwendige Nagelung durch den Kalkaneus bei Unterschenkelfrakturen in direktem zeitlichem Zusammenhang mit dem Auftreten von Funktionsstörungen und sogar akuten Entzündungsprozessen der Kleinbeckenorgane der Unfallpatienten stand. Nach neuraltherapeutischer Versorgung dieser kleinen Narben an der medialen und lateralen Seite des Fersenbeines (eben den Zonen der Kleinbeckenorgane) und einigen Reflexzonenbehandlungen am Fuß verschwanden die Störungen meist so rasch, wie sie gekommen waren.
NB: **Neuraltherapie** nach Dr. Ferdinand **Huneke** (1891–1966): „Therapeutische Lokalanästhesie mit dem Ziel, chronische Irritationsherde (z. B. Narben, chronisch entzündete Tonsillen, devitale Zähne) auszuschalten. Als Injektionsmittel (subkutan) wird häufig eine prokainhaltige Lösung verwendet."

(Pschyrembel Naturheilkunde)

11.2.2 Gewebe des Fußes

Lymphatische und venöse **Stauungen** und ödematöse Verquellungen („Wassersäckchen") zeigen sich vor allem im Bereich der Knöchel, der Achillessehne und am Fußrücken in der Nähe der Zehengrundgelenke, besonders bei Frauenfüßen. Einziehungen oder Gewebeerschlaffungen ergeben sich sowohl an den plantaren als auch an den medialen Seiten der Füße, oft deutlich begrenzt.

Beispiele

- Viele Patienten mit **Verdauungsstörungen** haben in den Darmzonen (Keilbeine, Kahnbein und Anteile des Fersenbeines beider Füße) kissenartige Erhöhungen, die in dem Maße, zumindest teilweise, zurückgehen, wie sich die Darmstörungen durch eine Serie von Fußbehandlungen und/oder durch Änderung der Essgewohnheiten und Verbesserung der Darmbakterienflora regulieren lassen.
- Frauen mit starken Beschwerden im **Urogenitalbereich** (z. B. Senkungen von Uterus und Blase) weisen Gewebeveränderungen, meist Schwellungen, bevorzugt um die inneren Malleolen bis hinab zum Fersenbereich auf.
- Bei **Pseudokrupp-** und **Asthmakindern**, auch bei Kindern mit **Mukoviszidose**, sind aufgequollene, gestaute Bereiche im dorsalen Mittelfußraum, als Zonen dem Thorax zugehörig, keine Seltenheit.
- Bei manchen Patienten nach **Endoprothesen**-Operationen der Hüfte ist zu beachten, dass sich Stauungen um die dem Hüftgelenk zugeordnete Stelle, dem äußeren Malleolus, direkt nach der Operation deutlich verstärken. In den folgenden Wochen, einhergehend mit der Verbesserung des Zustandes, bilden sie sich ohne irgendeine spezielle Behandlung wieder zurück.
- Gewebestauungen um die **Achillessehne** bis an die medialen und lateralen Fersenanteile treten häufig bei Frauen auf, deren **Entwässerung** und/oder Funktion des Lymphsystems gestört ist. Allein die intensive – nicht unbedingt kräftige – Behandlung dieser Stellen kann eine gute Diurese einleiten.
- Oft berichten Frauen, die die Reflexzonenzusammenhänge kennen, in der Endphase ihrer **Schwangerschaft**, dass sich die Innenseiten der Fersen, als dem kleinen Becken zugeordnet, in Gewebetonus, Form und Hautbeschaffenheit von Tag zu Tag verändern.

11.2.3 Haut und Nägel

Die Haut des Fußes

Sie wird einerseits strapaziert (ungeeignetes Schuhwerk, einengende synthetische Fußbekleidung) und andererseits häufig vernachlässigt. Daher ist sie für den Sichtbefund überaus aufschlussreich.

Bei den Hautveränderungen ist nicht ausschlaggebend, welcher **Art** sie sind, sondern **wo** sie sich zeigen. So kann ein Hühnerauge in der Nähe des Kleinzehengrundgelenkes für Schulterbeschwerden sprechen; ein Hühnerauge im Raum von Zehe 2 und 3 weist auf mögliche Störungen in den Augen hin.

Ob sich in der Schulter- bzw. Augenzone ein Hühnerauge, eine Mykose oder eine Rhagade gebildet hat, ist zweitrangig; die sichtbaren Veränderungen sagen lediglich aus, dass die zugeordnete Zone belastet sein kann.

Folgende **Hautveränderungen** am Fuß bis in den Unterschenkel sind für den Sichtbefund von Bedeutung:

- Warzen, Risse in den Schwimmhäuten, Fußpilz, wunde Stellen, Hühneraugen, Bläschen, Pigmentstörungen, Rötungen, Blässe, Schuppen, Rhagaden, Fußschweiß, Geschwüre (z. B. Ulcus cruris), Verhornungen, Verfärbungen, Narben.
- Bei sog. „Leberflecken" und Naevi (Muttermalen) ist besonders darauf zu achten, ob sie sich in Größe, Farbe und Gewebebeschaffenheit verändern (Möglichkeit eines malignen Geschehens).

Beispiele

- Bei Frauen, die schwierige Schwangerschaften und Geburten großer Kinder hinter sich haben, ist oft die Oberflächenhaut im Bereich der Zonen der Kleinbeckenorgane an der **medialen Fersenbeinseite** venös bzw. lymphatisch gestaut oder mit Besenreiservarizen versehen.
- Verhornte Hautplatten um die medialen Anteile der **Großzehengrundgelenke** sind bei Patienten mit Nacken-, Schilddrüsen- und/oder Herzproblemen zu beobachten.
- Urlauber, die im Ausland ungewohnte bzw. unverträgliche Speisen und Getränke zu sich genommen haben, können in den Zonen des **Magen-Darm-Traktes** (Mitte der plantaren Fußfläche) noch Wochen später mit Lymphflüssigkeit gefüllte Bläschen aufweisen. Diese entleeren sich, verursachen vor dem Abheilen starken Juckreiz und bilden sich so lange neu, wie die toxische Belastung des Darmes – obgleich oft symptomfrei – fortbesteht.

- Der **Fußpilz**, meist als Interdigitalmykose auftretend, ist ein besonderes Phänomen, denn er erstreckt sich trotz Berührung beider Füße mit dem Infektionsherd (Schwimmbad, Sauna) selten über den ganzen Fuß, oft nicht einmal über sämtliche Schwimmhäute. Er wird an typischen Stellen beobachtet, die oft mit einer Störung oder Schwächung des zugeordneten Bereichs im Kopf/Hals einhergehen. Der Interdigitalraum zwischen **Zehe 4 und 5** ist einer Fußpilzinfektion auffallend häufig ausgesetzt. Die hier zugeordneten Zonen beziehen sich auf die lateralen Bereiche von Kopf und Hals, auf Tonsillen und seitliche Lymphstränge, Mittel- und Innenohr, Kieferhöhlen, die hinteren Backenzähne und Weisheitszähne. Störungen dieser Organ- und Gewebegruppen schaffen in den zugeordneten Bereichen am Fuß ein entsprechend geschwächtes Hautklima, das besonders empfänglich für den Fußpilzbefall ist.

Der Fußpilz als Schmarotzer und Parasit braucht immer ein ihm gemäßes, d. h. ein gestörtes Hautmilieu, um sich anzusiedeln, und kann deshalb über Wochen, Monate und sogar Jahre an bestimmten Stellen am Fuß bestehen bleiben. Sobald antimykotische Mittel, die den Fußpilz lediglich unterdrücken, abgesetzt werden, bricht die Infektion erneut auf, denn sie ist nur symptomatisch erfasst worden.

Vor diesem Hintergrund wird verständlich, dass der Hinweis auf äußere Einflüsse (der zu enge Schuh, Ansteckungsherd in der Sauna und im Schwimmbad, ungeeignete Fußbekleidung, mangelnde Hautpflege, zu oberflächliches Abtrocknen zwischen den Zehen) lediglich ein **Teilargument** für das Auftreten einer Interdigitalmykose darstellt und dass die Zusammenhänge mit den Reflexzonen (und Meridianen) als wichtiger Aspekt betrachtet werden müssen.

Bei Fußpilz sollten **äußerlich** aus den bereits erwähnten Gründen **natürliche Mittel** angewendet werden, z. B. Teebaumöl, Kaffeekohle (Rezeptur: Carbo Königsfeld, Müller/Göppingen), Fußbäder mit Eichenrindenextrakt, Eigenharn. Wichtiger jedoch ist die **innerliche** Verbesserung des Säure-Basen-Haushaltes im Verdauungstrakt durch Änderung der Ernährung sowie pflanzliche oder homöopathische Arzneimittel, denn der Fußpilz ist lediglich das **Symptom** einer gesamten Stoffwechselbelastung.

Aus meiner Praxis

Es war für mich vor Jahrzehnten ein sehr überzeugendes Erlebnis bezüglich der Wechselwirkung zwischen Reflexzonen und Organbelastungen, als bei einer Patientin nach der 4. Behandlung eine starke Gesichtsneuralgie erneut aufflackerte. Ich konnte die Patientin von Anfang an nur bedingt an den Zehen und deren Zwischenräumen behandeln, da sie seit vielen Jahren zwischen Zehe 4 und 5 einen ausgeprägten, therapieresistenten Fußpilz aufwies.
Ihr Zahnarzt extrahierte den 7. Zahn links oben, der seit langer Zeit wegen einer Wurzelbehandlung avital war. Die akuten Gesichtsschmerzen ließen bald nach. Was mich und die Patientin am nachhaltigsten verwunderte und beeindruckte, war das sofort beginnende Abheilen des Fußpilzes, sodass sich innerhalb von 3 Wochen dort eine gesunde, gut durchblutete, neue Hautschicht bildete.

Aus meiner Praxis

Bei Patienten mit chronischen Erkrankungen (z. B. Nieren- und Leberinsuffizienz, rheumatische Beschwerden) hat sich in der Anamnese oft gezeigt, dass **Fußschweiß** früher über längere Zeit mit synthetischen Mitteln unterdrückt wurde. Wenn die Regenerationskraft der Kranken so stark war, dass innerhalb einer Behandlungsserie das „Entgiftungsventil" des Fußschweißes (oft penetrant sauer riechend) wieder auftrat, bestand auch die Aussicht, die chronischen Symptome zu verbessern. **„Therapie-Hausaufgaben"**: Ernährungsumstellung, mehr Flüssigkeitszufuhr, abendliche Solefußbäder, Waschungen mit verdünntem Obstessig, Fußbekleidung aus natürlichen Materialien.

Zehennägel

Auch die Form, Beschaffenheit und Farbe der einzelnen Zehennägel ist in den Sichtbefund zu integrieren:

Eine deutliche Abweichung vom Gesunden (z. B. Holznägel) kann einerseits auf Kopfbelastungen hinweisen; andererseits sind im Bereich der Zehennägel als genauso wichtiger Aspekt die dort befindlichen Anfangs- bzw. Endpunkte verschiedener **Meridiane** in die Beurteilung einzubeziehen.

Beim Erstellen des Sichtbefundes an den Zehennägeln sollten wir deswegen besonders verantwortlich und zurückhaltend mit Informationen umgehen und uns an den Grundsatz halten, dass über den Sichtbefund **nicht gesprochen** wird, um eine Verunsicherung zu vermeiden.

11.2.4 Temperatur der Füße

Als **Übergang vom Sicht- zum Tastbefund** streichen wir mit beiden Händen aufmerksam – vielleicht sogar mit geschlossenen Augen – von allen Seiten über die Füße, um uns über deren Temperatur zu informieren.

Beispiele

- Ein **hypotoner** Mensch neigt auch im Sommer und in warmen Räumen eher zu kühlen oder kalten Füßen. Bei ihm zeigt sich häufig, dass seine Zehen die kältesten Bereiche der Füße darstellen, denn sie sind seinen Kopfzonen zugeordnet.
- Falls **Entzündungsprozesse** in den Beckenorganen vorliegen, fühlen sich die Fersen als zugehörige Reflexzonen im Vergleich zur Temperatur des übrigen Fußes meist gestaut und unnatürlich warm an.
- Bei Patienten mit akuten **Gelenkbelastungen** können sich die umschriebenen Bereiche der entsprechenden Gelenkzonen deutlich wärmer als das umgebende Gewebe zeigen (z. B. Kleinzehengrundgelenk bei Schulterbeschwerden; äußerer Knöchel bei akuten Hüftproblemen).
- Bei chronisch **degenerativen** Prozessen hingegen ist der lokale Gewebetonus oft erschlafft und die Haut im umschriebenen Bereich zu kühl.

Hautveränderungen, die auf eine Störung im Wärmehaushalt des Fußes hinweisen, können wir sowohl **sehen** als auch **fühlen:**

Zu starke Rötung, Blässe oder Marmorierung, Kühle oder Hitze, Schweißabsonderungen am ganzen Fuß oder an bestimmten Stellen, wie z. B. an den Innenbereichen der Fersen und dem dorsalen Bereich der Großzehen.

Durch das Vergleichen der Fußtemperatur während der überleitenden sanften Streichungen können wir Unterschiede zwischen rechtem und linkem Fuß, plantar und dorsal wahrnehmen lernen und unsere Feinfühligkeit weiterentwickeln.

Die Temperatur der Füße kann sich innerhalb einer Behandlung sehr rasch verändern. Anfängliche deutliche Unterschiede zwischen Zehen und Fersen, Fußsohle und -rücken, rechtem und linkem Fuß gleichen sich oft schon nach wenigen Minuten aus.

Der **Zeitaufwand** zur Erstellung des Sichtbefundes in der Statik des Fußes, seiner Gewebebeschaffenheit, den Auffälligkeiten an Haut und Nägeln und in der Temperatur des Fußes beträgt zu Anfang etwa 3 Minuten, mit einiger Übung wird er deutlich geringer.

Das **Ergebnis des Sichtbefundes** wird mit Bleistift oder Kugelschreiber in die **Befundkarte** eingezeichnet (▶ **Abb. 11.1**).

11.3 Tastbefund – Palpation

Es hat sich bewährt, die Erstellung des Tastbefundes direkt an den Sichtbefund und die überleitenden Streichungen anzuschließen. Er wird plantar mit dem Grundgriff des Daumens ausgeführt; dorsal eignen sich die Finger besser.

Die **spontane Antwort** des Patienten auf den in der Tiefe des Gewebes gesetzten therapeutischen Impuls – mimisch, akustisch oder über Signale aus dem Vegetativum – zeigt an, ob und wo abnorm reagierende Zonen vorhanden sind (s. Kap. 4).

11.3.1 Feststellen eines Leitwertes

Um einen Leitwert für den ersten Tastbefund zu finden, wählen wir eine üblicherweise belastete Zone am Fuß, z. B. die der Wirbelsäule. Dort wird etwa 6- bis 8-mal palpatorisch prüfend mit dem Grundgriff gearbeitet, um die augenblickliche Reaktionslage des Patienten besser einschätzen zu können.

Ist kaum ein Schmerz spürbar, darf die Intensität des Griffes gesteigert werden. Zuckt der Patient bereits bei der ersten Berührung zusammen und bekommt spontan feuchte Hände, nehmen wir die

Stärke des Griffes etwas zurück. Auf diese Weise ermitteln wir einen brauchbaren **Grund- und Leitwert**, an dem wir uns während der ganzen ersten Befundung an allen Zonen weitgehend orientieren können.

Da die gleiche Intensität des Griffes an verschiedenen Stellen des Fußes verschiedenartige Empfindungen und Reaktionen auslöst, ergeben sich gute Vergleichsmöglichkeiten zwischen einer gesunden und einer gestörten Zone.

Durch die unterschiedliche Dichte des Gewebes am Fuß können beim Erstbefund leichte **Variationen** in der Intensität des Griffes sinnvoll sein:

- An periostnahen Stellen (z. B. Zehen, Fersenbein von medial) wird der Tastimpuls etwas geringer gesetzt.
- An gut gepolsterten Gewebestellen kann kräftiger gearbeitet werden (Fersen von plantar u. a. m.).
- An Stellen, an denen das Gewebe an sich oft etwas empfindlicher ist, wird immer weich und mit alternierenden Streichungen gearbeitet, z. B. an den Innenseiten der Achillessehne.

11.3.2 Praktische Durchführung des Tastbefundes

Der erste Tastbefund am Fuß zeigt auf **objektive** Weise die Signatur des derzeitigen Zustandes des Patienten auf. Er wird wie folgt erstellt:

Die beiden Füße werden systematisch und gleichmäßig in Millimeterabständen mit dem rhythmischen Grundgriff **einmal** durchgetastet und auf abnorm reagierende Zonen überprüft.

Zonenbelastungen sind erkennbar durch:

- lokal empfundenen Schmerz
- stärkere vegetative Reaktionen
- Palpieren (mit einiger Erfahrung)

Während der ganzen Zeit der Behandlung befinden sich, wo immer möglich, beide Hände am Fuß, wechselweise als arbeitende und als stützende und Kontakt gebende Hand. Durch das abwechselnde Behandeln von links nach rechts und vice versa wird deutlich, dass wir den Menschen auch in seinem „Mikrosystem" als organisches Ganzes erfassen und ihn nicht in 2 Hälften teilen, indem wir zuerst den einen Fuß ganz und dann erst den anderen Fuß behandeln.

Die Erstbefundung ist, vor allem für Neueinsteiger, zeitlich umfangreicher als die Folgebehandlungen. Deshalb kann innerhalb der **Kopfzonen** der Schwerpunkt der Überprüfung in den beiden Großzehen liegen (s. Kap. 28). Die anderen Zehen sollten jedoch innerhalb einer Folgebehandlung ebenfalls genauer auf Belastungen überprüft werden.

11.3.3 Unterscheidung zwischen Symptom- und Hintergrundzonen

Im Rahmen der Erstellung des Tastbefundes finden wir meist eine Vielzahl belasteter Stellen am Fuß. Wir unterscheiden dabei zwischen Symptomzonen und Hintergrundzonen.

Es ist zu bedenken, dass sich die Patienten **subjektiv** nur ihrer Symptomatik bewusst sind. Durch den Erstbefund können wir uns **objektiv** durch das Erfassen der Hintergrundzonen ein therapeutisch ganzheitliches Bild machen.

Symptomzonen sind diejenigen, die der augenblicklichen Symptomatik des Patienten entsprechen, z. B. Magenzone bei Gastritis, Schultergelenkszone bei Periarthritis humeroscapularis, Zonen der unteren Wirbelsäule bei Lumbalbeschwerden.

Hintergrundzonen kennzeichnen alle Bereiche am Fuß, die sich beim Tastbefund zusätzlich zu den Symptomzonen als schmerzhaft oder behandlungsbedürftig erweisen. Oft entsprechen sie organisch-funktionellen, statischen oder gewebemäßigen Zusammenhängen, die uns geläufig sind. Wir berühren jedoch bei den Hintergrundzonen auch unbekanntere Aspekte, denn hier treffen wir auf die Nahtstelle, wo sich das Vordergründige des Symptoms mit inneren, seelischen Zusammenhängen oft verbindet.

Bei den Hintergrundzonen bekommen wir als „Momentaufnahmen" vielfach Einblick in Lebensvorgänge, die nicht immer in unser betont körperorientiertes Vorstellungsbild passen, denn sie können z. T. weit in das Wesen und Schicksal des Menschen hineinreichen, z. B. als Belastung der

- Darmzonen, wenn schwierige Situationen nicht gut „verdaut“ werden können,
- Pankreaszonen bei Mangel an „Lebens-Süße“,
- Ohrenzonen, wenn schwierige Ereignisse das Gleichgewicht stören.

Jeder Lebensprozess, auch der gestörte, steht spezifisch oder latent als differenzierte Vernetzung mit dem ganzen Menschen und seinem Umfeld in wechselwirksamer Beziehung. Dies sollte bei jeder Behandlung berücksichtigt werden.

Aufgrund dieser komplexen Zusammenhänge lassen sich die Hintergrundzonen nicht im Voraus festlegen oder schematisch „lernen“.

Für die Praxis bedeutet dies: Bei Patienten mit ähnlicher und sogar gleicher Symptomatik ergeben sich häufig unterschiedliche Hintergrundzonen, gemäß den individuellen Zusammenhängen, die zur Krankheit geführt haben.

Da bei der heute verbreiteten Symptomüberbetonung das belastete Milieu, die tieferen Zusammenhänge einer Krankheit, oft vernachlässigt werden, möchte ich mit besonderem Nachdruck auf die **Bedeutung der Hintergrundzonen** hinweisen. Ein Symptom kann nur auf einem belasteten Hintergrund entstehen!

Symptom- und Hintergrundzonen sollten in ihrer gegenseitigen Ergänzung begriffen werden. Nur das Erfassen und Behandeln von **beiden** kann eine ganzheitliche Umstimmung bewirken. Das Beispiel der verhältnismäßig kleinen Eisbergspitze und der verborgenen, wesentlich größeren Basis des Eisberges trifft etwa die Relation zwischen den Symptom- und den Hintergrundzonen.

11.3.4 Beispiele für gleiche Symptom-, aber unterschiedliche Hintergrundzonen

Bei drei gedachten Patienten mit **rechtsseitigen Hüftbeschwerden** ist bei Erstellung des Erstbefundes die **Symptomzone** der Hüfte immer die gleiche: das Gewebe um den rechten äußeren Knöchel. Es können jedoch, gemäß dem unterschiedlichen Entstehungshintergrund der Symptomatik, jeweils völlig andere **Hintergrundzonen** belastet sein.

Beispiel 1: Bei diesem Patienten zeigen sich statisch-muskuläre Zusammenhänge: untere Wirbelsäule mit ISG, Promontorium, Kiefergelenk (Formenanalogie), Symphyse, Gesäß- und seitliche Bauchmuskulatur, Oberschenkel und Knie. Kollateral (seitengleich) ist die rechte **Schulter** (in situ und als Zone) zu behandeln, kontralateral (gegenüberliegend) das **linke** Hüftgelenk, ebenfalls in situ und als Zone (s. Kap. 21.4).

Beispiel 2: Hier ergeben sich bei der Befundung als Hintergrund **Stoffwechselstörungen.** Dies betrifft meist: Zonen von Dünn- und Dickdarm mit Bauhin-Klappe, Magen mit Kardia und Pylorus, Leber/Gallenblase, Harnwege und Solarplexus zum Ausgleich des vegetativen Nervensystems.

Beispiel 3: Bei diesem Patienten kommen als Hintergrundzonen chronische **Entzündungsherde** und **Narben** (s. Kap. 25) in Betracht: Belastungen der Zähne 13, 23, 33 oder 43 (mit dem Hüftgelenk in energetischer Beziehung, s. Kap. 26), rechter Unterbauch (chronische Darmentzündung?), Kleinbeckenorgane, Appendix-, Leistenbruch- oder Oberschenkelnarbe, Milz, Nieren und Lymphe zum Abtransport der schädlichen Noxen (Giftstoffe).

11.3.5 Zusammenfassung

Die praktische Konsequenz der Gedankengänge zum Tastbefund ist einfach:

Wir können uns, frei von theoretischen Überlegungen, ob und wie einzelne Zonen benannt werden, beim Tastbefund schlicht an die Füße der Patienten setzen und alle Zonen nach dem anatomischen Aufbau des Fußes mit den Grundgriffen durcharbeiten.

Dabei begegnen wir ganz von selbst sowohl den belasteten Symptom- als auch den Hintergrundzonen, denn sie geben sich beide auf die gleiche Art zu erkennen: durch **Schmerzhaftigkeit** und/ oder durch **vegetative Irritationen.**

Die Unterteilung in die beiden von mir geprägten Begriffe „Symptom-“ und „Hintergrundzonen“ ist, genau genommen, eine Hilfskonstruktion mit dem Ziel, von einer einseitigen und oberflächlichen An-Sicht der Krankheit wieder in die staunenswerte Vielfältigkeit der Zusammenhänge im Menschen vorzudringen, denn auch der **kranke** Mensch ist ein **ganzer Mensch.**

11.4 Einzeichnen der Zonen in die Befundkarte

Das Beispiel einer Befundkarte ist als ▶ **Abb. 11.1** abgedruckt.

Wir wählen für die belasteten Zonen verschiedene Farben:
- **Schwarz** für den Sichtbefund
- **Rot** für die Symptomzonen
- **Grün** für die Hintergrundzonen

Dies erfolgt unabhängig vom Gebrauch der unterschiedlichen Farben bei den detaillierten Darstellungen der Zonengruppen, wo die Farbe Rot den Harnwegen und die Farbe Grün den Knochen und der Muskulatur zugeordnet werden.

Wir zeichnen die belasteten Zonen jeweils nach den einzeln durchgetasteten Abschnitten ein, beginnend mit:
- Zehen – Zonen von Kopf und Hals, gefolgt von
- Mittelfuß – Zonen von Thorax und Oberbauch,
- Fußwurzelknochen – Zonen von Bauchraum und Becken,
- distalem Teil des Unterschenkels – Zonen von Oberschenkel und Knie.

Das Längsgewölbe als Zone der Wirbelsäule kann in seinem ganzen Verlauf am Beginn des Tastbefundes gesamthaft geprüft und eingezeichnet werden (s. Kap. 11.3.2).

Um die jeweilige **Intensität** der Zonenbelastung deutlich unterscheidbar zu machen, nehmen wir zum Einzeichnen 3 verschiedene Druckstärken:
- sehr stark belastete Zonen: **kräftig**
- stark belastete Zonen: **mittel**
- wenig belastete Zonen: **fein**

Manche Stellen an den Füßen weisen mehrere Zonenzuordnungen auf. Sie müssen deswegen nicht mehrere Male durchgetastet werden, denn dies entspricht **Organüberlagerungen,** wie sie in situ vorhanden sind.

Es ist deshalb für den Befund von untergeordneter Bedeutung, **wie** ein belasteter Punkt am Fuß benannt wird; wichtiger ist die Beobachtung der Signale: Der **spontan empfundene Schmerz** und/oder Zeichen von starker **vegetativer Irritation** zeigen die Belastung einer Zone an.

Das in ▶ **Abb. 11.1** angeführte Beispiel einer Erstbehandlung stellt den **zentralen Teil** der Befundkarte dar. In ihr sind eine kurze Anamnese, Symptom- mit Hintergrundzonen und Schlussbefund eingezeichnet. Die Befundkarte ist insgesamt umfangreicher, da auf ihr auch die jeweiligen Reaktionen, die sich bis zur nächsten Behandlung zeigen, notiert werden. Es ist jedoch schwierig, die ganze Länge einer Behandlungsserie **theoretisch** zu beschreiben.

Wie sich der ganze Verlauf vom Erst- bis Schlussbefund **praktisch** durchführen lässt, ist in unseren Kursen einfacher und ausführlich zu erarbeiten.

11.5 Ausnahmesituationen für den Erstbefund

Üblicherweise gilt die erste Behandlung der Befunderstellung. Manchmal gibt es allerdings gute Gründe, die Erstbefundung auf einen späteren Zeitpunkt zu verlegen oder sie ganz außer Acht zu lassen:
- Falls eine **Akutbehandlung** (s. Kap. 16) angezeigt ist, wird der Erstbefund ggf. nach Abklingen der akuten Beschwerden erstellt.
- Wenn der Patient bereits vor oder zu Anfang der Befunderstellung **auffallend wenig belastbar** ist (kalte, feuchte Hände und Füße, besonders schmerzempfindlich, extrem erschöpft, sehr nervös), kann ein ausführlicher und aussagekräftiger Zonenbefund erst nach einigen unspezifischen Behandlungen, die das Allgemeinbefinden kräftigen sollen, erstellt werden. Für diese Behandlungen werden bevorzugt Ausgleichsgriffe gewählt, eventuell kombiniert mit einigen behutsamen und rhythmisch weich tonisierenden Griffen in den Zonen Verdauungstrakt, Lymphsystem, Wirbelsäule, endokrines System.
- Bei **Schwerstkranken** im Terminalstadium steht nicht die exakte Befundung im Mittelpunkt, sondern die zwischenmenschliche Begleitung über die Berührung der Füße mit Ausgleichsgriffen, feinen Streichungen, ruhigem Halten der Füße [18]. Bei starken Schmerzzuständen kann eine sanfte Akutbehandlung angeboten werden.

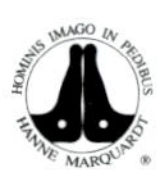

Befundkarte Reflexzonentherapie am Fuß

Name: Geb.-Datum:

Anschrift: Tel.-Nr.:

Verordnung von:

Krankheitsbild bzw. Diagnose: Lumbalsyndrom

Wichtige Medikamente: Schmerzmittel 2 – 3 × wö. seit ca. 7 Wochen

Frühere Erkrankungen: Sinusitis, Bronchitis als Kind

Psyche, Schlaf, Träume: Leicht irritierbar, schläft erst nach 24h ein, wacht häufig auf.

Unfälle, Operationen, andere Narben: Appendektomie 1962, re Oberarmfraktur 1985, Narbe li Knie

Blutdruck: 76/132

Geburten, Darmnähte, Komplikationen, „Pille“?: 1 Geburt 1978, Dammnaht lange schmerzhaft, „Pille" bis Beginn Menopause

Bisherige Therapien: Rückenschule, Fango u. Beweg.therapie, 5 Injektionen wegen Schmerzen

Zahnstatus: SiAg = Silberamalgam Dev. = Devital Entz. = Entzündung

18 SiAg	17 SiAg	16 SiAg	15	14	13	12	11	21	22	23	24	25 dev.	26	27 SiAg	28
48	47 SiAg	46 Entz.	45	44	43	42	41	31	32	33	34	35	36 SiAg	37	38

Erstbefund: Sichtbefund – **schwarz,** Symptomzone – **rot,** Hintergrundzonen – **grün**
Intensität der Zonen: sehr stark belastet – **kräftig,** stark belastet – **mittel,** wenig belastet – **fein**
Schlussbefund/veränderte Zonen: Zonen deutl. belastet – **blau einkreisen,** Zonen nicht mehr belastet – **blau durchstreichen,** neue Zonen – **blau**

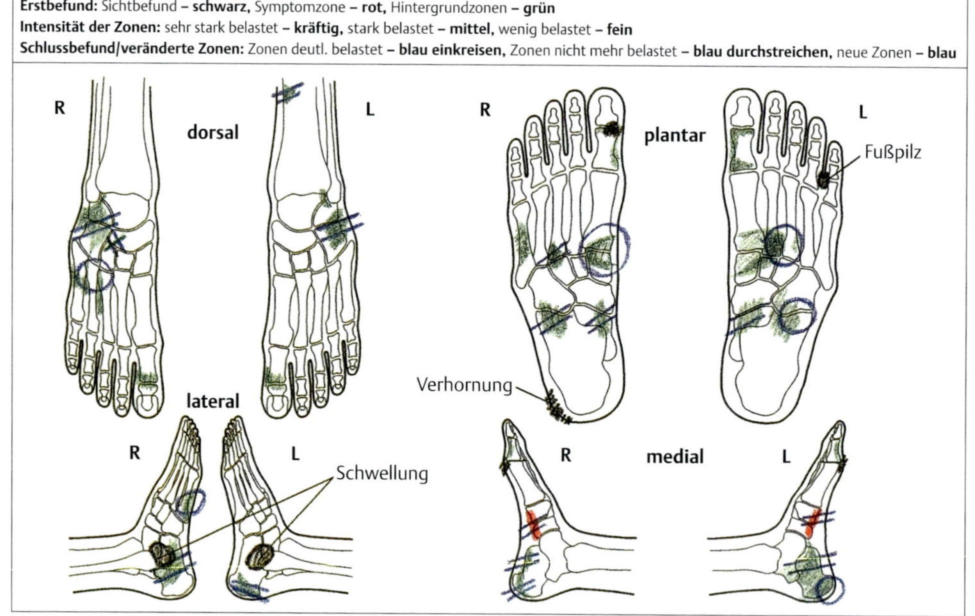

▸ **Abb. 11.1** Zentraler Teil der Befundkarte Reflexzonen am Fuß.

- Bei Langzeitkranken mit **neurologischen Erkrankungen** (z. B. Parkinson, Multiple Sklerose, Hemiplegie, Tetraplegie) ist die nervale Reizübermittlung partiell oder ganz gestört. Die vegetativen Zeichen (s. Kap. 4.2) sind zwar Hinweis für die Dosierungsgrenze und -möglichkeit, das Augenmerk wird jedoch deutlich mehr auf die Symptomzonen und deren funktionell zugeordnete Bereiche gerichtet. Beide Füße werden zusätzlich sanft neutral durchbewegt und warmmassiert.
- Bei Patienten, die starke **Schmerzmittel** bzw. psychovegetativ stark wirkende Arzneimittel über eine längere Zeit einnehmen (z. B. Psychopharmaka, allopathische Schlafmittel, Cortison, Betäubungsmittel). Da solche Medikamente die Symptomatik und ihre Hintergründe verschleiern können, ist ein Erstbefund oft nicht aussagekräftig.
- Bei **Langzeit-Suchtkranken** (Arzneimittelabusus, Alkoholabhängigkeit) ist ein Erstbefund meist auch nicht ergiebig, da die Reizwahrnehmungsfähigkeit stark herabgesetzt ist. Die Behandlung der Füße wird jedoch von diesen Patienten als sehr wohltuend und stabilisierend empfunden.
- Auch bei **Säuglingen** und **Kleinkindern** werden wegen der kleinen Arbeitsfläche die Füße ganz behandelt und die Symptomzonen entsprechend der augenblicklichen Erkrankung oder Belastung betont.
- Bei **Mehrfachbehinderten** wird ähnlich wie bei Kindern verfahren. Sie genießen diese Art der Zuwendung besonders und reagieren gut mit Verbesserung der Tätigkeit der Ausscheidungs- und Atemorgane, soweit ihre Regenerationskraft dies zulässt. Auch die taktilen Wahrnehmungen dieser Menschen können deutlich gefördert werden. Mehrfachbehinderte Kinder „behandeln“ sich mit großem Eifer und Interesse auch gegenseitig die Füße, wenn sie dazu angeleitet werden, und schulen so ihre feinmotorischen Bewegungen. Zudem pflegen sie auf diese Weise den zwischenmenschlichen Kontakt und sollten darin sehr unterstützt und bestätigt werden.

11.6 Abschluss der Erstbehandlung

11.6.1 Nachruhe

Denjenigen Patienten, die am Ende der Behandlung immer noch kühle oder kalte Füße haben, sollte die fehlende Wärme durch ein warmes Fußbad, einen Lichtbogen oder eine Wärmflasche zugeführt werden. Häufig wird jedoch die Temperatur der Füße schon dadurch normalisiert, dass ihnen die inzwischen vorgewärmten Socken oder Strümpfe wieder angezogen werden.

Je irritierter oder geschwächter ein Patient ist, desto wichtiger wird die **Ruhephase** sein, damit die gesetzten Heilimpulse gut verarbeitet werden können. Zur Nachruhe sollten sie warm zugedeckt und ungestört etwa 20 Minuten liegen können.

Viele unserer Patienten haben allerdings, wie wir selbst auch, eine gestörte Beziehung zur Zeit der Muße und Ruhe; sie missverstehen sie als Nichtstun und lassen sie zunächst oft nur mit schlechtem Gewissen über sich ergehen. „Wie lange **muss** ich nachruhen?“, lautet eine bezeichnende Frage.

Die kleine Zeitspanne direkt nach der Anstrengung der Behandlung könnte jedoch genauso ein erster Schritt sein, das Loslassen von Verspannungen körperlicher und seelischer Art und deren heilsame Wirkung in ihrer ganzen Tiefe zu erleben.

Aus dieser Überlegung sollten wir uns dafür einsetzen, dass die Nachruhe eine kleine **Oase der Erholung** wird, die die Patienten schätzen und auch zu Hause wieder in ihren Tagesablauf einzubeziehen lernen.

Damit es auch **uns** nach der Behandlung gut geht, sollten wir zur energetischen Neutralisierung gründlich die Hände waschen, den Raum gut lüften und etwas trinken (s. Kap. 7.5.4).

11.6.2 Selbstbeobachtungen der Patienten und deren Rückmeldungen

Bevor sich die Patienten auf den Heimweg begeben, sollten sie zur guten Beobachtung ihrer Befindensveränderungen bis zur nächsten Behandlung aufgefordert werden. Diese sind als **Reaktionen in den Behandlungsintervallen** (s. Kap. 14) zu bewerten und bedeuten individuelle Antworten auf den therapeutischen Impuls der RZF.

Sie können bereits in der Ruhephase einsetzen und beziehen sich auf die Stunden und Tage bis zur nächsten Behandlung. Derartige therapeutische „Hausaufgaben", wie sie auch die aufmerksame Beobachtung von Reaktionen darstellen, aktivieren zudem das Interesse an der Wirkung der RZF und an der eigenen Gesundheit.

Systeme, in denen Reaktionen beobachtet werden können

Wenn wir unsere Patienten gut informieren, welche Art von Rückmeldungen wir erwarten, bekommen wir meist brauchbare Aussagen von ihnen. Die im Folgenden aufgeführten Beispiele sind nur ein Ausschnitt aus der großen Skala möglicher **Reaktionen in den Behandlungsintervallen** (zur ausführlicheren Beschreibung s. Kap. 14).

Beispiele

- zur **Symptomatik:**
  „Ich kann den Arm etwas höher heben."
  „Die Halsschmerzen sind geringer geworden."
- zum **Kopf-Hals-Gebiet:**
  „Gestern Abend habe ich einen starken Druck in der Stirn verspürt; seit heute kommt wässriger Schnupfen dazu, der den Druck verringert."
- zur **Wirbelsäule** und zu den **Gelenken:**
  „Ich kann morgens ohne Kreuzschmerzen aufstehen."
  „Das rechte Knie war kurze Zeit beim Gehen in der Beweglichkeit eingeschränkt, das hat sich jetzt gelöst."
- zu **Niere und Blase:**
  „Gestern Nacht musste ich 2-mal aufstehen und Wasser lassen, der Urin war ganz hell, und ich habe jetzt, wie früher schon häufiger, wieder vermehrt Harndrang."
- zum **hormonellen und vegetativen** System:
  „Ich habe am gleichen Abend der Behandlung einen stärkeren Ausfluss gehabt, aber meine Regel kam fast ohne Schmerzen."
  „Ich fühle mich ruhiger und habe wesentlich weniger feuchte Hände als früher."
- zu **Atmung und Herz/Kreislauf:** „Mein Atem geht manchmal ganz von selbst bis tief ins Becken, das tut gut."
  „In der letzten Nacht bin ich an starkem Herzklopfen aufgewacht. Nach einer halben Stunde ließ es nach und ich habe gut weitergeschlafen."
- zum **Verdauungstrakt:**
  „Der Stuhlgang riecht übler als sonst, ich habe jedoch eine weitere Darmentleerung gehabt und fühle mich wohler im Bauch."
- zum **Lymphsystem:**
  „Meine Beine sind seit der Behandlung abends um die Knöchel weniger geschwollen."
  „Die Narbe im rechten Brustkorb schmerzt nicht mehr so stark, ich kann den Arm etwas leichter nach hinten drehen."
- zur **Haut:**
  „Der Juckreiz war am ersten Tag nach der Behandlung stärker, jetzt ist er wieder abgeklungen und die Haut sieht besser aus."
- zum **Schlafverhalten:**
  „Ich habe zwar weniger geschlafen, bin aber trotzdem recht munter aufgestanden."
  „Heute Morgen habe ich mich an einen ganz eigenartigen Traum erinnert, der mich noch beschäftigt."
- zur **Gemütslage:**
  „Am Abend nach der Behandlung habe ich unvermittelt geweint, es ist mir seither wohler."

Von Bedeutung sind oft auch **sonstige Veränderungen**, die unabhängig von der Wirkung der RZF eintreten, z. B. Veränderungen

- im Essverhalten,
- durch Reisen,
- im familiären und beruflichen Bereich,
- klimatischer Art.

Auch das Eintreten der Menstruation oder unvorhergesehene Ereignisse wie Unfälle oder Nachricht von erfreulichen oder bedrückenden Begebenheiten können Befindensveränderungen bewirken.

Bedeutung der Rückmeldungen

Für die **Therapierenden** sind die geschilderten Reaktionen während oder nach der Behandlung erste Hinweise, dass sich Zonen verändert haben bzw. alte verschwunden sein können. Dies ist in der jetzigen Behandlung zu berücksichtigen.

Die **Patienten** lernen, Vorgänge zu beobachten und zu berichten und mehr Verantwortung für sich selbst zu übernehmen.

Reaktionen in den Behandlungsintervallen beziehen sich nicht nur auf störende Veränderungen und unliebsame Akutisierungen der Krankheitserscheinungen, sondern sehr häufig auf das **Nachlassen der Schmerzen und Verschwinden der Symptome**.

11.7 Zusammenfassung

Das **Resultat einer Behandlung** hängt nach meiner Erfahrung von mehreren Faktoren ab, die von einem zum anderen Menschen variieren können:

1. von der **Qualität der gewählten Methode.** Die RZF zählt zu den Ordnungstherapien, d. h. zu den Behandlungen, bei denen mit der persönlichen Regenerationskraft und ohne einseitige Überbewertung bzw. Unterdrückung der Symptomatik gearbeitet wird.
2. von der **fachlichen** Qualität der Therapierenden. Mit der Komplexität der Krankheiten wächst der Anspruch an das Fachwissen und die Notwendigkeit einer guten Ausbildung.
3. von der **menschlichen** Qualität der Therapeuten, die bei jeder manuellen Arbeit eine Rolle spielt im Sinne von *per-sonare* (= hindurchtönen). Sensible Patienten fühlen, ob wir „bei der Sache“ sind oder von äußeren und inneren Störungen abgelenkt werden.
4. von der vorhandenen **Vitalität** und dem **Heilungswillen** des Patienten. Zwischen Krankheit, Regenerationskraft und Gesundheit bestehen sehr subtile und sich ständig verändernde Beziehungen. **Du Bois,** ein französischer Physiologe des 20. Jahrhunderts, kleidet diese Aspekte in folgende Formulierung: „Jeder Mensch reagiert auf sämtliche Faktoren seiner Umwelt, und die Art seiner Antwort ist das Maß seiner Gesundheit!“
5. vom **Krankheitshintergrund** des Menschen und den damit zusammenhängenden erworbenen und ererbten Belastungen und Erfahrungen.
6. von Einsicht und Bemühen der Patienten, den Heilungsprozess aktiv zu unterstützen, indem Vorschläge, die ihre **Lebensführung** verändern und verbessern können, bestmöglich umgesetzt werden.
7. vom **Lebens- und Schicksalsauftrag** des einzelnen Menschen, der durch seine Krankheit ganz persönliche Konstellationen als Chance zu einem inneren Reifungs- und Entwicklungsprozess angeboten bekommt.

Regeneration als Antwort auf eine Reflexzonenbehandlung am Fuß findet im Allgemeinen in 3 Phasen statt:

1. In der **Nachruhe** als Abschluss der Behandlung,
2. in den **Behandlungsintervallen** in Form von verschiedenen Reaktionen,
3. nach einer abgeschlossenen **Behandlungsserie**, vor allem wenn der Patient bereit ist, manches im bisherigen Lebenswandel zu tun oder, falls erforderlich, auch zu lassen.

12 Aufbau der Folge- und Schlussbehandlungen

12.1 Überblick

Nur die Erstbehandlung, die als Befunderstellung durchgeführt wird, lässt sich im Vorhinein festlegen, denn dabei werden immer, gleich wie das Krankheitsbild des Patienten heißt, **alle** Zonen systematisch auf abnorm reagierende Stellen überprüft.

Bei allen **Folgebehandlungen** werden verschiedene Gesichtspunkte einbezogen, die sich von einer Behandlung zur nächsten ändern können. Im Mittelpunkt einer jeden weiteren Behandlung bleiben diejenigen Zonen, die

- sich aus den geschilderten Patientenreaktionen ergeben,
- die beim Erstbefund als belastet eingezeichnet wurden und
- evtl. diejenigen, die im Verlauf der Behandlungsserie zusätzlich aktuell wurden.

Welche Zonen dies genau sind, erfahren wir, wenn wir folgende Punkte **vor** jeder neuen Behandlung berücksichtigen und erfragen:

1. **Blick auf den eingezeichneten Sicht- und Tastbefund.** Da bis zum Schlussbefund keine weiteren Einzeichnungen, sondern lediglich kurze schriftliche Notizen über die erlebten Reaktionen auf der Rückseite der Patientenkarte gemacht werden, verhilft der rot, grün und schwarz notierte **Erstbefund** jedes Mal wieder zu einem Überblick über die Anfangssituation.
2. **Erfragen von Veränderungen in der Symptomatik** (s. auch Kap. 11.3.3). Die Frage nach Veränderungen ihrer Beschwerden ist für die Patienten die wichtigste und wird deshalb zuerst gestellt, z. B.: „Wie geht es Ihrem Nacken?", „Hat sich die Empfindlichkeit des Magens verändert?" oder „Wie fühlt sich das rechte Knie heute beim Gehen an?" Da viele Menschen verlernt haben, Veränderungen ihres Befindens wahrzunehmen, wissen sie manchmal nicht so recht, was sie antworten sollen. Um zu einer therapeutisch brauchbaren Antwort zu kommen, können wir die Fragestellung präzisieren: „Sind Ihre Beschwerden seit der letzten Behandlung besser, sind sie schlechter, sind sie gleich geblieben?"
3. **Nachlesen der früher notierten Reaktionen.** Wir lesen auf der Rückseite der Patientenkarte kurz nach, welche Reaktionen wir in den vorhergegangenen Behandlungsintervallen notiert haben. Dadurch können wir uns ins Gedächtnis rufen, wie und in welchen Systemen der Patient bereits reagiert hat.
4. **Erfragen von Reaktionen seit der letzten Behandlung.**
   Erfahrungsgemäß treten Reaktionen am häufigsten auf bei den **Ausscheidungsorganen**:
   - Verdauungssystem
   - Harnwege
   - Haut und Schleimhäute

   Auch Veränderungen in der **Gemütslage** und in der **Schlafqualität** sind relativ häufig.
   Weitere Faktoren können Befindensveränderungen auslösen, ohne dass sie als Reaktion auf die RZF-Behandlung gewertet werden müssen:
   - familiäre und berufliche Umstellungen
   - Wetterveränderungen
   - andere Essgewohnheiten, Fasten, Reisen, Einladungen

   Veränderungen dieser Art werden bei der nächsten Behandlung ebenfalls berücksichtigt.
5. **Durchtasten der eingezeichneten Erstbefundzonen.** Um die persönliche Schilderung des Patienten über das jetzige Befinden und über die Reaktionen zu objektivieren, überprüfen wir kurz alle Zonen, die beim ersten Mal eingezeichnet wurden. So wissen wir, welche Zonen erneut einer Behandlung bedürfen. Manche der eingezeichneten Zonen werden **weniger empfindlich** sein, andere ganz **schmerzfrei**, manche werden, vielleicht wegen einer augenblicklichen deutlichen Reaktionsphase, vorübergehend **belasteter** sein, wenn z. B. als spontane Antwort auf den gesetzten therapeutischen Impuls die Ausscheidungsorgane aktiviert und zu intensiverer Tätigkeit angeregt werden.

12.1.1 Zusammenfassung

Aus dem Resultat der 5 aufgezählten Fragegruppen bekommen wir verwendbare Hinweise, welche Zonen bei der jeweiligen Folgebehandlung im Vordergrund stehen. Ob wir die Symptomzone als Erstes erfassen oder sie erst im späteren Verlauf der Behandlung einbeziehen, ist für das Resultat einer Behandlung nicht von großer Bedeutung.

Das Behandlungsergebnis hängt weniger von einer starr eingehaltenen Reihenfolge der zu therapierenden Zonengruppen ab als vom kompetenten, menschenorientierten Umgang mit den belasteten Stellen am Fuß und der situationsgerechten Dosierung.

12.2 Arbeitsweise in den Folgebehandlungen

12.2.1 Behandlung der belasteten Zonen

Während der Folgebehandlung werden die infrage kommenden Zonen mehrmals einige Sekunden lang in kurzen Intervallen von etwa 2 bis 3 Minuten mit dem therapeutischen Griff erfasst, meist 2-, 3- oder 4-mal. Durch die kleinen Behandlungspausen, die so für die einzelnen Zonen entstehen, kann sich die Wirkung des Griffes entfalten und das Gewebe wird bis zum neuerlich gesetzten Impuls bereits besser durchblutet und dadurch weniger schmerzempfindlich sein.

Eine Zone ist dann normalisiert, wenn
- sie deutlich weniger schmerzhaft ist und/oder
- keine vegetativen Überreaktionen mehr auslöst,
- sie sich beim Palpieren weich und warm anfühlt und wenn
- das Gewebe einen rosigen Schimmer zeigt.

Variationen der Behandlung

Falls sich einzelne Zonen auch nach mehrmals wiederholten Sekundenimpulsen noch außergewöhnlich schmerzhaft zeigen, kann ein betont langsames **„Einschleichen“** in die Tiefe des Gewebes erfolgen: Unter Berücksichtigung der Schmerzgrenze des Patienten wird der Griff jedes Mal mit behutsam gesteigerter Intensität durchgeführt und abgewartet, bis der Schmerz abebbt. Erst dann folgt der nächste Schritt. Diese Variation ist ähnlich aufgebaut wie **der sedierende Verweilgriff** (s. Kap. 3.2.5).

Wenn eine Zone bereits bei der ersten Berührung sehr schmerzhaft ist, kann ebenfalls auf diese Weise mit dem variierten Verweilgriff gearbeitet werden. Falls zusätzlich zum Schmerz starke vegetative Überreaktionen in einer Zone ausgelöst wurden, genügt es meist, die Daumen- bzw. Fingerbeere sanft und ruhig auf die Zone zu legen, bis sich das Befinden des Patienten stabilisiert hat.

12.2.2 Setzen von Schwerpunkten

Es ist nicht notwendig, dass wir jedes Mal sämtliche gestörten Zonen gleichwertig erfassen, wir sollten jedoch mit der Zeit durch Übung und Beobachtung aus der Befragung **vor** der Behandlung **Schwerpunkte** erkennen. In der Regel sind pro Behandlung 6 bis 8 Zonen, manchmal auch einige mehr, betont und gezielt zu erfassen.

Therapie als dynamischer Prozess teilt sich, ähnlich dem Steinwurf im Wasser, in ihrer Wirkung immer auch weiteren, funktionell zugeordneten Zonenbereichen mit und wirkt als **Umstimmung auf das Ganze**.

Aus meiner Praxis

Im ersten Jahr meiner Unterrichtstätigkeit erkannte ich die organfern wirkende Dynamik einer Behandlung sehr deutlich durch die Rückmeldung einer Kursteilnehmerin. Sie berichtete am zweiten Kurstag, dass sie ihre Menstruation eine Woche verfrüht bekommen habe, „obwohl wir gestern doch erst die Zonen des Kopfes und des Halses behandelt hatten“.
Beim Hinweis, dass innerhalb der praktischen Übungen im Kopf-Hals-Gebiet bereits die Hypophysen- und Schilddrüsenzonen miterfasst wurden, war ihr die Reaktion verständlich, zumal sie auch sonst bei Orts- und Arbeitsveränderungen ähnlich reagierte.

12.3

Schlussbehandlung

Wenn möglich, sollte nach einer Serie von RZF eine abschließende Behandlung stattfinden. Sie dient der objektiven Überprüfung aller Zonen und gibt Patienten und Therapeuten die Möglichkeit, sich einen Überblick über das **Behandlungsresultat** zu verschaffen.

12.3.1 Durchführung des Schlussbefundes

Wie beim Beginn der Behandlungsserie wird ein **Sichtbefund** erstellt, um vergleichend zu beobachten, welche Veränderungen

- in der Statik des Fußes,
- im Gewebe und
- an Haut und Nägeln

stattgefunden haben.

Dann werden alle Zonen im Sinne des **Tastbefundes** nochmals kurz überprüft, um die Schilderungen der Patienten über Veränderung ihrer Beschwerden zu objektivieren.

Einzeichnen des Schlussbefundes

Aus praktischen Gründen verwenden wir die gleiche Patientenkarte wie beim ersten Befund und notieren das Resultat mit der Farbe **Blau:**

- Nach wie vor deutlich belastete Zonen blau **einkreisen**.
- Nicht mehr belastete Zonen blau **durchstreichen**.
- Neu entstandene Zonen blau **hinzufügen**.

In der gleichen graduellen Unterscheidung wie beim Erstbefund werden mit der Farbe Blau sehr stark belastete Zonen **kräftig** eingezeichnet, stark belastete **weniger kräftig** und wenig belastete mit **feinem** Strich.

12.3.2 Zusammenfassung

Es ist nicht das erste und einzige Ziel einer Behandlungsserie, dass am Ende keinerlei schmerzhafte Fußpunkte mehr vorhanden sind, sondern dass es dem Patienten subjektiv so weit wie möglich besser geht.

Eine deutliche Verbesserung bis hin zur völligen Ausheilung der Beschwerden ist bei Patienten mit **akuten**, kurzfristig aufgetretenen Krankheiten am ehesten zu erwarten, vor allem, wenn sie über ein gutes Maß an körperlicher und psychischer Regenerationskraft verfügen. Auch wenn nach 6 oder 8 Behandlungen weiterhin etwas belastete Zonen zu tasten sind, kann die Behandlung abgeschlossen werden, denn **manches reguliert die Zeit von selbst**.

Chronisch Kranke weisen immer wieder einen so starken Heilwillen auf, dass sich vieles an belastender Symptomatik **mildern** lässt oder gravierende Schmerzen leichter ertragen werden, weil die Gesamtvitalität durch die RZF mobilisiert worden ist.

Bei chronisch Kranken können sich viele Zonen qualitativ verändern und über einen bestimmten Zeitraum sogar deutlich verbessern. Diese Patienten brauchen jedoch immer wieder erneute Therapieangebote und sollten, zusätzlich zu anderen regenerierenden Anwendungen, jedes Jahr 1 bis 2 kürzere Serien von Reflexzonenbehandlungen bekommen.

13 Dauer und Intervalle der Behandlungen

13.1 Dauer des Erstbefundes und der Folgebehandlungen

Für die **Erstbefundung** sollten wir uns, vor allem als Anfänger, ausreichend Zeit lassen, denn das Neue braucht Ruhe und Übung. Ich habe zu Beginn meiner Praxistätigkeit neue Patienten oft als Letzte abends bestellt oder mir eine doppelte Behandlungszeit eingeräumt.

Zu Beginn ist eine volle Stunde ein gutes Maß für den Erstbefund; es gibt zudem Gelegenheit, einander etwas näher kennenzulernen. Mit mehr Erfahrung reichen später auch etwa 45 Minuten.

Die **Folgebehandlungen** sind wesentlich kürzer, etwa 20 bis 30 Minuten. Bei den Folgebehandlungen entsteht jedoch durch die stattgefundenen Reaktionen fast immer eine **veränderte Auswahl** der neuerlich zu behandelnden Zonen. Daraus ergibt sich die Notwendigkeit einer zeitlichen Flexibilität, denn

- in einer akuten Reaktionsphase können 15 Minuten schon genug sein,
- bei der nächsten Behandlung ist vielleicht zusätzlich Zeit für ein kleines Gespräch notwendig,
- ein weiteres Mal kommen, z.B. durch eine beginnende Erkältung, möglicherweise neue Zonen hinzu.

13.2 Behandlungsintervalle

Üblicherweise wird die RZF wie andere Methoden aus der physikalischen Therapie angeboten, d.h. 2- bis 3-mal wöchentlich.

Manchmal ist die Möglichkeit zur Umstimmung deutlicher, wenn 3 bis 4 Tage hintereinander behandelt wird, vor allem, wenn die Reaktionslage stabil ist und die Nachruhe konsequent eingehalten wird.

Bei **akuten** Schmerzzuständen wird täglich oder sogar mehrmals täglich im Sinne einer Akutbehandlung gearbeitet (s. Kap. 16).

Bei **chronisch** Kranken und Langzeitpatienten, deren Krankheitsbild dies erlaubt, kann nach einer anfänglichen Bündelung der Behandlungen die Häufigkeit langsam herabgesetzt werden bis zu einmal wöchentlich, einmal 14-täglich oder einmal monatlich.

1 bis 2 konzentrierte **Serien** im Jahr mit dazwischenliegenden längeren Pausen, in denen evtl. andere Behandlungen angeboten werden, sind für **chronisch** Kranke meist wirksamer als kontinuierliches Therapieren nach derselben Methode.

13.3 Dauer einer Behandlungsserie

Eine Serie sollte so lange dauern, wie die Patienten auf die therapeutischen Maßnahmen mit einer **Veränderung** bzw. **Verbesserung** des Zustandes reagieren. Das sind üblicherweise 6 bis 12 Behandlungen.

Bei gut ausgeprägter Regenerationskraft genügt auch eine geringere Anzahl; bei reaktionsträgen Patienten können bis zu 15, 20 oder auch mehr Behandlungen in Frage kommen.

Aus Respekt vor der Selbstständigkeit und Eigenverantwortung lasse ich die Patienten selbst entscheiden, wann sie den Zeitpunkt für eine weitere Serie für richtig und wichtig halten, und gebe lediglich therapeutische Empfehlungen, die sich am vorliegenden Krankheitsbild orientieren.

Die Erfahrung zeigt, dass durch die erste Behandlungsserie bereits eine **gute Grundlage** für weitere Serien gelegt wurde, sodass dann meist weniger Behandlungen erforderlich sind.

14 Reaktionen in den Behandlungsintervallen

14.1 Allgemeines

Reaktionen in den Zeiten zwischen 2 Behandlungen sind Antworten auf die Therapie und zeigen sich als Veränderungen im Befinden der Patienten. Häufig treten sie zwischen der **zweiten** und **sechsten Behandlung** auf, dauern meist einige Stunden, manchmal auch Tage und zeichnen sich durch große Vielfalt aus. Das Prinzip, dass eine Kette so stark ist wie ihr schwächstes Glied, bestätigt sich in der Weise, dass besonders betroffene und geschwächte Organe oder Systeme oft zuerst reagieren.

Reaktionen sind ein wichtiges Durchgangsstadium in Richtung Gesundheit und können sich in allen Ebenen und Schichten des Menschen zeigen.

Am offensichtlichsten wahrnehmbar sind Reaktionen zunächst in der körperlichen Ebene. Hier sind es oft die **Ausscheidungsorgane**, die das probate Vehikel zur Ausleitung vorhandener Toxine, Schadstoffe, Stoffwechselrückstände und -endprodukte aus dem Körperinneren darstellen.

Die **Hering'sche Regel** (benannt nach dem homöopathischen Arzt C. Hering, 1800–1880) trifft häufig auch auf die Reaktions- und Ausheilungsphasen der RZF zu, v. a. bei chronisch Kranken:

- Die Symptome verschwinden von innen nach außen und/oder
- von oben nach unten und/oder
- in der umgekehrten Reihenfolge ihrer Entstehung.

Vom **therapeutischen** Gesichtspunkt aus sind Reaktionen grundsätzlich sinnvoll und notwendig, denn meist sind ohne Reaktionen keine Veränderungen des jetzigen Zustandes zu erreichen.

Aus **Patientensicht** können Reaktionen in angenehmer oder in störender Weise verlaufen, sie sind jedoch in jedem Fall positiv zu werten, selbst wenn sie aus Unkenntnis der inneren Zusammenhänge von ihnen manchmal subjektiv als „Verschlechterung" bezeichnet werden.

Der Vergleich mit einem etwas turbulenten Frühjahrsputz im „Haus Mensch" hilft manchen gut durch die akute Phase der Reaktionen und fördert das Verständnis dafür, dass gerade die unliebsamen Begleiterscheinungen im Regenerationsprozess wichtige Chancen zur Verbesserung in sich tragen.

Die **spezielle Art der Reaktionen**

- ist an den inneren und äußeren Krankheitshintergrund des Patienten gebunden,
- vermittelt einen Überblick über frühere und jetzige Belastungen und
- weist auf verfügbare und aktivierbare Möglichkeiten und Ressourcen hin, die augenblickliche Phase seines Befindens zu verändern und zu verbessern.

14.2 Die häufigsten Reaktionen

Bei der folgenden Auflistung ist zu bedenken, dass biologische Vorgänge keiner schematisch-linearen Abgrenzung unterstehen, sondern sich immer

- vernetzt,
- systemübergreifend und
- rhythmisch-lebendig

zeigen.

> Das Resultat einer jeden Behandlung hängt auch in Bezug auf Reaktionen und deren Auswirkungen primär von der **gesamten Regenerationsfähigkeit** des Menschen ab und **nicht** vom Namen seiner Krankheit. Oft ist die **Verbesserung** der Beschwerden die erste und ermutigende Reaktion.

14.2.1 Kopf und Hals

Kopfschmerzen verschiedener Art und Herkunft klingen manchmal nach einer kurzen Phase der Reaktivierung ab.

Stirn- und Kieferhöhlen scheiden Sekrete aus, wässrig oder zäh in ihrer Konsistenz.

Blutdruckwerte und ihre Amplitude können sich sowohl bei Hyper- als auch bei Hypotonikern verändern.

Die Bindehaut der Augen reagiert bei Allergien häufig mit Abklingen des Exsudates und verminderter Rötung und Schwellung.

Chronische Entzündungsneigungen in Nasen-Rachen-Raum und Hals heilen aus.

14.2.2 Wirbelsäule, Thorax, Gelenke und Muskelgruppen

Funktionelle Beschwerden in der Wirbelsäule (z. B. Schmerzen nach Unfällen, Ischialgien) und Bewegungseinschränkungen der großen und kleinen Gelenke verbessern sich, manchmal einhergehend mit einer kurzen, akuten Schmerzphase.

Die Qualität der Aufrichtung und Haltung verbessert sich.

Myogelosen, vor allem im Bereich des Schultergürtels und Rückens, werden weniger schmerzhaft bzw. verschwinden ganz, da sich der Muskeltonus normalisiert.

14.2.3 Harnableitende Wege

Oft scheiden Niere und Blase mehr Harn aus. Er wird trüber oder auch klarer, riecht zum Teil auffällig und kann bei der Harnuntersuchung vermehrt harnpflichtige Substanzen aufweisen.

Bei Patienten, die durch eine **Reizblase** tagsüber oder auch nachts häufig gestört werden, lässt bei guter Reaktionslage die Überreizung meist mit wenigen Behandlungen deutlich nach.

Praktischer Hinweis

Falls sich die Blasenreizung in eine **fieberhafte Entzündung** verändert, sind die Grenzen des Berufes und der Methode zu respektieren und ggf. ein Arzt hinzuzuziehen. Bei solchen Entscheidungen ist für den weiteren Verlauf bedeutsam, dass die Symptomatik nicht unterdrückt wird, sondern durch Arzneimittel, die die Heilkraft unterstützen, eine tiefer greifende Umstimmung in den belasteten Hintergrundsystemen stattfinden kann.

14.2.4 Hormonelles System und Vegetativum

Bei vielen Patienten, deren endokrine Funktionen gestört sind, kann die RZF eine unterstützende Begleittherapie darstellen. Bei Einnahme von Hormonen muss und kann mit zusätzlichen Reaktionen durch die Behandlung gerechnet werden (s. Kap. 16.3).

Da die **Menstruation** eine hormonell bedingte Schleimhautreaktion darstellt, können sich die Ausscheidungen während der Menses verändern. Es fließt mehr bzw. weniger menstruelles Blut, die starken Schmerzen vor oder während der Regel lassen deutlich nach. Ausfluss kann neu entstehen bzw. ein bestehender kann verschwinden. **Gynäkologische funktionelle Störungen stellen eine der besten Indikationen für die RZF dar!**

Immer wieder verschiebt sich auch der Zyklus in seiner Länge und in seinen Intervallen bei vegetativ und hormonell geschwächten Frauen, meist so, dass die nächste Menstruation früher kommt. **Sehr selten** wurde beobachtet, dass sich auch Intrauterinpessare in ihrer Lage verändern oder sich der menstruelle Zyklus trotz Einnahme eines Antikonzeptivums verschiebt. Außerdem ist nicht allen Frauen bewusst genug, dass oral eingenommene Antikonzeptiva ihre Wirkung bei starken Durchfällen **verlieren** können, weil der Organismus sie dann nicht aufnehmen kann. Sorgfaltspflicht der Information!

Bei **Diabetikern** ist eine häufigere Kontrolle des Blutzuckerspiegels besonders wichtig, da sich die Blutzuckerwerte schon durch die erste Behandlung deutlich verändern können.

Patienten mit **Hyperthyreose** reagieren auf eine gut dosierte Behandlung mit größerer Ausgeglichenheit und Ruhe. Sie sollten, wenn möglich, vormittags behandelt werden, da sie sonst im Nachtschlaf gestört werden können.

14.2.5 Atmung, Herz und Kreislauf

Eine der häufigsten Beobachtungen ist die einer Atemregulierung im Sinne der vertieften und ruhigeren Atmung. Patienten mit Asthma, Bronchitis oder Bronchiektasen husten leichter ab, der Schleim kann vielfältig in Farbe, Konsistenz und Geruch sein.

Funktionelle Herzbeschwerden wie Tachykardien und leichtere pektanginöse Beschwerden lassen in ihren störenden Auswirkungen nach. Viele schildern schon nach einigen Behandlungen, dass sich die **chronisch kalten Füße** in der Durchblutung normalisiert bzw. venöse und lymphatische Stauungen gebessert haben.

Praktischer Hinweis
Bei Patienten mit schwerwiegenden Funktions- oder Organerkrankungen des Herzens sollte die Herzzone als Symptomzone nicht in den Mittelpunkt des therapeutischen Interesses gestellt werden, da sich sonst die Beschwerden verstärken können (s. Kap. 16.3).

14.2.6 Verdauungstrakt

Die Darmausscheidungen werden meist voluminöser und häufiger, vorübergehend auch übelriechend, schleimig und missfarben. Flatulenz wird vermehrt oder auch vermindert.

Selten ist spontanes Erbrechen oder ein, 2 Tage lang Durchfall. Bei länger anhaltender Diarrhö ist eine genauere diagnostische Untersuchung angezeigt.

Aphthen und Soor im Mundbereich können abklingen, Hämorrhoidenschmerzen nachlassen.

Praktischer Hinweis
Bei Patienten mit **chronischen** Darmleiden (Colitis ulcerosa, Colitis mucosa, Morbus Crohn) sollte die Darmzone nie kräftig tonisierend behandelt werden, da durch die zu starke Irritation ein vermehrter Flüssigkeitsverlust und eine weitere Störung im Elektrolythaushalt entstehen kann (s. auch Kap. 21.7, Kap. 16.3).

14.2.7 Lymphsystem

Patienten, die primär oder sekundär im Lymphbereich belastet sind, reagieren auf die RZF oft mit deutlich vermehrter Diurese. Bei Frauen nach einer Mamma-Amputation kann oft eine messbare **Verringerung des Umfanges** der gestauten Arme beobachtet werden. Dies schon durch die hier beschriebene RZF, gezielter noch mit der speziellen Behandlung der Reflexzonen des Lymphsystems (s. Kap. 23).

Tagsüber entstehende Aufquellungen in Füßen und Beinen lassen nach. Die Neigung zu chronischen Erkältungskrankheiten im Kopf- und Halsgebiet nimmt ab, besonders bei Kindern, die heutzutage oft schon von klein auf lymphatisch belastet sind (s. Kap. 22).

14.2.8 Haut

Sie wird aktiver in ihrer Ausscheidungs- und Aufnahmebereitschaft und wirkt dadurch gesünder. Die Schweißbildung kann sich je nach Ausgangslage des Patienten zunächst verstärken oder auch abschwächen. Ab und zu zeigen sich kurzfristig Eiterbläschen oder Nesselausschlag.

Immer wieder tritt ein störender und unangenehmer Körpergeruch auf, der keinesfalls mit künstlichen Deodorants unterdrückt werden sollte. (Ernährungsgewohnheiten überprüfen und ggf. ändern!)

Bestehende akute oder chronische Hautirritationen und -erkrankungen, z. B. Ekzeme, lassen in der Symptomatik nach; manchmal verstärkt sich die Symptomatik kurzfristig. Offene Hautstellen zwischen den Zehen heilen oft von selbst nach einigen Behandlungen ab.

Praktischer Hinweis
Wenn die akuten Hautreaktionen länger anhalten oder sich deutlich verschlimmern, ist zu einer Zwischenkonsultation beim Arzt zu raten, um diesen Prozess mit entsprechenden Arzneimitteln zu verkürzen, am besten mit solchen, die nicht nur oberflächlich Symptome unterdrücken. Die **Klassische Homöopathie** bietet hierbei vielfache Möglichkeiten der tiefgreifenden Behandlung. Eine konsequente Ernährungsordnung ist unerlässlich.

14.2.9 Schleimhautbereiche

Die Nasen-Rachen- und Bronchialschleimhaut reinigt und erholt sich, indem sie Sekrete vermehrt oder vermindert ausscheidet.

Bei Frauen und Männern kann sich Ausfluss aus Scheide bzw. Harnröhre einstellen, manchmal so konzentriert, dass das Schleimhaut- und Hautgewebe der Unterleibsorgane gereizt wird. Häufiger jedoch lässt, vor allem bei Frauen, ein bestehender **Fluor** deutlich nach, verändert sich in Geruch und Farbe und verschwindet ganz.

Bei Frauen sind häufiger als bei Männern die Auskleidungen der Genitalorgane chronisch rezidivierend mit Pilzbefall belastet. Die Behandlung über die Fußreflexzonen sollte von einer gezielten Nahrungsumstellung begleitet werden, um das gesamte Schleimhautmilieu auch vom Darm her zu verbessern (v. a. Zucker meiden!).

14.2.10 Erhöhte Temperatur und Fieber

Ein kurzfristiger Fieberschub und erhöhte Temperatur als Reaktion auf die RZF sind meist der offensichtliche Versuch, Belastungs- und Schadstoffe körperintern zu verarbeiten.

Fieber ist in diesem Fall das Zeichen eines **gesunden Abwehrsystems** und sollte nicht mit Antibiotika bekämpft werden, denn dies verschleiert den Verlauf der Krankheit, da lediglich die Symptome unterdrückt werden. Ob und wann die Verabreichung von Antibiotika für einen speziellen Krankheitsverlauf unerlässlich ist, entscheidet der Arzt in Absprache mit dem Patienten.

Praktischer Hinweis

Außer den bekannten Wadenwickeln wirkt bei Fieber ein **Einlauf** als häusliche Maßnahme auf natürliche Weise entlastend und temperaturregulierend [40].

14.2.11 Akutisierung früherer Erkrankungen

Nicht ausgeheilte oder unterdrückte frühere Erkrankungen können kurzfristig und meist abgeschwächt wieder aufflackern. Diese Reaktion ist **nicht im Sinne einer Verschlimmerung** zu werten, sondern zeigt an, dass eine Ordnungstherapie chronische, verborgene Prozesse über eine akute Phase in Richtung Heilung führen kann.

Praktischer Hinweis

Bei guter Vitalität der Patienten gelingt es, eine ganze Reihe früherer Krankheiten kurzfristig zu reaktivieren und zum Ausheilen anzuregen, im Sinne einer „regressiven Vikariation zum Abbau der in den Depositionsphasen angehäuften Noxen“ [43]. Dies ist keinesfalls bedenklich, erfordert aber eine gute Zusammenarbeit zwischen Therapierenden und Ärzten und eine klare psychologische Führung der Patienten.

14.2.12 Schlaf und Träume

Hinsichtlich Schlafqualität und -quantität reagieren manche Patienten mit wesentlich intensiverem Schlafbedürfnis, dem dringend nachgegeben werden sollte; andere sind besonders unruhig oder brauchen weniger Schlaf als sonst und sind am nächsten Tag trotzdem frischer und leistungsfähiger.

Träume, sowohl angenehme als auch beängstigende, sind bedeutsame Signale aus dem Unbewussten und leisten wichtige seelische „Aufräumarbeit“. Mitunter wäre auch hier angezeigt, auf begleitende Hilfe eines guten Psychotherapeuten oder verantwortlich geleitete Selbsterfahrungsgruppen zu verweisen, damit alte, bislang unbewusste oder verdrängte Probleme leichter verarbeitet werden können.

Wenn Kranke zur Aufarbeitung der anstehenden Lebensthematik ihr Inneres einer professionellen Person anvertrauen, ist deren absolute Integrität und Glaubwürdigkeit von entscheidender Bedeutung.

14.2.13 Gemütsebene und seelische Befindlichkeit

Unruhe und Angstzustände können ab und zu als kurze Erstreaktion einige Stunden lang zunehmen, oft jedoch stellt sich durch die Berührung der Füße das Gefühl ein, „nicht mehr in der Luft zu hängen“ und weniger nervös, unentschlossen und ängstlich zu sein.

Zunehmende innere Wachheit und Ausgewogenheit kann sich zeigen in

- der offeneren Begegnung mit anderen Menschen,
- der freieren Äußerung von Gefühlen wie Lachen, Weinen, Zuwendung, Freude, Zorn,
- größerer Bereitschaft zu eigenen Unternehmungen und Veränderungen und
- im aktiven Bemühen, im Familien- und Freundeskreis seinen eigenen Platz zu finden.

Es ist allgemein zu wenig bekannt bzw. wird infrage gestellt, dass uns in der **Klassischen Homöopathie** [45] seit Samuel Hahnemann Mittel und Wege zur Verfügung stehen, in die ererbten Belastungen und Tiefenschichten des Menschen, und damit auch in sein Wesen und seine Gefühlswelt, klärend, reinigend und stärkend einzugreifen.

14.3

Der Umgang mit heftigen Reaktionen

14.3.1 Allgemeines

Falls Reaktionsschübe unvermittelt stark auftreten (selten!), können wir verschiedene Varianten der Versorgung und Betreuung der Patienten wählen. Sie brauchen jedoch immer die Bestätigung, dass wir in solchen Zeiten verlässliche Ansprechpartner sind, die ggf. mit dem Fach- oder Hausarzt Kontakt aufnehmen und diesen informieren, dass es sich um Reaktionen auf den Behandlungsreiz und **nicht** um eine neue Krankheit handelt. Damit helfen wir unter günstigen Umständen zu vermeiden, dass Arzneimittel gegeben werden, die die Symptomatik lediglich wieder verdecken und unterdrücken.

14.3.2 Betreuung während starker Reaktionsabläufe

Verschiedene Möglichkeiten:

- Wir bieten eine **Zwischenbehandlung** an, in der die akuten Symptome im Mittelpunkt stehen (s. Kap. 16).
- Eine Behandlung kann **übersprungen** werden, damit die Intensität der Reaktionen in Ruhe abklingt.
- Wenn Patienten überängstlich sind, werden sie evtl. täglich, ab und zu auch **mehrmals täglich kurz** behandelt und betreut. Wir wählen dabei bevorzugt Ausgleichsgriffe, durch die sich das Vegetativum erholen kann. Die Behandlungszeit ist meist auf 10 bis 15 Minuten beschränkt.
- Bei der nächsten Behandlung steht nicht die Symptomatik im Vordergrund, sondern die zugeordneten Organ- oder Systemgruppen, durch deren Behandlung die heftigen Reaktionen im symptomatischen Bereich gemildert werden. Dabei haben die **Hintergrundzonen** eine besondere Bedeutung, da sie die Basis betreffen, auf der die Symptomatik entstehen konnte.

Beispiele

Heftige Kopfschmerzen. Hier können die Darm-, Oberbauch- oder Genitalzonen tonisierend behandelt werden, denn bei sehr vielen liegen die Ursachen für Kopfschmerzen im Verdauungstrakt bzw. bei Frauen auch im Unterleibsbereich.

Starke Erkältungen im Kopf-Hals-Bereich. Wir setzen den tonisierenden Reiz in den Kleinbeckenorganen, im Lymphsystem und im Darm (Entwicklung der Schleimhäute aus dem gleichen Keimblatt).

Akutes Asthma. Die Patienten reagieren in der Regel gut auf Tonisieren der Zonen Nebennieren, Dünndarm (starke Übersäuerung), Leber und Gallenblase, Beckenboden mit Anus und auf Ausgleichsgriffe. (Sphinktermuskeln reagieren auf Stressreize meist mit Spastizität.)

14.3.3 Beispiele für besonders heftige Reaktionen

Es kommt sehr selten vor, dass

- ein latenter Kopfschmerz sich zur **Migräne** entwickelt,
- am ganzen Körper ein starker **Nesselausschlag** auftritt, der meist nach wenigen Tagen ohne eine spezielle Behandlung wieder abklingt,
- wir eine **Nieren-** oder **Gallenkolik** auslösen,
- eine starke **Durchfallphase** eine intensive Reinigung des Darmes anzeigt,
- die Patienten akute **Zahnschmerzen** bekommen,
- bei einer Frau im Klimakterium eine unerwartete **Unterleibsblutung** auftritt.

Wir begleiten die Patienten auch in solchen Phasen wie im vorigen Kapitel vorgeschlagen. Ob und wann zusätzlich lindernde Arzneimittel verabreicht werden, entscheidet sich meist aus der gegebenen Situation, die oft nicht zum ersten Mal auftritt und bei der die Betroffenen dann auf frühere Verhaltensstrategien zurückgreifen können.

Die Sorgfaltspflicht erfordert jedoch, dass Reaktionen, die den Verdacht auf schwerwiegendere, bislang unerkannte Krankheiten nahelegen, immer und unverzüglich dem behandelnden Arzt mitgeteilt werden.

Aus meiner Praxis

Im Verlauf von vielen Jahren habe ich 3-mal erlebt – 2-mal bei Kindern, 1-mal bei einer jungen Frau –, dass sich eine chronische lymphatische Grundbelastung durch die RZF über Fieber, Übelkeit und Schmerzen in eine **akute Appendizitis** verändert hat, die eine Operation erforderlich machte. Die Kinder und die Patientin wurden postoperativ mit RZF weiterbehandelt und zeigten sich im Endergebnis wesentlich stabiler und leistungsfähiger als früher.

Viel häufiger haben sich jedoch die chronisch rezidivierenden Beschwerden im rechten Unterbauch, vor allem bei Kindern – manchmal auch über eine leichte, kurzfristige Akutisierung –, mit einer oder mehreren Serien von RZF ganz normalisiert.

14.4 Negative Reaktionen, neu entstehende Erkrankungen

Wirklich negative Reaktionen, die die vorhandene Situation offensichtlich und längerfristig verschlimmern, können dann entstehen, wenn

- zu lang behandelt und zu stark dosiert wurde,
- die Symptomatik überbetont und einseitig im Mittelpunkt der Behandlung stand und/oder
- die Kontraindikationen nicht beachtet wurden.

Die Menschen sind heutzutage differenzierter und dadurch oft auch schneller belastet als früher. Die Reizüberflutung auf vielen Ebenen und die Medikamenteneinnahme haben deutlich zugenommen.

Wir sollten deshalb bei auffällig geschwächten und von einer Vielzahl von Medikamenten belasteten Patienten die Reaktionen in den Behandlungsintervallen besonders gut beobachten, um zu erkennen, wann eine Reaktionsphase **zu lange dauert** oder sich **verselbstständigt** und sich unter ungünstigen Umständen daraus eine neue oder andere Krankheit entwickelt **(sehr selten!)**.

14.5 Zusammenfassung

Üblicherweise klingen Reaktionen als direkte Antwort auf den gesetzten Therapieimpuls bereits nach Stunden, manchmal auch erst nach 3 bis 6 Tagen ab. Dauern sie länger an, sollte der Hintergrund der verzögerten Reaktionslage gründlich eruiert werden.

Bei der heutigen Vielzahl von Behandlungsangeboten und in Anbetracht der Tatsache, dass diese nicht immer gesundheitsorientierten Motiven entspringen, sollten **alle** Beteiligten (diejenigen, die verordnen, diejenigen, die die Behandlung durchführen, und diejenigen, die sie bekommen) ihren Einfluss geltend machen, dass nicht **zu viele verschiedene** Anwendungen zu kurz aufeinander folgen.

Vor allem sollten reizspezifische Behandlungen ihre Wirkung mindestens einige Stunden, wenn nicht sogar einen ganzen Tag, von anderen Therapieformen ungestört, entfalten können.

Dies setzt einen guten professionellen Ein- und Überblick über die heute gängigen Therapieformen und deren Wirkungsweise voraus.

In Kap. 16.3 sind ergänzende Informationen aufgelistet.

15 Rechts-links-Austauschbarkeit der Reflexzonen am Fuß

15.1 Grundlagen

Seit Jahrzehnten hatte sich meist die Körperzoneneinteilung von William FitzGerald im Sinne der seiten**gleichen** Zuordnung in den Füßen bewährt, auch in meiner Praxis. Entgegen dieser Regel beobachtete ich jedoch ab und zu, dass bei bilateral angelegten Organen, Gelenken und Muskelgruppen diejenige Stelle am Fuß, die der symptom**freien** im Körper entsprach, genauso stark oder sogar noch stärker auf den Behandlungsreiz ansprach als die betroffene.

Ich ordnete dies zunächst dem Prinzip der kontralateralen Wirkungen zu, die mir aus der physikalischen Therapie bekannt waren (s. Kap. 18.4). Später wurden meine Beobachtungen einer Rechts-links-Beziehung der symptomatisch betroffenen Bereiche aber von praxiserfahrenen Ärzten aus der **Akupunktur** und **Neuraltherapie** bestätigt.

Allmählich begann ich dann, bei manchen Patienten gezielt nur die Seite zu behandeln, die nach der bisherigen Zonenzuordnung der beschwerde**freien** Körperseite entsprach; d. h., ich behandelte die Zone der Schulter nur am **linken** Fuß, obwohl **rechts** eine Schulterverletzung vorlag. Die Schmerzempfindlichkeit an den neu gewählten Stellen erwies sich zwar nicht als einheitlich, doch waren die Ergebnisse auffällig genug, um mich weiterhin stark zu beschäftigen.

Im Laufe meiner jahrelangen Beobachtungen ging ich dazu über, auch die Reflexzonen der **unilateral** angelegten Organe zu überprüfen. Ich beobachtete, dass z. B. die Stelle, die am rechten Fuß der Gallenblasenzone entsprach, bei manchen Patienten links genauso stark oder noch stärker ansprach. Mehr als einmal löste sich eigenartigerweise eine akute Gallenkolik ausschließlich und spontan nur durch die Behandlung am **linken** Fuß. Es zeigte sich deutlich, dass die Rechts-links-Umkehrung so oft vorhanden war, dass ich sie nicht nur als zufällig abtun konnte.

Zunächst ganz unerwartet, unterstützten mich seit Jahren Kursteilnehmer in der Weise, dass sie mit eigenen, ähnlichen Beobachtungen zur Rechts-links-Wechselwirkung in die weiterführenden Kurse kamen und sich ihrerseits durch meine Praxiserfahrungen in ihren Beobachtungen bestätigt fanden.

Die Hintergründe bewogen mich, die bis dahin gewohnte und ausschließliche FitzGerald'sche Sicht der seiten**gleichen** Zuordnung um das Spektrum der Rechts-links-Austauschbarkeit der Zonen zu erweitern.

Für die detaillierten grafischen Darstellungen der Zonen im Buch wird die Anordnung nach FitzGerald beibehalten, also: rechte Körperhälfte, **rechter** Fuß. Der Darstellung **aller** Zonen (▸ **Abb. 9.1**, ▸ **Abb. 9.2**, ▸ **Abb. 9.3**, ▸ **Abb. 9.4**) füge ich in diesem Kapitel eine etwas kleinere Zeichnung der Rechts-links-Umkehrung als wichtige, in der Praxis immer wieder bestätigte Information hinzu, also: rechte Körperhälfte, **linker** Fuß (▸ **Abb. 15.1**) und vice versa.

Diese Erfahrungen und Beobachtungen möchte ich als Anregung zur **Erweiterung der therapeutischen Ansätze** innerhalb der RZF weitergeben und verstehe sie nicht als Einengung nach dem Entweder-oder-Prinzip.

15.2 Praktische Entscheidungshilfen

Schon bei der ersten Befunderstellung sollte die Rechts-links-Beziehung als mögliche Variation im Behandlungsablauf erwogen werden; dies vor allem bei den Reflexzonen, die der **Symptomatik** zugeordnet sind (s. Kap. 11).

Wenn wir klären möchten, auf welcher Seite de facto die aktuelle Zone zu finden ist, prüfen wir zu Beginn einer jeden neuen Behandlung kurz die Symptomzonen an ihren anatomischen Entsprechungen an **beiden Füßen gleichzeitig.** Wir wer-

Reflexzonen der Füße in der Rechts-links-Austauschbarkeit

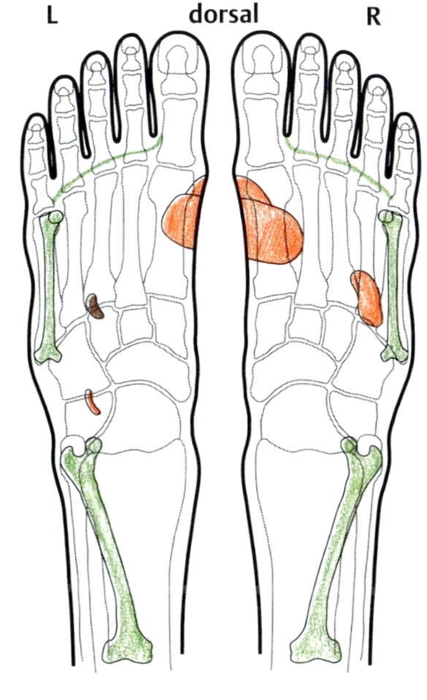

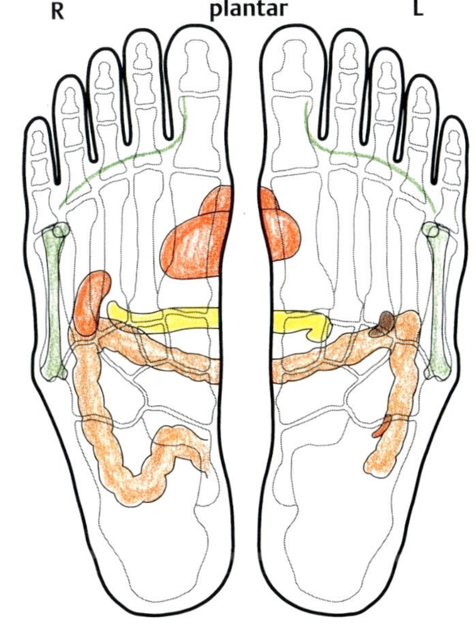

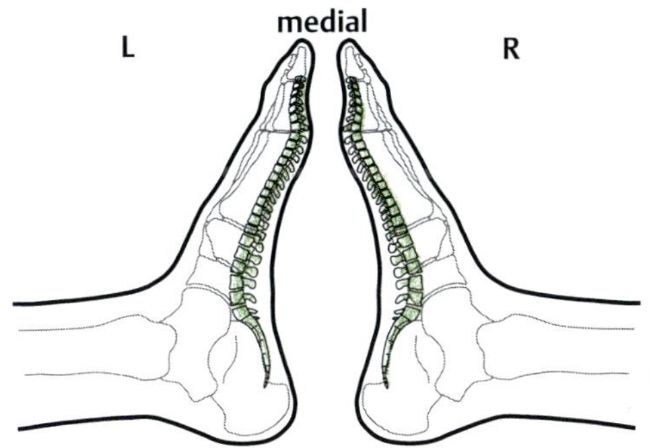

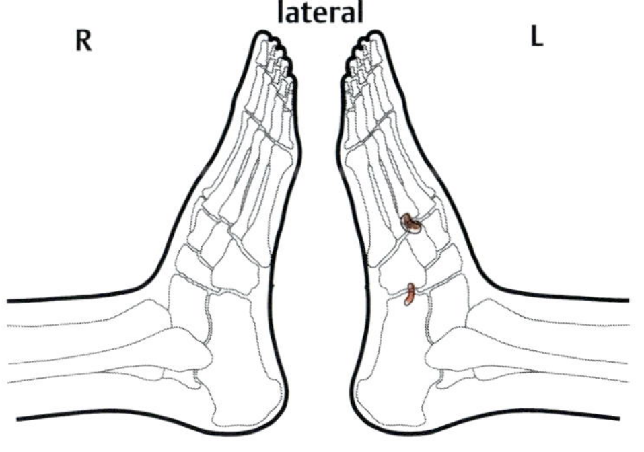

In dieser Schautafel werden bevorzugt diejenigen Zonen dargestellt, bei denen die Austauschbarkeit zwischen rechts und links besonders leicht zu erkennen ist: Herz, Milz, Gallenblase, Pankreas, Dickdarm, Appendix.
In der **Therapie** kann, je nach Erkrankung des Patienten, diese Umkehrung selbstredend **alle** Zonen betreffen, auch die bilateral angelegten Organe und Gelenke.

Der Tastbefund wird immer entscheiden, welche Zonen zum Behandeln aktuell sind.

Verständnishilfe: Wir denken uns, dass wir in den beiden oberen Fußansichten eine verkleinert gegenübergestellte Person von **vorn** (= dorsal am Fuß) bzw. von **hinten** (= plantar am Fuß) sehen und können so die Lage der Organe in ihrer Spiegelung leichter einordnen.

▸ **Abb. 15.1** Auswahl einiger Reflexzonen der Füße in der Rechts-links-Austauschbarkeit.

den in der Regel eine der folgenden 3 Aussagen bekommen, und die Reaktion der Patienten wird unmissverständlich den richtigen Weg zum behandlungsbedürftigen Gebiet weisen:

- Die seiten**gleiche** Zone ist schmerzempfindlicher (FitzGerald'sche Regel).
- Die **gegenüberliegende** Zone ist schmerzempfindlicher (Rechts-links-Austausch).
- **Beide Seiten** reagieren gleich bzw. nur geringfügig unterschiedlich in ihrer Schmerzqualität und -quantität.

Es ist wichtig, diese Prüfung an beiden Füßen **gleichzeitig** vorzunehmen, denn bei einer Überprüfung nacheinander könnten bereits Wirkungen auf der anderen Seite entstanden sein, die das Ergebnis verfälschen.

In der praktischen Durchführung einer Behandlung ändert sich durch die verschiedenen Einstiegsvarianten nichts, denn es werden immer **alle** therapiebedürftigen Stellen am Fuß einbezogen, gleich, ob sie sich rechts oder links befinden oder welche Zonenbezeichnung sie aufweisen (s. Kap. 11.3.2).

15.3 Zusammenfassung

Wer sich mit der Möglichkeit des Rechts-links-Wechsels der Reflexzonen auf unkomplizierte Weise vertraut machen möchte, schaue auf die eigenen, nebeneinander aufgestellten Füße, so, als ob man sich selbst, der eigenen Gestalt im verkleinerten Maßstab, gegenüber säße. Dabei ist ohne Mühe im rechten Fuß die linke Körperhälfte, im linken Fuß die rechte Hälfte zu „sehen".

Es ist für mich seit Langem selbstverständlich, dass eine rigide Trennung zwischen rechts und links nicht die Wichtigkeit hat, die wir ihr beim üblichen einseitigen Denken meist zugestehen.

In allen ganzheitlich orientierten Therapierichtungen stehen der Ausgleich und die Verbindung der Gegensätze im Mittelpunkt der Behandlung, nicht nur von rechts und links, sondern genauso von oben und unten, hinten und vorn, innen und außen. Mit dieser Öffnung des Blickfeldes kann Therapie wirklich wieder eine „runde Sache" werden.

16 Schmerz- und Akutbehandlung

16.1 Allgemeines

Immer wieder erweist es sich als notwendig, Patienten mit akuten Schmerz- oder Krankheitszuständen zu behandeln, z. B. bei:

- akutem Heuschnupfen
- Ischialgie
- Zystitis (ohne Fieber)
- Asthmaanfällen
- Gallen- oder Nierenkoliken
- Hämorrhoidenschmerzen
- Migräne
- Ohrenschmerzen, v. a. bei Kindern
- Pylorusspasmus
- Schmerzen vor oder während der Menstruation
- schmerzhaften Bewegungseinschränkungen der Gelenke
- Tortikollis, v. a. im frühkindlichen Alter
- unerwartet starken Blutungen
- Unfällen wie Schleudertraumen, Distorsionen, Prellungen
- Zahnschmerzen
- Zervikal- oder Interkostalneuralgien

Bei **starken Schmerzzuständen** oder anderen akuten Beschwerden erstellen wir keinen ausführlichen Erstbefund, sondern wenden uns sofort der **Symptomzone** mit dem sedierenden **Verweilgriff** zu (s. Kap. 3.2.5). Mit diesem Griff wird die im Körper zugeordnete schmerzhafte Stelle beruhigt.

Zusätzlich **tonisieren** wir die Zonen, die funktionell zugeordnet sind. Das sind die Hintergrundzonen, die das jetzige akute Geschehen direkt betreffen. Falls sich diese teilweise als sehr schmerzhaft erweisen, kann dort ebenfalls zunächst der Verweilgriff eingesetzt werden.

Bei **Verbesserung** der Schmerzen und Beschwerden kann auch in den Symptomzonen tonisiert werden, zu Beginn weich, später kräftiger.

Nicht zu vergessen: Die Symptomzonen werden im Sinne der Rechts-links-Austauschbarkeit (s. Kap. 15) immer an **beiden** Füßen überprüft. An der deutlich belasteten Stelle (manchmal auch rechts **und** links) wird der Verweilgriff eingesetzt.

16.2 Durchführung

16.2.1 Erfassen der Symptomzone mit dem Verweilgriff

Wir gestalten diesen Griff in seiner aktiven Phase ähnlich wie den Grundgriff:

- Die Symptomzone sanft berühren.
- Durch das Schwingen des Armes das Endglied des Daumens von der waagerechten in die senkrechte Stellung bringen.
- Den therapeutischen Impuls in der Tiefe des Gewebes setzen. Im Gegensatz zum üblichen Grundgriff wird in dieser Stellung so lange ruhig verharrt, bis der starke Schmerz in dieser Zone deutlich nachgelassen hat. Das dauert im Allgemeinen 5 bis 10 Sekunden, ab und zu auch länger oder kürzer.
- Erst jetzt wird die Spannung des Griffes gelöst, und der Daumen schwingt weich und locker in seine Ausgangsstellung zurück.

Die ganze Symptomzone wird in Millimeterschritten punktuell mit dem Verweilgriff weiterbehandelt, jeweils in Koordination mit dem Nachlassen des Zonenschmerzes.

Sobald sich beim Patienten eine Überforderung zeigt und starke vegetative Irritationen auftreten, werden **Ausgleichsgriffe** dazwischengeschaltet, und es wird kurz pausiert.

Bleibt der Schmerz in seiner Intensität länger als 15 Sekunden bestehen bzw. verringert er sich nur wenig, wird die Zone **Solarplexus** kurz behandelt (Verweilgriff!) und die schmerzhafte Zone danach neuerlich behutsam überprüft.

Bei allen Akutbehandlungen wird auch die symptomatische Entsprechungsstelle am anderen Fuß auf ihre Schmerzhaftigkeit überprüft und ggf. ebenso mit dem Verweilgriff behandelt (s. Kap. 18.4). Außer dem Daumen kann je nach Lage der Zonen auch der **Zeigefinger** eingesetzt werden.

16.2.2 Mitbehandlung der funktionell zugeordneten Hintergrundzonen

Manchmal genügt die alleinige Behandlung der Symptomzonen mit dem sedierenden Verweilgriff. Meist löst sich der akute Schmerz jedoch schneller und die Beschwerden werden nachhaltiger verbessert, wenn wir zusätzlich Zonen, die dem Beschwerdebild funktionell zugeordnet sind, tonisierend mitbehandeln.

Ausnahme: Wenn die Hintergrundzonen sehr nahe bei der Symptomzone liegen, werden sie nicht tonisiert (z. B. bei akuten Schmerzen im Weisheitszahn werden die Ohrenzonen nicht tonisiert).

Die **Auswahl der Hintergrundzonen** kann nach verschiedenen Kriterien erfolgen:

- statisch-muskulärer Funktionskreis, z. B. bei Patienten mit Epikondylitis: untere HWS mit Nacken, obere BWS, Schulterblatt, -gelenk, -muskulatur mit Trapezius, Arm
- entwicklungsgeschichtliche Zugehörigkeit zum gleichen Keimblatt, z. B. bei Schleimhautbelastungen: Wechselbeziehungen zwischen Verdauungstrakt, Nasen-Rachen- und Blasen-Genital-System
- funktionelle Zusammenhänge, z. B. Tonsillen – Appendix; Schilddrüse – Ovar; Leber – Milz; Augen – Nieren, Pankreas
- nerval-segmentale Verbindungen, z. B. Kreuzbein – Kleinbeckenorgane; mittlere BWS – Magen
- formenähnliche Bereiche, die im Austausch behandelt werden können z. B. Humerus – Femur; Kiefergelenk – Hüftgelenk; Gehirn – Darm, Eustachische Röhre – Eileiter

Bei allen **Entzündungsprozessen** werden Darm und Milz mitbehandelt, beide meist tonisierend.

Beispiele

- „Erste Hilfe“ bei einem Patienten mit akuten **Zahnschmerzen**:
  Verweilgriff in der betroffenen Zahnzone. Oft erweist es sich als notwendig, die benachbarten Zahnzonen ebenfalls mit dem Verweilgriff zu behandeln. Ab und zu verstärkt jedoch der Verweilgriff die Zahnschmerzen. In dieser Situation werden **zuerst** die Lymphzonen von Kopf und Hals sowohl lateral am Großzehengrundgelenk als auch an den Schwimmhäuten zwischen den einzelnen Zehen im Sinne einer Ableitung streichend behandelt. Die Hintergrundzonen können ebenfalls erfasst werden. Danach sollte der Verweilgriff in der Symptomzone nochmals einschleichend angeboten werden.
  Tonisieren der Zonen des Darmes (Zusammenhang zwischen Zähnen und dem Verdauungstrakt).
- Frauen mit starken **Menstruationsschmerzen:**
  Verweilgriff in den Zonen Uterus, Ovarien, untere Wirbelsäule mit ISG und Solarplexus. **Tonisieren** der Zonen Darm, Gesäßmuskulatur, Beckenboden, Hypophyse, Nasen-Rachen-Raum (Entwicklung aus dem gleichen Keimblatt). Wenn die akute Schmerzphase abgeklungen ist, können die Symptomzonen Uterus und Ovarien zuerst sanft, später evtl. kräftiger tonisiert werden. Alternierende Streichungen in den Lymphzonen der Oberschenkel und Leistenbeuge (Zuordnung zum Genitalbereich).
- Patient mit **Gallenkolik:**
  Verweilgriff in der Zone der Gallenblase plantar und/oder dorsal.
  Tonisieren der Zonen Dünndarm, rechtsseitiger Nacken, Schultergürtel und -gelenk (segmentale Beziehungen).
- **Nierenkolik:** siehe Kap. 21.4.2
- Kind mit **Ohrenschmerzen:**
  Verweilgriff einschleichend in den Zonen Ohr und Proc. mastoideus.
  Tonisieren der Zonen HWS, der Darm- und/oder Kleinbecken- und Nierenzonen (Beziehung über Schleimhautaufbau aus dem gleichen Keimblatt und über Meridianenergie).
  Sanfte Behandlung der seitlichen Lymphstränge am Hals zur Entlastung der Symptomatik.

- Patient mit **Schleudertrauma** im Nacken: **Verweilgriff** (immer einschleichend) in den Zonen Nacken, Hinterhaupt mit Proc. mastoideus, BWS, Innenohr (Gleichgewicht).
  Tonisieren der Zonen des Kreuz-/Steißbeines (kraniosakrale Zusammenhänge) und der Nebennieren (Schocksituation). Bei **Verschlechterung** der Symptomatik: Verweilgriff auch in der unteren Wirbelsäule und Symptomzone über eine oder 2 Behandlungen ganz aussparen. Sanfte Behandlung in den seitlichen Lymphsträngen des Halses. Gut auf Dosierungsgrenze achten!
  Behandlungen von etwa 10 Minuten täglich bis mehrmals täglich, etwa 3 bis 4 Tage lang, erweisen sich zu Beginn der Behandlungsserie als effektiv. Häufig zwischengeschaltete Ausgleichsgriffe sind hier besonders wichtig!
- Patient mit akutem **Heuschnupfen: Verweilgriff** in den Zonen des Nasen-Rachen-Raums. Um die Ausscheidung über den Nasen-Rachen-Raum zu unterstützen, kann nach der akuten Phase tonisiert werden, die Intensität hängt von der Befindlichkeit des Patienten ab. Sanfte Behandlung in den Zonen der seitlichen Lymphstränge am Hals und/oder Behandeln der Schwimmhäute zur Entlastung der Symptomatik.
  Tonisieren der Zonen Nieren, Hypophyse, Thymus, ebenfalls Dünndarm, Kleinbeckenorgane (Entstehung der Schleimhäute aus dem gleichen Keimblatt), Milz, Pankreas, Magen.
- **Erste Hilfe** bei Patienten mit **akuter Kreislaufschwäche:**
  Beine hoch lagern. Gut dosiertes Tonisieren (nicht zu stark!), mehrmals nacheinander jeweils einige Sekunden lang, in der angegebenen Reihenfolge der Zonen:
  - Hypophyse
  - Hinterhaupt mit Nacken
  - Herz, Schilddrüse
  - Nebennieren (identisch mit Niere)
  - Milz
  - Genitale
  - Solarplexus

Durch das zusätzliche Tonisieren der Zonen der Bauch-Becken-Organe wird erreicht, dass grundlegende Stoffwechselprozesse unterstützt werden und der Mensch seine Zentrierung und Mitte wieder erlangt, sodass er weniger „außer sich“ ist.

Dazu können Kreislaufmittel und als **Notfalltropfen** auch Bach-Blüten-Essenzen Nr. 39 – Rescue Remedy [8] [47] eingesetzt werden. Dies ist jedoch nicht immer notwendig.

16.2.3 Zusammenfassung

Praktische Hinweise

- Oft hilft die Akutbehandlung spontan über die aggressivste Schmerzphase hinweg, manchmal dient sie zur Überbrückung, bis andere Maßnahmen möglich sind (z. B. bei akuten Zahnschmerzen). Nach Abklingen der akuten Beschwerden ist durch gute Beobachtung des Zustandes individuell zu entscheiden, ob und wann der Patient zusätzlich weiteren ärztlichen Rat einholen sollte.
- Je stärker die Schmerzen und je empfindlicher die Symptomzonen sind, desto eher raten wir,
  - entweder die Behandlung mit den Hintergrundzonen zu beginnen (Funktionszusammenhänge) oder
  - den Verweilgriff in der Symptomzone einschleichend aufzubauen, d. h. die Berührungsintensität im Gewebe langsam bis zum möglichen Maximum zu steigern.
- Falls ein Schmerzpunkt in der Symptomzone länger als 15 bis 20 Sekunden konstant bleibt, wählen wir die gegenüberliegende Seite zum Einstieg und kommen später nochmals an diese Stelle zurück.
- Wenn der Schmerz in der Symptomzone in keiner Weise nachlässt, behandeln wir **nur** die Hintergrundzonen tonisierend. Bei der nächsten Behandlung sollte die Symptomzone jedoch erneut überprüft werden. Sie erweist sich dann oft bereits als weniger belastet.
- Wenn der Schmerzzustand in der Symptomzone während des Verweilgriffes wellenförmig zu- und abnimmt, kann nach unserer Erfahrung in Organ, Gewebe oder Meridianverlauf ein **Störfeld** vorliegen, z. B. Narben, chronisch entzündete Organe, Zahnherde. In diesem Falle können Neuraltherapie [9] [19] oder ganzheitliche Zahnbehandlung das Mittel der Wahl sein. Zur Unterstützung der Wirkung sollte die RZF weitergeführt werden.

- Manchmal erweist sich bei Patienten mit akuten Beschwerden, entgegen all unserer Erwartung, die Symptomzone nicht als schmerzhaft. Eine Überprüfung der anatomisch gleichen Stelle am anderen Fuß (s. Kap. 15) oder das Aufspüren von Hintergrundzonen führt in solchen Situationen meist zu einem guten Behandlungsresultat.
- Die Praxis zeigt, dass das gewünschte Behandlungsresultat bei der Akutbehandlung z.T. auch erreicht werden kann, wenn die Symptomzone ganz **außer Acht** gelassen wird und lediglich die belasteten Hintergrundzonen erfasst werden.
- Es ist sinnvoll, dass nach Beendigung der akuten Phase ein ausführlicher Befund erstellt wird, um das belastete Terrain, auf dem die schmerzhafte Symptomatik entstehen konnte, so weit wie möglich zu ermitteln und in Folgebehandlungen zu erfassen.

Es wird leicht vergessen, dass die Symptomatik lediglich die spürbare „Spitze des Eisbergs“ ist. Erst wenn der Hintergrund (der „Eisberg“) verändert ist, kann sich auch das Symptom verändern, denn es ist aus den Hintergrundzonen entstanden.

Aus meiner Praxis

In den ersten Monaten meiner Versuche mit der RZF hatte ich ein „Initialerlebnis“, das mir solche Zusammenhänge verständlicher machte: Eine Patientin kam mit akuten Beschwerden und deutlicher Bewegungseinschränkung in der **linken Schulter** (Periarthritis humeroscapularis). Weder die linke noch die rechte Schulterzone sprachen auf meinen therapeutischen Griff an. Verunsichert tastete ich beide Füße durch und fand eine extrem schmerzhafte Zone des absteigenden Dickdarmes und des Sigmoids, die ich intensiv tonisierte. Danach hatte die Patientin eine sehr voluminöse und übelriechende Darmentleerung und konnte spontan ihren Arm und ihre Schulter schmerzfreier und in größerem Radius bewegen.

Als ich mich kurze Zeit später mit dem Thema „Akupunktur“ befasste, lernte ich, dass der **Dickdarm-Meridian** auf seinem Weg vom Zeigefinger zum Nasenflügel auch die Schulter energetisch versorgt. Durch dieses eindrückliche Erlebnis entstand der Begriff der Hintergrundzonen, die ich anfänglich noch „Kausalreflexzonen“ nannte.

16.3

Umsichtige Behandlung der Symptomzonen bei speziellen Erkrankungen

Da Patienten von heute oft vielschichtiger und komplizierter erkrankt sind als früher, raten wir für den Anfang, die Symptomzonen (s. auch Kap. 11.3.3) bei den unten aufgeführten Patientengruppen **nicht** in den Vordergrund der Behandlungen zu stellen.

Durch zu stark und zu einseitig gesetzte Impulse in der Symptomzone, ohne Berücksichtigung der Hintergrundzonen, können die Beschwerden eher zunehmen als nachlassen.

Später, vor allem bei Stabilisierung des Zustandes des Patienten, kann die Behandlung auch in den Symptomzonen etwas intensiviert werden.

16.3.1 Beispiele

- Symptombereich **Kopf und Hals:** Patienten mit
  - Hypertonie
  - Schädelhirntraumen und Kopfoperationen
  - Kopftumoren, gleich ob benigne oder maligne, operiert oder nicht operiert
  - apoplektischem Insult
  - Glaukom
  - Epilepsie
  - Alzheimer-Erkrankung
  - Schleudertrauma im Kopf-Nacken-Bereich
  - keine zu starke Behandlung in den (Symptom- =) **Kopf- und Halszonen!** (Weitere Hinweise s. Kap. 21.2.)
- Symptombereich **Wirbelsäule** und **Gelenke:** Patienten mit
  - Querschnittslähmung (Laesio) durch Unfälle oder andere schwere Erkrankungen (z.B. Tumoren)
  - Endoprothesen von Gelenken (z.B. Hüfte)
  - keine zu starke Behandlung der Symptomzonen der entsprechenden Abschnitte der **Wirbelsäule** oder der ersetzten **Gelenke!** (Weitere Hinweise s. Kap. 21.3.)

- Symptombereich **Harnwege:** Patienten mit
  - schwerwiegenden chronisch-degenerativen Nierenleiden, z. B. Glomerulonephritis, Dialysepatienten
  - Nierensteinen, die ihrer Größe wegen nicht mehr auf normalem Weg ausgeschieden werden können
  - keine zu starke Behandlung in den (Symptom-=) **Nierenzonen**! (Weitere Hinweise s. Kap. 21.4.)
- Symptombereich **endokrine Drüsen:** Patienten, die **hormonell** insuffizient sind bzw. Hormone einnehmen wie Hypophysenpräparate, Thyroxin, Cortison, Insulin, die Antibabypille oder Hormonpflaster im Klimakterium. **Symptomzonen** sind hier die Organzonen, an denen das Hormonpräparat seine direkte Wirkung hat, z. B. Pankreas bei Diabetikern, Uterus und Ovarien bei Frauen, die die Antibabypille einnehmen, usw. Auch hier keine zu starken Behandlungsimpulse setzen!
  Wichtig: Bei Diabetikern kann bei zu intensiver und zu betonter Behandlung der Pankreaszone der Blutzuckerspiegel unerwartet schnell und stark absinken. Die entscheidende Zeit ist etwa 12 bis 16 Stunden nach der Behandlung (Patienten auf häufigere Kontrolle des Blutzuckers hinweisen!). Weitere Hinweise siehe Kap. 21.5. Dass sich bei Frauen, die die Antibabypille einnehmen, die Gefahr einer Venenthrombose und anderer Erkrankungen erhöht, ist allgemein bekannt und bedarf auch innerhalb der RZF entsprechender Beachtung (s. Kap. 5.2.1).
- Symptombereich **Herz und Kreislauf:** Patienten mit
  - pektanginösen Beschwerden oder Status nach Herzinfarkt
  - Herzoperationen, Herzschrittmachern oder Bypass-Operationen
  - anderen schwerwiegenden Herzerkrankungen
  - Keine zu starke Behandlung in (Symptom-=) **Herzzonen**! In der Akupunkturlehre sind zwischen Herz und **Milz** direkte energetische Zusammenhänge bekannt. Deshalb ist es sinnvoll, die Milz- der Herzzone **vorzuschalten.** (Weitere Hinweise s. Kap. 21.6.)
- Symptombereich **Atemorgane:** Patienten mit Asthma (auch im anfalls**freien** Stadium!) werden in den **Bronchial- und Lungenzonen** (= Symptomzonen) ebenfalls behutsam behandelt, da bei einseitiger Überbetonung die Gefahr besteht, einen akuten Anfall auszulösen. (Weitere Therapiehinweise s. Kap. 21.6.)
- Symptombereich **Verdauungssystem:**
  - Patienten mit akuten oder chronisch entzündlichen Darmerkrankungen: Diarrhö, Colitis ulcerosa, Colitis mucosa, Morbus Crohn: keine zu starke Behandlung in den (Symptom-=) **Darmzonen**, sowohl Dünndarm- als auch Dickdarm! (Weitere Hinweise s. Kap. 21.7.)
  - Patienten mit **großen Gallensteinen**: Bei zu starkem und langem Behandlungsimpuls in der Symptomzone Gallenblase kann eine Gallenkolik ausgelöst werden. (Weitere Hinweise s. Kap. 16.2.2.) Dies bezieht sich auch auf große Nierensteine.
- **postoperative Behandlung:**
  Die Symptomzone bezieht sich auf das operierte Organ, z. B. Magenzone nach Gastrektomie, Blinddarmzone nach Appendektomie, mit den jeweils betroffenen Bereichen der Bauchdecke (Narben).
  Wir betrachten die Patienten so lange als **Frischoperierte**, bis die Wunde gut verheilt ist, das sind meist 8 bis 12 Tage, bei größeren Operationen auch länger. Die Symptomzone wird zu Beginn lediglich sanft etwa 1 bis 2 Minuten lang berührt. Danach, evtl. schon einige Tage nach der Operation, wirkt eine sanfte und kurze tägliche Behandlung sehr regenerierend. Zusammen mit anderen Maßnahmen hilft sie, die Narkose- und Operationsbelastungen besser zu verarbeiten. Besonders wichtig ist die Behandlung der Zonen von Atmung, Herz, Verdauungstrakt und Lymphsystem (Milz!). Ausgleichsgriffe sind bei jeder Behandlung einzufügen. Die ersten Behandlungen sollten die Dauer von 10 bis 15 Minuten nicht überschreiten.
- Einnahme von **gerinnungshemmenden Arzneimitteln:**
  Patienten, die z. B. Marcumar einnehmen: Keine zu starken Reize in der **Leberzone** setzen, da sich dadurch die Quick-Werte verändern können.

- Bei chronischen neurologischen Erkrankungen wird die Zone des **Gehirns** und der **Wirbelsäule** als Symptomzone angesehen. Bei Patienten mit Multipler Sklerose, Parkinson-Syndrom, vor allem im **akuten Schub:** In der Symptomzone keine zu starken Reize setzen! Dies gilt ebenso für Apoplexie, Paraplegie und Tetraplegie. (Weitere Hinweise s. Kap. 24.1.)
- **Implantate:** Bei Patienten mit **Implantaten** ist die Symptomzone die dem Gelenk oder Organ zugeordnete Zone. Keine zu starke Behandlung in diesen Zonen! (**Trans**plantate gelten als Kontraindikation!)
- **Krebs:** Bei Patienten mit **Krebserkrankungen** ist die Symptomzone die Stelle, an der sich im Körper der Primärtumor befindet. Dort einschleichend mit dem Verweilgriff behandeln und gesamthaft keine starken Reize setzen! (Weitere Hinweise s. Kap. 24.1.)

Die Hinweise zur umsichtigen Behandlung gelten ebenfalls für alle anderen **Schwerkranken.**

Auch bei **Schwangeren** raten wir zum behutsamen Vorgehen in den Zonen **Uterus**, **Eileiter** und **Ovarien**. Da Schwangerschaft jedoch **keine Krankheit** darstellt, müssen diese Zonen nicht ausgespart werden. Die Behandlungsserie beginnt etwa mit dem 4. Schwangerschaftsmonat und kann bis zur Entbindung (und darüber hinaus) 1- bis 2-mal wöchentlich angeboten werden. (Weitere Hinweise s. Kap. 5.2.2, vorletzter Abschnitt.)

16.3.2 Zusammenfassung

Die Hinweise zur besonderen Aufmerksamkeit in der Symptomzone bei den erwähnten Patientengruppen bedeuten keinesfalls, dass eine Behandlung über RZF generell unterbleiben sollte. Sie ist lediglich als **Vorsichtsmaßnahme gegen unliebsame Überreaktionen** gedacht, denn immer wieder besteht v. a. bei Anfängern die Tendenz, dem Symptom mehr Bedeutung beizumessen als dem Menschen als Ganzem.

Fühlt sich der Therapeut jedoch **stark verunsichert**, kann er bei den erwähnten Patientengruppen während der ersten Behandlungen die Symptomzone ganz außer Acht lassen. Eine gute Beobachtung der Reaktionslage und die Schilderung der aufgetretenen Reaktionen seitens der Patienten geben jeweils Anhaltspunkte für die weiteren Behandlungen und schaffen Vertrauen in die RZF.

17 Therapeutische Begleitung bei betont emotionalen Reaktionen

17.1 Allgemeine Hinweise

Therapierende, die unsere Kurse besuchen, sind selten speziell geschult, mit Reaktionen der Patienten umzugehen, die in die emotionale Richtung weisen. Zudem kommen die Patienten meist mit vordergründig körperlichen Erkrankungen und Beschwerden in unsere Praxen.

Es stellt sich jedoch – manchmal zur Überraschung beider Seiten – zunehmend öfter heraus, dass die zunächst vermeintlich „nur" körperliche Krankheit wesentliche innere Zusammenhänge aufweist.

Die folgenden Überlegungen und praktischen Hinweise haben sich bei der Betreuung von betont **emotionalen Reaktionsphasen** der Patienten bewährt. Sie beziehen sich auf Reaktionen, wie wir sie von der Reflexzonentherapie am Fuß kennen, die jedoch auch bei anderen Behandlungsformen beobachtet werden können.

- Damit eine einseitige Fixierung auf bestimmte Ebenen vermieden werden kann – „Das ist doch alles nur psychisch" oder „Meine Krankheit hat sicher nur etwas mit dem Magen zu tun" –, sollten wir jede Art von Krankheitsgeschehen aus dem Verständnis von **Wechselbeziehungen** sehen und weniger in gedanklich fixierten kausalen Zusammenhängen. Bei der Komplexität mancher Erkrankungen können wir selten eindeutig klären, ob „zuerst das Huhn oder das Ei" vorhanden war. Diese Unterscheidung ist, therapeutisch gesehen, auch nicht notwendig, da sie den Behandlungsablauf nicht ändert.
- Als wichtiger erweist sich, spontan zu erkennen, wann die körperliche und wann die emotionale Ebene mehr Unterstützung braucht, und innerhalb der Behandlung wach darauf einzugehen.
- Damit wir von starken emotionalen Reaktionen unserer Patienten nicht zu sehr überrascht werden und ggf. besser damit umgehen können, raten wir, bei der **Erstbehandlung** als Teil der Anamnese gezielt zu fragen:
  - Erinnern Sie sich an schwerwiegende Lebensereignisse, die sie psychisch sehr belastet haben bzw. immer noch belasten?
  - Wissen Sie etwas über familiäre gemütsmäßige Belastungen?
  - Nehmen Sie Arzneimittel oder Drogen ein, um Ihre psychische Verfassung zu stabilisieren?

So können wir situationsgerechter reagieren, falls sich tiefer liegende Zusammenhänge aus der Gefühlsebene zeigen. Dass solche „intimen" Fragen behutsam gestellt werden sollten, ist selbstverständlich.

Die Patienten **entscheiden selbst**, was und wie viel sie uns über ihren psychischen Zustand mitteilen möchten. Wir tragen jedoch keine Verantwortung für Reaktionen, über deren Hintergrund wir nicht informiert worden sind.

Je wacher wir selbst im Umgang mit unseren **eigenen** traumatischen Erlebnissen sind, desto eher werden sich die Behandelten uns gegenüber auf der psychischen Ebene öffnen können. Dazu gehört, dass wir unterscheiden lernen,

- was zum tatsächlichen Zustand des Patienten gehört,
- was unser Wunschdenken und unsere Erwartungen sind
- was in uns selbst durch solche Reaktionen angestoßen wird.

Zudem können wir darauf vertrauen, dass wir durch Erfahrung und aufmerksame Beobachtung mehr Sicherheit im Umgang mit solchen Reaktionen entwickeln.

- Wir sollten uns unserer **eigenen Grenzen** in dieser Richtung bewusst sein und sie ggf. deutlich signalisieren, z. B. dadurch, dass wir Hinweise zu weiterer spezieller Betreuung geben, wenn wir uns überfordert fühlen. Behandlungen wie Atemtherapie, biodynamische und andere psychotherapeutische Methoden, die sowohl seelische als auch körperliche Aspekte einbeziehen, führen nach unserer Erfahrung deutlich und umfassend in die nächsten Schritte der Aufarbeitung des anstehenden Lebensthemas.

17.2 Praktische Hinweise

Bei starken emotionalen Reaktionen können wir aus Folgendem eine Auswahl treffen:

- einen oder 2 unserer bewährten Ausgleichs- oder eutonischen Griffe anwenden
- etwas zu trinken anbieten
- unsere mitfühlende Hand an eine Stelle des Patienten legen, an der beide merken, dass sie passt
- eine andere Lage oder Haltung vorschlagen bzw. den Patienten sich aufsetzen lassen
- die Thematik im Gespräch aufgreifen bzw. aufgreifen lassen oder in wacher Zuwendung schweigen
- zusätzlich Decken bzw. eine Wärmflasche anbieten

Auch die **Bach-Blüten-Mischung Nr. 39**, bekannt als Notfalltropfen, haben sich gut bewährt (Dr. E. Bach: englischer Arzt, der Anfang des vorigen Jahrhunderts eine spezielle Richtung der Homöopathie entwickelt hat). Ein, 2 Tropfen auf die Zunge, ins Handtellerzentrum oder auf das Brustbein, bei Bedarf ein paar Mal wiederholt, unterstützen die Stabilisierung.

- In einem Aufarbeitungsprozess kann der Patient immer **selbst bestimmen**, ob und wann er aufhören möchte. Wenn wir das Zeichen bekommen, dass es im Moment genug ist, sollten wir in einer Rückfrage klären helfen, warum die Entscheidung so gefallen ist. Antworten können z. B. sein: „Ich habe Angst, dass zu viel hoch kommt“, oder: „Das ist mir schon öfters passiert und bis jetzt bin ich da noch nie weiter gekommen.“ Zusätzlich zum Respekt vor dieser Entscheidung sollten wir jedoch dahingehend unterstützen, dass die jetzige Erfahrung nicht wieder verdrängt wird. Deshalb fordern wir den Patienten auf: „Lassen Sie sich Zeit und erlauben Sie sich, ruhig weiter zu atmen.“ Bei uns selbst achten wir ebenfalls darauf, dass unser Atem nicht ins Stocken kommt. Wir können zudem behutsam ermutigen, das Erlebte zu einem späteren Zeitpunkt weiter zu bearbeiten.
- Das (Wieder-)Erleben von belastenden Gefühlen ist **ein** Weg, um tief liegende Probleme wirklich zu verarbeiten. Es sollte zusätzlich zur emotionalen Reaktion ein **Gespräch** entstehen, damit die eingeleitete gefühlsmäßige Veränderung nicht „stecken“ bleibt, sondern ins Bewusstsein kommt. Schon die einfache Frage „Wie fühlt es sich jetzt an?“ weist in diese Richtung. Wir übernehmen dabei mehr die Zuhörerrolle und vermeiden Ablenkungen, etwa durch Schilderungen eigener Erlebnisse. Durch ein Gespräch, das jedoch zeitlich begrenzt bleiben sollte, entsteht zudem ein gesunder Abstand zum vorausgegangenen, meist unerwarteten Gemütserlebnis.
- Falls wir uns selbst in der entstandenen Situation überfordert oder unwohl fühlen, ist es für beide Seiten eine Hilfe, dass sich der Patient aufsetzt. (Eine Erfahrung aus der Bioenergetik: In der horizontalen Lage wird das Unbewusste eingeladen, tiefer zu gehen.)
- Bei heftigen Reaktionen kann es zu einer gesunden Distanz verhelfen, wenn wir die direkte Berührung beenden, da sie u. U. zu viel an Nähe bedeuten könnte. Es lohnt sich jedoch nachzufragen, ob eine weitere Berührung als hilfreich empfunden wird. Der Mensch weiß in solchen Erlebnissen üblicherweise, was ihm guttut.
- Wir sollten uns in Erinnerung rufen, dass jede Art von Berührung die **zwischenmenschliche Nähe** um ein Vielfaches deutlicher erlebbar macht als Blick- oder Sprachkontakt, da dabei die Körper-Haut-Grenze einbezogen wird.
- Bei jeder Behandlung, bei der starke emotionale Reaktionen auftreten, ist die Zeit der **Nachruhe** besonders wichtig, damit das Geschehen ausklingen kann. Die Behandelten sollten während der Nachruhe spüren, dass sie auch in dieser Phase betreut sind. Manche schlafen eine halbe oder auch eine ganze Stunde tief und erwachen erfrischt und erleichtert. Durch ein kurzes abschließendes Gespräch kann meist eine begehbare Brücke zum Alltag hergestellt werden.
- **Sehr selten:** Wenn ein Patient innerhalb einer starken emotionalen Reaktion „abdriftet“, d. h., wenn der Kontakt abreißt, sollten wir ihn auffordern, die Augen zu öffnen und im Blickkontakt und Gespräch mit uns zu bleiben. Dazu eignen sich ganz einfache Fragen wie „Hatten Sie heute eine Jacke dabei?“ oder „Was haben Sie

denn gefrühstückt?". Immer wieder bewährt es sich, den eigenen Vornamen gut hörbar mehrere Male hintereinander aussprechen zu lassen. Die vorher begonnene Behandlung wird in solch einer Situation nicht fortgesetzt.

- Uns selbst wird es eine Hilfe sein, wenn wir in unserem eigenen Atemrhythmus bleiben und unsere Haltung ordnen. Nach solchen meist unerwarteten gemeinsamen Erlebnissen sollten wir fachlichen Rat bezüglich einer Weiterbehandlung einholen.

17.3 Weitere Erfahrungen

Wenn ein Mensch intensiv auf der psychischen Ebene reagiert, haben wir deswegen nicht etwas „falsch" gemacht. Was sich beim anderen spontan zeigt, war vorher schon in ihm vorhanden, wir haben es nicht verursacht, sondern ausge„löst" bzw. den Anstoß zur Lösung gegeben.

Reaktionen hängen immer mit dem individuellen Erfahrungshintergrund der betroffenen Menschen und der persönlichen Möglichkeit der Verarbeitung zusammen.

Vorsicht vor subjektiven, gut gemeinten Deutungen und Erklärungsversuchen! Es ist genug, wenn wir das Geschehen mitfühlend mit einer sanften Berührung oder ein paar Worten begleiten, z. B. „So etwas kenne ich auch" oder „Das haben andere Menschen ähnlich erlebt".

Auch **Träume** können eine schwierige Situation klären helfen. Deshalb sollten wir den Patienten darauf hinweisen, sie sich zu merken und sie bei der nächsten Behandlung zu schildern. Nach unserer Erfahrung sollten Träume nie einseitig intellektuell analysiert werden, sondern gesamthaft in ihrer Bildaussage betrachtet werden.

Es wird vonseiten der Patienten sehr geschätzt, wenn wir anbieten, dass sie sich, falls sie durch die Erlebnisse während der Behandlung beunruhigt wurden, auch in der Zwischenzeit bis zur nächsten Behandlung an uns wenden können.

17.4 Zusammenfassung

Grundsätzlich ist zu beherzigen, dass in Phasen von starken emotionalen Reaktionen immer der Patient anhand der gezeigten Bedürfnisse die Richtung der weiteren Behandlung angibt. Wir sollten sie in keinem Fall in eine Entwicklung drängen, die **uns** von theoretischen Überlegungen her sinnvoll erscheint.

Bei der Begleitung solcher Prozesse ist es wichtig, dass wir deutlich signalisieren (auch wenn es uns selbst bekannt und bewusst ist), dass das ganze Geschehen unter unsere **berufliche Schweigepflicht** fällt.

18 Kombinationsbehandlungen

18.1 Grundsätzliches

In diesem Kapitel sind viele unterschiedliche Kombinationsmöglichkeiten aufgezählt. Dadurch soll v. a. erkennbar werden, dass die RZF mit den meisten der heute üblichen Behandlungsmethoden gut zu verbinden ist.
Ich möchte jedoch betonen, dass diese Therapie nach wie vor häufig als Solitärbehandlung, d. h. für sich stehend, angewendet wird und die angestrebten Resultate vielfach auch, ohne andere Methoden einzubeziehen, zustande kommen.

Deshalb ist anzuraten, der RZF als eigenständiger Behandlung zunächst eine Chance zu geben. Erst wenn sich nach einigen Behandlungen zeigt, dass sie nicht die erwartete Wirkung erzielt, sollten wir eine Kombinationsbehandlung erwägen. Da sich jedoch in den vergangenen Jahrzehnten innerhalb der klassischen RZF vielfältige neue Aspekte entwickelt haben (s. Teil 3, Weiterentwicklungen) liegt nahe, zunächst auch diese Differenzierungen einzusetzen.

Auch für die RZF gilt: Wenn zu schnell und aus Unsicherheit mehrere Methoden wahllos zusammengewürfelt werden, ergibt das meist eine Vermischung, die weder uns noch unsere Patienten zufriedenstellt.

18.2 Bewährte Kombinationsmöglichkeiten

18.2.1 In der physikalischen Therapie

Mit folgenden Methoden kann die RZF gut kombiniert werden:

- Physiotherapie
- klassische Massage
- manuelle Lymphdrainage
- balneologische Anwendungen
- Inhalationen, Atemtherapie
- Feldenkrais-Arbeit, Alexander-Technik
- Chirogymnastik, Ortho-Bionomy
- Osteopathie, Kraniosakraltherapie
- Bindegewebsmassage und andere Faszienbehandlungen, Triggerpunkttherapie

Die aufgeführten Methoden lassen sich nach einiger Zeit der Erfahrung im Rahmen derselben Behandlung kombinieren bzw. am selben Tag, zeitlich gut verteilt, anbieten.

18.2.2 In Krankenhäusern, Rehabilitationszentren und Kurkliniken

Als **postoperative Begleitung** ist die RZF seit Langem geschätzt, denn sie unterstützt die Wundheilung und verbessert den Gesamtzustand der Patienten. Im Rahmen der konzentrierten Patientenversorgung in Krankenhäusern, Rehabilitationszentren und Kurkliniken werden meist mehrere Therapien, wie oben beschrieben, kombiniert. Es ist dort üblich, dass Patienten während eines stationären Aufenthaltes täglich eine Reihe von Anwendungen bekommen und intensiv medikamentös versorgt werden.

Wann immer möglich, sollten wir darauf achten, dass zwischen 2 verschiedenen Behandlungsarten ein **neutraler Zeitraum** von etwa einer bis anderthalb Stunden liegt, in dem der gesetzte therapeutische Impuls verarbeitet werden und ausklingen kann.

Bei der Vielfalt therapeutischer Möglichkeiten sollten Entscheidungen über die Anzahl der täglichen Behandlungen weder konsum- noch primär wirtschaftlich orientiert getroffen werden.

Anwendungen, die den Patienten zu viel, zu häufig, zu schnell und ohne aktive Beteiligung angeboten werden, belasten auf Dauer mehr, als dass sie der Gesundheit nützen, denn sie können vom Organismus nicht sinnvoll verarbeitet werden.
Auch zu große Behandlungsintervalle führen nicht zum gewünschten Ergebnis.

18.2.3 In der Heil- oder der ärztlichen Praxis

Die RZF hat sich bewährt in Kombination mit folgenden Methoden:

- **Manualtherapie** und **Ortho-Bionomy** oder ähnliche Maßnahmen als deren Vorbereitung und Nacharbeit, um den Ablauf von funktionellen Bewegungsketten zu unterstützen und zu erleichtern
- **Neuraltherapie** zur Nachbehandlung von Narben, Muskelgruppen, Gelenken und Organen
- **Homöopathie** zur Unterstützung der akuten und chronischen Behandlungsabläufe
- **Bach-Blüten** bzw. **anthroposophische** Arzneimittel zur Ausleitung von Toxinen
- **diätetische Maßnahmen** und Heilfasten, um die Funktionsbereitschaft der Ausscheidungsorgane zu fördern
- **gynäkologische** Behandlungen bei vielen pathologischen Prozessen, z. B. Senkungsbeschwerden der Frau, Endometriose, Fluor und in der Nachsorge operativer Eingriffe
- **zahnärztliche Tätigkeit,** nach kieferchirurgischen Operationen und zur Unterstützung des Heilungsprozesses
- **Psychotherapie,** v. a. körperorientierte, damit der Mensch gesamthaft wieder „auf die Füße" kommt

18.3 RZF und Medikamenteneinnahme

Vielfach kommen Patienten in die Praxis, die unterschiedliche Medikamente, z. T. mit unerwünschten Nebenwirkungen, verordnet bekommen haben.

Da die Selbstregulationsfähigkeit durch Einnahme von zu vielen und unkoordiniert verabreichten Arzneimitteln geschwächt werden kann, ist die RZF als weiteres therapeutisches Angebot besonders achtsam zu dosieren.

Mit Nachlassen der Beschwerden sollte die Medikamenteneinnahme neuerlich vom Verordner überprüft werden. Oft kann die Menge der Medikamente verringert oder diese können gegen weniger schädliche ausgetauscht werden.

18.4 Behandlung der Extremitäten

18.4.1 Verschiedene Möglichkeiten

Die Darstellung des Menschen im Mikrosystem der Füße beschränkt sich im Wesentlichen auf die Bereiche Kopf, Hals und Rumpf. Die Extremitäten als embryonale Ausstülpung aus der Wirbelsäule lassen sich jedoch über die zentrale Nervenversorgung aus der oberen und unteren Wirbelsäule (Plexus cervicalis und Plexus lumbalis) erfassen. Zudem zeigt die Erfahrung, dass sowohl die Behandlung der Zonen Oberarm bis Ellenbogen als auch die der Zonen Oberschenkel bis Knie gute Resultate erzielt.

Obere Extremitäten

Der Behandlungsbeginn ist zentral in den Zonen der unteren Hals- und oberen Brustwirbelsäule (Plexus brachialis). Daran schließt sich der Schultergürtel von dorsal und plantar an. Vom Schultergelenk aus (Kleinzehengrundgelenk) wird der Mittelfuß 5 von dorsal, lateral und plantar als Oberarmzone erfasst. Dessen Basis entspricht der Zone des Ellenbogengelenkes.

Auch die Mobilisierung der Zehengrundgelenke gehört zur Behandlung der Schulter- und Oberarmzonen, v. a. die des Großzehengrundgelenkes. **Vorsicht bei Patienten mit Schleudertrauma,** auch wenn es länger zurückliegt! Es ist ratsam, hier mit einigen Behandlungen der **unteren** Wirbelsäule zu beginnen, um eine Tonusregulierung zwischen kranial und kaudal zu erreichen. Hier bietet sich auch die **Ortho-Bionomy** als Mittel der Wahl an ([52]: Kap. 10.2.4).

Untere Extremitäten

Sie werden über die zentralen Zonen der unteren Wirbelsäule (Plexus lumbalis) mit Kreuzbein und Iliosakralgelenk erfasst. Auch Hüftgelenk, Gesäß- und seitliche Bauchmuskulatur (Os cuboideum) gehören zu diesem Funktionskreis. Besonders die Kniegelenkszonen lassen sich von medial, lateral, ventral und dorsal etwa eine Handbreit über den Knöcheln gut und wirksam behandeln.

18.4.2 Kollaterale und kontralaterale Behandlungen der Extremitäten

Die Extremitäten können jedoch auch gezielter erfasst werden im Sinne der kollateralen (seitengleichen) bzw. kontralateralen (gegenüberliegenden) Behandlung, auch als **Konsensuelle** (mitsinnige) **Therapie** bekannt. Sie ist aus der embryonalen Entwicklung zu verstehen und lässt sich gut in die RZF eingliedern.

Praktische Regel

Für die Behandlung der **Extremitäten** gilt:

Kollateral wird an der anderen Extremität im zugeordneten Bereich behandelt: Arm am Bein und umgekehrt. **Kontralateral** wird an der namensgleichen Extremität die jeweils entsprechende Stelle behandelt: linkes Knie am rechten und umgekehrt.

Wechselwirksame **kollaterale Entsprechungen** sind:

- Hüft- und Schultergelenk
- Oberschenkel und Oberarm
- Kniekehle und Ellenbeuge
- Fibula und Ulna
- Tibia und Radius
- medialer/lateraler Malleolus und mediales/laterales Handgelenk
- Großzehe und Daumen
- 4 Finger und 4 Zehen
- plantare Seite des Fußes und palmare Seite der Hand

Die **kontralateralen** Entsprechungen sind offensichtlich: der jeweils **gleichnamige** Teil der oberen bzw. unteren Extremität.

Auch auf den **Becken- und Schultergürtel** lässt sich diese Regel übertragen: Das Schulterblatt entspricht dem Ilium (Darmbeinschaufel) und umgekehrt, der obere Schulterblattrand dem Beckenkamm und umgekehrt.

Sowohl das kollateral als auch das kontralateral zugeordnete Gewebe wird mit Massagegriffen behandelt, die eine gute **Hyperämisierung** auslösen, je nach Größe des Abschnittes z. B. mit Knetungen oder Friktionen, bei kleineren Flächen auch mit den Grundgriffen der RZF.

Beispiele

- Belastungen im **linken** Unterschenkel nach Fibulafraktur werden an der gleichen anatomischen Stelle am **rechten** Unterschenkel behandelt (kontralateral); Beschwerden des linken Unter**schenkels** werden an der zugeordneten Stelle des linken Unter**armes** (Ulna) erfasst (kollateral).

Diese Art der Behandlung hat sich außerdem bewährt bei folgenden Krankheitsbildern:

- Patienten im **Streck- oder Gipsverband** (Extensionsbehandlung) nach Unfällen. Durch den intensiven Durchblutungsreiz an den zugeordneten kollateralen bzw. kontralateralen Stellen lassen sich Atrophien im Gewebe eher vermeiden und Frakturen zur besseren Heilung anregen.
- Patienten mit **Ulcus cruris**. Zusätzlich zur Behandlung der infrage kommenden Zonen (s. Kap. 11) kann die offene Stelle am Unter**schenkel** seitengleich über die Behandlung des Unter**armes** erfasst werden. Das Unterschenkelgeschwür tritt zwar meist nur auf einer Seite auf, das Gewebe ist jedoch an der zugeordneten Stelle am anderen Bein häufig genauso wenig belastbar. Deshalb bietet sich hier oft nur die kollaterale Therapie an. Dort zeigt sich in der Nähe des Handgelenkes durch deutlich umschriebenen Schmerz bei Palpation die genaue Stelle der Entsprechung zum Bein und weist manchmal als Reaktion eine klar begrenzte leichte oder auch stärkere Rötung im Gewebe auf.

Praktische Hinweise

- Manchmal berichten **Ulcus-cruris-Patienten,** dass nach der Behandlung vermehrt seröse Flüssigkeit als Zeichen einer Reinigung und Aktivierung des Gewebes aus der Wunde ausscheidet. Dies kündigt durch zeitgleich auftretenden Juckreiz am Wundrand üblicherweise eine erhöhte Heilungstendenz an. Selbst wenn sich das Unterschenkelgeschwür anfänglich etwas vergrößert, ist dies nicht generell als negative Reaktion zu werten, sondern als Ausdruck der Selbstregulation des Körpers.

- Aus der Tatsache, dass das Gewebe an der **medialen** Seite des Unterschenkels in der Nähe des inneren Malleolus am häufigsten zur Bildung eines Ulcus cruris neigt, lässt sich ableiten, dass die betroffenen Patienten generell stark stoffwechselbelastet sind: An dieser Stelle berühren sich der Leber-, der Nieren- und der Milz-Pankreas-Meridian der **Akupunkturlehre.**
- Eine Überprüfung und Änderung der Ernährungsgewohnheiten ist unerlässlich, wenn eine Ausheilung des Unterschenkelgeschwürs ernsthaft angestrebt wird.
- Patienten mit **Amputationen** klagen manchmal monate- und jahrelang über intensive neuralgische Schmerzen an der Amputationslinie. Neben anderen Möglichkeiten (z. B. Neuraltherapie, Visualisieren) bietet auch das Erfassen über kontralaterale oder kollaterale Behandlung eine gute Chance, die aggressiven Phantom- und Stumpfschmerzen zu lindern.
- Wenn bei Patienten mit amputierten Gliedmaßen an der seitengleich zugeordneten Stelle der anderen Extremität und/oder an der gegenüberliegenden gleichnamigen mit aufmerksamer, feiner Berührung entlanggestrichen wird, lässt sich beobachten, dass diese Gewebeanteile eine veränderte Tonusqualität aufweisen, meist in Form einer herabgesetzten Gewebespannung.
  Genau dort sollte behandelt werden. In diese Behandlungen können die Patienten einbezogen werden, indem sie selbst die entsprechende Stelle 1–2-mal täglich kräftig massieren, um für eine gute Durchblutung Sorge zu tragen.

18.4.3 Konsensuelle Behandlung übertragen in die Zonen am Fuß

Alle im Sinne der konsensuellen Regel genannten Bereiche können genauso gut auch als **Zonen am Fuß** behandelt werden und sind dort oft genau so effektiv wie in situ. Zudem ist der Zeitaufwand am Fuß wesentlich geringer.

Beispiel: Patient mit Epikondylitis rechts. **Kollaterale** Behandlung: Die rechte Knie**zone** wird tonisierend behandelt; **kontralateral:** Die linke Ellenbogen**zone** wird ebenfalls tonisiert. Selbstverständlich kann auch die Symptomzone des **rechten** Ellenbogens sedierend erfasst werden, zusammen mit einer Reihe anderer behandlungsbedürftiger Zonen. Da dies jedoch keinen direkten Bestandteil der erwähnten Regel darstellt, wird an dieser Stelle nicht ausführlicher darauf eingegangen.

18.5 Begleitmaßnahmen

Die RZF kann häufig als **zentrale Behandlung** gewählt werden. Zur Motivation der Patienten, den Behandlungsverlauf durch den Einsatz eigener Aktivitäten zu unterstützen, bieten sich jedoch folgende Begleitmaßnahmen an:

Haltung und Bewegung. Durch aufmerksamen und freundlichen Umgang mit den Schwächen und Mängeln der eigenen Körperhaltung und durch Einüben von natürlichen Bewegungsabläufen können die Patienten lernen, ihre Kräfte für die Anforderungen des Berufs- und persönlichen Lebens ökonomischer als bisher einzusetzen. In den letzten Jahrzehnten wurde eine Reihe von speziellen Methoden entwickelt, die konstruktive Hilfen in dieser Richtung anbieten: **Eutonie** [2] [13], **Feldenkrais** [10], **Alexandertechnik** [43] u. a. m.

Ernährung. Da viele Krankheiten ernährungsbedingt sind, kommt der Überprüfung und Änderung der Ernährungsgewohnheiten eine große Bedeutung zu [7] [41] [45] [51].

Bei aller Ernsthaftigkeit wird von therapeutischer Seite in diesem Gebiet manchmal zu viel an Überzeugungswillen gegenüber den Patienten gezeigt; dies lässt eher Vorbehalte und Ablehnung aufkommen, anstatt wirkliche Hilfen anzubieten.

Deswegen möchte ich als „Literatur" zum Thema „Ernährung" ein „Buch" anbieten, auf das man sich jederzeit verlassen kann: das „Buch der eigenen Erfahrungen". Sie sind immer realistischer als die Vorschläge anderer Personen. Das schließt nicht aus, dass mancher wichtige Entscheidungshilfen durch entsprechende Literatur im Ernährungssektor bekommt. Sie bedürfen jedoch immer der persönlichen Überprüfung und sollten nicht fanatisiert werden.

Ein Grundthema zieht sich durch alle Richtungen der Diät- und Ernährungsvorschläge: das Problem der **Übersäuerung**. Dies ist sicher auch deshalb so aktuell, weil „sauer sein" nicht nur eine Fehlfunktion der Stoffwechselorgane oder des sauren Regens darstellt, sondern tief in unserer Grundeinstellung zum Leben verwurzelt sein kann.

Atmung. Hinweise zur Pflege einer gesunden, funktionsgerechten Atmung durch erfahrene Atemtherapeuten sind nicht nur bei Atemproblemen wichtig, sondern auch für alle, die psychovegetative Störungen und Schwächen aufweisen.

Wer es versteht, diese Menschen durch Berührung oder Übungen zur bewussten Wahrnehmung ihrer eingeschränkten oder behinderten Atmung zu führen und diese zu ändern, schafft gute Voraussetzungen dafür, dass sich körperliche und seelische Schwierigkeiten besser ordnen lassen [33] [13] [16].

Wärmehaushalt. Viele Menschen neigen auch im Sommer und selbst in warmen Klimazonen zu kalten Füßen. **Andauernd kalte Füße** sind Ausdruck dessen, dass der Mensch nur bedingt über seine Lebenskraft verfügen kann! Die Hintergründe sind vielfältig und führen von chronischer Obstipation, Wirbelsäulenschäden und gestörten Atemabläufen bis zu Problemen im psychosozialen Umfeld.

Die bekannten Anwendungen aus der **Kneipp**-Hydrotherapie und Überwärmungsfußbäder zum gezielten Kreislauftraining überzeugen seit Jahrzehnten durch ihre durchblutungsfördernde Wirkung.

Aktive Fußübungen, kräftiges Bürsten der Fußsohlen und vor allem die natürlichen Reize von Licht, Luft und Erdberührung, die durch das **Barfußgehen** vermittelt werden, können das Allgemeinbefinden spürbar verbessern.

Ganzheitliche Zahnsanierung. Die vordergründigste Funktion unserer Zähne ist die der mechanischen Nahrungszerkleinerung. Das Zahnsystem stellt jedoch genauso ein **Mikrosystem** dar, das Wechselbeziehungen zum ganzen Organismus aufweist, wie dies bekannt ist von den Ohren, vom Nasen-Rachen-Raum, von den Augen, Händen und Füßen u. a. m.

Dass auch Zähne, wie alle Organe, eine deutliche gefühlsbezogene Signalwirkung über die Körpersprache besitzen und auf Zusammenhänge mit inneren Ebenen hinweisen, bestätigt die Sprache auf vielfältige Weise in Wendungen wie: einer Person „die Zähne zeigen", sie „zusammenbeißen", „verbissen" ein Ziel verfolgen oder jemandem „auf den Zahn fühlen".

Die Bezeichnung des 8. Zahnes als **„Weisheits"-Zahn** ist in vielen anderen Sprachen ähnlich.

Dr. med. **Reinhold Voll** hat schon vor Jahrzehnten über Elektroakupunktur-Messungen nachgewiesen, dass jeder der Zähne mit einer Vielzahl von Organen, Geweben und Systemen energetisch in einer Wechselbeziehung steht (siehe ausführlicher Kap. 26).

Der Rückgang der Zahnkaries durch eine wesentlich verbesserte und intensivierte lokale Mundhygiene und Zahnpflege ist zwar vordergründig erfreulich, es gibt jedoch zu denken, dass Zahnfleischentzündungen wie **Parodontose**, Gingivitis u. a. m. auffallend zunehmen. Das ist wohl darauf zurückzuführen, dass sich die Ernährungsgewohnheiten seit Jahrzehnten kaum verbessert und die Stoffwechselbelastungen sich jetzt mehr von den Zähnen in den Schleimhaut- und Gewebebereich verlagert haben (s. ausführlicher Kap. 26).

Narbenbehandlung. So wie Zähne oder chronisch entzündete Organe **Störfelder** darstellen können, ist dies auch von Narben bekannt. Diesem Thema ist ein eigenes Kapitel gewidmet (s. Kap. 25).

Überprüfungen auf geopathische Belastungen und Elektrosmog. Vor allem bei chronisch Kranken ist anzuraten, den Standort des Schlaf-, Wohn- und Arbeitsplatzes auf Reizzonen der Erde und der Umwelt überprüfen zu lassen.

Vorsicht vor zu vielen Elektrogeräten, Mikrowellen [5], z. B. auch in der Küche, zu langer Arbeit an Computern, elektrischer Fußbodenheizung, Smartphones am Bett („Elektrostress") u. a. m.

Pflege der inneren Ordnung. Eine der wichtigsten „Begleitmaßnahmen" zur Aktivierung der Heilkräfte, genau genommen sogar ihre **Voraussetzung**, ist der bewusste Umgang des Menschen mit seinem Inneren, besonders, wenn er sich durch seine Krankheit einem schweren Leidensprozess stellen muss.

Zur Pflege des „inneren Menschen" gehören:

- die Bereitschaft, festgefahrene Gewohnheiten und Ansichten zu ändern
- der freundliche und liebevolle Umgang mit seinen eigenen Schwächen und denen der anderen
- die Frage nach dem persönlichen Lebenssinn und -inhalt
- zur rechten Zeit bitten und danken
- religiöse Erfahrungen im eigentlichen Wortsinn der Rück-Verbindung als Weg der inneren Erneuerung
- vergeben und um Vergebung bitten
- Respekt und Toleranz gegenüber Entscheidungen und Ansichten anderer, besonders, wenn sie unseren eigenen nicht entsprechen

18.6 Reflexzonentherapie der Hand

18.6.1 Hände und Füße – ein Vergleich

Beide, Hände und Füße, haben einen direkten Bezug zum ganzen Menschen, jedoch auf unterschiedliche Weise.

Den **Händen** sind spezifische Aufgaben und Lebensbereiche zugeteilt. Sie sind üblicherweise weltoffen und kontaktbereit und im wörtlichen Sinn auf das Handeln angelegt, ihr Bewegungsradius im luftigen Element ist umfassender, und viele ihrer Funktionen und Tätigkeiten sind partner- und gefühlsbezogen.

Der „Partner" der **Füße** hingegen ist die Erde, die uns durch ihren Widerstand zur Aufrichtung verhilft und uns zugleich zur zielstrebigen Fort- und Weiterbewegung veranlasst.

Viele Menschen machen täglich praktische Erfahrungen, dass die Füße mehr mit unserem ganzen körperlichen Wohlbefinden zusammenhängen als die Hände: Mit kalten Füßen können sie nicht einschlafen; Mütter wissen auch heute noch, dass sich ihre Kinder vor nassen und kalten Füßen hüten sollten, denn Unterkühlungen dieser Art sind oft direkt beteiligt an der Entstehung von Halsschmerzen, Blasen- und Nierenentzündungen, Husten, Ohrenschmerzen und Bronchitis.

Barfußgehen in Wald und Wiese und am Meer wird von Kennern sehr geschätzt und sollte so oft wie möglich gepflegt werden, denn dieser natürliche Reiz wirkt kräftigend, erholsam und durchblutungsfördernd und verbindet uns auch innerlich mit unserer „Mutter Erde".

Füße werden, nicht zuletzt auch durch zivilisations- und klimabedingte Umstände, oft eingeengt und vernachlässigt. Gerade bei ihnen wird erkennbar, dass sich **pathologische Veränderungen** im **Benachteiligten meist deutlicher zeigen als im Gepflegten**.

18.6.2 Therapie der Handzonen

Die Therapie an den Händen hat sich im Vergleich zu der des Fußes weit weniger durchgesetzt, obwohl die Hand einen freieren Zugang zur Behandlung erlauben würde, denn sie ist in der Regel gepflegter und berührungsgewohnter als der Fuß.

Die Handzonen bewähren sich jedoch als Ergänzung bzw. als Alternative zu den Zonen am Fuß. So kann z. B. bei Beinamputierten und Patienten, deren Füße aus anderen Gründen nicht therapierbar sind (Unfälle oder andere Traumatisierungen, Gipsverbände etc.), die Hand mit ihren Zonen das Mittel der Wahl darstellen.

Es hat sich zudem gezeigt, dass die Zonen an den Händen, abgesehen von ihrem professionellen Einsatz, auch für die Patienten selbst interessant sein können im Sinne von **Eigenbehandlungen** und Therapie-Hausaufgaben. Die Griffe sind einfach in ihrer Anwendung und gut zu erklären. Wichtig ist dabei lediglich, dass je nach Situation zwischen Tonisieren (Anregen) und Sedieren (Beruhigen) unterschieden werden kann.

Sie werden angeboten, teils um die Patienten zu aktivieren, sich auf eine direkte Weise am Gesundungsprozess zu beteiligen, es sind aber auch „Erste-Hilfe-Griffe" zur Erleichterung akuter Symptome, bis fachliche Hilfe erreichbar ist (s. Beispiele in Kap. 18.6.3).

Als Grundlage der Orientierung dienen, wie an den Füßen, die 10 **vertikalen** Körperzonen nach FitzGerald. Auch an den Händen wird unterschieden: Die dorsale Seite (Handrücken) entspricht der ventralen (vorderen) Seite des Menschen; die palmare (Handinnen-)Seite seiner Rückseite.

Eine **horizontale** Einteilung der Hände in 3 Querlinien ist ebenfalls möglich:

1. Der Daumen und die Finger bis an die Grundgelenke sind dem Zonenbereich Kopf/Hals zugeordnet.
2. Der distale Teil des Handtellers entspricht den Zonen Thorax und Oberbauch.
3. Der proximale Teil einschließlich der Handwurzelknochen entspricht den Zonen von Bauchraum und Becken.

Dem Daumen**ballen** (Thenar) gebührt besondere Beachtung (s. ► **Abb. 3.1** ff.). Er sollte sich generell, wenn der Daumen und die Hand nicht aktiv tätig sind, locker und weich anfühlen, auch in der passiven Phase des rhythmischen Daumengriffes. Das ist meist schwieriger als gedacht. Nicht nur bei Therapeuten, sondern auch bei Patienten wird der Daumenballen zu oft und zu lange in zu starker Spannung gehalten. Da er den Zonen der **Kleinbeckenorgane** zugerechnet wird, werden so diese sensiblen Organe ständig unter Fehlspannung gehalten.

18.6.3 Spezielle Anwendungsgebiete

Einige Zonen der Hand eignen sich besonders gut bei Patienten mit **akuten** Beschwerden oder Schmerzen, z. B.:

- Das kräftige Dehnen der **Magenzone** in der Schwimmhautfalte zwischen Daumen und Zeigefinger hat sich gut bewährt bei Völlegefühl oder Sodbrennen.
- Bei **Zahnschmerzen** wirkt die Akutbehandlung der Zahnzonen an den Mittel- und Grundgliedern der Finger meist genauso spontan wie an den Zehen und kann helfen, Stunden und Tage, in denen der Zahnarzt nicht erreichbar ist, relativ schmerzfrei zu überbrücken. Die Zahnzonen sind in der gleichen Reihenfolge und anatomischen Platzierung wie am Fuß angeordnet.
- Bei **Menstruationsschmerzen** bringt kräftiges, durchblutungsförderndes Reiben der Handgelenke und des Daumenballens (das sind die Zonen der Kleinbeckenorgane) rasch Erleichterung.
- Das Dehnen der **Schwimmhautfalten** zwischen allen Fingern bringt große Entlastung bei beginnenden Erkältungen und bei Heuschnupfen. Es kann von den Patienten mehrmals am Tag auch prophylaktisch durchgeführt werden.

Aus meiner Praxis

Über Jahre hinweg habe ich immer wieder die Erfahrung gemacht, dass bei Patienten mit Fuß- oder Beinamputationen die Zonen der seitengleichen Hand besser therapierbar waren als die Zonen der anderen Hand. Der gesetzte Impuls löste hier rascher eine Hyperämisierung im Gewebe aus und die schmerzhaften Zonen veränderten sich in ihrem Tonus schneller.

19 Eigenbehandlung, „Fußhilfen"

19.1 Eigenbehandlung

19.1.1 Möglichkeiten

Die Eigenbehandlung bietet für **Einsteiger** eine gute Gelegenheit, unbefangen und ohne Leistungsdruck von außen Erfahrungen mit der RZF zu sammeln. Aber auch **Patienten** können nach Anleitung v. a. akute Schmerzen als „Erste Hilfe" selbst behandeln.

Auch eine Eigenbehandlung führt zu guten therapeutischen Resultaten, denn es geht bei keiner manuellen Behandlung allein darum, Fremdenergie zuzuführen, sondern die im Organismus gestaute oder blockierte Lebenskraft wieder in ein geordnetes Fließgleichgewicht zu bringen.

Bereiche, in denen sich **Lebenskraft häufig staut**, sind z. B.:

- Entzündungen und Spasmen im Verdauungstrakt
- Haltungsschäden
- Störfelder wie chronisch entzündete Tonsillen, devitale (= „ohne Leben") Zähne oder Narben
- akute oder chronische Entzündungen im statisch-muskulären und organischen Bereich
- Störungen in den Fließsystemen Niere, Blut und Lymphe
- Verdrängungen in der Gefühlsebene, um zu vermeiden, dass anstehende Lebensthemen „hochkommen". In diesen Bereichen ist besonders viel Lebenskraft festgehalten.

Der **Schwerpunkt** der Eigenbehandlung könnte vor allem in der **Gesundheitspflege** (Prävention) liegen. Wegen der heutigen Überbetonung der Behandlung von Krankheiten wird der **Vorsorge** längst nicht mehr die Beachtung geschenkt, die sie eigentlich verdient.

19.1.2 Einschränkungen

Sie sind zum einen darin zu sehen, dass Patient und Therapeut dieselbe Person sind. Ein erwünschter Ausgleich über die zwischenmenschliche Ebene kann so nicht zustande kommen. Zudem ermüdet der anfängliche Eifer bei der Eigenbehandlung eher, und Behandlungstermine bei einer therapeutischen Fachkraft werden meist pünktlicher eingehalten als Termine mit sich selbst.

Für manche macht sich außerdem eine mangelnde Bewegungsfreiheit der Gelenke und Muskeln oder die ausgeprägte Leibesfülle beim Heranholen der eigenen Füße an den Körper hemmend und störend bemerkbar.

19.1.3 Bewährte Indikationen für die Eigenbehandlung

Akute Situationen wie Zahnschmerzen, Ischialgie, Magenverstimmungen, Heuschnupfen, Menstruationsschmerzen, Diarrhö. Es ist meist ausreichend, die Symptomzonen zu **sedieren.**

Chronische Erkrankungen: Hier wirkt die Eigenbehandlung unterstützend v. a. bei Wirbelsäulen- und Verdauungsbeschwerden, Sinusitis u. a. m.

Bei **akuten** Beschwerden kann täglich bzw. mehrmals täglich kurz behandelt werden, bei **chronischen** 1- bis 2-mal wöchentlich.

19.1.4 Zusammenfassung

Obwohl auch die Eigenbehandlung im Resultat sehr überzeugend sein kann, bietet sich als Optimum folgende „Interessengemeinschaft" an:

- ein aufgeschlossener **Patient**, der zur aktiven Mitarbeit bereit ist
- ein thematisch informierter und interessierter **Arzt**, der nicht nur zu-, sondern auch anweisen kann

- gut geschulte, manuell ausgebildete **therapeutische Fachkräfte**, die die Patienten durch eine Serie von Behandlungen begleiten und ihre Möglichkeiten und Grenzen richtig einschätzen
- ein fachkundiger, gewissenhafter **Podologe** oder **Fußpfleger**, der weiß, wo sein beruflicher Einsatz unterstützend wirkt

19.2 „Fußhilfen"

In Kreisen gesundheitsbewusster Laien (und übereifriger Verkäufer) finden sog. „Fußhilfen" einen guten Absatz. Die verschiedenen Matten, Platten, Einlagen und Rollen aus Holz, Kunststoff, Ton oder Hartgummi haben bei richtiger Anwendung durchaus eine **generell** wohltuende Wirkung und können zusätzlich zu einer manuellen Fußbehandlung **unterstützend** verwendet werden.

Diese Hilfsmittel sind z. B. auch in der Lage, die **Durchblutung** der Füße und Beine zu verbessern, und können dadurch Stauungen und kalten Füßen entgegenwirken. Vor allem vermitteln sie bei regelmäßigem Einsatz eine **wachere Wahrnehmung** der eigenen Füße. Sie sollten jedoch keine Therapie ersetzen, sondern morgens und abends etwa 5 bis 10 Minuten lang therapiebegleitend oder einige Wochen über das Ende einer Behandlungsserie hinaus angewandt werden.

Wenn aus Unkenntnis der Zusammenhänge spezielle Punkte am Fuß überbetont und ausschließlich mit einem dieser Geräte erfasst werden oder an ihnen zu kräftige und lang dauernde Reize gesetzt werden, können sich Beschwerden eher **verschlechtern** als verbessern! Deswegen sind Erfahrungen mit diesen Hilfsmitteln, die noch vor Jahrzehnten ihre Gültigkeit hatten, beim heutigen komplizierter erkrankten Menschen zu relativieren und neu zu überdenken.

20 Diagnostische Möglichkeiten und Grenzen

20.1 Allgemeines

Es gibt nur wenige Methoden, in denen Therapie und diagnostische Aspekte so nahe beieinander liegen wie in der RZF. Wo der Schwerpunkt innerhalb einer Behandlung liegt, ist jeweils eine Frage des beruflichen Hintergrundes, des persönlichen Zuganges und der gesetzten Priorität.

Aus 2 Gründen habe ich mich bereits zu Beginn meiner Lehrtätigkeit für die Betonung der **therapeutischen** (und nicht der diagnostischen) Ebene entschieden: Zum einen kommt die überwiegende Anzahl der Kursteilnehmer aus manuell-therapeutischen Berufen, in denen auf Verordnung gearbeitet wird. Zum anderen schöpft der diagnostische Einsatz allein die Möglichkeiten, die die RZF bieten kann, nicht annähernd aus und führt zwangsläufig und manchmal unnötigerweise zum Einsatz anderer Methoden (z. B. Arzneimittel, Injektionen).

Als **Hinweis**- oder **Differenzialdiagnostikum** kann die RZF allerdings gut in andere Untersuchungen integriert werden. Hierzu sind jedoch einige Aspekte zu berücksichtigen:

- Diagnose und Therapie **verbinden sich** bei der RZF zu einem Ganzen, zur diagnostisch-therapeutischen Monade (= unteilbare Einheit). Diese kennzeichnet den für die RZF typischen fließenden Übergang vom Befund in die Behandlung: In jeder Diagnose steckt im Ansatz die Therapie und in jeder Behandlung sind diagnostische Aussagen enthalten!
- Aus einer Anzahl belasteter Punkte am Fuß kann keine umfassende und verlässliche Diagnose gestellt werden, denn **jede Berührung,** sei sie noch so sachlich durchgeführt, „berührt" den Menschen gesamthaft und verändert zugleich seine emotionale Befindlichkeit.

Deshalb sind Diagnosen, die auf längere Zeit festgelegt werden, immer wieder neu infrage zu stellen. Wir verstehen jede Diagnose als **fließenden Prozess** und nicht als fixierten „Stempel".

- Ein diagnostischer Rückschluss über die **Art** und **Dauer** der Erkrankung ist nicht möglich, da sich sowohl Störungen im präklinischen (= Vorfeld-) Stadium als auch funktionelle und organisch manifestierte Erkrankungen in gleicher Weise als Irritation in den Zonen zeigen.

20.2 Hinweis- und Differenzialdiagnostik

Aussagen können sich sowohl auf Symptom- als auch auf Hintergrundzonen beziehen.

Beispiele:

- Patienten mit **akutem Abdomen:**
  Hier lassen sich die verschiedenen für eine Entzündung infrage kommenden Zonen am Fuß relativ gut differenzieren, da sie zum großen Teil deutlich voneinander getrennt liegen:
  - Gallenblase, vor allem deren dorsale Lage am Fuß
  - rechte Niere, Harnleiter
  - Pylorus mit Duodenum
  - Appendix, Bauhin-Klappe
  - rechtes Ovar

  Zusätzlich können die innerhalb einer Serie von Behandlungen auftretenden **Reaktionen** die Hintergründe und Zusammenhänge mit der Erkrankung klären helfen.
- Patienten mit akuten **LWS-Schmerzen:**
  Hinweisdiagnostisch sind zur unteren Wirbelsäulenzone als Symptomzonen die Nieren, der Genitalbereich und der Darm zu überprüfen. Wenn weder die Symptomzone noch die Nieren, das Genitale oder der Darm auf den Behandlungsreiz ansprechen, sind Zonen von **Narben**, vor allem im Unterbauch, und **Zahnzonen** abzuklären (Fokusmöglichkeit). Bei **psychogenen** Hintergründen bieten sich zu den Zonen der Wirbelsäule die des hormonellen Systems, Solarplexus, Diaphragma (Harmonisierung der Atemtätigkeit) und die Zonen des Magen-Darm-Traktes (ein Problem „verdauen") an.

- Patienten mit akuten oder chronischen **Kopfschmerzen**
  Hierbei lassen sich die differenzialdiagnostischen Zusammenhänge meist gut voneinander unterscheiden. In den Hintergrundzonen kann differenziert werden zwischen Belastungen in Darm, Nieren, Leber und Gallenblase, oberer bzw. unterer Wirbelsäule, Magen und Pankreas, Genitale, Zahn-Kiefer-Bereich, Vegetativum. Fast immer reagieren allerdings **mehrere** Zonenbereiche gleichzeitig (s. Kap. 16).

20.3 Weitere Hinweise

Da die RZF therapeutische und diagnostische Elemente in sich vereint, besteht aus einer Anfängerunsicherheit u. U. das Bedürfnis, den Patienten zu zeigen, dass man gut informiert ist. Das äußert sich beim Ertasten von Zonenbelastungen manchmal in unbedachten **diagnostischen** Aussagen, die sich objektiv nicht bestätigen lassen. Damit wird aber die Glaubwürdigkeit des Therapeuten eher infrage gestellt.

Beispiele:

- „Was ist denn mit Ihrem Magen nicht in Ordnung?"
- „So wie sich das anfühlt, haben Sie wohl Gallensteine."
- „Sie haben sicher ständig Rückenschmerzen."

Wie in anderen Kapiteln bereits betont, ist zu bedenken, dass ein schmerzhafter Punkt am Fuß zunächst **keine** Aussage machen kann über die Art, die Dauer und den Hintergrund der vorliegenden Erkrankung des Patienten. Deshalb sollte er nicht mit „selbstgezimmerten" Diagnosen konfrontiert, sondern zum praktischen **Erleben** der Behandlung geführt werden, etwa mit Fragen wie:

- „Wie fühlt sich der Griff an Ihrem Fuß an?"
- „Was hat sich beim wiederholten Behandeln der schmerzhaften Stelle verändert?"
- „Es ist wichtig, dass Sie bis zum nächsten Mal beobachten, welche Reaktionen auf die Behandlung stattgefunden haben."

So kann der Patient zum aufmerksamen Partner des Therapeuten werden.

Das folgende Beispiel kann den Unterschied zwischen **Befund** und **Diagnose** verdeutlichen:

Bei einer schmerzhaften Magenzone ist **keine Differenzierung** möglich zwischen

- einem Magengeschwür,
- einer Ptose (Senkung des Magens),
- einer funktionellen Störung durch Dysstress,
- der kurzfristigen Überforderung des Magens nach einer schwer verdaulichen Mahlzeit,
- einer chronischen oder akuten Gastritis oder
- einem postoperativen Zustand.

Allerdings weiß der Therapeut, wenn er auf eine belastete Zone trifft, das für ihn **Wesentliche: Diese Stelle braucht Behandlung!**

Aus den genannten Gründen ist **große Zurückhaltung** in der Formulierung diagnostisch verwertbarer Hinweise anzuraten.

21 Behandlungsvorschläge

21.1 Allgemein

Da Krankheit, ihre Symptomatik und deren Entstehung immer persönlichen Charakter haben, können schriftliche Behandlungsvorschläge nur allgemeine Hinweise sein. Wir behandeln nicht Krankheiten, sondern Menschen mit ihrem jeweils ganz individuellen Hintergrund.

Heutzutage wird im **Praxisalltag** aus Zeitgründen relativ häufig auf den ausführlichen Erstbefund verzichtet. Es genügt oft auch, wenn zu den Symptom- die wesentlichen, funktionell zugeordneten Hintergrundzonen einbezogen werden, d. h. zur „Eisbergspitze" (= Symptom) die zentralen Teile des „Eisberguntergrundes" (= das belastete Terrain, auf dem sich die Symptomatik entwickeln konnte) mit erfasst werden. Eine **ausschließliche** Behandlung der Symptomzonen ist allerdings bei den heutigen Patienten selten Erfolg versprechend und kann sogar die Symptomatik verschlimmern.

Bei **chronisch Kranken** oder bei unklaren Beschwerden der Patienten ist es jedoch sinnvoll und notwendig, einen **Erstbefund** mit gründlicher Inspektion und Palpation der beiden Füße zu erstellen. Erst dessen Resultat sagt verlässlich aus, welche Bereiche ursächlich zu seinem Krankheitsbild gehören.

Generell kann gelten: Im **akuten** Stadium der Erkrankung bzw. bei akuten Schmerzen der Patienten wird die **Symptomzone** zu Beginn **sedierend** und beruhigend behandelt (s. Kap. 3). Die **Hintergrundzonen** werden in der Regel **tonisiert**.

Im **chronischen** Stadium einer Erkrankung können meist sowohl die Symptom- als auch die Hintergrundzonen **tonisierend** behandelt werden. Hier bestimmt, wie immer, die spontane Reaktionslage des Patienten Intensität und Dauer der Behandlung.

21.1.1 Tonisieren – Sedieren

Die Begriffe **Tonisieren** und **Sedieren,** die häufig bei den Behandlungsvorschlägen verwendet werden, sind nicht prinzipiell bindend, denn welche Zone wann welche Art von Behandlung erfordert, entscheidet sich manchmal erst „vor Ort". Bei allen dysfunktionalen Situationen, bei denen nicht sicher ist, wie die Patienten auf die therapeutischen Impulse reagieren, hat sich für den Beginn ein beobachtendes, sanftes Tonisieren von **neutraler Qualität** bewährt, das in Richtung **Regulieren** zielt (s. auch Kap. 6.3.3).

Oft kann nach dieser neutralen Phase deutlicher entschieden werden, ob in der Folge präziseres Sedieren oder Tonisieren das Mittel der Wahl ist. Gar nicht selten kann sogar während **einer** Behandlung von sedierenden zu tonisierenden Griffen gewechselt werden und vice versa. Praktisch gesehen sind die Patienten meist die beste Hilfe, denn sie spüren spontan, was ihnen guttut. Deswegen ist eine der wichtigsten Fragen während der Behandlung: **„Wie fühlt es sich an?"**

Außerdem sind die Reaktionen des **vegetativen Nervensystems** ein verlässlicher Maßstab des Befindens des Patienten. Wenn sich Zeichen der Überforderung zeigen (z. B. rasch feuchte Hände, trockener Mund, Veränderung des Atemrhythmus und der Körpertemperatur), wird keinesfalls anregend weitergearbeitet, auch wenn der Patient, subjektiv gesehen, „guten Willens" ist und uns ermuntert, kräftig weiterzuarbeiten. Hier kommt immer eine Auswahl von Ausgleichs- und/oder eutonischen Griffen zum Einsatz.

Wichtig: Der hohe Anspruch, eine Zone am Fuß möglichst exakt zu lokalisieren und zu behandeln, ist zwar lobenswert, aber praktisch nicht verlässlich. Wir können „von außen" oft nicht genau entscheiden, ob wir wirklich das gedachte Organ oder Gewebe erfassen, denn die **Lage** der Organe und Gewebe kann sich sowohl physiologisch als auch pathologisch verändern: Größe des Magens nach einer Fastenkur, Senkung des Querkolons, Wachstum des Fötus im Mutterleib, Wanderniere u. a. m.

Wir können aber darauf vertrauen,

- dass jeder punktuelle Impuls eine „Streubreite" hat, sodass es nicht allein von entscheidender Bedeutung ist, ob eine Zone auf den Millimeter genau erfasst wird oder nicht, und
- dass auch die Intensität der einzelnen Griffe „intern" von der Heil- und Regulationskraft des Menschen ausgeglichen werden kann, solange sie nicht zu grob und zu lange angeboten werden.

Die **Qualität der Berührung,** die Empathie und die Ernsthaftigkeit, mit der wir arbeiten, hat nach unserer Erfahrung eine entscheidende Wirkung. Nochmals der Hinweis, der in den vorigen Kapiteln bereits formuliert wurde: Über Ursache, Art und Dauer der Erkrankung sagt eine belastete Zone am Fuß zunächst **nichts** aus. Sie informiert aber immer über das Wesentliche: Diese Stelle braucht Hilfe! Durch Reaktionen der Patienten werden wir im weiteren Verlauf der Behandlung jeweils verlässlich zu den behandlungsbedürftigen Zonen und den notwendigen therapeutischen Schritten geführt.

Ergänzende Hinweise zu den folgenden Krankheitsbildern sind zu finden in:

- Kap. 5 „Indikationen – Kontraindikationen"
- Kap. 14 „Reaktionen in den Behandlungsintervallen"
- Kap. 16 „Schmerz- und Akutbehandlung"
- Kap. 16.3 „Umsichtige Behandlung der Symptomzonen bei bestimmten Erkrankungen"
- Kap. 22 „Rund um Schwangerschaft und Geburt"
- Kap. 23 „Säuglings- und Kinderbehandlung"
- Kap. 24 „Spezielle Patientengruppen"
- Kap. 31 „Aus der Praxis für die Praxis"

Die folgenden Behandlungsvorschläge werden nach der in Kap. 10 bereits beschriebenen Weise besprochen. Ich verwende bei den Abbildungen die Farben

- **Rot** für die Symptomzonen,
- **Grün** für die möglichen Hintergrundzonen.

Zu den jeweiligen Themen kommen teils Abbildungen von **Formenähnlichkeiten**.

Ähnliche anatomische Formen beim Menschen weisen auf therapeutisch nutzbare Zusammenhänge hin, denn sie entstehen gemeinsam aus dem inneren Plan einer vorausgegangenen feinstofflichen Entwicklungsebene, die sich allmählich zu Materie verdichtet (s. Umschlagseite innen hinten im Buch, Broschüre 4 „Formenähnlichkeiten als Schlüssel zur Therapie").

21.2 Zonengruppe Kopf und Hals

21.2.1 Allgemein

Es gibt selten eine Indikationsgruppe, bei der die Hintergrundzonen so vielfältig und zugleich so eindeutig auftreten können wie bei dieser Zonengruppe, v. a. beim Symptom Kopfschmerz, gemeinsam mit dessen verschiedenen Varianten wie Migräne, Clusterkopfschmerz oder Trigeminusneuralgie.

Beim **Erstbefund** sind die Symptomzonen immer im Kopfbereich, d. h. in den Zehen, zu finden. Die Hintergrundzonen zeigen sich bevorzugt in den folgenden Bereichen, einzeln oder gekoppelt:

- Darm, v. a. Dünndarm
- Oberbauch mit Leber/Gallenblase, Magen und Pankreas
- Wirbelsäule und Muskulatur, gesamthaft oder in Abschnitten
- Genitalbereich, v. a. bei Frauen
- Nieren und Harnwege
- Nasennebenhöhlen
- Zähne als wichtiges Mikrosystem
- vegetatives Nervensystem, das immer starke Wirkungen auf die emotionale Ebene hat
- Narben – nicht nur im Kopfbereich

Da bei 70 bis 80 % aller Kopfschmerzpatienten die Zonen des Verdauungstraktes auffällig sind, ist es wichtig, auf die Bedeutung der Ordnung in der **Ernährung** hinzuweisen. Bei Belastungen der Verdauungsorgane und bei Entzündungsprozessen haben sich **Einläufe** oder Einwegklistiere bewährt, denn sie helfen, angesammelte Stoffwechselendprodukte und Schadstoffe schnell auszuscheiden. Leider ist diese wirksame Anwendung heutzutage oft in Vergessenheit geraten.

Auch die **Formenähnlichkeit** zwischen Gehirn und Darm weist auf therapeutisch nutzbare Zusammenhänge hin (▸ Abb. 21.1).

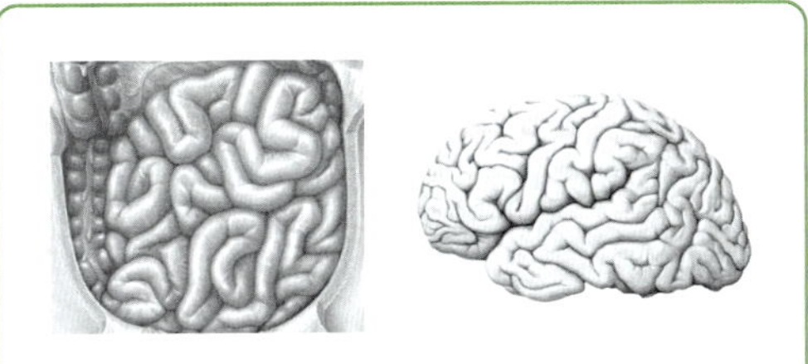

▸ **Abb. 21.1** Formenähnlichkeit zwischen Darm- und Gehirnwindungen. (Schünke M, Schulte E, Schumacher U. Prometheus. LernAtlas der Anatomie. Allgemeine Anatomie und Bewegungssystem. Illustrationen von M. Voll und K. Wesker, 3. Aufl. Stuttgart: Thieme; 2011)

21.2.2 Behandlungsvorschläge

Kopfschmerzen bei gestörter Verdauung

Symptomzonen: Kopfbereiche gesamthaft. Im akuten Zustand werden die Symptomzonen zunächst sedierend behandelt. Wenn sie entlastet sind (manchmal schon während der ersten Behandlung), können sie tonisiert werden, zunächst sanft, später auch kräftiger.

Mögliche Hintergrundzonen: Dickdarm mit Leber- und Milzflexur, Sigmoid, Rektum. Dünndarm mit Bauhin-Klappe. Beckenboden, v. a. Anus. LWS – segmentale Beziehungen zum Darm. Zwerchfell, da seine Auf-ab-Bewegung durch Meteorismus o. Ä. gemindert sein kann und deshalb die rhythmische „Massage" der Bauchraumorgane nicht mehr gewährleistet ist. Vegetativum. Solarplexus, besonders wenn emotionale Belastungen vorhanden sind („Verdauen" im übertragenen Sinn), aber auch alle anderen Ausgleichsgriffe.

Kopfschmerzen durch Oberbauchbeschwerden

Symptomzonen: Leber, Gallenblase. Magen mit Kardia und Pylorus.

Mögliche Hintergrundzonen: Rechter Schultergürtel – segmentale Verbindungen zu Leber/Gallenblase. Mittlere und untere BWS – Innervation. Pankreas, Milz. Solarplexus und andere Ausgleichsgriffe, um das Vegetativum zu stabilisieren.

Oft sind Vorschläge zur Ernährungsänderung angebracht.

Kopfschmerzen bei Wirbelsäulenbelastungen

Symptomzonen: Kopf, v. a. Hinterhaupt mit Proc. mastoideus. HWS mit Nackenmuskulatur.

Mögliche Hintergrundzonen: LWS als mitbeteiligte untere Lordose. Schultergürtel mit Sternum und Sternoklavikulargelenk. Kreuzbein mit ISG. Steißbein v. a. nach Unfällen. Beckengürtel – statisch-muskulärer Zusammenhang mit Schultergürtel. Schilddrüse, da evtl. Kalziummangel in den Knochen vorhanden. Solarplexus und/oder andere Ausgleichsgriffe.

Kopfschmerzen durch Unterleibsbeschwerden v. a. bei Frauen

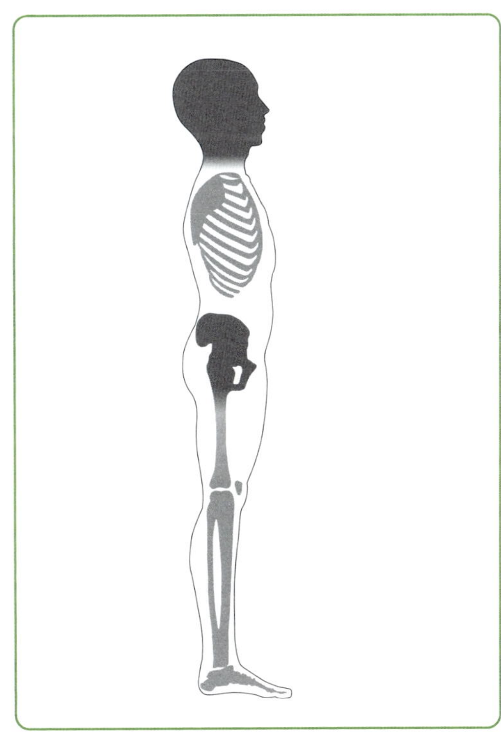

▸ **Abb. 21.2** Formenähnlichkeit zwischen Kopf und Becken. (Angelika Brauner, Hohenpeißenberg)

Symptomzonen: Kopf gesamthaft, Hypophyse. Nasen-Rachen-Raum – Schleimhaut entsteht aus dem gleichen Keimblatt wie die des Unterleibes. Eustachische Röhre (hat die Eileiter als Pendant, die ebenfalls „Tuben" genannt werden).

Mögliche Hintergrundzonen: Alle Organe des kleinen Beckens, auch Beckenboden.

Unterer Nacken mit 7. Halswirbel, im Volksmund auch als „Hormonbuckel" bezeichnet.

Untere WS, auch Kreuzbein mit ISG – Innervation, segmentale Verbindungen zum kleinen Becken.

Alle anderen Drüsen mit innerer Sekretion. Lymphbahnen der Leistenbeuge zur Entstauung.

Vegetativum: Solarplexus und/oder Auswahl von anderen Ausgleichsgriffen.

Kopfschmerzen bei Belastungen der Harnwege

Symptomzonen: Kopf gesamthaft, v. a. Augen, Schädeldach und Hinterkopf (Blasen-Meridian versorgt auch die Augen und den oberen und hinteren Kopf).

Wichtig: Da Kopfschmerzen mit renalem Hintergrund oft in Zusammenhang mit erhöhtem Blutdruck stehen, sind evtl. die Hintergrundzonen **vor** den Symptomzonen zu behandeln. Damit kann die Symptomatik im Vorfeld entlastet werden. In den Kopfzonen wird zunächst sanft gearbeitet.

Mögliche Hintergrundzonen: Nieren, Harnleiter, Blase. Zu Beginn ebenfalls behutsam arbeiten! Untere WS, v. a. Kreuzbein (segmentale Blasenzone in situ). Lymphbahnen der Leistenbeuge.

Tonisieren am lateralen Nagelfalz der 5. Zehen (Endpunkt Blasen-Meridian, der u. a. die Harnwege mit seiner Energie versorgt. Bei Schwangerschaft nur mit entsprechendem Fachwissen anzuwenden!)

Milz und andere Lymphorgane, Darm z. B. bei Zystitis ohne Fieber. Solarplexus und/oder andere Ausgleichsgriffe.

Kopfschmerzen bei Sinusitis

Symptomzonen: Stirn- und Kieferhöhlen, auch an den proximalen Hälften der Zehennägel 2 bis 4. Nasen-Rachen-Raum mit Eustachischer Röhre. Obere Lymphwege an den Schwimmhäuten.

Bei **chronischer** Sinusitis (▸ **Abb. 21.3**) werden auch die Symptomzonen tonisierend behandelt. Im **akuten** Zustand zu Beginn sedierend arbeiten, übergehend zum Tonsieren, um die Sekrete zur Ausscheidung anzuregen.

Die 4 Hautfalten zwischen den Zehen (obere Lymphwege) werden mehrmals sorgfältig gedehnt, bis sie „durchgängiger" sind. Dann können Intensität und Anzahl der Dehnungen gesteigert werden.

Bei **Fußpilz:** Schwimmhautfalten zwischen den Fingern behandeln.

Mögliche Hintergrundzonen: Darm, v. a. Dünndarm: Die Qualität der Darmschleimhaut beeinflusst die Qualität aller anderen mit Schleimhaut ausgekleideten Organe und Systeme.

Leber, Milz und Thymus bei allen Entzündungs- und Infektionsprozessen.

Tonsillen und Appendix als wichtige Lymphorgane. Lymphbahnen der Leistenbeuge.

Kleinbeckenorgane: Die „Tuben" (sowohl Eustachische Röhre als auch Eileiter) entstehen aus dem gleichen Keimblatt).

Vegetativum: Solarplexus und/oder Auswahl von anderen Ausgleichsgriffen.

Kopfschmerzen bei Allergien

Zum Thema „Allergien" s. auch Kap. 24.5.

Symptomzonen: Kopf gesamthaft. Lymphbereiche von Kopf und Hals mit Tonsille. (Bei Fußpilz: Schwimmhäute an den Händen behandeln bzw. vom Patienten selbst behandeln lassen.)

Mögliche Hintergrundzonen: sind oft nicht leicht zu ermitteln, da Allergien unterschiedliche Symptome hervorrufen können. Generell sind jedoch belastet: Darm, v. a. Dünndarm mit Bauhin-Klappe. Milz und Leber. Appendix (in ganzheitlichen Therapien auch „Tonsille des Bauchraums" genannt). Thymus zur Stärkung des Immunsystems. Harnwege.

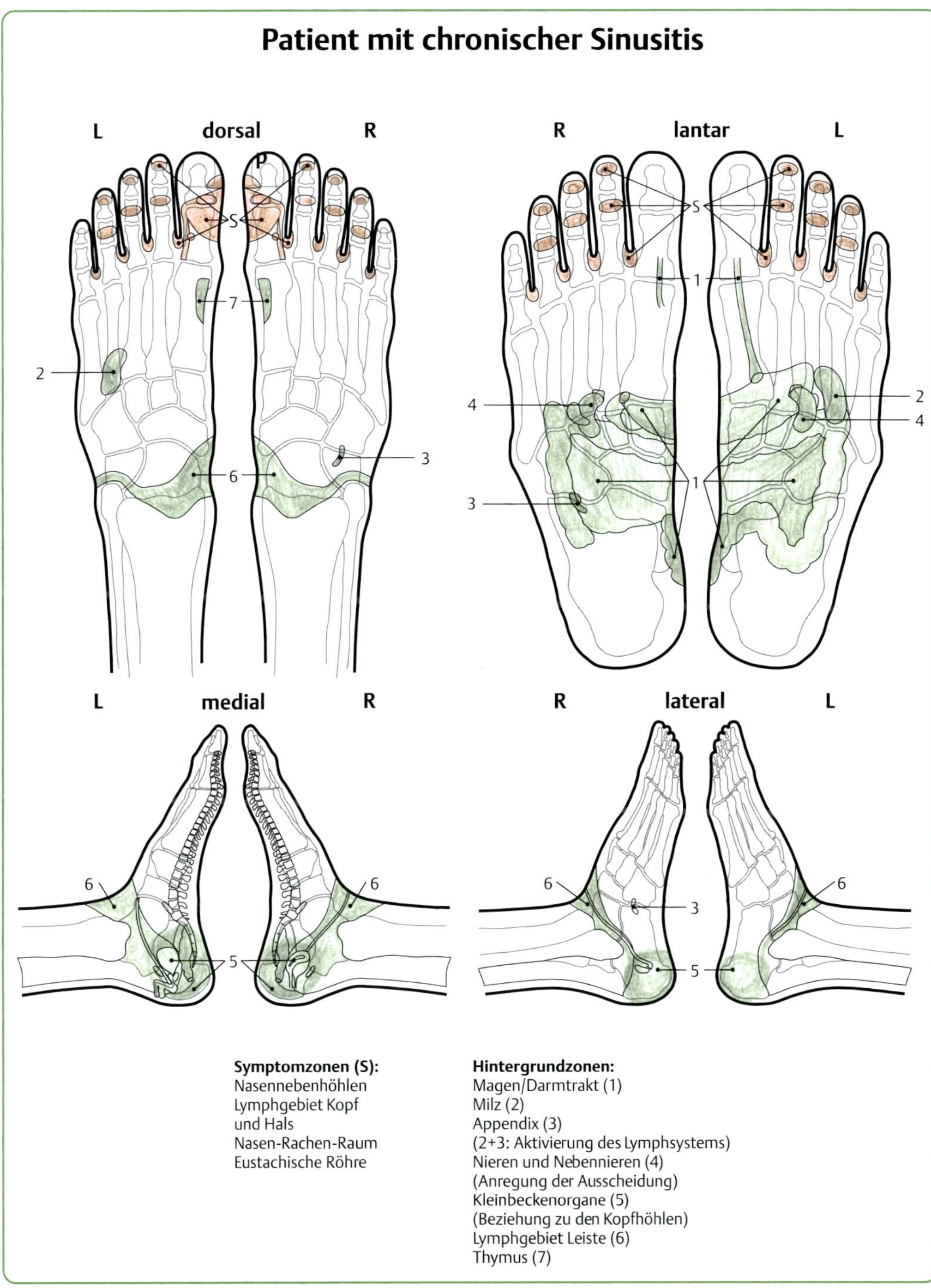

▶ **Abb. 21.3** Patient mit chronischer Sinusitis.

Vegetativum, das über Solarplexus und/oder andere Ausgleichsgriffe stabilisiert werden kann. Eine Serie RZF-Lymphbehandlungen hat sich sowohl als **Prävention** als auch zur Behandlung im **akuten** Stadium bewährt (s. Kap. 29).

Kopfschmerzen durch Narben nach Operationen und Unfällen

Symptomzonen: Kopf und Hals gesamthaft. Generell einschleichend behandeln, bis individuelle Reaktionslage ermittelt wurde. Evtl. mit den Hintergrundzonen beginnen, v.a. bei Patienten mit Operationen und Unfällen direkt im Kopfbereich.

Mögliche Hintergrundzonen: Narben, nicht nur am Kopf. V.a. zentral liegende Narben in der senkrechten Medianlinie (z.B. Laparoskopie, Kaiserschnittentbindung, Bauch- und Herzoperationen, Dammnähte), aber auch andere, können Kopfschmerzen auslösen. In Kap. 25 ist die RZF-**Narbenbehandlung** ausführlich beschrieben.

WS und/oder Gelenke, die durch Unfälle und Operationen betroffen sind, z.B. HWS und Okzipitalbereich bei Schleudertrauma (s. Kap. 16).

Nieren/Nebennieren – Adrenalinausschüttung in Schocksituationen. Vegetativum: Solarplexus und/oder andere Ausgleichsgriffe.

Kopfschmerzen durch Zahnbelastungen

Generell: Üblicherweise werden diese Patienten vom Zahnarzt betreut. Allerdings können sich bei ganzheitlicher Betrachtung eines Krankheitsbildes Wechselbeziehungen zwischen erkranktem Organ und zugeordneten Zähnen zeigen (mehr in Kap. 26), die therapeutisch genutzt werden können.

Die betreffenden Zähne in situ sind **symptomatisch** nicht immer auffällig, d.h., sie sind nicht schmerzhaft, können aber in ihren **Zonenzuordnungen** belastet reagieren: impaktierte oder wurzelbehandelte Zähne, mit Silberamalgam oder unverträglichen Kunststoffen gefüllte Zähne, Zysten, Überkronungen, unter denen sich chronische Entzündungsherde entwickeln können, etc.

Symptomzonen: Die betroffenen Zähne und ihr Odonton (Zahnwurzel, Gewebe, Nervenversorgung, Knochenanteile). Nasen-Rachen-Raum, besonders Stirn- und Kieferhöhlen. Lymphe von Kopf und Hals.

Mögliche Hintergrundzonen: Die dem belasteten Zahn energetisch zugeordneten Organe und Systeme. Bei damit verbundenen Entzündungsprozessen im Mundraum: Darm, Leber, Milz, Lymphsystem.

Zur Stabilisierung des Vegetativums: Solarplexus und/oder andere Ausgleichsgriffe, so oft wie nötig.

Hörsturz – Menière'sches Syndrom

Dies schließt auch Schwindel und Tinnitus ein.

Symptomzonen: Ohren, Hinterhaupt, obere HWS und Eustachische Röhre. Sie werden **immer,** auch im beschwerde**freien** Stadium, mit dem Verweilgriff behandelt – bei Tonisieren besteht die Gefahr einer Verschlechterung! Auch bei **einseitigen** Beschwerden wird an **beiden** Seiten gearbeitet, zunächst an der beschwerde**freien** Seite. Seitliche Lymphstränge; zur Ableitung der Stauungen können sie sanft, jedoch gründlich mit feinen Streichungen behandelt werden, bis sich das Gewebe „durchlässig" anfühlt (s. Kap. 29).

Im **akuten** Zustand ist es ratsam, nicht mit den Symptom-, sondern mit den in Frage kommenden **Hintergrundzonen** zu beginnen: Auch wenn kein ursächlicher Hintergrund bekannt ist, sind die Zonen, die das **Vegetativum** stabilisieren, von großer Wichtigkeit (Solarplexus und/oder andere Ausgleichsgriffe). Sie sollten vor, während und am Abschluss der Behandlung so oft wie erforderlich eingefügt werden. Eine Auswahl von einem oder 2 Griffen reicht meist aus.

Ganze WS von distal nach proximal, v.a. der untere Anteil mit Kreuzbein und ISG. Becken knöchern/muskulär und organisch. Die Zonen der Beckenbänder (Froneberg) können differenziert mit erfasst werden.

Zwerchfell, denn eine Atemregulierung wirkt sich ebenfalls harmonisierend auf das Vegetativum aus.

Gallenblase und Dünndarm, da der Gallenblasen- und Dünndarm-Meridian den Kopf von lateral mit ihrer Energie versorgen.

Zusätzlich lohnt sich, zu eruieren, ob **Störfelder** in Form von Narben, Zahnherden oder Wirbelblockaden vorhanden sind. Gute manualtherapeutische oder osteopathische Maßnahmen können dann als Ergänzung sehr hilfreich sein.

Insgesamt ist die Behandlung dieser Patienten nicht einfach. Sie erfordert Geduld, Fingerspitzengefühl und Erfahrung. Anfänger sollten nicht mit solchen Krankheitsbildern beginnen!

Häufiger als auf den ersten Blick vermutet, sind **Schockerlebnisse** oder andere schwerwiegende emotionale Belastungen mit dem Entstehen von Gleichgewichtsstörungen und Schwindelanfällen verbunden, auch wenn sie länger zurückliegen. Dies lässt sich an Formulierungen wie „aus dem Gleichgewicht geraten" oder „schwindeln" (ein üblicher Begriff für Flucht vor der Wahrheit) erkennen. Ob, wann und in welcher Form solche Themen angesprochen werden können, hängt von verschiedenen Aspekten ab, wie der Bereitschaft des Patienten, darüber zu sprechen, und der fachlich-menschlichen Kompetenz des Behandlers.

Ohrenschmerzen akut

Siehe Kap. 16 „Schmerz- und Akutbehandlung" und Kap. 23 „Säuglings- und Kinderbehandlung".

Glaukom – „Grüner Star"

Vor allem beim primären Glaukom im höheren Alter, dem Überanstrengung, ausgeprägte Lichtempfindlichkeit oder psychische Belastungen zugrunde liegen, kann sich der erhöhte Augeninnendruck durch eine oder 2 RZF-Serien deutlich verbessern.

Symptomzonen: Augen und Sehzentrum zunächst sedierend behandeln. Später kann hier auch tonisierend gearbeitet werden. Lymphe von Kopf und Hals zur Ableitung des erhöhten Druckes sanft, jedoch gründlich mit streichenden Griffen behandeln (s. Kap. 29).

Mögliche Hintergrundzonen:

- Nacken – neuromuskuläre Beziehungen, zu beobachten beim „Einnicken", bei dem sich auch die Augen schließen. Ohren – sie sind, zusammen mit den Augen, an unserem Gleichgewicht beteiligt.
- Nieren, Harnleiter, Blase – Blasen-Meridian versorgt auch die Augen.
- Pankreas – bei Diabetikern Pankreaszone zunächst vorsichtig behandeln und den Blutzuckerspiegel gut beobachten!
- Schilddrüse (Exophthalmus). Eckzähne – sie werden im Volksmund auch „Augenzähne" genannt. Laut energetischen Messungen nach Voll hängen sie mit den Augen zusammen (s. Kap. 26). Evtl. Zähne auf Störfeldbelastungen überprüfen lassen.
- Magen, da der Magen-Meridian u. a. auch die Augen energetisch versorgt.
- Solarplexus und/oder andere Ausgleichsgriffe, die das Vegetativum stabilisieren.

Kontaktlinsenträger

Manchmal leiden die Patienten an tränenden und entzündeten Augen, oft mit Juckreiz und/oder großer Trockenheit verbunden, häufig zu beobachten bei Allergikern.

Symptomzonen: Augen, Sehzentrum zunächst sedierend behandeln. Lymphe von Kopf und Hals. Ableitende Streichungen, bis sich das Gewebe „durchlässig" anfühlt (s. Kap. 29).

Mögliche Hintergrundzonen: Hinterhaupt, Nacken. Verdauungsorgane, v. a. Leber und Dünndarm. Nieren, Harnleiter, Blase. Milz als größtes Lymphorgan. Appendix, Thymus, um das Immunsystem zu stärken. Solarplexus und/oder andere Ausgleichsgriffe.

Als **„Therapie-Hausaufgabe"** eignet sich tägliches, mehrmals durchgeführtes kräftiges Dehnen der Schwimmhautfalten zwischen allen Fingern, bis das schneidende Gefühl dort deutlich nachgelassen hat.

21.3

Zonengruppe Wirbelsäule, Schulter- und Beckengürtel

21.3.1 Allgemein

Der meist körperorientierte Zugang zur Wirbelsäule kann aufgewertet werden, wenn wir diesen Begriff wörtlich nehmen: Sie stellt in ihrem anatomischen Aufbau eine „Säule von wirbelnder Lebenskraft" dar und ermöglicht so die Aufrichtung, die uns als Mensch räumlich – und innerlich – zwischen Himmel und Erde stellt.

Die Sprache sagt Ähnliches über Gelenke und ihre Bedeutung: Ge-lenke als Verbindungen zwischen 2 oder mehreren Knochen lenken gezielt die Bewegung, den Weg (s. Umschlagseite innen hinten im Buch, Broschüre 3 „Sprache – Füße – Mensch").

Bei Patienten mit Belastungen der Wirbelsäule und Gelenke bietet sich ergänzend immer eine dynamische Haltungskorrektur an, die auch die innere Haltung einbezieht (z. B. Alexander-Technik, Eutonie, Feldenkrais). So kann der Mensch leichter aufrecht durch sein Leben gehen, bei Bedarf Rückgrat zeigen und aus inneren Beweg-Gründen seinen äußeren Lebensweg gestalten.

Bei allen **Übergangsgelenken**, z. B. Ellenbogen und Knie, sollten immer die darüber- bzw. darunterliegenden Gelenke mit überprüft werden.

Da anatomische Körperformen grundsätzlich aus einem feinstofflichen Hintergrund entstehen, wird der therapeutische Impuls immer den Menschen in **allen seinen Ebenen und Schichten** ansprechen, gleich ob wir uns dessen bewusst sind oder nicht. Die Weisheit der Selbstheilungskräfte entscheidet, welche Ebene bei der jeweiligen Behandlung am meisten Anlass zu Reaktionen gibt.

Hinter dem Sammelbegriff **„rheumatischer Formenkreis"** verbirgt sich eine Vielzahl von Beschwerden wie Polyarthritis, Fibromyalgie, Spondylitis ankylosans, Osteochondrose, Arthrose, Neuromyopathien, Epikondylitis, Koxarthrose, Psoriasis-Arthropathie, Periarthritis humeroscapularis, Karpaltunnelsyndrom, „Gicht", verschiedene Bindegewebserkrankungen wie Lupus erythematodes u. a. m.

Die Behandlung von **Rheumatikern** sollte zunächst sanft und einschleichend angeboten werden, um Verschlechterungen zu vermeiden. Wichtiger als die Symptomzonen der einzelnen Gelenke und Muskelgruppen sind die Zonen, die das **Stoffwechselsystem** unterstützen: Darm, Harnwege, Leber, Atemorgane, Lymphsystem.

Das **Vegetativum** spielt eine große Rolle (Ausgleichsgriffe, Solarplexus), denn im Hintergrund der Symptomatik stehen oft auch vielschichtige psychische Probleme.

RZF hat sich bewährt in Kombination mit konsequenter Ernährungsumstellung, Fasten, Homöopathie, z. B. mit Austestungen von Noxen (Schadstoffen verschiedenster Art), körperorientierter Psychotherapie u. a. m. Die Ergebnisse sind oft überzeugender als die der symptomorientierten schulmedizinischen Behandlungen.

Die RZF eignet sich sehr gut zur Vorbereitung für **Chiropraktik** und **Manualtherapie** (s. Kap. 18.2) und zu deren Nachbehandlung.

Die muskulären Verspannungen können über die Reflexzonen des Fußes vorbehandelt werden, sodass das Reponieren der einzelnen Wirbel wesentlich sanfter und „fließender" verläuft. Ab und zu gleitet sogar durch die über die Fußzonen erreichte Tonusregulierung der betroffenen Muskelgruppen und Sehnen ein Wirbel während der Behandlung hör- und spürbar an seine normale Stelle zurück, hauptsächlich im Hals- und Lendenwirbelbereich!

Belastungen der Zonen um das Iliosakralgelenk (untere Wirbelsäule, Hüftgelenk, Gesäß, Symphyse, Oberschenkel und Knie) weisen oft auf eine zugrunde liegende **Beinlängendifferenz** hin. Dies sollte abgeklärt und, wenn eine Serie von RZF-Behandlungen nicht zum erhofften Resultat führt, zusätzlich mit anderen Methoden erfasst werden.

Da sich **Übergänge** grundsätzlich, und speziell an der Wirbelsäule, oftmals als Schwachstellen bzw. sensible Bereiche erweisen, möchte ich die wichtigsten Übergänge innerhalb der Wirbelsäule hervorheben:

- **Atlantookzipitalgelenk:** Vorsicht vor zu raschen, manipulativen Bewegungen der Großzehe bei Unfallpatienten (Schädelhirntraumen, Schleudertraumen)! Siehe Kap. 16.3.

- **zervikothorakaler Übergang:** Diese Stelle ist bei pathologischen Veränderungen als **Hallux valgus** (zu starke Lateralflexion der Großzehe) bekannt. Durch die veränderte Statik des Fußes können die Zonen von Nacken, Herz und Schilddrüse gestört werden. Welche Zusammenhänge primär, welche sekundär sind, ist therapeutisch unerheblich; meist handelt es sich um **Wechselwirkungen** zwischen statischer und Organdisposition, die sich als Schwächung am Großzehengrundgelenk zeigen. Über die Großzehengrundgelenke dorsal führen der **Milz-Pankreas- und Leber-Meridian**, deren Energiefluss durch eine pathologisch veränderte Stellung der Großzehen im Grundgelenk gestört sein kann. **Narben** nach einer Hallux-valgus-Operation sollten behandelt werden (s. Kap. 25), denn sie könnten zu Störfeldern für Reflexzonen und Meridianverläufe werden. Bei Belastungen dieser Art am Großzehengrundgelenk sollte vorsichtig bewegt und behandelt werden, evtl. auch mit den Möglichkeiten der Ortho-Bionomy [52].
- **mittlerer Thorax:** Diese Zone ist häufig schmerzhaft durch Haltungsfehler. Die Kyphose der oberen Brustwirbelsäule sollte normalerweise auf Höhe der 6./7. Brustwirbel bereits in eine sanfte Lordose übergehen, um einen gut beweglichen Freiraum zwischen den Schulterblättern zu gewährleisten. Leber und Magen haben dort ihre segmentale Zuordnung.
- **thorakolumbaler Übergang:** Auf Höhe der Nierenzonen wird zu Beginn immer weich und einschleichend gearbeitet. Da die nervale Versorgung der unteren Extremitäten aus dem Plexus-lumbalis-Gebiet stammt, werden diese Zonen häufig bei Patienten mit Schmerzen und Belastungen im Beckengürtel und in den Beinen ansprechen.
- **lumbosakraler Übergang am Promontorium:** Durch unphysiologische Stellung des Beckens treten häufig Schwächen und Belastungen bis in die Iliosakralfuge (ISG) und den knöchern-muskulären Beckengürtel auf, die sich im Verbund mit weiteren Zonen gut mit der RZF behandeln lassen.

  Grundsätzlich sollten wir Blockaden, Schwachstellen und Schmerzpunkte im skelettomuskulären System nicht nur unter einem pathologischen Gesichtspunkt angehen, sondern ihnen zugestehen, dass sie auch **Schutzfunktionen** darstellen, die den Organismus vor größeren Schäden bewahren können, bis therapeutisch eingegriffen wird.

21.3.2 Behandlungsvorschläge zur Wirbelsäule

Lumbalsyndrom

Symptomzonen (▶ Abb. 21.4): Lendenwirbelsäule. Seitliche Bauchmuskulatur.

Mögliche Hintergrundzonen:

- HWS als obere physiologische Lordose. Kreuzbein mit ISG. Brustbein – es ist an jeder Bewegung des Kreuzbeins beteiligt. Symphyse, Hüftgelenke, Gesäßmuskulatur.
- Darm – besonders wichtig durch segmentale Verbindungen zur LWS! Nieren bei unklaren Beschwerden im unteren Kreuz. Kleinbeckenorgane mit funktionellen und/oder organischen Belastungen.
- Zähne als mögliche Störfelder (s. Kap. 26). Messungen nach R. Voll ergeben, dass 24 Zähne mit der Lendenwirbelsäule in Wechselbeziehung stehen. Zur Stabilisierung des Vegetativums Solarplexus und/oder andere Ausgleichsgriffe.
- Im **akuten** Zustand werden die Symptomzonen mit dem Verweilgriff behandelt. Oft ist eine Schmerzlinderung schneller zu erreichen, wenn mit der **seitlichen Bauchmuskulatur**, den Antagonisten zur LWS, begonnen wird. Je nach Reaktionslage des Patienten kann schon während der Schmerz- und Akutbehandlung vom sedierenden zum tonisierenden Arbeiten gewechselt werden, zunächst vorsichtig, später meist auch intensiver. Auch der **eutonische Rücken-Bein-Griff** bringt zusätzlich Erleichterung (s. Kap. 6.2.3).
- Bei Patienten mit **Diskushernien bzw. -prolaps** ist die Behandlung ähnlich wie beim Lumbalsyndrom. Hierbei spielen, neben Haltungskorrektur, toxische Belastungen des Darmes und Abklärung von eventuellen Störfeldern, z. B. Narben, Zahnherde, eine wichtige Rolle.

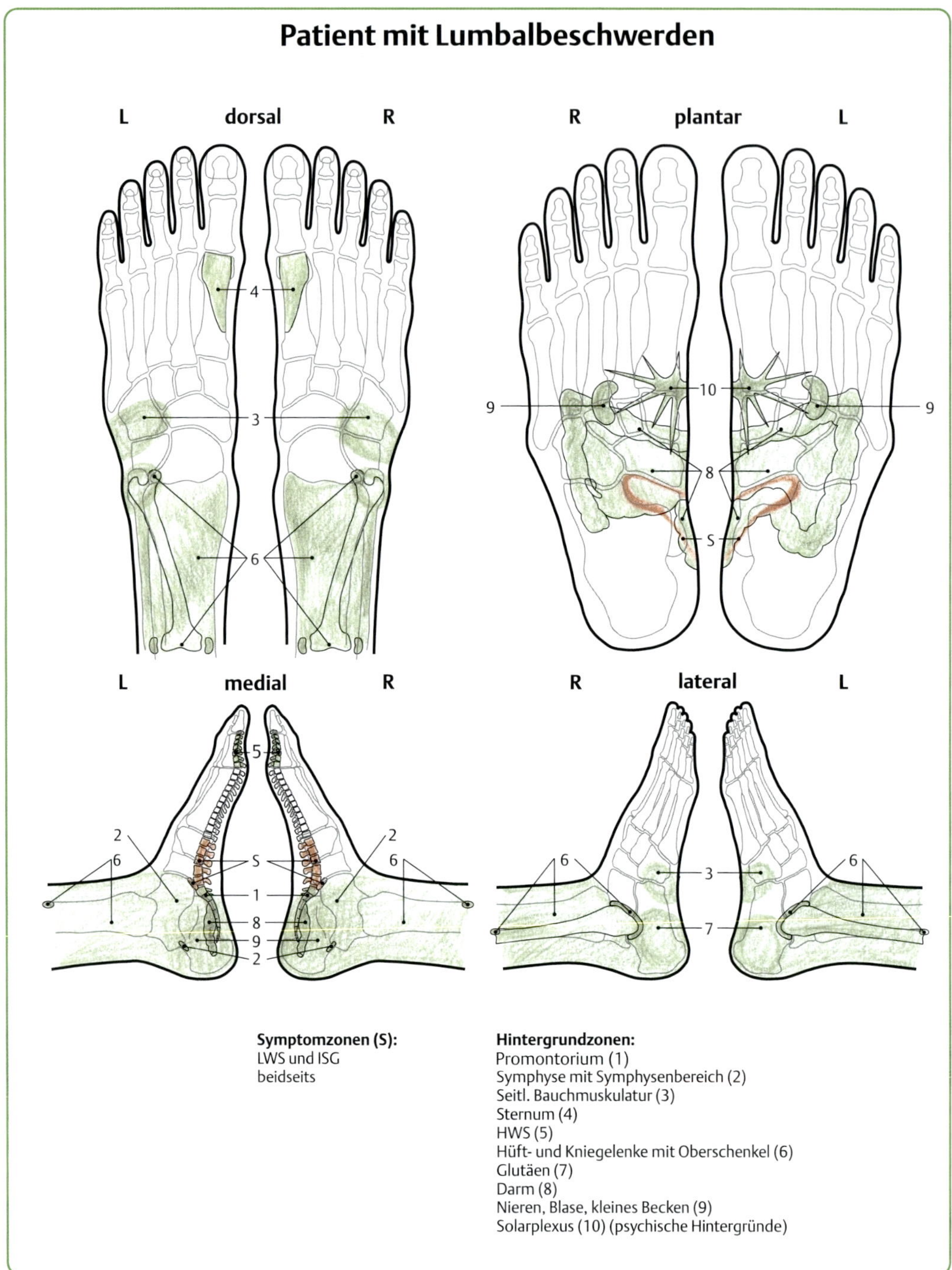

▶ **Abb. 21.4** Patient mit Lumbalbeschwerden.

In vielen Therapien vernachlässigt: Hinten und Vorn wirken zusammen, so wie Oben und Unten, Rechts und Links, Innen und Außen. Zum Beispiel kann eine kleine Narbe, die bei der Bauchspiegelung entsteht (= vorn), starke Störungen in der unteren Wirbelsäule (= hinten) auslösen.

Zervikalsyndrom

Bei Patienten mit Schleudertrauma, auch länger zurückliegend, mit Schädelhirntraumen und Operationen im ventralen und dorsalen Halsbereich **immer** behutsam einschleichend arbeiten! Evtl. mit Ausgleichsgriffen und Behandlung der **unteren** WS beginnen.

Symptomzonen: Halswirbelsäule. Schädelbasis mit Proc. mastoideus. Nackenmuskulatur.

Mögliche Hintergrundzonen:

- LWS mit Kreuzbein und ISG. Oberer Trapeziusrand mit Schultergürtel und -gelenken. Brustbein.
- Herz, da der 7. Halswirbel segmentale Beziehungen zum Herzen hat. Lymphe von Kopf und Hals. Schilddrüse.
- Kleinbeckenorgane (dem 7. Halswirbel gegenüber liegt die Schilddrüse, die in ganzheitlich orientierten Behandlungsmethoden als das „dritte Ovar" bezeichnet wird).
- Solarplexus und/oder Ausgleichsgriffe zur Gesamtstabilisierung.
- Im Lauf der Behandlungen kann eine vorsichtige Mobilisation der Großzehengrundgelenke angeboten werden. Keine zu starke Traktion und Rotation! Hier haben sich die Regeln der Ortho-Bionomy [52] besonders bewährt.

21.3.3 Allgemeines zu Schultergürtel und Thorax

Da an der Schulterbewegung immer auch das **Sternoklavikulargelenk** (Übergang vom Brustbein zum Schlüsselbein) beteiligt ist und gestört sein kann, sollte es bei allen Patienten mit Schultersymptomatik überprüft und bei Schmerzhaftigkeit mitbehandelt werden. Mobilisationen im Bereich der Köpfchen der Mittelfußknochen 1 und 2 unterstützen die Behandlung.

Muskuläre Verspannungen in den Zonen des rechten Nacken-, Trapezius- und Schulterbereichs hängen oft mit Leber-Gallen-Belastungen zusammen, auf der linken Seite weisen sie auf Herz- und Magenbeschwerden hin.

Die Zone des Schultergürtels zeigt häufig auch innere, **seelische Zusammenhänge** auf: Stark verspannte, nur wenig bewegliche Zehengrundgelenke stellen nicht nur eine statische Fehlform dar, sondern können auf eine psychische Last hinweisen, die dieser Mensch auf seinen Schultern zu tragen hat. Es versteht sich von selbst, dass wir keine eigenmächtige und festlegende Deutung oder einseitige Bewertungen solcher Aspekte aussprechen.

Ich erachte das **Brustbein** als eine der zentralsten Zonen innerhalb der RZF. Für sie gilt eine Vielfalt von Zusammenhängen, die therapeutisch überprüft und genutzt werden können: Da die **Linea alba** eine sehnig-muskuläre Verbindung vom Brustbein zur Symphyse darstellt, sollte bei Patienten mit knöchern-muskulären Beschwerden im **Beckengürtel** auch das Sternum mitbehandelt werden.

Am Sternum wird zudem der **Thymus** mit seiner außerordentlich wichtigen Bedeutung für Immunsystem, Blutbildung und Knochenstoffwechsel erfasst (s. auch Kap. 21.5.3).

Da die Brustbeinzone partiell identisch mit der Herzzone ist, wird bei organischen und funktionellen Störungen von **Herz** und Atemorganen dort zu Beginn weich gearbeitet, bis die augenblickliche Reaktionslage besser eingeschätzt werden kann.

Eine **Blockierung der sternokostalen Gelenke** wirkt sich über die Rippen als schmerzhafte Bewegungseinschränkung in Thorax und Brustwirbelsäule aus. Vor- und Nachbehandlung mit RZF bei manualtherapeutischen Maßnahmen hat sich als passende Begleittherapie oft bewährt.

Die **statische Fehlstellung** des Brustbeines belastet die Statik des ganzen Menschen bis in den unteren Wirbelsäulen- bzw. Beckenbereich und die unteren Extremitäten [6].

Das Sternum ist als platter Knochen an der **Blutbildung** beteiligt und soll daher bei Patienten mit Blutbildanomalien in den Behandlungsablauf einbezogen werden, zumal es sich oft als schmerzhaft erweist.

Menschen, die sich zu sehr zurückziehen, geben ihrer starken **Introversion** oft dadurch Ausdruck, dass sie die Schultern einziehen und das Brustbein deutlich zurücknehmen. Hier möchte ich von oberflächlichen mechanischen Haltungskorrekturen abraten, denn eine nur äußerlich vollzogene Haltungsänderung trifft nicht den Kern der Sache. Manche Menschen brauchen Zeiten der inneren Zurückgezogenheit, die sich im wahren Sinne des Wortes in einer Schutzhaltung „äußert".

Das Brustbein steht in unserem Kulturkreis in enger Verbindung mit der **eigenen Person**, denn wir wählen es instinktiv als Berührungsstelle, wenn wir von uns als „Ich" sprechen. In **religiös-rituellen** Gebärden schlägt der Mensch sich an die Brust, um dem Schöpfer gegenüber seine Schuld zu bekennen, und regt mit dem Klopfen wohl auch zugleich die Tätigkeit der Thymusdrüse an.

Auch beim **Schultergürtel** sind Sprachhinweise aufschlussreich:

Patienten mit chronischer Schulterproblematik sind außer mit ihren körperlichen Fehlfunktionen oft auch mit starken inneren Problemen belastet:

- die „zu große Last auf den Schultern"
- das „Problem im Nacken"
- der „geknickte" oder gebrochene Mensch
- die Bewegungs-Ein-Schränkung (= „im Schrank")
- das halsstarrige Verhalten u. a. m.

21.3.4 Behandlungsvorschläge Schultergürtel und Thorax

Schulter-Arm-Syndrom

Symptomzonen: Schultergürtel mit Muskulatur und Gelenken, bes. Proc. mastoideus (Warzenfortsatz am Hinterhaupt). Untere HWS, obere BWS (Plexus brachialis als Innervation für die obere Extremität). Brustbein mit Sternoklavikulargelenk.

Im **akuten** Zustand wird die Symptomatik sedierend behandelt. Es ist anzuraten, mit der beschwerde**freien** Seite zu beginnen. **Eutonische Griffe** im Schultergürtel, vor oder als Abschluss der RZF angewandt, erleichtern die Beschwerden zusätzlich (s. Kap. 6.2).

Mögliche Hintergrundzonen:

- Mittlere und untere WS. Beckengürtel mit Beckenbändern (s. Kap. 27). Bei **rechts**seitigen Schmerzen: Leber und Gallenblase – segmentale Beziehungen. Bei **links**seitigen: Magen und Herz – ebenfalls segmentale Verbindungen.
- Darm und Gallenblase – u. a. versorgen die beiden Meridiane Dickdarm und Gallenblase, Arm und Schulter mit ihrer Energie.
- Evtl. Störfeldüberprüfung bei Narben, z. B. **Pockenimpfnarbe** am ventralen Anteil des Deltamuskels (Verlauf des Dickdarm-Meridians) bei älteren Patienten. Sie kann – je nach Beruf – auch neuraltherapeutisch behandelt werden (= Injektion intra- bzw. subkutan mit einem Neuraltherapeutikum).
- Belastete Zähne. Die 4 Weisheitszähne, im Oberkiefer die vorderen Backenzähne, im Unterkiefer die hinteren sind energetisch mit dem Schultergürtel in Beziehung (s. Kap. 26).
- Solarplexus und/oder andere Ausgleichsgriffe. **Kol- und kontralaterale** Behandlung (s. Kap. 18.4): Rechtes Schultergelenk wird dem linken zugeordnet – kontralateral; rechtes Schultergelenk dem rechten Hüftgelenk – kollateral.

Epikondylitis

Symptom- und **Hintergrundzonen** sind denen des Schulter-Arm-Syndroms ähnlich.

Bei Anwendung der **kol- und kontralateralen** Beziehungen ist der rechte Ellenbogen dem linken (kontralateral), der rechte Ellenbogen dem rechten Knie (kollateral) zugeordnet.

Interkostalneuralgie

Symptomzonen werden mit dem Verweilgriff behandelt, häufig dazwischengeschaltet Solarplexus und/oder andere Ausgleichsgriffe, um die Schmerzen zu lindern. Im **akuten** Zustand täglich kurze Schmerzbehandlung (s. Kap. 16): die neuralgischen Stellen des Thorax, Sternum mit zugeordneten sternokostalen Gelenken, zugeordnete Anteile der Wirbelsäule.

Mögliche Hintergrundzonen: im **akuten** Zustand zunächst vorsichtig behandeln! Bei zusätzlicher Rippenblockierung: BWS gesamthaft.

Oberbauchorgane und Darm. Lymphorgane Milz, Appendix.

Herdsituationen (z. B. belastete Zähne) abklären lassen. Die Organe, die in der Nähe der Entzündung im Thorax liegen (z. B. Leber, Milz), werden zunächst ebenfalls sediert.

Bei Patienten mit **Gürtelrose** (Herpes zoster) als virusbedingter Interkostalneuralgie, die mit heftigen, brennenden Schmerzen einhergeht, kann mit der o. g. Schmerzbehandlung meist eine deutliche Erleichterung erreicht werden.

Im **akuten** Stadium des Exanthems (die entzündeten Hautveränderungen verlaufen meist in segmentalen Bahnen) wird in diesen Zonen **sedierend** gearbeitet. Einläufe oder Einwegklistiere sind hilfreich, um der bei allen Entzündungen vorhandenen Übersäuerung im Darm entgegenzuwirken.

Das **chronisch** verlaufende Stadium nach Abheilen der Pusteln und Bläschen ist meist gekennzeichnet von starken neuralgischen Schmerzen, die immer wieder als „therapieresistent" eingestuft werden und über Wochen und Monate andauern können. Auch hier wird in den Symptomzonen sedierend gearbeitet, teils kann spontane Schmerzreduzierung erreicht werden.

Zonen von Vegetativum, Verdauungstrakt und Lymphsystem sind dabei besonders wichtig. **Homöopathie** ist hier zusätzlich ein bewährtes Mittel der Wahl. Strikt **basische** Ernährung (Kartoffeln, Gemüse, Meiden sämtlicher Genussmittel) unterstützt den Heilungsprozess.

21.3.5 Allgemeines zu Beckengürtel bis Knie

Der knöchern-muskuläre Beckengürtel hat funktionelle Zusammenhänge mit dem Schultergürtel

- ventral durch den M. rectus abdominis und die Linea alba,
- dorsal durch die Wirbelsäule,
- als diagonale Verbindung von hinten oben nach vorn unten durch die muskuläre Bewegungsspirale und
- durch den deutlichen Funktionszusammenhang zwischen Brustbein und Kreuzbein, der auch durch die Formenähnlichkeit der beiden Knochen offensichtlich ist (s. Umschlagseite innen hinten im Buch, Broschüre 4 „Formenähnlichkeiten als Schlüssel zur Therapie").

Abgesehen davon, weist auch die Konsensuelle Therapie auf diese Verbindungen hin (s. Kap. 18.4.2). Deshalb sollten Patienten mit Belastungen des Beckengürtels immer zusätzlich in den Zonen des Schultergürtels überprüft und ggf. dort mitbehandelt werden – und vice versa.

Dass therapeutisch nutzbare Zusammenhänge zwischen **Hüft-** und **Kiefergelenk** (▸ Abb. 21.5) bestehen, ist z. B. auch in der Osteopathie und bei ganzheitlich arbeitenden Zahnärzten bekannt. In der RZF überzeugen seit Jahrzehnten die guten Resultate, die wir bei der Patientenbehandlung durch die praktische Umsetzung dieser Zusammenhänge erreichen.

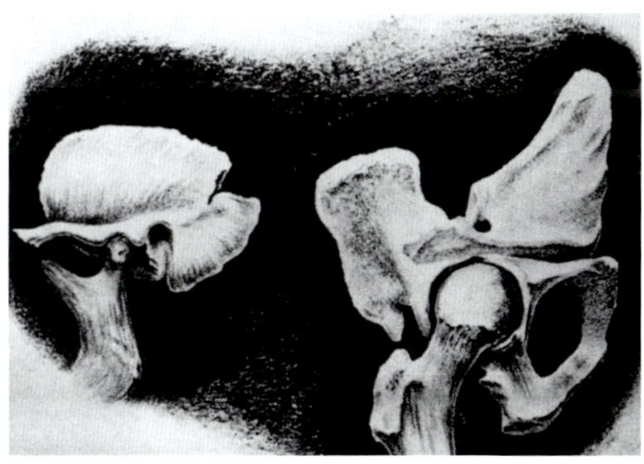

▸ **Abb. 21.5** Formenähnlichkeit zwischen Kiefer- und Hüftgelenk. (Mees. Das menschliche Skelett. Form und Metamorphose. Stuttgart: Urachhaus; 1981)

Aus meiner Praxis

Bei einer früheren Patientin, die beruflich und privat seit Längerem deutlich unter Dysstress stand, beobachtete ich, dass das Sprechen sehr mühsam war, da sie ihr Kiefergelenk kaum bewegen konnte. Bei der kurzen Schmerz- und Akutbehandlung (s. Kap. 16) sedierte ich die Zonen der Kiefergelenke, der Schädelbasis und des Proc. mastoideus. Die beiden Hüftgelenk- und ISG-Zonen behandelte ich mehrere Male tonisierend. Da sie vegetativ stark reagierte (feuchte Hände, schnellerer Atem), schaltete ich die Zone Solarplexus öfters dazwischen. Bereits nach einigen Minuten sah ich, dass sich ihre Gesichtszüge entspannten, die Schmerzen im Kiefergelenk ließen deutlich nach und sie konnte den Mund beinahe normal öffnen. Danach tonisierte ich die Zone der Gallenblase vorsichtig (sowohl Kiefer- als auch Hüftgelenk werden u. a. vom Gallenblasen-Meridian mit Energie versorgt), die sich als sehr schmerzhaft erwies.

Am Ende der viertelstündigen Behandlung überprüfte ich die Zone des Kiefergelenks nochmals, sie war nur noch wenig schmerzhaft. Die Frau kam in den folgenden Wochen insgesamt 4-mal zu weiteren, etwas ausführlicheren Behandlungen, die ihre Beschwerden völlig verschwinden ließen.

Auch bei den Zonen der **Hüftgelenke** kann beobachtet werden, dass das Gelenk in situ am Fuß ebenfalls von einem Gelenk, nämlich dem lateralen Anteil des oberen Sprunggelenks, repräsentiert wird (▶ **Abb. 9.5**).

Bei Frauen häufiger als bei Männern ist das Gewebe um die **äußeren** und **inneren Malleolen** gestaut. Das kann, abgesehen von den bekannten lymphatischen und venösen Hintergründen, auch andere Zusammenhänge aufweisen:

- Diese Stellen sind in der RZF dem Becken- und Hüftbereich mit dessen vielfach auftretenden Störungen zugeordnet.
- In der **Meridianlehre** versorgen der Blasen- und Gallenblasen-Meridian die lateralen Malleolen von dorsal und ventral, der Nieren-Meridian das Gebiet um die medialen Anteile des Kalkaneus und die inneren Malleolen.

Da etwa ein Viertel bis ein Drittel der Energie in den Meridianen auch die jeweiligen Organe versorgt, deren Namen sie tragen, können wir die Zonen dieser Organe bei Belastung mitbehandeln.

- Die medial-proximale Berührungsstelle des Kalkaneus (Fersenbein) mit dem Talus (Sprungbein) ist der Zone der **Symphyse** zugeordnet. Als Teil der Kleinbeckenorgane ist sie oft nicht nur funktionell, sondern auch emotional belastet, sie sollte immer behutsam behandelt werden.

Deutliche Schmerzpunkte am Kalkaneus und um die Malleolen sind oft bei Patienten mit statisch-muskulären Fehlformen des Beckens und/oder mit organischen und funktionellen Beschwerden der Kleinbeckenorgane vorzufinden. Hier sind u. a. die Zonen der **Beckenbänder** [12] angeordnet, deren Behandlung bei vielen Belastungen indiziert ist und die auch in der Schwangerschaft und Geburtsvorbereitung sehr geschätzt wird (s. Kap. 27).

Der **plantare** Anteil des Kalkaneus ist als Zone der **Gesäßmuskulatur** wegen seiner derberen Gewebestruktur therapeutisch eher bei Frauen und Kindern ergiebig. Bei kräftigerem Sohlengewebe eignen sich die lateral-proximalen Anteile des Kalkaneus mehr, von denen aus die Gesäßmuskeln von lateral behandelt werden können. Insgesamt bewirkt die Behandlung dieser Zonen oft eine **tiefgreifende Lösung** von Fehlspannungen im ganzen Becken und Rücken, denn sie sind Teil der stabilisierenden Basis des Rumpfes.

21.3.6 Behandlungsvorschläge

Hüftgelenkserkrankungen

Symptomzone: Hüftgelenk von ventral und dorsal. Bei **akuten** Schmerzen und Bewegungseinschränkungen wird in der Symptomzone zunächst sedierend gearbeitet. Die Behandlung kann auch an der gegenüberliegenden Hüfte begonnen werden. Außer bei starken Schmerzen wird dort, der Reaktionslage des Patienten angepasst, tonisiert.

Mögliche Hintergrundzonen:

- Untere Wirbelsäule mit Kreuzbein und ISG. Symphyse, Gesäß- und seitliche Bauchmuskulatur. Tractus iliotibialis (sehnige Verstärkung an der Außenseite des Oberschenkels). Knie.
- Kiefergelenk. Eckzähne (energetische Messungen nach Dr. Voll).
- Verdauungsorgane, Leber/Gallenblase. Harnwege. Leistenlymphbahnen. Milz.
- Kol- und kontralaterale Behandlung an seitengleicher Schulter und gegenüberliegender Hüfte, sowohl in situ als auch in den Zonen (s. Kap. 18.4).
- **Narben**, z. B. Appendektomie-Narbe, da der Gallenblasen-Meridian auch den Hüftbereich mit vorderem oberem Darmbeinstachel versorgt, an dem die Narbe häufig beginnt.
- Solarplexus und/oder andere Ausgleichsgriffe zur Stabilisierung des Vegetativums.

Der Gallenblasen-Meridian verläuft, wie alle Meridiane, paarig. Er versorgt an der Außenseite des Menschen 5 Gelenke: Kiefer-, Schulter-, Hüft- und Kniegelenk und den äußeren Knöchel. Wenn in **einem** dieser Gelenke Beschwerden auftreten, sollten die Zonen der anderen vier auf Belastungen überprüft werden, ebenso die der Gallenblase (s. Kap. 30).

Endoprothetik der Hüfte

Es gelten die gleichen Behandlungsvorschläge wie bei Hüftgelenkserkrankungen. Mit der Behandlung der Symptomzone sollte erst nach Abheilen der Wunde vorsichtig begonnen werden, evtl. ist der Einstieg über das gegenüberliegende Hüftgelenk vorzuziehen.

Immer wieder tritt bei Patienten nach Implantieren eines künstlichen Hüftgelenks eine mehr oder minder starke Schwellung um den äußeren Knöchel auf der Seite auf, die operiert worden ist. Sanfte Streichungen von lateral nach medial in den Zonen der Leistenbeuge entlasten nicht nur das lokale Gewebe, sondern wirken sich insgesamt auf den Heilungsprozess günstig aus. Auch eine Serie von RZF-Lymphbehandlungen (s. Kap. 29) hat sich gut bewährt. Solche Schwellungen können jedoch auch ein Hinweis auf eine Störung im Verlauf des Gallenblasen-Meridians sein.

Kniebeschwerden verschiedener Art und Entstehung

Ordnungstherapien bieten bei Patienten mit Knieproblematik in der Regel mehr Therapiemöglichkeiten als konventionelle, meist symptomorientierte Behandlungen. Mit der RZF lassen sich besonders viele Zusammenhänge erfassen.

Symptomzone: Das betroffene Knie.

Mögliche Hintergrundzonen:

- Der gesamte muskuläre und knöcherne Beckengürtel. Oberschenkel mit Muskeln und Faszien. Das andere Knie und der seitengleiche Ellenbogen, sowohl in situ wie auch als Zone (s. Kap. 18.4).
- Lymphgebiet der Leistenbeuge und Oberschenkel. Alle Stoffwechselsysteme, v. a. bei rheumatischen Beschwerden. Blase, Gallenblase, Magen, Milz, Pankreas, Leber und Niere, da diese Meridiane u. a. auch das Knie versorgen.
- Narben, nicht nur am Knie, sondern auch entfernt liegende.
- 20 Zähne haben energetische Zusammenhänge mit den Knien (s. Kap. 26)! Zur Stabilisierung des Vegetativums Solarplexus und/oder andere Ausgleichsgriffe.

21.4 Zonengruppe harnableitende Wege

21.4.1 Allgemein

Krankheiten der Nieren verlaufen relativ häufig unauffällig in ihren Symptomen. Deshalb sollten diffuse und undeutliche chronische Rückenschmerzen ernstgenommen und diagnostisch abgeklärt werden. Nierenzonen werden grundsätzlich nicht zu stark tonisiert, da sie sonst in ihrer Leistung eher gehemmt als gefördert werden (Ausnahme: Nierensteine). Nierenkranke brauchen **viel Schlaf!**

- Falls durch eine Nierenerkrankung **Wasserretentionen** (Zurückhalten von Flüssigkeiten in Organen und Geweben) auftreten, kann die Behandlung der Zonen des Lymphsystems, vor allem der zentralen Sammelgefäße und des

Bauchraumes, vor die des harnableitenden Systems geschaltet werden. Nicht nur im Lymphsystem, sondern auch in den Nieren, Harnleitern und in der Blase werden dann sanfte Impulse gesetzt, denn sie gewährleisten weit mehr als zu kräftige Reize eine Normalisierung der Tätigkeit der Fließsysteme.

- Bei **Dialyse**patienten eignet sich die RZF, vor allem die Lymph-RZF, sehr gut als Zusatztherapie. Einerseits, um die mit der Krankheit verbundenen Begleiterscheinungen zu lindern, z. B. Durchblutungsstörungen, Stoffwechselbelastungen in Pankreas, Darm und Leber, Lymphstauungen, Veränderungen der Empfindungswahrnehmung und der Psyche. Andererseits, um die evtl. noch teilweise bestehende Funktion der Nieren zu unterstützen und die Erschöpfungszustände bei längerer Dialyse abzufangen.
- Die RZF, besonders die Lymphbehandlung, führt oft zu einer guten Diurese, sowohl bei Patienten mit **Beinödemen** als auch bei Schwerstkranken mit **Aszites** und **Pleuraergüssen**. Sie sind zumindest für einige Stunden symptomatisch in Bezug auf Herz/Kreislauf und Atmung etwas erleichtert. Kurze Behandlungszeiten bei Schwerkranken!
- Früher wurde die Behandlung der **Blase** ausschließlich im Gebiet der Zone des Kreuzbeins vorgenommen. Auch heute noch ist von dort ausgehend die Blasenfunktion gut zu beeinflussen. Die Wirkung ist jedoch nicht über das Organ der Blase, sondern über die segmentale Beziehung des Kreuzbeins zur Blase zu erklären; in der Bindegewebsmassage ist im kaudalen Anteil des Kreuzbeins die sog. Blasenzone bekannt; sie zeigt sich oft als Verquellung bzw. als Einziehung, sowohl in situ als auch in der Zone am Fuß. In der Praxis wird die Reaktion des Patienten entscheiden, welche der beiden Wahlmöglichkeiten für die Blasenbehandlung die dringlichere ist; oft sind beide Zonen zu behandeln.
- Bei häufigem nächtlichem Wasserlassen sollte auch an eine **Herzinsuffizienz** gedacht werden: Klinisch abklären!

21.4.2 Behandlungsvorschläge

Blasenschwäche, Inkontinenz

Symptomzonen: Blase, Blasenschließmuskel, Beckenboden, Symphyse.

Viele Patienten reagieren zu Beginn besser auf **sedierende** Behandlung des Blasenschließmuskels und der Blase, denn die Muskulatur versucht, durch vermehrte Anspannung zu häufiges Wasserlassen und unwillkürlichen Harnabgang zu vermeiden. Später kann die Zone tonisiert werden.

Mögliche Hintergrundzonen: Untere WS, v. a. Kreuzbein – Innervation der Kleinbeckenorgane. Beckenbänder (s. Kap. 27). Alle Kleinbeckenorgane. Nasen-Rachen-Raum – Entstehung aus dem gleichen Keimblatt. Alle anderen Sphinkter (s. Kap. 6). Harnleiter und Nieren. Lymphe der Leistenbeuge. Solarplexus und/oder andere Ausgleichsgriffe zur Stabilisierung des Vegetativums.

R. Tanzberger formuliert diesen Zustand so: „Inkontinenz ist ein Phänomen mit Spannungscharakter, jedoch keine Krankheit." [49]

Postoperatives Harnverhalten

Die Behandlung kann zu Beginn mehrmals täglich als kurze Akutbehandlung angeboten werden, 8 bis 10 Minuten genügen.

Symptomzonen: Blase mit Blasenschließmuskel. Beckenboden. Zunächst wird sedierend gearbeitet. Nach Verbesserung der Symptomatik kann sanft tonisiert werden.

Häufig dazwischengeschaltete Ausgleichsgriffe, auch Solarplexus, sind zur Stabilisierung des Vegetativums wichtig.

Mögliche Hintergrundzonen: Untere WS, v. a. Kreuzbein. Harnleiter und Nieren. Kleinbeckenorgane. Alle anderen Sphinkter.

Lymphe von Becken und Leistenbeuge kann später zugefügt werden. Einige RZF-Lymphbehandlungen (s. Kap. 29) unterstützen nach der akuten Phase gesamthaft die postoperative Regeneration. In Kap. 16 „Schmerz- und Akutbehandlung" sind weitere Hinweise zu finden.

Eine Studie in einer Schweizer Klinik von 1993, über ein Jahr durchgeführt, belegt, dass von 56 Patienten mit postoperativer Harnverhaltung 41 ohne Medikamente, meist nur mit 2 bis 3 kurzen Akutbehandlungen, beschwerdefrei wurden (s. Kap. 33 „Studien und Veröffentlichungen").

Bettnässen (Enuresis nocturna)

Symptomzonen (▶ Abb. 21.6): Blase, Harnleiter, Nieren.

Mögliche Hintergrundzonen: Solarplexus und/oder andere Ausgleichsgriffe, häufig während der Behandlung dazwischengeschaltet, sind besonders wichtig!

Untere WS, v.a. Kreuzbein – Innervation der Kleinbeckenorgane. Knöchern-muskulärer Beckengürtel. Nasen-Rachen-Raum – Entstehung aus dem gleichen Keimblatt. Lymphgebiete von Becken, Leistenbeuge und Oberschenkel.

- Da es sich bei Bettnässerkindern um eine Schwächung und meist funktionelle Störung handelt, können die Symptom- und die Hintergrundzonen bereits zu Beginn weich tonisierend behandelt werden.
- Außer den bekannten Zusammenhängen mit dem evtl. belasteten psychosozialen Umfeld des Kindes sollte diagnostisch abgeklärt werden, ob eine angeborene Organfehlentwicklung oder Erkrankung im harnableitenden System vorliegt.
- Ein gutes Vertrauensverhältnis zwischen Therapierenden und dem Kind ist von großer Bedeutung, denn gerade bei diesem Krankheitsbild ist offensichtlich, dass nicht nur der Blasenschließmuskel geschwächt ist, sondern dass das ganze Kind leidet, auch wenn es dies nicht „weiß". Je mehr es gelingt, abgesehen von der Behandlung der oben erwähnten Zonen, dem Kind zu seiner persönlichen **Atementfaltung** und -stabilisierung zu verhelfen, desto mehr wird es den Belastungen aus seiner Umwelt, die oft wenig und auch nur allmählich zu ändern sind, standhalten können. Da die **Milz** eine breite Wirkungsskala aufweist, die deutlich auch in die Psyche hineinreicht, sollte sie bei jedem dieser Kinder mitbehandelt werden (s. Kap. 21.8).
- Angesichts dieser eng vernetzten Zusammenhänge zwischen Familienatmosphäre, Atem, Vegetativum, Organfunktion und endokrinen Drüsen bietet sich auch die Behandlung der **3 Diaphragmen** Mundboden, Zwerchfell und Beckenboden an, da deren Tonusnormalisierung viel zur Harmonisierung der gesamten Lebenskraft beiträgt.
- **Narben**, wie sie bei solchen Kindern immer wieder an den Augenbrauen oder auf der Stirn im Verlauf des Blasen-Meridians festzustellen sind, sollten auf eine evtl. vorhandene Störfeldqualität überprüft und gegebenenfalls mitbehandelt werden (s. Kap. 25).
- Zusätzlich zu (manuellen, atem- oder psycho-) therapeutischen Formen der Behandlung kann auch die Änderung des **Standortes des Schlafplatzes** (Radiästhesie) von großer Bedeutung für die Verbesserung des Zustandes sein.
- Vor allem sollten die Angehörigen eingehend beraten werden, dass mit Strafe oder Entzug von Wohlwollen und Zuwendung weder dem Kind noch den Erwachsenen geholfen ist.
- Häufig ist die Irritation bzw. Resignation bei den Eltern so groß, dass auch sie einige RZF-Behandlungen bräuchten.

Nieren- und Harnleiterkoliken

Hier wird die **Schmerz- und Akutbehandlung** eingesetzt (s. Kap. 16). Es gilt: Wenn der Nierenstein zu groß ist, um auf normalem Wege ausgeschieden zu werden, wird in **beiden** Nierenzonen nur sanft sediert bzw. gar nicht behandelt! Eine relativ zeitnahe Abklärung röntgenologisch, mit Ultraschall, Computertomographie etc. ist wichtig, da Nierensteine u. U. schnell wachsen können.

Bei Nierensteinen, die klein genug sind, auf normalem Wege ausgeschieden zu werden, gelten die folgenden Behandlungsvorschläge:

Symptomzonen: Blase, Harnleiter, Niere werden tonisiert. Zu beachten: Diese **Reihenfolge** hat sich als Vorbereitung zum Steinabgang bewährt. Solarplexus und/oder Ausgleichsgriffe.

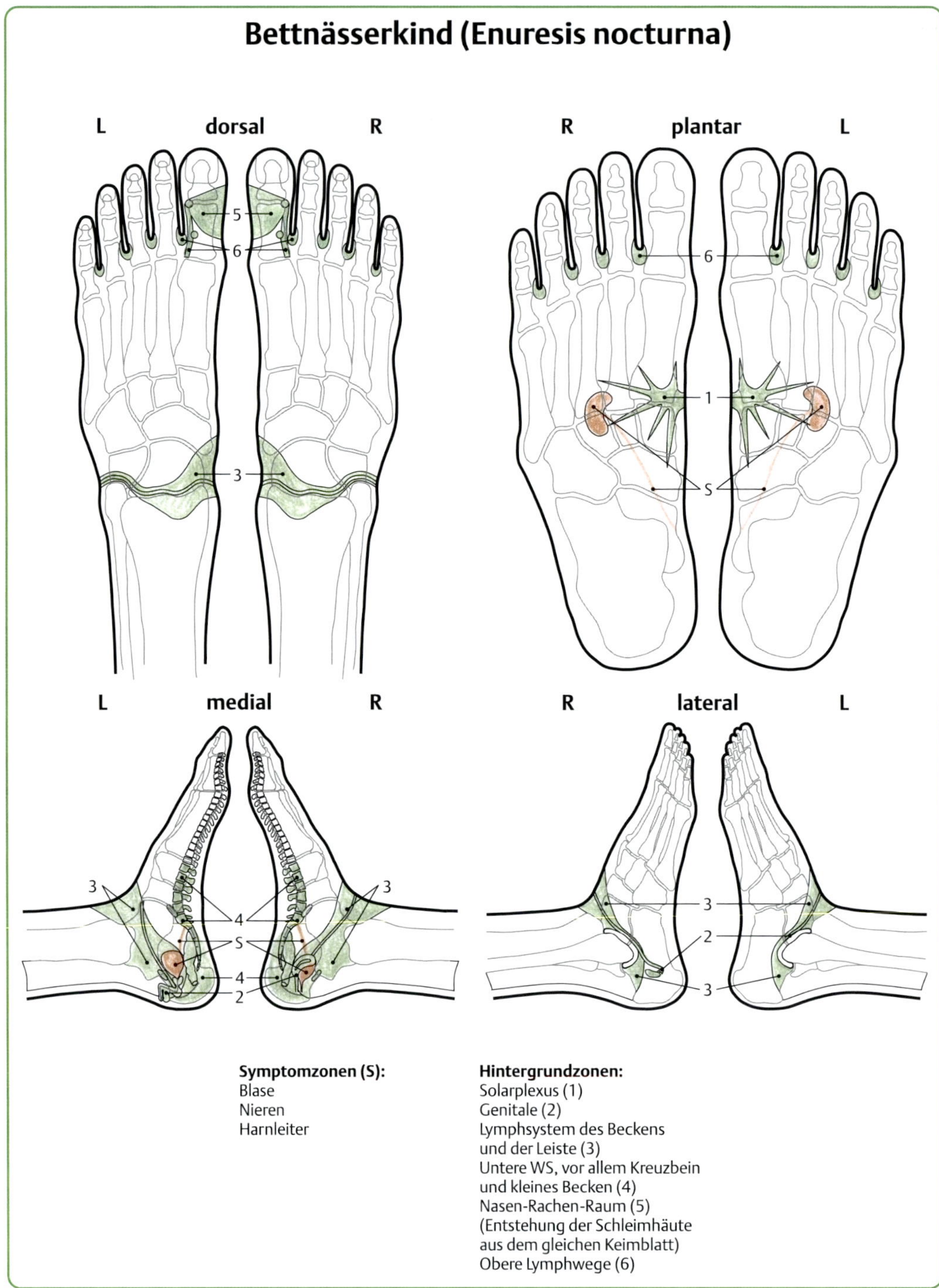

Symptomzonen (S):
Blase
Nieren
Harnleiter

Hintergrundzonen:
Solarplexus (1)
Genitale (2)
Lymphsystem des Beckens und der Leiste (3)
Untere WS, vor allem Kreuzbein und kleines Becken (4)
Nasen-Rachen-Raum (5) (Entstehung der Schleimhäute aus dem gleichen Keimblatt)
Obere Lymphwege (6)

▸ **Abb. 21.6** Bettnässerkind.

Mögliche Hintergrundzonen: Im akuten Zustand genügen Ausgleichsgriffe. Nach Abklingen der Kolik und bei folgenden Behandlungen können hinzugefügt werden: Untere WS und Bauchmuskulatur, Kleinbeckenorgane mit Beckenboden. Darm.

Es kann relativ kräftig tonisiert werden, dem Gesamtzustand des Patienten angepasst. Die Chancen stehen gut, dass sich der Stein dadurch in Richtung Harnleiter bewegt. Evtl. auftretende Koliken sind meist weniger schmerzhaft und von kürzerer Dauer und werden vom Patienten üblicherweise gut toleriert.

Falls der Stein bereits in den **Harnleiter** gewandert ist (starker Ausstrahlungsschmerz in Blase, Symphyse, Genitale, Innenseite der Oberschenkel), wird wiederum der Weg in umgekehrter Fließrichtung des Urins freigemacht: **Zuerst** wird die Blasen- und dann die Harnleiterzone bis auf Höhe des Steines sanft tonisierend behandelt.

Die Stelle, die der Lage des Steines entspricht, lässt sich gut lokalisieren: Der Patient verspürt dort spontan einen spitzen, stechenden Schmerz. Von dieser Stelle aus werden mit den Fingern kräftige Streichungen in Richtung Blase durchgeführt. Mit etwas Glück kommt der Stein auf diese Weise in Bewegung und wird in den nächsten Stunden oder Tagen ausgeschieden.

Es tut den Patienten gut, wenn sie während der Behandlung auf einer Fango- oder anderen Wärmepackung liegen, damit sich der Rücken besser von Verspannungen lösen kann.

Das Lösen von **Nierengrieß** wird im Rahmen der üblichen Reaktionen in den Behandlungsintervallen öfters beobachtet und ist relativ schmerzlos. Die Patienten schildern ein leichtes Ziehen und stellen eine Veränderung der Farbe und Konsistenz ihres Urins fest.

Auf basenüberschüssige Nahrung, deutlich vermehrte Zufuhr von Flüssigkeit (am besten warmes Wasser oder leichter Kräutertee), mehr Bewegung und Vermeidung von Genussmitteln achten!

21.5 Zonengruppe Hormonsystem

21.5.1 Allgemein

Bei der Behandlung von Beschwerden im endokrinen System ist besonders wichtig, dass wir sie, auch wenn die Symptomatik scheinbar nur **eine** der innersekretorischen Drüsen betrifft, immer im funktionellen Wechselspiel mit den anderen Hormondrüsen und den Stoffwechselorganen sehen.

Auch die Zonen, die auf das Vegetativum wirken – z. B. Ausgleichsgriffe, Lymphzonen –, gehören zu diesem Funktionskreis, denn **Hormonsystem, Vegetativum** und **Gefühlsebene** sind eng miteinander verbunden.

Bei aller Bedeutung und Erleichterung, die die Entdeckung von künstlichen Hormonen brachte (z. B. Insulin, Thyroxin), ist es eine Tatsache, dass Erkrankungen in diesem System oft die Folge einer unnatürlichen Lebensweise sind, wie sie seit Jahrzehnten in unserer überzivilisierten Welt üblich ist. Sosehr beispielsweise die Antibabypille das Leben der Frauen revolutionierte, auch hier gibt es nicht nur Vorteile.

> **Schädigende Einflüsse** von Elektrosmog, ganz speziell auf das Hormonsystem, werden immer noch häufig ignoriert, und dass wir beim Verzehr von Fleisch oft künstliche Hormone und Antibiotika mitverzehren, nehmen viele unserer Patienten fast selbstverständlich hin.

Die **Arbeitsweise** bei Patienten mit hormonellen Dysfunktionen sollte zunächst vorsichtig sein, v. a. in den Symptomzonen. Ausgleichs- und/oder eutonische Griffe und eine ausreichend lange Zeit der **Nachruhe** sind manchmal während der ersten Behandlungen am wichtigsten.

21.5.2 Behandlungsvorschläge

Menstruationsbeschwerden

Bei **akuten** Regelschmerzen und starken Blutungen bietet sich eine kurze Schmerz- und Akutbehandlung an (s. Kap. 16). Oft genügt der Verweilgriff im Bereich Uterus und Solarplexus (▶ **Abb. 21.7**). Die untere WS mit LWS, Kreuzbein und ISG kann sanft tonisiert werden.

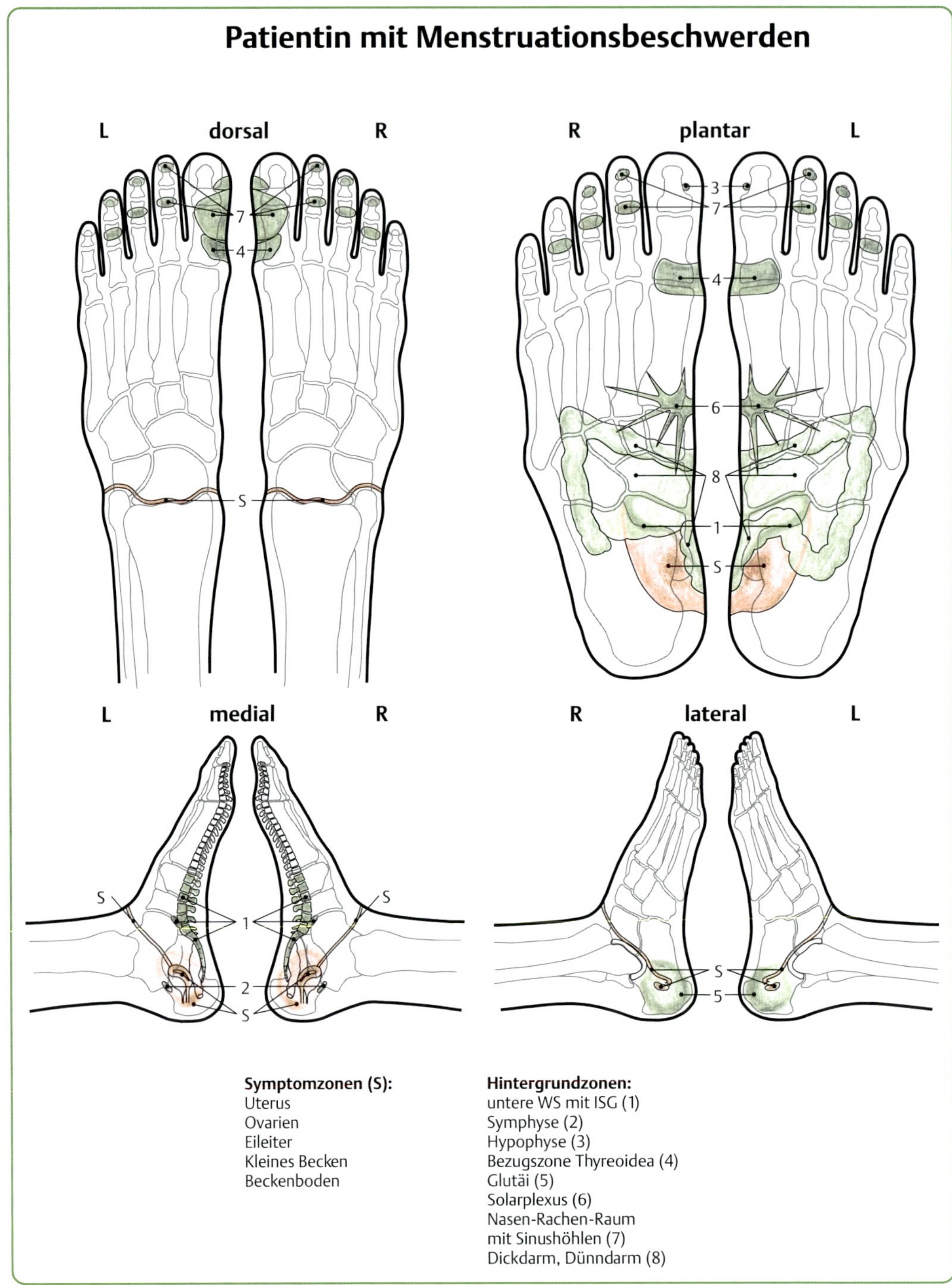

▶ **Abb. 21.7** Patientin mit Menstruationsbeschwerden.

Länger anhaltende Störungen wie chronische Dysmenorrhö, leichtere Formen von Endometriose (Uterusschleimhaut, die sich außerhalb des Uterus ausbreitet), länger andauernde Zyklusverschiebungen werden wie folgt behandelt:

Symptomzonen: Uterus und Ovarien zunächst sedieren, ebenso Hypophyse. Wenn keine stärkeren Reaktionen auftreten, kann in diesen Bereichen bei späteren Behandlungen auch tonisiert werden.

Mögliche Hintergrundzonen: Die anderen endokrinen Drüsen. Darm, speziell im unteren Bereich wegen seiner direkten Nähe zu den Genitalorganen. Untere WS, v. a. Kreuzbein und ISG. Beckenbänder (s. Kap. 27) mit Beckenboden.

Nasen-Rachen-Raum – die Schleimhaut-Auskleidung für die Kleinbeckenorgane und die Kopfräume entwickelt sich aus dem gleichen Keimblatt. Lymphbereiche von Bauch und Becken.

Belastete Zähne und Narben z. B. im Verlauf des Blasen-Meridians oder des sog. Konzeptionsgefäßes (s. Kap. 30).

Ausgleichs- und/oder eutonische Griffe so oft wie nötig. Außer den Beckenbändern können alle Bereiche – zunächst vorsichtig – **tonisiert** werden.

Falls als Reaktion für kurze Zeit ein **Fluor** (Ausfluss) auftritt, ist er meist als deutliches Zeichen der Reinigung und Stabilisierung der Unterleibsorgane zu betrachten. Wir erleben aber häufig, dass ein teilweise über Jahre bestehender Ausfluss nach ein oder 2 Menstruationszyklen ganz verschwindet. Bei länger anhaltendem, sich in Farbe, Geruch und Konsistenz veränderndem Ausfluss muss der Hintergrund gynäkologisch abgeklärt werden!

Fasten- und andere **Reinigungskuren** haben bei gynäkologischen Beschwerden eine außerordentlich regenerierende Wirkung, denn die häufig vorhandene Gärungsdyspepsie oder andere Störungen im Säure-Basen-Haushalt des Verdauungstraktes wirken sich auch auf alle anderen mit Schleimhaut ausgekleideten Organe schwächend und störend aus [54].

Aus meiner Praxis

Eine Frau, Mitte 50, kam wegen starker chronischer Schmerzen im Lendenwirbel- und Kreuzbeinbereich und wegen lange anhaltender Erschöpfung in meine Praxis. Die Erstbefundung ergab kaum Beschwerden im unteren Wirbelsäulenbereich, jedoch waren die Zonen des kleinen Beckens, des ISG und der seitlichen Bauchdecke sehr schmerzhaft. Sie bekam bereits nach der zweiten RZF einen starken, übelriechenden Ausfluss. Ihre letzte Menstruation lag 8 Jahre zurück. Nach der 4. Behandlung rief sie morgens an und berichtete, dass sie seit einigen Stunden starke Unterleibsblutungen habe, die Schmerzen in der unteren Wirbelsäule seien jedoch verschwunden. Beim Hausbesuch behandelte ich die Zonen Uterus, Ovarien, Beckenboden, Kreuzbein, Enddarm und Milz mit dem sedierenden Verweilgriff. Die Blutung ließ bereits nach 10 Minuten deutlich nach. Eine Untersuchung bei der Gynäkologin (die letzte war vor 10 Jahren gewesen!) ergab ein mehr als faustgroßes Myom. Sie wurde wenige Tage später operiert.
Ich behandelte sie danach einen Monat lang 1- bis 2-mal wöchentlich, um ihren Gesamtzustand zu stabilisieren. Mit großer Wahrscheinlichkeit trug meine Behandlung der Zonen dazu bei, dass der chronisch-schleichende Prozess in ihrem Unterleib akutisiert und dadurch erkennbar wurde. Bei aller Dramatik in der akuten Situation war die Patientin erstaunlich gelassen und meinte, sie habe seit Langem gespürt, dass „etwas Entscheidendes" auf sie zukomme.

Unerfüllter Kinderwunsch, Sterilität, Infertilität

Bei Störungen dieser Art sind bei Mann und Frau die Ergebnisse der RZF immer wieder überraschend gut, zum großen Teil wohl deshalb, weil nicht nur die Beckenorgane und das ganze endokrine System in den bestmöglichen Zustand der Ausgewogenheit kommen, sondern der Mensch sich gesamthaft bis in die Gefühlsebene stabilisiert. Selbst wenn das Ergebnis nicht immer die erwünschte Schwangerschaft ist, fällt es den Frauen und Männern leichter, mit der Gegebenheit Frieden zu schließen.

Der **Erstbefund** wird anhand der belasteten Zonen zeigen, ob die Behandlung bei der Frau oder beim Mann wichtiger ist – erfahrungsgemäß überwiegen die Belastungen bei Frauen. Die entsprechenden Zonen sollten über 2 bis 3 Menstruationszyklen 1- bis 2-mal wöchentlich behandelt werden.

Symptomzonen: Die Kleinbeckenorgane und die endokrinen Drüsen, v. a. die Hypophyse.

Mögliche Hintergrundzonen: Alle Bereiche, die das Vegetativum betreffen, zu den Ausgleichs- und eutonischen Griffen auch der Thymus und die Milz. (Anthroposophisch orientierte Ärzte und Therapeuten nennen die Milz das Organ, in dem alle Rhythmen des Menschen koordiniert sind.)

Das skelettomuskuläre System des Beckengürtels, speziell die Beckenbänder.

Nasen-Rachen-Raum mit Kehlkopf und Stimmbändern. Darm, v. a. Dünndarm. Meridianverläufe, die die Beckenorgane mit ihrer Energie versorgen und evtl. durch Narben o. Ä. gestört sein können.

Zähne als mögliche Störfelder (die Schneidezähne sind nach Voll'schen energetischen Messungen den Kleinbeckenorganen zugeordnet).

Auch **radiästhetische** Gesichtspunkte (Erdverwerfungen, Störungen des Arbeits- und Schlafplatzes durch „Elektrosmog", z. B. das ständig eingeschaltete Mobiltelefon, Radiowecker, Fernseher im Schlafzimmer usw.) sind zu berücksichtigen.

Primäre oder sekundäre Amenorrhö

Da häufig Traumen, Schockerlebnisse und durch Essstörungen bedingte Gewichtsabnahme (ebenfalls meist psychischen Ursprungs) auslösende Faktoren sind, stehen hier die Zonen im Vordergrund, die das **vegetative Nervensystem** stabilisieren:

- Über **Solarplexus** und weitere Ausgleichsgriffe wird eine Regulierung gut eingeleitet.
- Die Zone des **Brustbeins** (mit der des Thymus identisch) wird ebenfalls behandelt. Das Brustbein hat eine sehr direkte Beziehung zu unserer Person: Wenn der Mensch sich selbst bezeichnet, berührt er diese Stelle. Wenn die Ich-Kraft geschwächt ist, ist die Lage des Brustbeins etwas zurückgezogen; wenn es zu weit nach vorn geschoben wird, drückt die Körpersprache u. U. aus, dass der Mensch sein Ich zu wichtig nimmt.
- Auch das **Lymphsystem** hat, wie andere Fließsysteme, eine direkte Beziehung zum Vegetativum und zur Gemütslage.
- Wenn von den Betroffenen so viel an Berührungsnähe zugelassen werden kann, wie es diese Griffe erfordern, sind die **eutonischen Griffe** und Lagerungen eine große Hilfe zur Wahrnehmung der eigenen Körperlichkeit. Grundlegend wichtig ist eine vertrauensvolle Beziehung zu der Person, die die Behandlung durchführt.

Die RZF stellt speziell für diese Patientengruppe eine wichtige und **tiefgreifende Unterstützung** der psychotherapeutische Methoden dar – es wäre wünschenswert, dass diese Erfahrungen einem größeren Kreis von Fachpersonen bekannt würden!

Zur **gezielten** Behandlung der Mädchen und jungen Frauen eignen sich die Zonen, die bei „Menstruationsstörungen" angegeben sind.

Ovarialzysten

Sie bilden sich v. a. bei Frauen am Beginn der Wechseljahre öfters von selbst zurück. Wir haben jedoch Erfahrungen, dass Zysten auch bei jüngeren Frauen unüblich schnell auf eine RZF ansprechen. Gynäkologen bestätigen, dass sie sich bereits innerhalb von 3, 4 Wochen deutlich verkleinern bzw. nicht mehr nachweisbar sind.

Um bleibende Ergebnisse zu erzielen und zugleich die Kleinbeckenorgane zu kräftigen, raten wir, die Fußbehandlungen über 2 Menstruationszyklen 1- bis 2-mal wöchentlich weiterzuführen.

Beim **Erstbefund** zeigen sich mit großer Regelmäßigkeit chronische Belastungen des **Nasen-Rachen-Raums**, von chronischer Sinusitis bis zu allergischen Symptomen, Tonsillitis, Mittelohrvereiterungen und Katarrhen der Eustachischen Röhren. (Auch die Eileiter werden im allgemeinen Sprachgebrauch als „Tuben" bezeichnet.)

Hodenhochstand, Pendelhoden

Wann immer möglich, müssen Eltern aufgeklärt werden, dass Jungen mit Kryptorchismus (nicht sicht- und tastbare Hoden) so früh wie möglich behandelt werden müssen. Die Hoden können, wenn sie in den ersten Lebensjahren nicht in das Skrotum deszendieren, durch die höhere Innentemperatur des Rumpfes stark geschädigt werden, sodass spätere Sterilität die Folge sein kann.

Vor der Entscheidung für eine operative oder hormonelle Behandlung lohnt es sich immer, eine Serie mit RZF durchzuführen. Selbst wenn sie nicht zum gewünschten Resultat führt, stabilisiert sich der Zustand des Kindes insgesamt. Der Zugang zur Berührung sollte immer behutsam sein, denn der innere Anlass, warum sich ein Organ „zurückzieht", hängt häufig mit emotionalen Belastungen während Schwangerschaft oder Geburt zusammen, auch wenn sie nicht bewusst sind.

Je jünger das Kind ist, desto kürzer ist die Behandlungszeit. Die Eltern können eingewiesen werden, dass sie einige einfache Griffe selbst täglich morgens und abends ausführen. Drei bis 5 Minuten genügen zu Beginn.

Bei Kindern im Alter von 2, 3 Jahren kann länger behandelt werden. Von großer Wichtigkeit sind **warme Füße!** Das liebevolle Durchkneten der kleinen Füße und ein freundliches „Zupfen" der Zehen mögen alle Kinder gern.

Symptomzonen: Genitalorgane, Leistenbeuge.

Mögliche Hintergrundzonen: Alle anderen endokrinen Drüsen. Vegetativum, das mit Solarplexus und anderen Ausgleichsgriffen stabilisiert werden kann. Untere WS mit Kreuzbein und ISG.

Leistenbeuge. **Wichtig:** Hier hat sich das wiederholte und deutliche Streichen von der Sehne des M. tibialis anterior (Schienbeinsehne nahe dem Innenknöchel) ausgehend zum Genitalbereich sehr bewährt. Das ist der normale Weg der Hoden vom Leistenkanal ins Skrotum.

Sensible Therapeutenhände spüren innerhalb dieses Weges eine kleine Gewebeverfestigung, die sich in ihrer Lage verändert, je mehr der Hoden in seine vorgesehene Richtung wandern kann. Diese Streichungen können gut täglich von den Eltern durchgeführt werden.

Prostata-Adenom

Die Vergrößerung der Vorsteherdrüse als einer gutartigen Geschwulst aus Epithelgewebe ist eine relativ häufig auftretende Krankheit bei Männern über 50 Jahren. Wenn sie im Frühstadium behandelt wird, kann erwartet werden, dass die lästigen Begleitsymptome wie Pollakisurie, Dysurie, häufiger und erschwerter Harndrang mit nur geringer Ausscheidung zurückgehen bzw. ganz verschwinden. Auch die verzögerte Harnentleerung mit schwachem Harnstrahl kann verbessert werden.

Symptomzonen: Prostata, Blase mit Harnröhre und Skrotum.

Mögliche Hintergrundzonen: Alle endokrinen Drüsen. Beckenbänder. Untere WS mit Kreuzbein und ISG. Nieren, Harnleiter. Darm.

Narben in der Körper**mitte.** Zähne als mögliche Störfelder (s. Kap. 26, Abschnitt „Störfeldüberprüfung").

Ausgleichsgriffe stabilisieren die oft irritierte Psyche.

Schilddrüsenüberfunktion (Morbus Basedow)

Symptomzonen: Schilddrüse. Es hat sich bewährt, dass sie während der ersten RZF nur sedierend oder überhaupt nicht behandelt wird. Nacken. Da ein direkter Zusammenhang der Schilddrüse zum 7. Halswirbel besteht („Hormonbuckel"), muss auch dieser Bereich vorsichtig behandelt werden. Das Kreisen der Großzehen in den Grundgelenken ist zunächst ganz zu vermeiden.

Mögliche Hintergrundzonen: Alle anderen endokrinen Drüsen, v. a. Hypophyse, und die des Unterleibes. (Die Schilddrüse wird in der ganzheitlich ausgerichteten Medizin auch das „dritte Ovar" genannt.) Das Herz, das häufig in Form von Tachykardien auf eine Schilddrüsenüberfunktion reagiert.

Darm, v. a. Dünndarm. Narben, besonders diejenigen, die in der Körper**mitte** auf dem Konzeptionsgefäß liegen.

Solarplexus und andere Ausgleichsgriffe. Der eutonische Schulter-Arm-Griff (s. Kap. 6.2.2) wirkt besonders entlastend und befreiend auf Hals, Nacken und Schultergürtel und auf die ganze Person.

Zu beachten: Patienten mit Schilddrüsenüberfunktion sollten zu Beginn nicht länger als **20 Minuten** behandelt werden. Am besten wirken die Behandlungen in der 1. Hälfte des Tages, denn wenn sie später erfolgen, kann der **Nachtschlaf** gestört sein.

Diabetes mellitus

Obwohl Diabetes nicht kontraindiziert ist, sollten solche Patienten, vor allem die insulinpflichtigen, von Therapeuten mit ausreichender RZF-Erfahrung behandelt werden. Da es durch die Regulierungsmöglichkeit der RZF zu Schwankungen im Blut- und Harnzuckerspiegel kommen kann, ist dessen genaue und häufige Überprüfung während einer RZF-Serie besonders wichtig.

Weitere Aspekte:

- Bei zu starker und zu einseitiger Behandlung der Pankreaszone kann als spontane Reaktion eine **Hypoglykämie** (Verminderung des Blutzuckers mit Zittern, kaltem Schweiß, Tachykardie, Blässe der Haut bis zur Apathie) ausgelöst werden.

Die wirksamste Behandlung der Unterzuckerung besteht in sofortiger Glukosezufuhr, z. B. in Form eines Zuckerstückchens oder eines Löffels Honig (s. Kap. 16.3).

- Es besteht durchaus die Möglichkeit, die Insulin**menge** peu à peu **einzuschränken.** Dazu ist allerdings eine besonders gute Zusammenarbeit von Arzt, Therapeut und Patient erforderlich.
- Generell gesehen, bringen die spezifisch wirkenden Griffe der RZF immer auch neutral eine bessere **Gewebedurchblutung** der Füße zustande und können Spätfolgen wie Sensibilitätsstörungen etc. vorbeugen.
- Da der Diabetes eine der Ursachen von **chronischem Nierenversagen** sein kann, ist bei allen Zuckerkranken eine sehr sorgfältige Behandlung der harnableitenden Wege wichtig.
- Am besten sind die Resultate bei **Altersdiabetikern**, vor allem wenn sie nicht insulinpflichtig sind. Auch bei dieser Gruppe ist sorgfältig auf Schwankungen im Blutzuckerspiegel zu achten. Zusätzlich zu einer gesunden Ernährung spielt die ausgiebige **Bewegung** an frischer Luft eine entscheidende Rolle für das Wohlbefinden dieser Patienten!

Beim **juvenilen** (kindlichen) Diabetes wird sich zwar das Wachstum der Bauchspeicheldrüse nicht verändern lassen, aber die gesamte **Lebensqualität** kann gesteigert werden:

- Die chronisch kalten Füße und Hände werden besser durchblutet und damit wärmer.
- Die Neigung zu Infekten im Atem- und Urogenitaltrakt lässt nach.
- Hunger und Durst werden deutlicher wahrgenommen und sinnvoller zufriedengestellt.
- Die Stimmungslage verändert sich und führt zu größerer Ausgeglichenheit und Wachheit.
- Der Schlaf ist erholsamer.

Allgemeine Vorschläge zur Behandlung

Symptomzone: Bauchspeicheldrüse. Auch hier ist, ähnlich wie bei Schilddrüsenüberfunktion, anzuraten, die Zone sanft oder während der ersten Behandlungen gar nicht zu behandeln, bis die Reaktionen des Patienten etwas genauer eingeschätzt werden können.

Mögliche Hintergrundzonen: Alle anderen Hormondrüsen. Kopf, v. a. Augen (bei Langzeitdiabetikern Gefahr der Netzhauttrübung). Untere Brustwirbelsäule (Innervation). Darm, v. a. Dünndarm. Leber, Milz. Ausgleichsgriffe so oft wie nötig. Da die Zone Solarplexus nicht von der des Pankreas zu unterscheiden ist, sollten eher andere Ausgleichsgriffe gewählt werden.

Störfelder in Form von Zahnherden und/oder Narben. Hier sollte nicht übersehen werden, dass auch kleine Narben große Störungen auslösen können! So liegt z. B. eine der beiden **Mikronarben**, die bei einer operativen Entfernung des Großzehennagels entstehen, genau auf dem 1. Punkt des **Milz-Pankreas-Meridians.** Sie kann nicht nur den Energiefluss in diesem Meridian beeinträchtigen, sondern auch die Organe Milz und v. a. Bauchspeicheldrüse erheblich belasten. (Die zweite kleine Narbe ist am ersten Punkt des Leber-Meridians und kann auch dort starke Belastungen des Stoffwechsels auslösen.)

Hier wäre die **neuraltherapeutische** Versorgung der kleinen Narbe durch eine erfahrene Fachperson ein Mittel der Wahl. Dabei muss der Zustand des Patienten gut beobachtet werden, denn der **Blutzuckerspiegel kann sich sofort** und **erheblich** verändern!

21.5.3 Der Thymus

Da der Thymus sowohl mit dem endokrinen als auch dem vegetativen und lymphatischen System in Wechselwirkung steht, könnte er auch an anderer Stelle besprochen werden. Die umfassende Wirkung dieser Drüse hinter dem Sternum wurde lange Zeit unterschätzt, vielleicht auch deshalb, weil sie sich im Lauf der Entwicklung vom Kind zum Erwachsenen in ihrer Größe zurückbildet. (Bei der Appendix, dem sog. „Blinddarm“, ist eine ähnliche Rückbildung zu beobachten.)

Seine zentrale Bedeutung hat der Thymus für das **Immunsystem** des Menschen. Wir können davon ausgehen, dass es in weiten Strecken **ein sich selbst regulierendes System** darstellt. Zugleich sei daran erinnert: Immunität ist nicht nur eine Frage der gut funktionierenden Körperorgane, sondern hängt auch mit dem ethisch-moralischen Anspruch des Menschen – an sich und seine Umwelt – zusammen!

Die Zone des Thymus wird in die Behandlungen integriert bei

- hormonellen Dysregulationen im Kindes-, jugendlichen und erwachsenen Alter, v. a. auch beim Übergang in die Menopause,
- allen Störungen und Irritationen des vegetativen Nervensystems wie körperlicher Überforderung, emotionalem Dysstress, Schlafmangel u. a. m.,
- Lymphbelastungen jeglicher Art, z. B. akuten und chronischen Entzündungen, Krebserkrankungen, genereller Stoffwechselträgheit.

Da diese Zone beinahe identisch mit der Brustbeinzone ist, können wir die Behandlungstechnik je nach Indikation variieren:

- Ist das **Brustbein** als Teil der statisch-muskulären Zusammenhänge gemeint, arbeiten wir mit den üblichen dynamischen Griffen; meist eignet sich der Zeigefinger am besten, wie bei den anderen Zonen am Fuß**rücken**.
- Soll der **Thymus** als Teil des Immunsystems angesprochen werden, hat sich ein federndes, weiches Klopfen mit den Fingerkuppen bewährt.

21.6 Zonengruppe Atmung und Herz

21.6.1 Allgemein – Atmung

Das Zwerchfell (Diaphragma) als wichtiger Muskel für die **Atem- und Herzfunktion:** In früheren Jahren wurde (nach Ingham) lediglich die kleine Stelle in der Mitte des proximalen Randes der Zehengrundgelenke als Zwerchfellzone gesehen, die zugleich der „alten“ Zone des Solarplexus entsprach. Da dieser Bereich nach wie vor eine stabilisierende Wirkung auf den Atemablauf hat – immerhin ist er nach heutigen Erkenntnissen zumindest ein **Teil** des ganzen oberen Zwerchfellrandes –, schätzen wir ihn seit Jahrzehnten als einen wichtigen Bereich für unsere Ausgleichsgriffe (▶ **Abb. 6.3**).

Die Zone des Diaphragmas hat sich inzwischen allerdings, entsprechend der Größe dieses Muskels, erheblich ausgeweitet und umschließt an beiden Füßen in etwa die proximale Hälfte der Mittelfußknochen bis zur Lisfranc'schen Linie (▶ **Abb. 10.18**).

Da die dynamische Auf-ab-Bewegung des Zwerchfells nicht gut bildhaft darzustellen ist, gilt für die praktische Arbeit: In situ **und** in der Zone verändert sich die anatomische Lage dieses Muskels mit jeder Atembewegung. Deshalb kann die Zwerchfellzone bis in den oberen Bauchraum (also bis an den Beginn der distalen Reihe der Fußwurzelknochen) ausdehnt werden. Die Kuppel des oberen Zwerchfellrandes lässt sich an den Füßen formenähnlich gut erkennen: Wenn die Zehen kopfwärts gebogen werden, wird sie plantar am proximalen Rand der Zehengrundgelenke sichtbar.

Pars lumbalis des Diaphragmas („Zwerchfellpfeiler“): Viele Patienten mit Atemerkrankungen sprechen auf die Behandlung der Zonen der Lendenwirbelsäule mit einer Verbesserung ihrer Atemkapazität an. Das hat verschiedene Gründe:

- Teile des Ursprungs dieses großen Muskels sind als gebündelte Sehnen, die Pars lumbalis, mit dem ventralen Bereich der Lendenwirbel 1 bis 3, manchmal bis 4, verbunden. Auf diese Weise ist die **LWS an jedem Atemzug beteiligt!**
- Der Lumbalbereich steht über die skelettomuskuläre Bewegungskette auch mit dem Thorax funktionell in wechselseitiger Beziehung.
- Die offensichtliche Nähe der LWS zu Teilen des Darms und die Überlappung dieser Zonen weist bei Belastung häufig auf Stoffwechselstörungen hin. Da die Qualität der Darmfunktion und der dort zahlreich angesiedelten Lymphknoten maßgeblich alle anderen Schleimhautbereiche im Organismus beeinflusst, ist bei Patienten mit Atemerkrankungen die Behandlung des **Darmes** von **grundlegender** Bedeutung.

Zu beachten: Es lässt sich nicht unterscheiden, ob mit dem gesetzten Impuls an dieser Stelle die LWS, die Pars lumbalis des Zwerchfells oder eher Teile des Darms angesprochen sind – es ist, therapeutisch gesehen, unerheblich, denn alle diese Bereiche sind funktionell miteinander verbunden.

Das Diaphragma **verbindet** beim Gesunden Thorax und Bauchraum, im Gegensatz zum Kranken, wo es diese Räume trennt. Es bewegt und massiert als rhythmische „Atembrücke" die Organe des Bauchraums/Beckens und die des Brustkorbs, also auch Herz, Lungen und die großen Gefäße Aorta und obere Hohlvene. So trägt es im funktionsgerechten Zustand zu deren normaler Tätigkeit bei. Nicht zu vergessen: Mit jeder Ein- und Ausatmungsphase sind auch die beiden anderen Diaphragmen **Mund- und Beckenboden** angesprochen.

Der **Fersen-** (▶ Abb. 6.1, ▶ Abb. 6.2) **und** der **Atemausgleichsgriff** (▶ Abb. 6.3) eignen sich besonders gut zur Unterstützung der Atmung. Zugleich tragen sie zur vegetativen Stabilisierung der Patienten bei. Allerdings sollte der Atemablauf weder vom Patienten selbst noch vonseiten des Therapeuten absichtlich gesteuert werden. Wenn wir den vorhandenen Atemrhythmus ohne Wertung (was „falsch", was „richtig" ist) zunächst so begleiten, wie er **ist**, können die beiden Griffe ihn am ehesten in einen natürlichen Rhythmus „locken".

21.6.2 Behandlungsvorschläge Atemorgane

Akuter Asthmaanfall

Symptomzonen (▶ Abb. 21.8): Lungen, Bronchien und Diaphragma sind nicht so wichtig wie theoretisch angenommen! Meist kann ein Asthmaanfall schneller durch kräftige, tonisierende Behandlung der **Hintergrundzonen** Darm, v. a. Dünndarm, Nebennieren und Beckenboden, kupiert werden.

Danach können bei Bedarf die **Symptomzonen** Kehlkopf, Luftröhre, Bronchien und Lungen, Diaphragma sediert werden, aber es zeigt sich oft, dass dies nicht mehr in großem Umfang nötig ist.

Zur vegetativen Stabilisierung kommen die oben ausführlich besprochenen Griffe der Fersendehnung und des Atemausgleichs in Betracht, ebenso der Solarplexus.

Chronisches Asthma

Im anfalls**freien** Stadium bzw. im **chronischen** Zustand ist ein gründlicher Erstbefund zu erstellen, um die am meisten belasteten Zonen individuell festzustellen. Der **Darm** wird mit Sicherheit bei allen Patienten eine entscheidende Rolle spielen, denn bei Asthmatikern ist das Thema der Übersäuerung immer aktuell. Aus gutem Grund wird der Darm oft als „das ausgedehnteste Störfeld" bezeichnet [42] [54].

Zu beachten: Nicht immer sind psychogene Belastungen Ursache von Asthmabeschwerden. Manchmal stehen Auswirkungen von **Schadstoffen** (künstliche Zusätze bei Nahrungsmitteln, Unverträglichkeit von Medikamenten, allergisierende Faktoren im Wohnbereich oder der Umwelt) im Vordergrund, die, so weit wie möglich, ausgeschaltet werden sollten.

Zu den unter „Akuter Asthmaanfall" aufgeführten Zonen kommen weitere **Hintergrundzonen** in Betracht: Lymphsystem gesamthaft. Herz. Leber/Gallenblase. Bauhin-Klappe. Harnwege. Sphinkter (s. Kap. 6). Thymus; evtl. auch Störfelder in Form von Zahnherden. Immerhin sind 8 Zähne energetisch mit den Atemwegen verbunden.

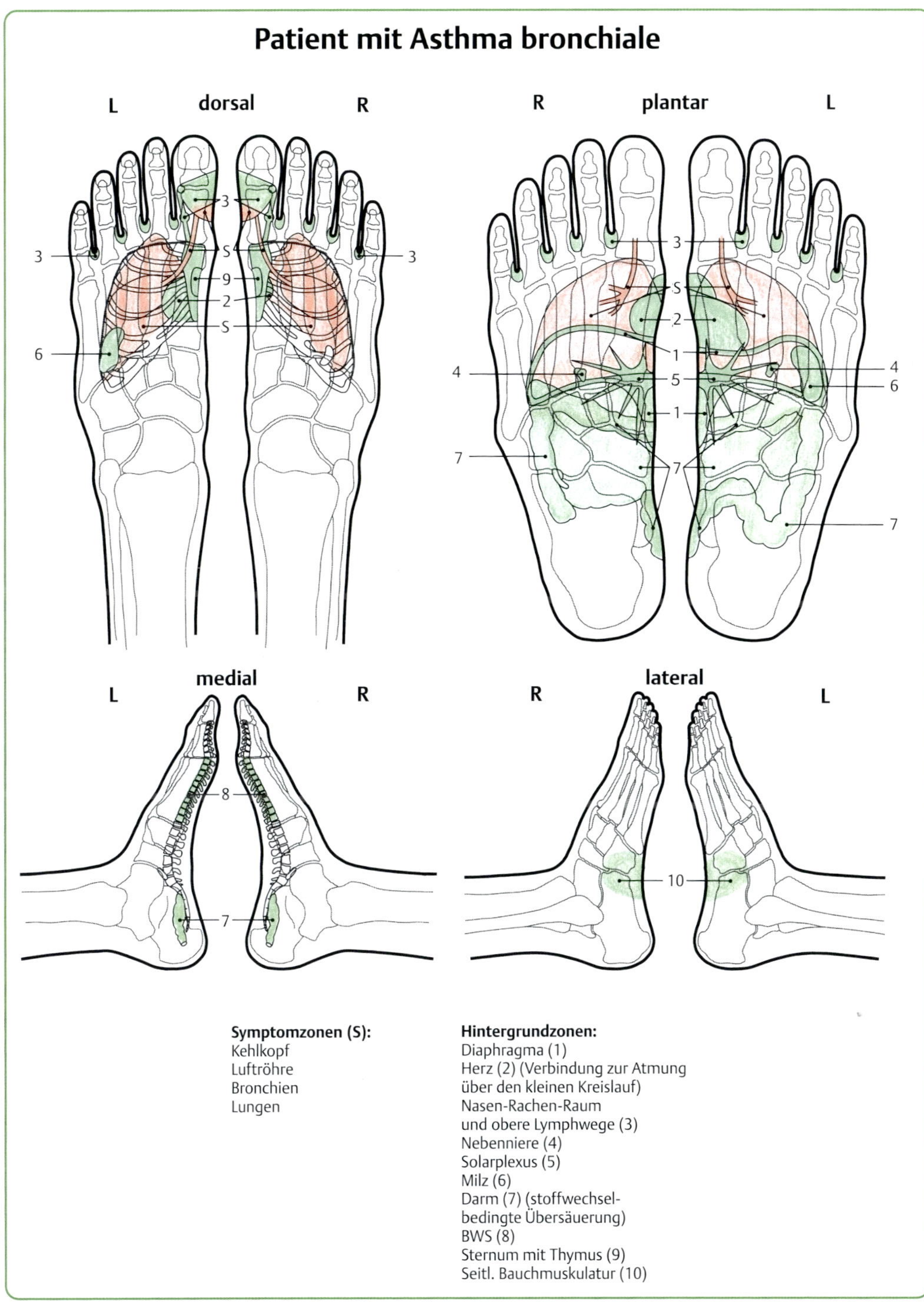

▶ **Abb. 21.8** Patient mit Asthma bronchiale.

Ausgleichsgriffe (S. 182), aber auch eutonische Griffe zur generellen Tonusregulierung und zur Unterstützung der Psyche. Sie ist immer – gleich ob primär oder sekundär – am gestörten Atemgeschehen beteiligt [16].

Chronische Bronchitis

Die Vorschläge zur Behandlung von Asthmapatienten gelten auch hier. Allerdings sind häufig die **Stirn- und Kieferhöhlen** in die Behandlung einzubeziehen, auch die **Kleinbeckenorgane** (Schleimhaut im oberen und unteren Bereich kommt aus dem gleichen Keimblatt).

21.6.3 Allgemein – Herz

Es ist sattsam bekannt, dass ein direkter Bezug zwischen den heutigen vielfältigen Irritationen der äußeren Lebensbedingungen und den zunehmenden Herz-Kreislauf-Erkrankungen besteht.

Welch entscheidend wichtige Rolle jedoch der **Darm,** die **Lymphe** und alle anderen **Exkrete** und **Inkrete** bei der gesamten Herz- und Kreislauftätigkeit einnimmt, wird oft nicht genügend zur Kenntnis genommen.

Schon 1928 formulierte der Herzspezialist und Universitätsprofessor **Martin Mendelsohn,**

- dass „jede Krankheit ihre Ursache im gestörten Stoffwechsel hat und erkrankte Organe (auch das Herz) die **sekundäre Folge**, niemals aber die Ursache" sind,
- dass „alle im Körper arbeitenden sekretorischen Drüsen eine gewaltige Kraftquelle für den Umlauf der Körpersäfte" darstellen und
- dass „der Stoffwechsel allen lebendigen Gewebes als aktive Flüssigkeitsbewegung geschieht", an der das Herz nur sekundär beteiligt sei.

Das bestätigt unsere RZF-Erfahrungen bei Herzpatienten: Die **Hintergrundzonen** zeigen sich meist weitaus behandlungsbedürftiger als die Symptomzonen.

21.6.4 Behandlungsvorschläge Herz und Kreislauf

Angina pectoris

Der Name des Krankheitsbildes weist auf die Hauptsymptomatik der Stenokardie bzw. der Koronarinsuffizienz hin: die Enge in der Brust. Grundsätzlich sollten Angina-pectoris-Patienten als mögliche spätere Herzinfarktpatienten angesehen werden. Es liegt auf der Hand, dass RZF lediglich die Funktion einer **Begleittherapie** hat, die Erfahrungen sprechen jedoch sehr für deren regelmäßige Anwendung, v. a., weil der funktionelle Zusammenhang mit den anderen belasteten Körpersystemen gut mit der RZF erfasst werden kann.

Symptomzonen (▶ Abb. 21.9): Herz, untere HWS, obere BWS werden zunächst mit einschleichender Dosierung behandelt. Bei zu einseitiger Betonung der Symptomzonen können sich die Beschwerden eher verschlechtern als verbessern, weil das belastete Terrain, auf dem sie entstanden sind, nicht erfasst wurde!

Zu beachten: Da in der Akupunktur im sog. Energiekreislauf der 12 Meridianpaare [48] der Milz- und der Herz-Meridian aufeinander abgestimmt sind (die Milz leitet ihre Energie an das Herz weiter), ist es sinnvoll, die **Milz-** der Herzzone vorzuschalten. Sie reagiert meist gut auf tonisierendes Behandeln. Genauso ist es angebracht, auch die Zonen des **Dünndarms vor** der Symptomzone kräftig zu tonisieren. Abgesehen von der Verschlackung des Darmes und seiner Lymphdrüsen, haben Herzpatienten durch die Vergrößerung des Bauchraums häufig einen **Zwerchfellhochstand.** Dadurch kann die aktive Flüssigkeitsbewegung im ganzen Rumpf und die rhythmische Auf-ab-Bewegung des Zwerchfells nicht normal stattfinden.

Mögliche Hintergrundzonen: Darm, Oberbauchorgane Leber, Pankreas. Lymphsystem. Endokrine Drüsen. Zwerchfell. Schultergürtel links (segmentale Beziehungen), Wirbelsäule. Beckenboden (= unteres „Zwerchfell").

Auswahl von Ausgleichs- und eutonischen Griffen. Narben, z. B. im Verlauf des Herz- und/oder Kreislauf-Meridians.

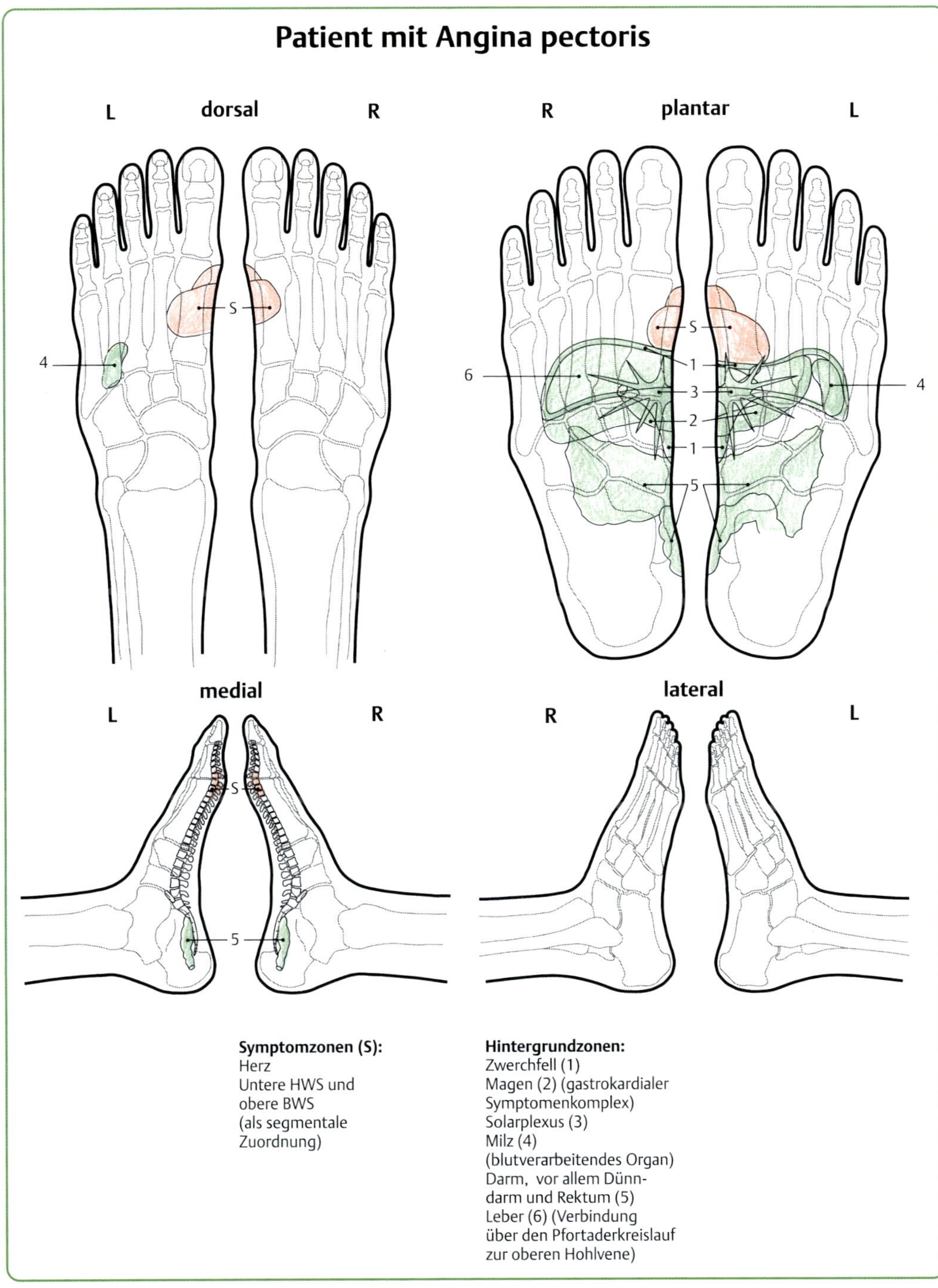

▸ **Abb. 21.9** Patient mit Angina pectoris.

Das **Großzehengrundgelenk** sollte behutsam mobilisiert werden, denn es ist den Zonen von Herz, unterer HWS, oberer BWS und Schilddrüse zugeordnet. Besonders gut eignet sich hierfür die **ortho-bionomische** Behandlung nach A. Pauls [52].

Herzinfarkt

1. Sofort Arzt rufen.
2. Ruhe bewahren.
3. **Notfall-Rezept:** 6 bis 8 Natrontabletten, in einem Glas warmem Wasser aufgelöst, bringen spontan Erleichterung, da sie eine stark alkalische Wirkung haben und somit der entstandenen massiven Übersäuerung entgegenwirken. Die gleiche Wirkung hat Natron als Erste Hilfe auch bei Schlaganfall-Patienten. Ein Röhrchen Natrontabletten sollte in jeder Praxis für Akutsituationen bereit stehen!
4. Wenn die Möglichkeit besteht, die Füße des Patienten in die Hand zu nehmen, wirken Ausgleichsgriffe, v. a. der **Solarplexusgriff,** beruhigend. Auch die „Solarplexuszone" im Handtellerzentrum hat eine ähnliche Wirkung. Die Herzzone kann sediert werden. (Aus der frühen Literatur von E. Ingham geht hervor, dass sie eine kräftige **Tonisierung** vorschlägt. Leider fehlen uns praktische Erfahrungen in dieser Richtung, deshalb raten wir zur Sedierung der Herzzone, bis ärztliche Versorgung möglich ist.)
5. **Bach-Blüten Nr. 39** [46], als Schocktropfen bekannt: Einige Tropfen auf die Zunge oder ins Handtellerzentrum träufeln. Auch den Behandelnden tun sie in solchen Situationen gut!

Funktionelle Kreislaufstörungen

Bei diesen Patienten ist oft kein organischer Befund nachzuweisen. Da die RZF von ihrem Grundprinzip her **funktionelle** Beschwerden gut erfassen kann, ist sie für solche Störungen besonders geeignet.

Merkenswert: In den Zonen am Fuß zeigen sich Belastungen bereits im sog. **präklinischen Stadium,** also bevor sie klinisch manifest werden. Daraus ergibt sich, dass ein Erstbefund erstaunlich viele abnorm reagierenden Zonen aufweist, obwohl den Patienten „eigentlich nichts fehlt" – außer ihrer Kreislauflabilität.

Symptomzonen: Das vegetative Nervensystem, das sich über eine Auswahl von Ausgleichsgriffen gut stabilisieren lässt. Das Herz, zu Beginn sedierend, später kann tonisiert werden.

Mögliche Hintergrundzonen: Sie sind meist wichtiger als die Symptomzonen! Milz. Darm, v. a. Dünndarm, Oberbauchorgane. Lymphsystem gesamthaft. Kopf. Zwerchfell. Hormonsystem. Wirbelsäule. Kleinbeckenorgane.

Störfelder im Zahnbereich und bei Narben. Ausgleichsgriffe. Der eutonische **Rücken-Bein-Griff** (s. Kap. 6.2.3) wirkt sehr harmonisierend auf alle Organe, da er seine Wirkung zentral im Bauchraum entfaltet.

Wenn sich Kreislaufstörungen als **hyperkinetisches Herzsyndrom** zeigen (Tachykardie, vergrößerte Blutdruckamplitude, schnelles Frieren oder Schwitzen, starke emotionale Schwankungen), werden Schilddrüse und 7. Halswirbel (Funktionszusammenhang) sedierend in die Behandlung einbezogen und alle anderen Zonen zu Beginn behutsam behandelt.

Ausgleichs- und eutonische Griffe/Lagerungen stehen zu Beginn im Vordergrund, v. a. der Schulter-Arm-Griff (s. Kap. 6.2.2).

Tritt eine mit der Kreislaufinsuffizienz einhergehende **Hypotonie** als Folge von schwereren Krankheiten oder Infekten auf, ist eine Serie RZF-**Lymphbehandlungen** meist das Mittel der Wahl. Damit können sowohl toxische Belastungen des Organismus zur Ausscheidung gebracht als auch Herz/Kreislauf und Vegetativum gestärkt werden.

Bei mehr Menschen als zunächst vermutet liegen einer funktionellen oder organischen Erkrankung des Herzens **Traumen** verschiedenster Art zugrunde. Auch unverarbeitete Probleme und Dauerstress in persönlichen oder beruflichen Bereichen führen zu Beschwerden dieser Art. Sie werden oft „vergessen" oder gar nicht mit der Erkrankung in Verbindung gebracht. Diese Aspekte sollten uns bei der therapeutischen Begleitung bewusst sein; ob sich daraus ein Gespräch oder Hinweise auf weiterführende therapeutische Maßnahmen ergeben, wird sich zeigen, wenn wir die Reaktionen der Patienten wach und mitfühlend begleiten.

21.7 Zonengruppe Verdauungsorgane

21.7.1 Allgemein

Weithin ist bekannt, dass bei den meisten heutigen Menschen der Magen-Darm-Trakt in seinen vielfachen Funktionen stark gestört ist. Die grundlegenden Faktoren, die dazu führen, sind eine denaturierte Ernährung und das Essverhalten: Es wird zu schnell, zu viel (manchmal auch zu wenig), zur ungeeigneten Zeit, mit zu viel Ablenkung und ohne Wertschätzung gegessen.

> Grundsätzlich ist aber nicht das, **was** wir essen, ausschlaggebend für unsere Gesundheit, sondern das, was der Organismus aus dem Angebot verwerten und verarbeiten kann.

Es ist zu bedenken, dass beinahe allen Erkrankungen **Stoffwechselprobleme** zugrunde liegen, auch wenn der Zusammenhang nicht auf den ersten Blick erkennbar ist. Dass auch psychische Faktoren eine große Rolle spielen, geht aus der Tatsache hervor, dass sich länger anhaltender Dysstress negativ auf die Zusammensetzung der Darmbakterienflora auswirkt, denn „Verdauen" ist auch ein emotionaler Prozess.

Es ist bekannt, dass sich bei Patienten mit **drohendem** bzw. **postoperativem Ileus** (Darmlähmung bzw. Darmverschluss) nach **kräftigem Tonisieren** der Darmzonen die peristaltischen Bewegungen wieder einstellen! Die kurze Symptombehandlung kann mehrere Male am Tag durchgeführt werden. Der Versuch lohnt sich immer, denn die Behandlung schadet nicht; „schlimmstenfalls" hat sie nicht das Resultat gebracht, das erwartet wurde. Es wäre wünschenswert, dass diese einfache therapeutische Maßnahme häufiger in Kliniken angewendet würde!

21.7.2 Behandlungsvorschläge

Chronische Obstipation

Symptomzonen: Darm gesamthaft, zunächst vorsichtig, später kräftiger tonisierend.

Mögliche Hintergrundzonen: Alle Sphinkter. Lymphsystem. Oberbauchorgane und Bauchdecke. Gesamte Wirbelsäule, v. a. LWS und Kreuzbein. Beckenbänder. Hormondrüsen. Kopf/Gehirn. Störfelder (Narben, Zähne).

Ausgleichs- und/oder eutonische Griffe zur vegetativen Umstimmung.

Morbus Crohn, Colitis ulcerosa

Symptomzone: Darm. Es ist ratsam, die Zone des Darmes während der ersten Behandlungen entweder ganz außer Acht zu lassen oder sie sehr sanft zu behandeln, bis die individuelle Reaktionslage der Patienten gut eingeschätzt werden kann. Erstaunlicherweise reagieren aber manche Patienten sogar gut auf eine tonisierende Behandlung.

Mögliche Hintergrundzonen: Untere Wirbelsäule (segmentale Beziehung zum Darm, Zwerchfell (S. 181) bei Atemerkrankungen). Alle Sphinkter. Oberbauchorgane Leber, Magen, Pankreas. Lymphorgane bzw. das ganze Lymphsystem.

Kopf, Formenähnlichkeit Gehirn – Darm (▶ **Abb. 21.1**). Hormonsystem. Herz. Beckenbänder. Überprüfung von Störfeldern in Form von Narben oder Zahnherden.

Da primär oder sekundär oft psychische Belastungen mit der Symptomatik einhergehen, ist der vegetative Ausgleich besonders wichtig. Vielleicht sind sogar zu Beginn 2, 3 Fußbehandlungen, die **nur** der Stabilisierung dienen, das Mittel der Wahl. Die eutonischen und andere Ausgleichsgriffe eignen sich gut, jedoch sollten nicht zu viele zur selben Zeit angewendet werden.

Eine exakte Überprüfung der **Ernährungsgewohnheiten** ist unerlässlich und das Resultat muss konsequent umgesetzt werden. Da das Beschwerdebild durch die Durchfälle oft mit einer **Dehydrierung** einhergeht, ist darauf zu achten, dass ausreichend Flüssigkeit zugeführt wird, am besten Wasser oder leichter Kräutertee.

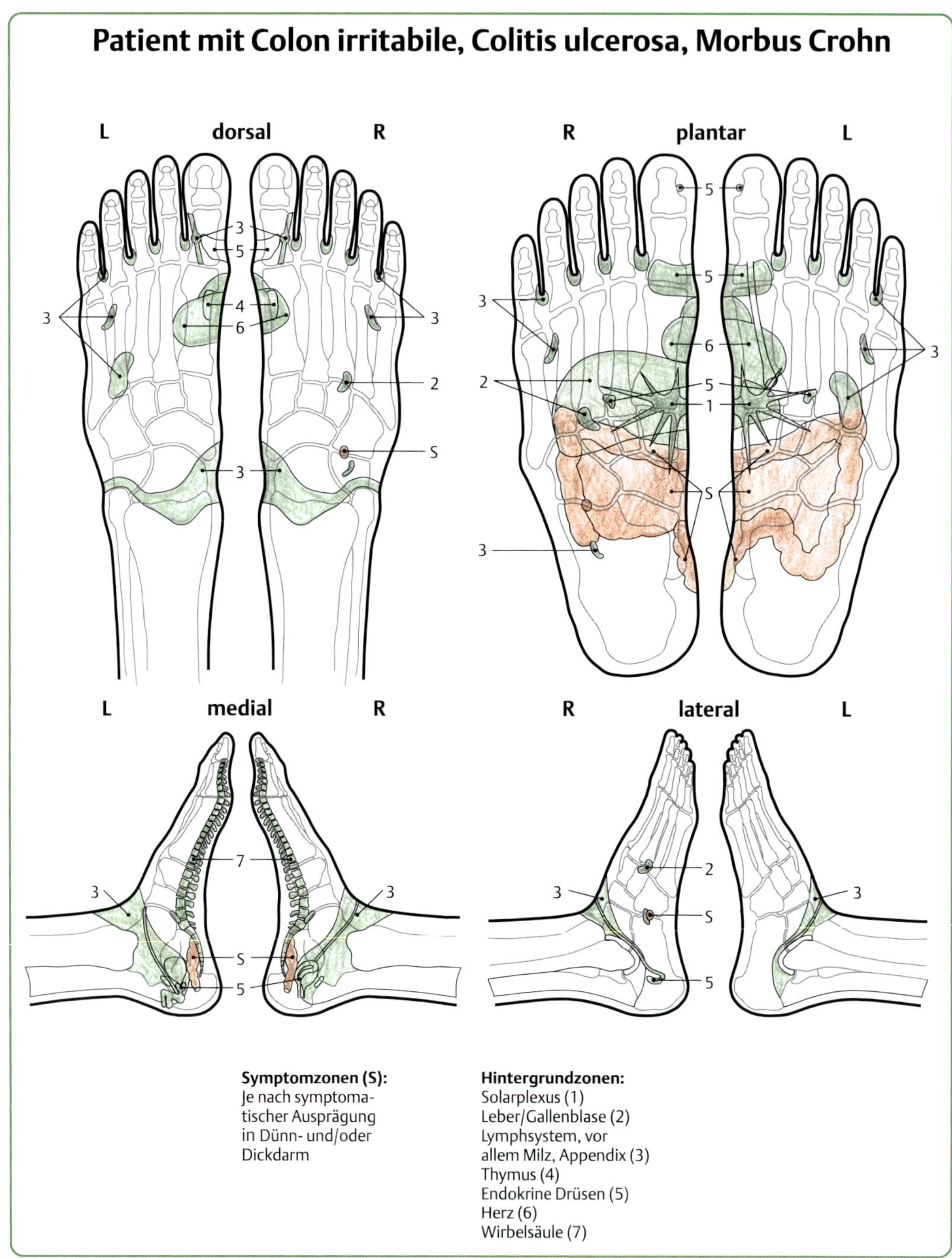

▶ **Abb. 21.10** Patient mit Colon irritabile, Colitis ulcerosa, Morbus Crohn.

Colon irritabile

▶ Abb. 21.10

Hier gelten in etwa die o. g. Therapievorschläge. Da Diarrhö und Obstipation bei diesem Krankheitsbild abwechseln, sollte die allgemeine Reaktionslage gut beobachtet werden. Die Erfahrung zeigt, dass auch in den Phasen der Obstipation das Tonisieren der Symptomzone Darm nicht immer passt.

Wenn Patienten gerinnungshemmende Medikamente einnehmen (z. B. **Marcumar**), sollte die **Leberzone** besonders behutsam behandelt werden. In der Traditionellen Chinesischen Medizin (TCM) ist bekannt, dass sie bei Verdauungsbeschwerden jeglicher Art auf **beruhigende** Kräuter gut reagiert. Diese Erfahrung kann sich auch die RZF zunutze machen, indem die Zone der Leber eher sanft und beruhigend behandelt wird.

Gastrokardialer Symptomenkomplex, Roemheld-Syndrom

Es sind meist Männer, die als Folge von Dysstress verschiedenster Art unter diesen Beschwerden leiden.

Symptomzonen: Magen mit Kardia und Pylorus, zunächst sedierend arbeiten. Leber, Gallenblase, Pankreas.

Mögliche Hintergrundzonen: Alle anderen Sphinkter, um eine Stabilisierung des Vegetativums zu erreichen (s. Kap. 6). Darm, v. a. Dünndarm. Zwerchfell mit Pars lumbalis. Beckenboden. Herz. Kopf mit Kiefergelenk und Nacken. WS, v. a. mittlere und untere BWS – segmentale Verbindung.

Die Zeit der **Nachruhe** sollte konsequent eingehalten werden, um die Behandlungsimpulse in Ruhe ausklingen zu lassen.

Hämorrhoiden

Oft werden diese Beschwerden lediglich als unliebsame Störungen angesehen, es sollte jedoch abgeklärt werden, ob sie als Zeichen unerkannter schwerwiegender Erkrankungen zu werten sind. Es liegt immer auch eine starke **Übersäuerung** der Stoffwechselorgane zugrunde, der eine gesunde Ernährung und gute Verwertung der Nahrung am ehesten abhelfen kann.

Symptomzonen: Anus und Beckenboden. Im **akuten** Zustand wirkt der Verweilgriff meist sehr rasch! Auch Dehnungen des ganzen Beckenbodens nach ventral und dorsal entlasten gut.

Mögliche Hintergrundzonen: Mundhöhle und Lippen als „Gegenpol" werden kräftig tonisiert. Gesamter Magen-Darm-Trakt und Harnwege zur grundlegenden Umstimmung des Stoffwechsels. Alle anderen Sphinkter (s. Kap. 6). Lymphsystem. Beckenbänder.

Ausgleichsgriffe sind besonders wichtig, denn ein harmonisierter emotionaler Zustand bringt alle Schließmuskeln in eine normale Tonuslage. Dass **fröhliches Lachen** rhythmisierend auf das große Diaphragma **und** auf das kleine, den Beckenboden, wirkt, ist bekannt – und da Anfang und Ende immer aufeinander abgestimmt sind, ist verständlich, dass der untere auf eine Spannungslösung des oberen Schließmuskels reagiert!

Rektalprolaps

Symptomzonen: Rektum, Anus und Beckenboden werden zunächst sanft, später kräftiger tonisiert.

Mögliche Hintergrundzonen: Kleinbeckenorgane und -muskulatur. Beckenbänder zu Beginn sedierend, dann tonisierend behandeln. Verdauungstrakt. Alle anderen Sphinkter.

Wirbelsäule, v. a. Kreuz-Steißbein. Zwerchfell, Mundboden. Lymph- und Hormonsystem. Bauchdecke. Ausgleichsgriffe, die den Atem anregen und vertiefen, z. B. Fersengriff.

21.8 Zonengruppe Lymphsystem

21.8.1 Allgemein

Das funktionelle Zusammenspiel von Lymphe, Immunsystem, Verdauung, vegetativem Nerven- und Hormonsystem ist bei vielen Krankheitssituationen anhand von Belastungen der entsprechenden

Zonen zu beobachten. Der **lymphatische Rachenring** mit Tonsillen und die hohe Dichte der **Peyer'schen Plaques** im Dünndarm, zusammen mit der **Appendix,** weisen auf wesentliche Lymphschwerpunkte innerhalb des Organismus hin.

Bei der praktischen Arbeit begegnen wir den direkten und sichtbaren Lymphbelastungen am häufigsten bei Entzündungs- und Stauungsprozessen im Bereich der oberen Eintrittspforte Nasen-Rachen-Raum und der Extremitäten, v. a. der Arme und Beine.

Es zeigt sich generell, dass das Fließsystem Lymphe für die Stabilisierung der **emotionalen** Verfassung der Patienten eine bedeutende Rolle spielt.

Aus meiner Praxis

Zu Beginn der Entwicklungsphase der Lymphzonen vor etwa 40 Jahren brachte eine Mutter ihre beiden 5- und 6-jährigen Buben wegen chronisch rezidivierender Erkältungen zur Behandlung. Bei der 4. RZF meinte sie: „Ich wage es kaum zu sagen, aber seit der letzten Fußbehandlung spielen die Buben miteinander, während sie sich vorher nur gezankt haben und den ganzen Tag missgelaunt waren. Jetzt sind sie morgens ausgeschlafen und unternehmungslustig."

Nach 10-mal RZF waren beim einen die ausgeprägten Polypen so weit zurückgegangen, dass er wieder frei durch die Nase atmen konnte, beim anderen hatten sich die Fieber- und Entzündungsattacken im Hals deutlich gebessert, sodass er wieder regelmäßig in den Kindergarten gehen konnte. Bei beiden ließen die übelriechenden Durchfälle nach. Am auffälligsten war für mich aber, weil gar nicht erwartet, die **bleibende Harmonisierung der Gefühlsebene.**

(Hinzuzufügen ist, dass sich die Kinder, um Rückfälle zu vermeiden, in den folgenden Monaten von zu vielen Süßigkeiten und bestimmten Getreidesorten trennen mussten.)

Die Bedeutung der **Milz,** der wir früher nicht allzu viel Beachtung geschenkt hatten, wurde uns in dieser Zeit ebenfalls bewusst. Sie heißt auf Englisch *spleen* und weist damit auch sprachlich auf den Zusammenhang mit der **Gefühlsebene** hin. Sie braucht weit häufiger aufmerksame Behandlung als früher angenommen. Dass sie als Blutspeicher- und -umwandlungsorgan am Abbau von überalteten Erythrozyten und Thrombozyten maßgeblich beteiligt ist, weiß man zwar in der Medizin schon lange, aber sie steht auch mit anderen Vorgängen in Verbindung:

In der Traditionellen Chinesischen Medizin (TCM) ist bekannt, dass sie bei Krankheit eher in einem geschwächten als in einem überreizten Zustand ist. Deshalb werden dort Nahrungsmittel und Kräuter verabreicht, die die Tätigkeit der Milz **anregen**. Wir stellten in der RZF Ähnliches fest: Die Patienten sprechen in der Regel auf eine behutsam tonisierende Behandlung der Milzzone gut an. Allerdings haben wir beobachtet, dass sie sich zu Beginn nicht immer schmerzhaft zeigt, sondern erst nach einigen Fußbehandlungen „aufwacht".

Inzwischen gibt es deutlich **mehr Indikationen**, bei denen die Milz mit ins Behandlungsprogramm genommen wird:

- Blutbildanomalien, **Entzündungen** und **Infekte** (in der Milz entstehen Lymphozyten, die für die Infektverarbeitung zuständig sind).
- **Allergien** verschiedenster Art, auch im präklinischen Stadium, z. B. bei Heuschnupfen, wo die Milz bereits im symptomfreien Stadium mitbehandelt wird.
- **Herzerkrankungen**. Die Meridianlehre geht davon aus, dass die Energie im Milz-Meridian innerhalb eines 24-Stunden-Zyklus an den Herz-Meridian weitergegeben wird.
- Alle vegetativ-emotionalen Belastungen und Irritationen. In der anthroposophischen Medizin wird der Milz die Koordination aller **rhythmischen Vorgänge** im Menschen zugeschrieben.

Der **Thymus,** der ebenfalls zum Lymphsystem zu zählen ist, wurde bereits in Kap. 21.5.3 ausführlich besprochen.

21.8.2 Behandlungsvorschläge

Akute und chronische Entzündungen im Kopf-Hals-Gebiet

Falls die Schleimhaut des Nasen-Rachen-Raums und die Kopfhöhlen die angestauten Sekrete nicht ausscheiden können, werden die Symptomzonen in dem Maße tonisiert, wie es der jeweiligen Reaktionslage des Patienten entspricht. Bei den seitlichen Lymphsträngen mit Tonsillen allerdings sollten die bei der RZF-Lymphbehandlung angegebenen alternierenden Streichungen angewendet werden, um die Lymphe besser ins Fließen zu bringen.

Wie bei anderen Indikationen sind auch hier oft die Hintergrundzonen wichtiger, um mit der Kräftigung des überforderten und belasteten Grundterrains der Symptomatik den Boden zu entziehen. Im Sinne einer erfolgreichen Umstimmung können genauso 6 bis 8 ausschließliche Lymphbehandlungen angeboten werden.

Symptomzonen: Nasen-Rachen-Raum mit Sinushöhlen und Eustachischen Röhren, Tonsillen mit seitlichen Lymphsträngen am Hals. Schwimmhäute zwischen den Zehen (= Lymphe von Kopf und Hals).

Dehnungen an den Schwimmhäuten können gut auch an den Fingern als Therapie-Hausaufgabe für die Patienten vorgeschlagen werden: Werden sie morgens und abends einige Minuten durchgeführt, lässt das schneidende Gefühl im Gewebe meist schon nach wenigen Eigenbehandlungen nach.

Mögliche Hintergrundzonen: Darm, v. a. Dünndarm. Appendix, Thymus. Kleinbeckenorgane mit Lymphe der Leistenbeuge und des Beckens. Milz. Nebennieren.

Ausgleichs- und/oder eutonische Griffe.

Wichtig: Eine Überprüfung der Ernährungsgewohnheiten und ggf. ihre Umstellung sind dringend anzuraten. Häufig sind Laktose- oder Fruktoseunverträglichkeiten und/oder allergische Reaktionen auf Getreide (v. a. Weizen) ursächlich am Entstehen von Schleimhautbelastungen beteiligt!

Lymphstauungen der Beine

Deren Entstehung hat viele **Hintergründe:** angeborene Bindegewebsschwäche, starke Stoffwechselbelastungen v. a. des Darmes durch Ernährungsfehler, zu wenig Flüssigkeitszufuhr, mangelnde Bewegung, hormonelle Dysfunktionen u. a. m.

Symptomzonen: Lymphbereich der Leistenbeuge, des Beckens und der Oberschenkel. Hier haben sich die alternierenden Streichungen besonders bewährt, wie sie in Kap. 29 beschrieben sind.

Mögliche Hintergrundzonen: Der gesamte Darm. Kleinbeckenorgane. Oberbauch, besonders Leber. Harnableitende Wege. Herz, Milz. Appendix, Thymus. Endokrine Drüsen. Obere Lymphwege.

Ausgleichs- und/oder eutonische Griffe. Überprüfung von möglichen **Störfeldern** in Form von Narben oder belasteten Zähnen und deren fachkundige Behandlung.

Mamma-Ablatio

Bei Frauen mit Mamma-Karzinom, ob operiert oder nicht, hat sich die begleitende Betreuung mit der RZF seit Jahren bewährt.

Nach unserer Erfahrung wird die Metastasierung dadurch nicht begünstigt; vielmehr werden die Selbstheilungskräfte der Frauen gestärkt. Eine der Regeln aller Ordnungstherapien, somit auch der RZF: Bei guter Dosierung und Akzeptanz der Kontraindikationen können Behandlungen dieser Art gesunde Prozesse nicht stören, aber geschwächte und erkrankte Organe und Systeme im Rahmen der vorhandenen regenerativen Möglichkeiten unterstützen.

Symptomzonen (▶ Abb. 21.11): Vorzuschalten sind Zonen und Griffe, die das Vegetativum der Patientin stabilisieren: Endokrinium, Sphinkterbehandlung, Auswahl von Ausgleichs- und/oder eutonischen Griffen. Dies vor allem, damit die Frauen auch innerlich wieder ihr Gleichgewicht finden.

Die Zone der Operationsnarbe wird zunächst sanft berührt bzw. sanfte Streichungen vom Sternum in Richtung Axilla durchgeführt. Nach Abheilen der Wunde kann die **RZF-Narbenbehandlung** angeboten werden (s. Kap. 25). Eine Serie von RZF-Lymphbehandlungen wirkt – v. a. nach partieller oder ganzer Ausräumung der Axillarlymphknoten – vorbeugend und ableitend bei allen **Lymphstauungen im Arm**.

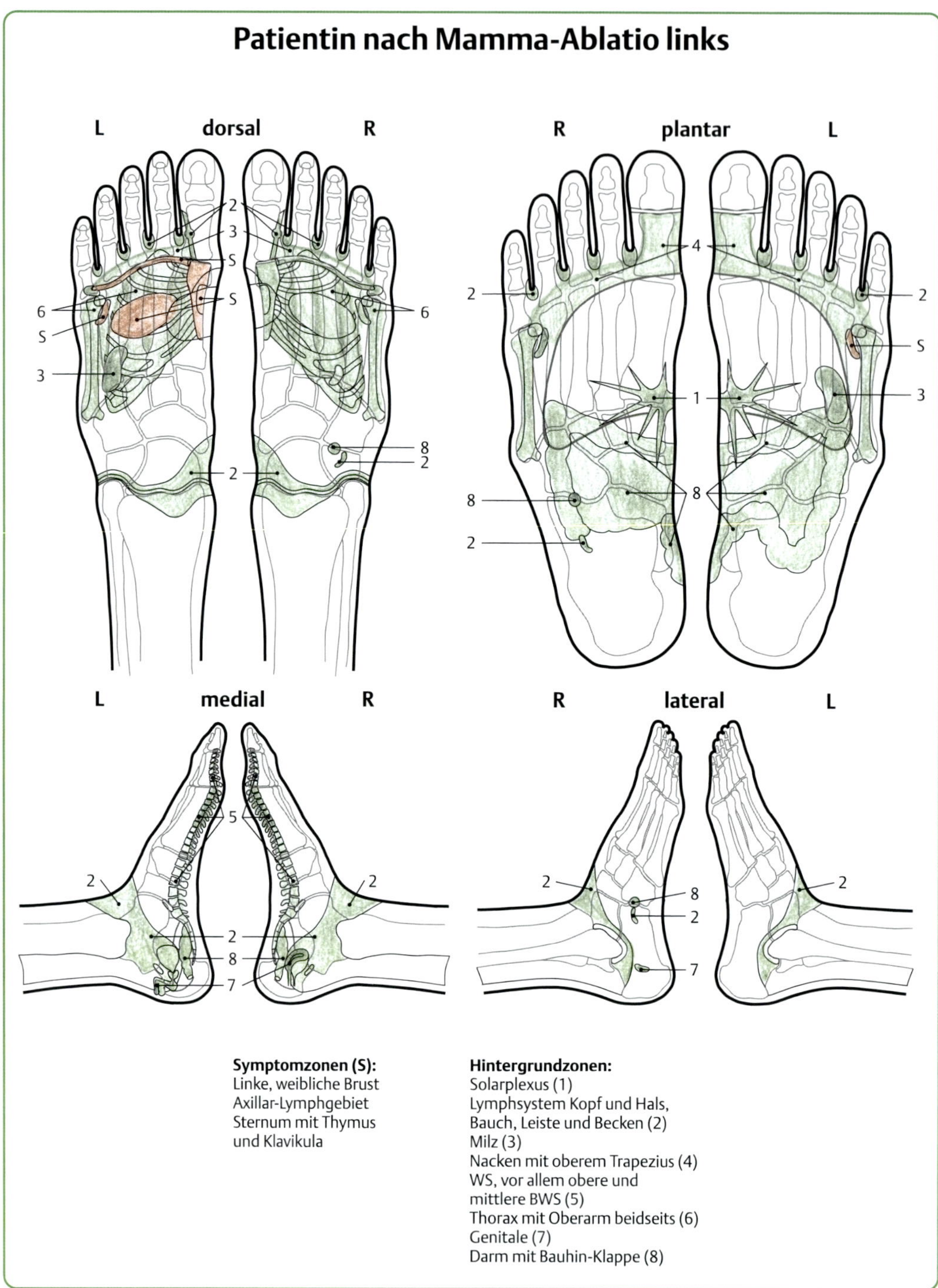

▸ **Abb. 21.11** Mamma-Ablatio links.

Mögliche Hintergrundzonen: Die andere Seite des Thoraxgewebes. Brustwirbelsäule und Schultergürtel mit Sternoklavikular- und Sternokostalgelenken, zunächst sedierend. Hormonsystem und Kleinbeckenorgane (die weibliche Brust hat deutliche Beziehungen zum Endokrinium). Alle anderen Ausscheidungs- und Lymphorgane.

Zu beachten: Während der **Bestrahlung** oder **Chemotherapie** werden zunächst keine punktuellen Impulse gesetzt. Sanfte, neutrale Griffe, die das vegetative Nervensystem und die Tätigkeit von Darm, Nieren und Herz unterstützen, sind jedoch auch in diesen Phasen hilfreich. Eine gute Gesamtreaktionslage der Patientin lässt jedoch später auch eine sanft tonisierende Behandlung aller Zonen zu.

Narbencremes fördern den Heilungsprozess körperlich und emotional. Da die Frauen nach Operationen dieser Art nicht nur körperlich beeinträchtigt sind, sondern vor allem in intimen und ästhetischen Bereichen „aus der Bahn geworfen" sind, hat sich folgende kurze **Akut- und Schmerzbehandlung** bewährt:

Während die **Zone** der amputierten Brust sanft mit der Narbencreme behandelt wird, legt die Frau ihre Hand (über oder unter der Kleidung) auf die Narbe und hat so, ohne viele Worte, die Möglichkeit, die Folgen ihres Schocks leichter zu verarbeiten. Wenn der Partner in die Pflege der Narbe einbezogen werden kann, ist dies von besonderem Wert für beide Seiten. Der eutonische **Schulter-Arm-Griff** wirkt außergewöhnlich harmonisierend und befreiend auf statisch-muskuläre Verspannungen im Rücken und im ganzen Thorax.

In Kap. 29 „Reflexzonen des Lymphsystems" und in Kap. 23 „Säuglings- und Kinderbehandlung" sind weitere Hinweise zu lymphatischen Erkrankungen zu finden.

22 Rund um Schwangerschaft und Geburt

22.1 Allgemeine Hinweise

Hebammen und Fachpersonen aus zugeordneten Berufen können viele praktische und auch Hintergrundinformationen aus der RZF (▸ **Abb. 22.1**) in ihre Arbeit integrieren: in die Betreuung der Frauen direkt von der ersten Zeit nach der Konzeption bis zur Betreuung von Mutter und Kind im Wochenbett. Obwohl Schwangerschaft ein normaler biologischer Vorgang ist, gibt es mehr und mehr Frauen, die in der Zeit der „anderen Umstände" viele Beschwerden aufweisen.

Grundsätzlich gilt, dass die Begleitung mit der RZF in der Schwangerschaft, während und nach der Geburt von den Schwangeren als überaus wohltuend und **stabilisierend** empfunden wird, auch wenn sie keine direkten Beschwerden aufweisen. Wir raten zum Beginn einer regelmäßigen Betreuung über die Füße (etwa 1-mal wöchentlich) vom 4. Schwangerschaftsmonat an.

Häufig sind die natürlichen Lebensabläufe durch vielfältige Irritationen und zunehmende Belastungen des Lebens erschwert, und die werdenden Mütter brauchen Hilfe. Deshalb ist heutzutage oft eine geringere Dosierung in der Behandlungsintensität ausreichend. Die jeweilige Reaktion des Vegetativums (z. B. feuchte Hände) gibt verlässliche Hinweise.

Üblicherweise wird bei der normalen Betreuung von Schwangeren ein **Erstbefund** erstellt, vor allem dann, wenn sie in einem **frühen** Stadium der Schwangerschaft mit der Hebamme Kontakt aufnehmen. Dann kann durchgehend eine ganze Serie von Behandlungen durchgeführt werden.

Ist die verbleibende Zeit bis zur Geburt jedoch sehr gering, treten öfter Situationen ein, die den Charakter einer **Kurz- und Akutbehandlung** haben.

Unter normalen Umständen leisten Mutter und Kind während der Geburt eine sehr fein aufeinander abgestimmte symbiotische Gemeinschaftsarbeit, die zwar aufmerksam und fachkundig begleitet, in die jedoch nicht voreilig und mit störender Eigenaktivität eingegriffen werden sollte.

22.2 Behandlung in der Schwangerschaft

22.2.1 Basisbehandlung

Um den Frauen die Zeit der Schwangerschaft zu erleichtern, vor allem vom 6. bis 7. Schwangerschaftsmonat an, wenn das zunehmende Gewicht des Kindes veränderte statisch-muskuläre Bedingungen schafft, hat sich folgendes **„Grundrezept"** bewährt:

- **Ausgleichsgriffe** vor, während und nach der Behandlung, gut abgestimmt auf das Befinden der Frau.
- Sanftes Tonisieren in den Zonen der unteren Wirbelsäule, der Gesäß- und Bauchmuskulatur, des Darmes, der Nieren und Blase, des Lymphsystems (alternierende Streichungen) und des Zwerchfells.
- Die **Uteruszone** kann – muss jedoch nicht – in den ersten Behandlungen ausgespart bleiben, bis die allgemeine Reaktionslage der Frau gut eingeschätzt wird. Die spontane **Reaktion des Kindes,** z. B. in Form stark vermehrter unruhiger Bewegungen, und das Verhalten der werdenden Mutter geben brauchbare Hinweise, ob die Dosierung richtig eingeschätzt wurde (bei Überdosierung Ausgleichsgriffe!).

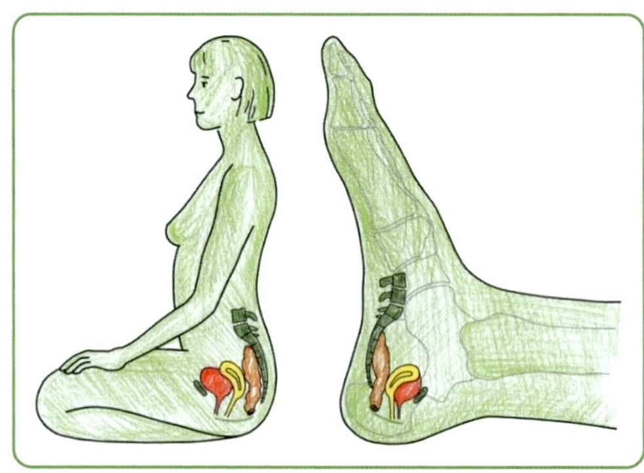

▸ **Abb. 22.1** Weibliche Beckenorgane in situ und als Reflexzonen.

- Durch diese Behandlung wird sich der knöchern-muskuläre Bereich des Beckens leichter dehnen und weiten und das Kind bekommt seinen natürlichen Raum, den es zur Entfaltung und Bewegung braucht.
- Das **Zwerchfell** kann frei in seiner Auf-ab-Bewegung schwingen und entlastet somit Herz, Kreislauf und Atmung. Die vorgeschlagenen Zonen können entweder in einen normalen Behandlungsablauf eingegliedert oder als kurze, in sich abgeschlossene Behandlung angeboten werden.
- Die **Nachruhe** ist bei allen Schwangeren von besonderer Wichtigkeit und sollte konsequent eingehalten werden, etwa 20 Minuten, je nach Bedürfnis und Notwendigkeit auch länger.

Weitere praktische Hinweise

Sehr irritierte und überängstliche Frauen weisen häufig als Zeichen ihrer geringen Belastbarkeit an der Innenseite der beiden Fersenbeine, den Zonen der Kleinbeckenorgane, feine flächig verteilte Wassertropfen schon vor der Behandlung auf.

- Dann sind die ersten Behandlungen mit vielen ruhig ausgeführten Ausgleichsgriffen zu gestalten, und die gezielte Behandlung der Zonen wird erst allmählich im Lauf einer Serie entsprechend der zunehmenden vegetativen Stabilisierung aufgebaut.
- Regelmäßig wiederholte Verweilgriffe auch in der Zone Solarplexus werden bei jeder Behandlung dazwischengeschaltet. Ein sanftes, schwingendes Tonisieren im Sinne der **Regulierung** in dieser Zone hat erfahrungsgemäß eine vergleichbare Wirkung.
- Bei diesen wenig belastbaren Frauen hat es sich bewährt, zu Beginn über die **zugedeckten Füße** zu arbeiten, damit sie sich nicht direkt „angegriffen“ fühlen.

22.2.2 Häufige Beschwerden

Die Betreuung mit der RZF während der Schwangerschaft wird von den meisten Frauen geschätzt, da sie sowohl von ihren körperlichen Belastungen her als auch in ihrem Gemütszustand erleben, wie gut ihnen diese „Wurzelpflege“ tut.

Die im Folgenden angegebenen Zonen lassen sich, je nach persönlichem Belastungshintergrund der einzelnen Frauen, ergänzen oder reduzieren.

Wichtig: Bei den meisten der nachfolgend genannten Indikationen sollte der proximale Fersenrand medial und lateral sowie der äußere Malleolus punktuell mit dem Verweilgriff behandelt werden, weil dort die Zonen der Beckenbänder **unspezifisch** miterfasst werden (s. Kap. 28). Die **gezielte** Behandlung dieser Zonen bringt große Erleichterung und mehr Raum.

Weiche **alternierende Streichungen**, vor allem der Oberschenkelzonen, werden von allen Frauen als generelle „Entstauungshilfe“ geschätzt, nicht nur für die Beine, sondern für den ganzen Bauch-Becken-Raum.

Schwangerschaftserbrechen und Übelkeit (Hyperemesis gravidarum)

Im Vordergrund stehen **Ausgleichsgriffe**.

Verweilgriff in den Zonen Magen mit Kardia (häufig am wichtigsten!) und Pylorus, Bauhin-Klappe, Solarplexus, mittlere Brustwirbelsäule, Diaphragma und Leber. Nach Verbesserung der Symptomatik können diese Zonen auch sanft tonisiert werden.

Das sanft tonisierende Arbeiten in den Zonen des Dünndarmes und Rektal-/Analgebietes mit Beckenboden und der Milz bringt meist spontan Erleichterung.

Diese kurze Behandlung kann mehrmals täglich angeboten werden, bei Eignung des Partners oder einer anderen Bezugsperson auch von diesen, dann vor allem in den Zonen Magen und Solarplexus.

Rückenbeschwerden

Je weiter die Schwangerschaft fortschreitet, desto häufiger klagen viele Frauen über **Rückenschmerzen.** Bei **akuten** Beschwerden gelten die Regeln der Schmerz- und Akutbehandlung, wie sie für Lumbalbeschwerden (s. Kap. 16, Kap. 21.3.2, Abschnitt „Lumbalsyndrom“) angegeben sind.

Schwangere mit **Rückenschmerzen** können die Lagerung auf der Behandlungsbank so einrichten, wie es ihrem Zustand entspricht, z. B. auf der Seite liegend oder fast sitzend. Bei evtl. beginnendem

Vena-cava-inferior-Syndrom wird die Frau auf die **linke** Seite gelegt. In dieser Lage kann auch nach erfolgten Ausgleichsgriffen weitergearbeitet werden.

Die Zonen der **seitlichen Bauchmuskulatur** als Antagonisten zur LWS sind besonders wichtig, da mit der Ausdehnung des Leibesumfanges dort vermehrt Fehlspannungen auftreten können. Die Behandlung erfolgt mit dem Verweilgriff wie bei den Zonen untere Wirbelsäule und ISG, später auch weich tonisierend.

Schwangere sollten ihre Sitz-, Steh- und Gehhaltung entsprechend der zunehmenden ventralen Gewichtsverlagerung durch das wachsende Kind überprüfen und ggf. ändern [10] [23].

Durch die Verlagerung der Organe und Vergrößerung des Uterus ergibt sich oft ein **Zwerchfellhochstand.** Da das Diaphragma in seinem kaudaldorsalen Anteil, der Pars lumbalis, mit der oberen LWS verbunden ist, werden diese Zonen zunächst mit dem Verweilgriff, die der Gesäßmuskulatur und des Darmes leicht tonisierend mitbehandelt.

Eine kleine Massage in situ an **Hinterkopf** und **Nacken** wirkt sehr entlastend auf die Beckenorgane. Auch in der kraniosakralen Osteopathie [28] sind therapeutische Zusammenhänge zwischen Oben und Unten bekannt.

Auch die **Formenähnlichkeit** zwischen Keilbein und Kreuzbein weist auf therapeutisch nutzbare Zusammenhänge hin (▸ **Abb. 22.2**).

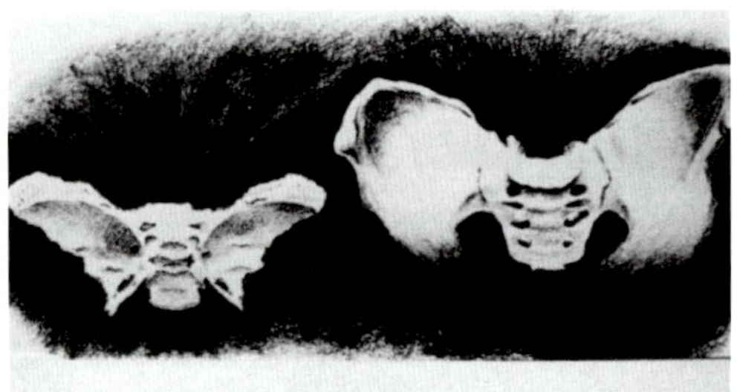

▸ **Abb. 22.2** Formenähnlichkeit zwischen Keilbein (Schädelbasis) und Kreuzbein mit Darmbein. (Mees. Das menschliche Skelett. Form und Metamorphose. Stuttgart: Urachhaus; 1981)

Venöse und lymphatische Stauungen des Beckens und der Beine

Da es sich hierbei um keine Akutsituation handelt, ist eine normale **Erstbefundung** angezeigt. Oft ergibt sich daraus die Auswahl der Zonen:

Untere WS mit Bauchmuskulatur zunächst mit dem Verweilgriff erfassen (häufig Fehlspannungen). Leber, Nieren, Milz, Verdauungstrakt, gut dosiert tonisieren. Drei, 4 ausschließliche RZF-Lymphbehandlungen sind aber meist das Mittel der Wahl.

Die Frauen beobachten bereits nach der ersten Behandlung eine **vermehrte Diurese** und subjektive Erleichterung in den Beinen und im Becken.

Vorzeitig eintretende Wehen

Hier sind **Ausgleichsgriffe** besonders angebracht, um der Frau die Angst zu nehmen. Zusätzlich **Verweilgriffe** in den Zonen Hypophyse, Uterus, Ovarien, Solarplexus, Schilddrüse, Nebennieren, untere Wirbelsäule, ISG, Symphyse, Beckenbänder bzw. eine Auswahl innerhalb dieser Zonen.

Die Behandlung kann täglich oder auch mehrmals täglich etwa 10 bis 15 Minuten lang durchgeführt werden, bis die vorzeitigen Wehen nachgelassen haben.

Zystitis

Solange kein Fieber als Hinweis auf eine aufsteigende Harnwegsinfektion vorhanden ist, kann die RZF eingesetzt werden: weiche sanfte Griffe in den Zonen der seitlichen Lymphstränge am Hals, alternierende Streichungen der Oberschenkel und des Beckens, um das den harnableitenden Wegen vorgeschaltete Fließsystem der Lymphe einzubeziehen.

Tonisieren der Zonen des Nasen-Rachen-Raums als polar zugeordnetem Schleimhautbereich, sowie der Milz (Stabilisierung der vegetativen Irritation und Anregung der Lymphfunktion).

Verweilgriff in den Zonen der Blase und des unteren Kreuzbeines (segmentale Beziehung zur Blase) und des ISG. Wahlweise kann die Blasenzone auch als Erste behandelt werden.

Häufig **Ausgleichsgriffe!**

22.3 Beschwerden vor, während und nach der Geburt

22.3.1 Wehenschwäche, ungenügende Öffnung des Muttermundes

Tonisieren der Zonen Uterus in Richtung Vagina, Symphyse, Hypophyse, Nebennieren, Schilddrüse, untere Wirbelsäule, ISG.

Muttermund: **Verweilgriff**, später Tonisieren.

22.3.2 Zu starke Eröffnungs- bzw. Austreibungswehen

Dieselben Zonen, die bei Wehenschwäche genannt sind, werden bei zu starken Wehen mit dem **Verweilgriff** behandelt.

Ausgleichsgriffe werden am besten **zu Beginn** der Wehenpause eingesetzt. Der **Verweilgriff** eignet sich **am Ende** der Wehenpause, wenn die nächste Schmerzphase beginnt.

22.3.3 Unvollständige Lösung der Plazenta

Kräftig tonisierend in den Zonen Uterus, Ovarien, Hypophyse, Kreuzbein, ISG, Blase und Beckenboden arbeiten, immer der augenblicklichen Reaktionslage der Frau angepasst.

Meist wird bereits nach wenigen Minuten, begleitet von einigen schwächeren Wehen, der Rest der Plazenta **vollständig ausgeschieden**. Die Behandlung sollte jedoch so lange weitergeführt werden (meist 6 bis 10 Tage), bis das uterine Wundsekret (Wochenfluss) sich in Farbe, Geruch und Konsistenz normalisiert hat. Allerdings muss nicht mehr im gleichen Maß kräftig tonisiert werden wie zuvor, und es können auch andere Zonen einbezogen werden.

Ausgleichsgriffe so oft wie nötig einfügen!

22.3.4 Zu starke Nachwehen

Bei **Mehrfachgebärenden** sind die Nachwehen zur Rückbildung der Organe oft ähnlich schmerzhaft wie die Geburtswehen. Üblicherweise wirkt die RZF innerhalb von 10 bis 15 Minuten in der Weise, dass die Nachwehen wesentlich weniger aggressiv sind, ohne die physiologisch wichtige Kontraktion des Uterus zu beeinträchtigen.

Der **Verweilgriff** wird in den Zonen Uterus, Ovarien, Hypophyse, manchmal auch der unteren Wirbelsäule, ISG und Symphyse, eingesetzt. Dazwischengeschaltete **Ausgleichsgriffe** sind wichtig! Diese Kurzbehandlung kann mehrmals täglich angeboten werden.

22.3.5 Blasenspasmus nach der Geburt

Vor, während und nach der Behandlung werden **Ausgleichsgriffe** angeboten.

Der **Verweilgriff** erfolgt in den Zonen von Blase, Kreuzbein, Anus, Beckenboden, ISG, Solarplexus.

Alternierende Streichungen werden im Lymphgebiet der Leistenbeuge, des Beckens und der Oberschenkel eingesetzt.

Wichtig ist das **Tonisieren** der Zonen des **Nasen-Rachen-Raums** als des dem Urogenitalbereich polar zugeordneten Gebietes. Praktische Erfahrungen vieler Hebammen bestätigen die bei diesem Thema besonders auffällige **Wechselbeziehung** zwischen den Schleimhautbereichen von Kopf/Hals und Becken.

Damit kann den Frauen vielfach das **Katheterisieren erspart** werden!

22.3.6 Inkontinenz der Blase

Zunächst **Sedieren,** später **Tonisieren** aller Zonen des Beckens: Blase und Blasenschließmuskel, Beckenboden, Uterus, untere WS, Anus, ISG, Symphyse, Gesäß- und seitliche Bauchmuskulatur [49].

Das anregende (= tonisierende) Behandeln wird im Sinne der Arndt-Schulz-Regel angeboten: Kleine Reize fördern, starke hemmen, stärkste lähmen.

Ausgleichsgriffe dazwischenschalten, sooft dies nötig erscheint. Zu **aktiven Übungen** für die Stabilisierung der Beckenbodenmuskulatur anleiten [49]!

22.3.7 Frauen mit Laktationsschwierigkeiten

- Bei zu **wenig Milchfluss:**
  Viele **Ausgleichsgriffe,** da Fließsysteme, auch das der Muttermilch, bei einem ausgeglichenen Vegetativum ihre Aufgabe wesentlich besser erfüllen können. **Tonisieren** der Zonen Hypophyse, Nacken, obere und mittlere Brustwirbelsäule, Darm sowie alle anderen Zonen mit innerer Sekretion. In der Zone der Brustdrüse wird grundsätzlich sanft und **in Richtung Axilla** gearbeitet, evtl. zusätzlich mit dem „Samtpfötchengriff" (feines Arbeiten von medial nach lateral mit je 2 einander gegenüberstehenden Fingerbeeren). Auch hier hat sich die **RZF-Lymphbehandlung** (in Teilen oder als Ganzes) bewährt. Sie kann täglich angeboten werden.
- Bei zu viel **Milcheinschuss, Stauungsmastitis:**
  Zunächst **Verweilgriff** in der Zone der Brust, auch in Hypophyse, Sternum. Sanftes **Tonisieren** in den Zonen der Milz und des Darmes (Klärung des Darmmilieus, das die Qualität der Muttermilch beeinflusst). Da bei Frauen mit Laktationsstörungen auch der **normale Wochenfluss** gestört sein kann, bringt das sanfte Tonisieren in den Zonen des Genitalbereiches oft ein gutes Resultat, sowohl in der Normalisierung des Wochenflusses als auch der Laktationsstörung. Nach der akuten Phase hat sich bewährt, Teile der RZF-Lymphbehandlung durchzuführen, bei der die Lymph-Sammelgriffe und ihre Verbindungen untereinander besonders wichtig sind (s. Kap. 29). **Kohlblatt- oder Quarkauflagen** auf der Brust bringen zusätzliche Erleichterung der Beschwerden.

22.3.8 Hilfe zur Rückbildung der Organe im Wochenbett

Gut dosiertes **Tonisieren** der Zonen Uterus, Hypophyse, Blase, Darm, ISG, untere WS, Bauchdecke, entsprechend der Reaktionslage der Frau sanfter oder kräftiger. **Ausgleichsgriffe!**

Unterstützend zu aktiven Übungen für Bauch- und Beckenbodenmuskulatur anleiten [49].

22.3.9 Schmerzhafte Dammnaht (Episiotomie)

Zu Beginn: **Verweilgriff** für die Zonen Beckenboden und After, am rechten oder linken Fuß oder beidseits, je nach Lage des Dammschnittes. Später kann in der Symptomzone auch sanft **tonisiert** werden, ebenso in der Uteruszone und den anderen Zonen des Beckens.

Lymphgebiet Becken und Oberschenkel **alternierend streichen**.

Zusätzlich zum Beckenboden-Diaphragma werden **Zwerchfell** und **Mundboden** (ebenfalls Diaphragmen) **tonisierend** mitbehandelt.

22.4 Behandlung von Neugeborenen

Vermutlich wird jede Mutter als selbstverständliche Gebärde nach der Geburt auch die Füße des Neugeborenen berühren und halten, wenn es bei ihr liegt.

> Evtl. vorhandene oder auftretende Störungen beim Neugeborenen können direkt nach der Geburt besonders gut mit der RZF erfasst werden, denn sie regt die Selbstregulationskraft des Kindes sanft an und unterstützt geschwächte Organe und Systeme auf eine natürliche Weise.

22.4.1 Neugeborenen-Ikterus

Neugeborene mit Ikterus, entweder durch starke Gelbfärbung der Haut oder durch Blutuntersuchung nachgewiesen, sollten täglich, evtl. auch 2-mal täglich behandelt werden:

Kurzes weiches **Tonisieren** der Zonen Dünndarm, Milz, Pankreas und Herz sind meist ausreichend. Die Zone der Leber sollte sanft, zunächst mit dem **Verweilgriff,** erfasst werden, um sie zu kräftigen und zu stabilisieren.

Öfter dazugeschaltetes ruhiges Halten der beiden kleinen Füße bekommt dem Kind als **Ausgleich** zu den tonisierenden Reizen gut. Es ist besonders darauf zu achten, dass die Füße gut durchblutet und **warm sind und bleiben**.

22.4.2 „Schlaffe Babys“

Durch verschiedene erschwerende Umstände können manche Neugeborene den Wechsel vom geschützten, intrauterinen Element des Wässrigen ins luftige Element nicht ohne deutliche Anpassungsschwierigkeiten vollziehen.

Vielfache Erfahrungen bestätigen: Durch eine kurze RZF ist meist innerhalb von wenigen Minuten eine Steigerung der Vitalität in Form einer Verbesserung von Atmung, Pulsfrequenz, aktiven Bewegungen und Normalisierung der Hautfarbe zu erreichen!

Weiches **Tonisieren** der Zonen Zwerchfell und Solarplexus. Es können die Lungen-, Verdauungs- und – behutsam – die Zehen**beeren** als Gehirnzonen hinzugenommen werden. Das Ziel dieser wenige Minuten dauernden Behandlung ist die **verbesserte Durchblutung** nicht nur der beiden Füßchen, sondern des Kindes gesamthaft. Dem Neugeborenen wird damit eine wesentliche Hilfe vermittelt, ganz von seinem geschwächten Körper Besitz zu ergreifen.

Die Behandlung kann in den ersten Lebensstunden und -tagen mehrere Male angeboten werden. In den Zwischenzeiten ist auch hier von besonderer Wichtigkeit, dass das Kind **warme Füße** behält. Die natürliche Wärme der Hand übermittelt außer der physikalischen Wärme auch das Gefühl der Geborgenheit und des Schutzes.

22.4.3 Belastete Atemwege

Die Atemwege der Neugeborenen werden meist sofort nach der Geburt mit einem Tubus abgesaugt, um zu vermeiden, dass Fruchtwasser in die Lunge gelangt bzw. sich dort festsetzt. Dieser für das Kind unerwartete und krasse Eingriff als Reizung der oberen Atemwege kann durch die Behandlung der Füße ausgeglichen werden:

Feines **Streichen** der plantaren und dorsalen Luftröhren- und Bronchialzonen von distal nach proximal. Kurzes weiches **Tonisieren** der Zonen Lunge, Darm und Zwerchfell. Wenn das Abhusten (Expektoration) von Schleim gefördert werden soll, lohnt sich der Versuch, von proximal nach distal, also in entgegengesetzter Richtung zu arbeiten.

Verweilgriff in der Zone Solarplexus. Ruhiges Halten der Füße mit warmen Händen reguliert auch hier die Gesamt-Tonuslage des Kindes.

22.4.4 Praktische Hinweise

Die positiven Wirkungen der RZF bei Neugeborenen mit nachstehend genannten Beschwerden wurden von Müttern, Hebammen und Therapeuten immer wieder bestätigt:

Sie beobachteten z. B., dass viele Neugeborene und Säuglinge auf Berührung um die Großzehengrundgelenke, d. h. um die durch den Tubus belasteten Zonen des Halses und der oberen Luftwege, mit aufgeschrecktem Zucken und stärkerer Atemhemmung reagierten. Die ruhige und sanfte Berührung dieser Zonen zeigten, dass sich die Symptome zusehends verringerten. Bei Neugeborenen, deren **Nabelschnur** sich um den Hals gelegt hatte, wirkt diese Behandlung gleich gut.

Ähnliche Reaktionen wurden bei **Zangen-** oder **Saugglockengeburten** festgestellt. Die Neugeborenen beantworteten eine feine Berührung und ganz weiche Behandlung der Großzehen in den seitlichen bzw. distalen Anteilen (Zonen des Seitenhauptes und des Schädeldaches) ebenfalls mit **geringerer Schreckhaftigkeit** und ausgeglichenem **Atem.**

Geburtstraumen dieser und anderer Art begleiten manche Menschen unerkannt bis ins Erwachsenenalter. Sie können **in jedem Lebensalter** als Reaktion auf eine Reflexzonenbehandlung aus dem Unbewussten in die fassbare Ebene der Gefühle und der Erkenntnis auftauchen und bieten dort die Chance, verarbeitet zu werden.

Zusätzlich zur RZF hat es sich bewährt, bei den Neugeborenen, deren Eintritt in dieses Leben deutlich erschwert war, **Bach-Blüten Nr. 39** (Schockmittel) als Salbe oder Tropfen [8] [46] in ihr Handtellerzentrum oder auf die Zone Solarplexus aufzutragen. Dies kann in der ersten Zeit mehrmals täglich angeboten werden. Oft ist es sinnvoll, die Mutter ebenfalls auf diese Weise mitzubetreuen.

In den 90er Jahren wurde die sehr differenzierte manuelle Methode der **Kraniosakralen Osteopathie** [28] auch in Europa bekannter. Nachdem sich bei vielen Neugeborenen durch die Enge des mütterlichen Geburtskanals bzw. durch das Ansetzen von Geburtszangen oder Saugglocken die Knochen des Schädels verschoben haben (bereits Bruchteile von Millimetern können zu Entwicklungsstörungen führen – auch noch in späteren Jahren!), kann auch die Kraniosakrale Osteopathie schon in den ersten Lebenswochen regulierend mit sehr guten Ergebnissen für die weitere Entwicklung des Kindes eingesetzt werden.

22.4.5 Zusammenfassung

So wie das Kind hat auch die Mutter außergewöhnliche Anstrengungen hinter sich. Den Hebammen, die unsere Kurse besucht haben, ist es selbstverständlich, sich nach der Entbindung für ein paar Minuten an die **Füße der Mutter** zu setzen oder, wenn möglich, den Partner einzuweisen.

Abgesehen von den therapeutischen Möglichkeiten, sollten jede Mutter und jeder Vater über den Wert der ganz **natürlichen Berührung** von Kinderfüßen informiert werden. Manche Kinder müssen bereits extreme Traumatisierungen aus der Schwangerschaft und Geburt verarbeiten und haben den „Boden unter den Füßen" innerlich schon verloren, bevor sie ihn tatsächlich erleben. Mit Neugeborenen und deren Belastungen auf diese Weise zu arbeiten, ist eine der **bewegendsten** und **lohnendsten** Erfahrungen, die unser Beruf bietet!

Bei der Behandlung von Schwangeren, jungen Müttern und Neugeborenen sollten die Behandlungen mit viel **Gelassenheit**, **Zuversicht** und **Ruhe** durchgeführt werden.

Es gilt aber bei allen Erschwernissen der heutigen Zeit: Frauen sind in der Schwangerschaft meist in ihrer biologisch gesündesten Lebensphase!

23 Säuglings- und Kinderbehandlung

23.1 Allgemeines

Der durch den therapeutischen Griff in einer belasteten Zone ausgelöste Schmerz ist ein deutliches Merkmal der RZF. Hieraus könnte die Befürchtung entstehen, dass die Behandlung mit RZF für Säuglinge und Kleinkinder ungeeignet sei. Die Erfahrung bestätigt jedoch das Gegenteil:

Kinder haben generell eine unbefangenere Beziehung zum Schmerz, als Erwachsene oder ihre überbesorgten Eltern das manchmal meinen. Vielleicht wissen sie in ihrem Inneren noch, dass ein Schmerz dieser Art in seinem Sinn und seiner Bedeutung nichts Negatives darstellt.

Die **Regenerationskraft** lässt sich bei Kindern besonders schnell ansprechen, denn sie ist häufig noch nicht in gleichem Maße geschwächt wie im späteren Alter.

Bei der Säuglings- und Kinderbehandlung spielt die **zwischenmenschliche Beziehung** eine besonders wichtige Rolle. Deswegen ist ein guter persönlicher Kontakt entscheidend für die Wirksamkeit der Behandlung. Wenn das Kind den Therapeuten mag, wird es mit Freude zu jeder neuen Behandlung kommen, selbst wenn es ein paar Sekunden lang dem Schmerz ausgesetzt ist.

Häufig besteht die Vorstellung, dass solch kleine Zonen nicht exakt ertastet werden können. Ein praktischer Versuch wird die Therapierenden spontan überzeugen, auch diejenigen mit großen Händen!

Bei der Behandlung von Kinderfüßen werden wir oft in rührender Weise mit Zuwendung, Vertrauen und Fröhlichkeit bedacht. Das sollte uns bestätigen, dass es sich lohnt, schon früh eine natürliche und unbefangene Einstellung zur Behandlung der Füße einzuüben, damit die **Selbstverständlichkeit der Fußberührung** auch im Erwachsenenalter erhalten bleibt.

Bei Säuglingen und Kleinkindern lässt sich kein ausführlicher Befund erstellen, da sie meist schnell unruhig werden. Sie möchten, je nach Alter, manchmal lieber sitzen und „mitbehandeln" oder sich auf den Bauch drehen und sollten diesen Freiraum zugestanden bekommen.

Säuglinge fühlen sich am wohlsten, wenn sie von der Mutter oder einer bekannten Bezugsperson getragen oder gehalten werden. Bei **größeren Kindern** ist es für die Neutralität und Ernsthaftigkeit des Behandlungsablaufes jedoch meist sinnvoller, wenn die Angehörigen im Nebenraum warten.

Da die Kleinkinder- und Säuglingsbehandlung oft nur ein paar Minuten bis zu einer Viertelstunde dauert, kann sie täglich oder in akuten Situationen sogar mehrmals täglich durchgeführt werden.

23.2 Dosierungshinweise

Bei der Kinderbehandlung sollten die schmerzhaften Phasen häufig mit spielerischen und ausgleichenden abwechseln. Mehr als sonst üblich können **Ausgleichsgriffe** (▶ Abb. 23.1) eingefügt werden.

Sobald sich das Kind mit Worten äußern kann, etwa mit 2, 3 Jahren, hat es bei der Dosierung „Mitspracherecht".

Bei **Säuglingen** sind vor allem die **vegetativen** Zeichen (feuchte Hände, Unruhe und Unbehagen) die Indikatoren für die Grenze der Griffintensität.

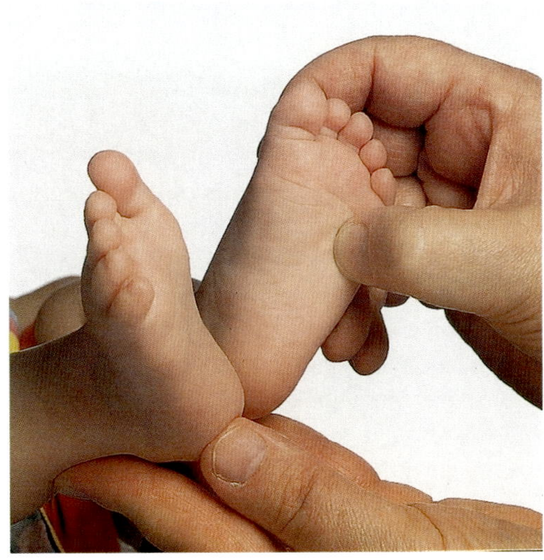

▶ **Abb. 23.1** Kinderfüße in guten Händen.

Selbst wenn ein Säugling einmal etwas schreit, wird er sich nach einem kurzen Ausgleichsgriff, ohne die Belastung übel zu nehmen, wieder weiterbehandeln lassen!

23.3 Bewährte Indikationen

Bei den im Folgenden aufgeführten Krankheiten des Säuglings- und Kindesalters kann die RZF teils als alleinige, teils als Begleittherapie eingesetzt werden.

23.3.1 Pylorusspasmus, „Dreimonats-" oder Nabelkoliken

Die vegetativ stark irritierten Kinder reagieren sehr gut auf die Behandlung, wenn die kleinen Füße zunächst mit warmen Händen gehalten und neutral durchbewegt werden. Häufig **Ausgleichsgriffe** einfügen!

Verweilgriff in den Zonen Solarplexus, Magen mit Kardia und Pylorus, Leber, untere BWS und Bauhin-Klappe. Auch die Zone des Afters als des wichtigen Sphinktermuskels am Ende des Verdauungstraktes wird anfänglich mit dem Verweilgriff behandelt.

Weiches Tonisieren in den Zonen Zwerchfell, Milz und Dünndarm.

23.3.2 Obstipation, Meteorismus

Sanft **tonisieren** in den Zonen Magen, Darm, Pankreas. **Verweilgriff** im Solarplexus. Da der Afterschließmuskel häufig verkrampft ist, bietet sich in dieser Zone zunächst der Verweilgriff an. Auch die Zonen von Kardia und Pylorus sollten überprüft und ggf. ebenfalls sediert werden.

Die Zonen der **Sphinktermuskulatur** weisen eine direkte Beziehung zum **Vegetativum** auf; ihre Tonusregulierung wirkt auf das gesamte Nervensystem harmonisierend (s. Kap. 6).

Auch die **Mundhöhle** als Beginn des Verdauungstraktes sollte tonisierend einbezogen werden, ebenso die **Zahnzonen** an den einzelnen Zehen. Bei Säuglings- und Kinderfüßen genügt es, die Zehen von allen Seiten zu reiben und zu streichen.

23.3.3 Erschwertes Zahnen

Es geht meist einher mit akuten Verdauungsbeschwerden, Schmerzen, Fieber und gestörtem Schlaf für das Kind und die ganze Familie.

Da sich der kleinen Zehen wegen die Zahnzonen nicht so gut voneinander unterscheiden lassen, werden **alle Zehen** sanft oder auch kräftiger tonisierend, wie oben beschrieben, behandelt. Nach kurzer Zeit zeigt sich schon eine gleichmäßige zarte Rötung der Zehen als Hinweis auf die verbesserte Durchblutung.

Die **Schwimmhäute** werden zur Entlastung des Lymphsystems von Kopf und Hals gedehnt.

Zunächst **Verweilgriff** in den Zonen des Magen-Darm-Traktes bis zu Rektum und After, auch in der Zone Solarplexus. Bei Besserung kann später auch sanft tonisierend gearbeitet werden.

Es ist keine Seltenheit, dass die einseitig stark **gerötete Wange** (in der Homöopathie als „Chamomilla-Bäckchen" bekannt, um damit auf das passende Heilmittel hinzuweisen) durch die Fußbehandlung innerhalb von 5 bis 8 Minuten die gleiche normale Färbung annimmt wie die gegenüberliegende, das Kind einige Stunden lang tief schläft und ohne Schmerzen aufwacht!

Diese kurze Behandlung kann in der akuten Phase mehrmals täglich angewendet und die Mütter oder andere Bezugspersonen können in die Handhabung dieser Griffe eingewiesen werden.

23.3.4 Lymphatisch belastete Kinder

Siehe auch Kap. 21.8 „Zonengruppe Lymphsystem" und Kap. 31 „Aus der Praxis für die Praxis".

Bei Kindern mit Lymphbelastungen im Nasen-Rachen-Raum regeneriert sich das Lymphsystem im Allgemeinen besonders gut.

Die Symptomzonen des Kopfes und des Halses werden bei **chronischen** Belastungen leicht **tonisiert** der Belastbarkeit des Kindes angepasst. Im **akuten** Zustand wird im Nasen-Rachen-Raum der **Verweilgriff** eingesetzt. Sowohl im akuten als auch im chronischen Zustand werden die seitlichen Lymphstränge am Hals sanft behandelt.

Eine der **wichtigsten Hintergrundzonen** ist der Magen-Darm-Trakt, oft auch andere Lymphzonen wie Appendix, Thymus und Milz, ebenso Solarplexus und die Kleinbeckenorgane. Sie können sämtlich tonisiert werden. Die Leberzone wird sanft und weich behandelt.

Die **Verbesserung** im Lymphsystem der Kinder ist erkennbar

- an der Normalisierung der Verdauung und am Nachlassen der Blähungen,
- am Abschwellen der Tonsillen und seitlichen Lymphstränge,
- an der Rückbildung von Polypen und der ungehinderten Nasenatmung im Schlaf,
- am klaren Blick der Augen und am Nachlassen der Bindehautreizungen,
- am Abklingen von Entzündungen im Mittel- und Außenohr, verbunden mit Normalisierung des Halsgewebes und verbessertem Gehör.

Auffällig oft verbessert sich die **Stimmungslage** der Kinder, denn das Fließsystem der Lymphe bildet mit dem Vegetativum und dem Hormonsystem eine Trias, deren Harmonisierung sich auch auf die Gefühlsebene auswirkt.

Manchmal zeigt sich die Verbesserung als **vorübergehende Reaktivierung** der Beschwerden (stärkere Schleimausscheidung über die Nase, verquollene Augen, größere Quengeligkeit) und sollte nicht als „Verschlechterung" verstanden werden.

Es ist zu bedenken, dass **jede** Entzündung, abgesehen von den subjektiven Beschwerden, auch eine Selbsterhaltungsreaktion des Organismus darstellt. Ihre Symptome sollten nicht bekämpft, sondern die Selbstheilungskräfte insgesamt unterstützt werden!

23.3.5 Hyperaktive Kinder

Hyperaktive Kinder, auch Kinder mit Konzentrationsschwächen oder ähnlichen Schwierigkeiten (z. B. ADS = Aufmerksamkeits-Defizit-Syndrom), sprechen in der Regel gut auf RZF an.

Einige praktische Hinweise:

- Die Behandlungen sollten zu Beginn nicht länger als etwa 10 bis 15 Minuten dauern. Die langsame Steigerung der Behandlungsdauer (2- bis 3-mal wöchentlich, später einmal in der Woche) wird dem Befinden des Kindes angepasst.
- Am Anfang der Serie ist es manchmal klüger, nicht auf der Nachruhe zu bestehen, sie sollte jedoch immer angeboten werden.
- Wenn die Behandlung mit angenehmen Erfahrungen für das Kind verbunden ist (es tut nur ein bisschen weh, es kümmert sich jemand um mich), kommt es lieber, als wenn ein striktes „Muss" dahintersteht.
- Das Kind muss auch nicht immer still liegen bleiben, es kann sich ab und zu aufsetzen und ggf. selbst „mitbehandeln".
- Von den **Ausgleichsgriffen** werden der Fersen- und der Handflächen-Fußsohlen-Griff von den meisten Kindern besonders geschätzt. Auch das ruhige Halten der Zone Solarplexus zu Beginn und am Ende der Behandlung hat sich bewährt.
- **Lymphzonen** (vor allem Milz, Appendix und Tonsillen) und Verdauungstrakt stehen meist im Vordergrund.
- Manchen Kindern bekommt ein sanftes ruhiges **Dehnen der Zehen** besonders gut. Die ausgleichende Wirkung ist am gleichmäßigeren und vertieften Atem zu beobachten.
- Eine intensivere Behandlung der Kopfzonen bietet sich meist erst im späteren Verlauf der Serie an. Ergänzend zu den Kopfzonen bewährt es sich, die Zonen des Beckens und der endokrinen Drüsen einzubeziehen.
- Das **abendliche Ritual** eines warmen Fußbades, nach dem die Füße des Kindes mit einer angenehm duftenden Salbe eingerieben werden, verhilft ihm zur Erfahrung, dass es auch im Nachtschlaf „Boden unter den Füßen" hat.
- Bei hyperaktiven Kindern ist dringend zu überprüfen, ob **Nahrungsunverträglichkeiten** vorliegen (z. B. auch gegenüber Phosphaten).
- Dass eine **Reizüberflutung** (Fernsehen oder Computerspiele, die zu lange auf das Kind einwirken) die Irritation verstärkt, ist bekannt und sollte so weit wie möglich in geordnete Bahnen gelenkt werden.
- Manchmal wird übersehen, dass es sich bei den sog. „Zappelphilipps" auch um hochbegabte Kinder handelt, die nicht individuell genug gefördert werden.
- Manchmal erweisen sich auch ein paar Behandlungen für die gestresste Mutter, **vor** der Serie für das Kind, als erleichternd.

23.3.6 Pseudokrupp

Wenn möglich, sollten die Kinder, die an dieser meist allergisch bedingten Einengung der Atemwege und des Kehlkopfes leiden, im anfalls**freien** Stadium zur Behandlung kommen.

- Häufig **Ausgleichsgriffe** einsetzen. Gut dosiertes **Tonisieren** der Nebennieren-, Magen-Darm- und evtl. der Kleinbeckenzonen, um das zentrale Schleimhautmilieu der Stoffwechselorgane zu verbessern.
- Die **Sphinkterzonen** Kardia, Pylorus und vor allem Anus werden sedierend behandelt, die der Leber sanft tonisierend.
- Zusätzliches **Tonisieren** der Zonen Thymus, Milz und Zwerchfell bis zum Pars lumbalis an der LWS, ebenso Nasen-Rachen-Raum, Luftröhre und Bronchien. Im **akuten** Stadium Verweilgriff.
- Sanftes Arbeiten im Gebiet der seitlichen Lymphstränge am Hals und weiches Dehnen der Schwimmhäute zur **Anregung des Lymphflusses** von Kopf und Hals tragen zur Erleichterung der Symptomatik bei.
- Es stellt für Eltern von Pseudokrupp-Kindern eine große Beruhigung dar, wenn sie in die Behandlung der wesentlichen Zonen eingewiesen werden, damit sie das Kind bei einem nachts auftretenden Anfall im Sinne einer Erstversorgung **selbst betreuen** können, bis therapeutische oder ärztliche Hilfe zur Verfügung steht.
- Eltern oder nahestehende Personen sollten, soweit möglich, jeden Abend, die Füße der Kinder in die Hände nehmen, denn die liebevolle Berührung wirkt beruhigend und ausgleichend.
- **Wichtig:** Bei Kindern mit ausgeprägter **Abneigung gegen Berührung** kann die Bezugsperson, meist die Mutter, anfänglich die Füße der Kinder im Schlaf, vielleicht sogar durch die Decke hindurch, berühren. Im Wachzustand sind Strampelhosen oder Socken ein anfänglicher Schutz, um die persönliche Nähe der Berührung besser ertragen zu können. Auch während des **Badens** lassen solche Kinder ihre Füße im Wasser eher berühren.

Jedes Kind, das eine gewisse Scheu oder Angst vor Berührung im Allgemeinen und speziell am Fuß zeigt, hat bereits Erlebnisse zu verkraften, die sein Urvertrauen stark belastet haben, z. B. Geburtstrauma, frühkindliche Blutentnahmen, Operationen, Isolation von der Mutter, Schockwirkungen während der Schwangerschaft.

Aus meiner Praxis

Bereits zu Beginn meiner Arbeit an den Füßen habe ich, mehr zufällig als absichtlich, interessante Beobachtungen gemacht:

Auch relativ gesunde und **beschwerdefreie** Kinder wiesen belastete Fußzonen auf, wo ich sie gar nicht vermutet hätte. Erst ein Vergleich mit dem Fußbefund der Mutter und des Vaters gab Hinweise: Die schmerzhaften Zonen von Eltern und Kindern zeigten eine staunenswerte Übereinstimmung, mit dem Unterschied, dass sie sich bei den Kindern innerhalb von 3 oder 4 Behandlungen normalisierten, während die Eltern erst nach längerer Behandlungszeit beschwerdefreiere Zonen aufwiesen.

Der Rückschluss liegt nahe, dass in Kinderfüßen eine **latente konstitutionelle** Anlage ablesbar ist, die sich bei den Eltern durch das Hinzukommen einer entsprechenden Disposition in fassbaren Symptomen und Krankheiten zeigt.

Unter **Konstitution** verstehen wir die Summe aller körperlichen und psychischen Eigenschaften, die wir ererbt haben; der Begriff **Disposition** steht für Empfindlichkeit und Empfänglichkeit für Krankheiten, die sich durch innerlich vorhandene und äußerlich erworbene Faktoren gebildet haben.

Konstitution **und** Disposition bilden den aktuellen Ausgangspunkt für die jetzige Krankheit des Patienten.

23.4 Zusammenfassung

Die angegebenen Behandlungsvorschläge für Säuglinge und Kinder können ergänzt werden durch passende **Begleitmaßnahmen,** z. B. Änderung in den Ernährungsgewohnheiten und radiästhetische Gesichtspunkte (s. Kap. 18.5).

Die Behandlung von Säuglingen und Kindern sollte **nicht auf die Zeiten von Krankheit** beschränkt bleiben. Als sinnvolle Unterstützung für den Start ins Leben eignet sich gerade die Fußbehandlung auch in gesunden Tagen besonders gut, denn sie kann „von Grund auf" dazu verhelfen, dass der Mensch gut gerüstet seinen Lebensweg beginnt.

Teil 3 Spezielle Themen und Weiterentwicklungen

24 Spezielle Patientengruppen

24.1 Chronisch Kranke und Bettlägerige

24.1.1 Allgemeine Hinweise

Die RZF hat sich als **Langzeit- und Zusatzbetreuung** zur Verbesserung der Lebensqualität, zur Erleichterung gravierender Schmerzen und zur Aufrechterhaltung des zwischenmenschlichen Kontakts bewährt.

Je nach Regenerationsvermögen der Patienten kann erwartet werden, dass sich die **Grundfunktionen** von Darm, Niere, Atmung und Herz/Kreislauf verbessern.

Bei Patienten mit Sensibilitätsstörungen verschiedenster Art und Genese lässt sich die **Körperwahrnehmung** durch Hinführen zu einem bewussten und inneren Erleben der behandelten Fußpunkte entwickeln und fördern.

Viele dieser Kranken leiden zudem oft an sehr **kalten** und **unbelebten** Füßen und sind dankbar für Berührung und Zuwachs an Körperwärme. Oft ist es sinnvoll, Angehörige und Freunde anzuleiten, die Füße des Patienten gut zu bewegen und durchzukneten. Die Anwendung eines guten Hautöls oder einer Creme wird immer als besonders wohltuend empfunden.

Bei chronischen **Schmerzpatienten** steht die Stabilisierung des Vegetativums (Ausgleichs- bzw. eutonische Griffe) an übergeordneter Stelle, damit die sich ständig neu aufbauende Spirale von Verspannung, Schmerz und Ängsten durchbrochen wird.

Die individuelle Schmerzsymptomatik kann im Sinne einer kurzen **Akutbehandlung** (s. Kap. 16) erfasst werden. Dabei werden Zonen der Ausscheidungs- und Stoffwechselorgane (Darm, Harnwege, Lymphsystem mit Milz und Thymus, Nasen-Rachen-Raum, Lungen) und die des Hormonsystems, der Reaktionslage des Patienten angepasst, tonisiert.

24.1.2 Spezielle chronische Erkrankungen

Multiple Sklerose

Bei Patienten im Anfangsstadium kann meist noch ein Gesamtbefund erstellt werden, aus dem sich die behandlungsbedürftigen Zonen ergeben. Ist die Krankheit bereits fortgeschritten, bringt er wenig brauchbare Ergebnisse, da Sensibilitätsstörungen, Paresen und Einschränkungen bzw. die Verlangsamung aller Bewegungen eine verlässliche Antwort der Zonen nicht ermöglichen.

Praktische Hinweise

- Die Symptome, die durch die zerebrale und spinale Beeinträchtigung entstanden sind und die Patienten am meisten belasten, stehen in der Therapie im Vordergrund. Die ersten Behandlungen sollten jedoch die Füße in ihrer Gesamtheit erfassen, allerdings **reizunspezifisch** und mit vielen Ausgleichsgriffen verbunden, um die augenblickliche Reaktionslage richtig einschätzen zu lernen.
- Im **akuten Schub** werden vorzugsweise Ausgleichsgriffe durchgeführt und kräftige Reize vermieden. Die Symptomzonen des Gehirns und der Wirbelsäule sollten einfühlsam mit dem Verweilgriff erfasst und nicht überbetont werden.
- **Symptomatische** Erleichterung kann erwartet werden bei:
  - **Entleerung von Blase und Darm:** Manchmal erfolgt eine spontane Ausscheidung direkt im Anschluss an die Behandlung, manchmal verbessert sich die Tätigkeit dieser Systeme als Ergebnis einer längeren Behandlungsserie. Innerhalb der Zonen der harnableitenden Wege und des Verdauungstraktes werden die **Sphinkter** mit dem Verweilgriff behandelt (neurovegetativer Ausgleich).
  - **spastischen Paresen:** Die Regeln der Akutbehandlung gelten in den Zonen der inkomplett oder komplett gelähmten spastischen Muskelgruppen, soweit sie als Zonen erfassbar sind. Durch eine relativ kräftige Behand-

lung mit dem Verweilgriff wird der akute Spasmus oftmals vorübergehend geringfügig erhöht, um danach in eine Phase deutlicher Entspannung von Muskeln und Gelenken überzugehen, die einige Stunden vorhält.
- **Schluckbeschwerden:** Zunächst wird einschleichend der Verweilgriff angeboten, später kann weich tonisiert werden in folgenden Zonen: ventrales und dorsales Halsgebiet, vor allem im Kehlkopfbereich, ebenso Diaphragma und Beckenboden (Zuordnung zum Mundboden), Magen-Darm-Trakt und alle Sphinkterzonen, besonders der Anus. Seitliche Lymphstränge am Hals sorgfältig und sanft behandeln.

Ausgleichsgriffe, v. a. Solarplexus sind häufig dazwischenzuschalten. Die eutonischen Lagerungen (s. Kap. 6) haben sich besonders bewährt.

Geriatrie

Es besteht vielfach die irrige Meinung, dass Altern und Kranksein Synonyme seien. In therapeutischen Kreisen sind wir allerdings fast ausnahmslos mit **kranken** alten Menschen konfrontiert. Die RZF bietet eine Reihe von Möglichkeiten an, die Situation dieser Menschen zu erleichtern:

- Die häufig vorhandene **Vereinsamung** kann allein schon durch die „Arzeney" der Berührung gemildert werden. Die Berührung an den Füßen, auch in Form von neutralen Massagegriffen und Fußbädern, hat eine besonders intensive Wirkung auf den ganzen Menschen und stellt eine Art „Wurzelpflege" dar. Immerhin geht der Mensch, solange er auf den Füßen ist, mit ihnen seinen ganz realen und persönlichen Lebensweg.
- Da die **Stoffwechselgrundfunktionen** sowohl in ihrem Auf- als auch im Abbau beim alten Menschen von Natur aus verlangsamt sind, können sie bei Kranken in den Zonenbereichen Gehirn, Herz, Atmung, Verdauung, Nieren, Haut, Immun- und Lymphsystem durch sanftes Tonisieren unterstützt werden.
- Der leider oft nicht genügend erkannten **Austrocknung alter Menschen** (Dehydratation) kann auch durch die RZF allein nicht entgegengewirkt werden. Hier ist an erster Stelle vermehrt Flüssigkeit zuzuführen.

Morbus Parkinson

Bei diesen Patienten bietet sich zuerst eine reizunspezifische Behandlung sämtlicher Zonen an; die Zonen des Gehirns und der Wirbelsäule (Symptomzonen) sollten zu Beginn behutsam behandelt werden und können bei guter Reaktionslage langsam aufbauend, auch tonisierend erfasst werden. Auch die Lymph-RZF hat sich gut bewährt (s. Kap. 10.8.4). Folgende partielle **Verbesserungen** können erwartet werden:

- Die bei hypokinetischen Symptomen stark verlangsamten Muskelbewegungen, auch der **mimischen** Muskulatur, zeigen wieder mehr Lebendigkeit und Ausdruck.
- Das ruckartige Nachlassen des Muskelwiderstandes, vor allem bei passiver Bewegung, als **Zahnradphänomen** bekannt, kann seltener bzw. abgeschwächter auftreten.
- Der **Ruhetremor** kann sich in seiner Grobschlägigkeit und Häufigkeit vermindern.
- Vor allem verändert sich die oft deutlich vorhandene **Stimmungslabilität** im Sinne einer Harmonisierung.

Morbus Bechterew (Spondylitis ankylosans)

Die Behandlung kann in jedem Stadium der Krankheit eingesetzt werden; selbst in der Endphase hat sie eine gute palliative Wirkung. Folgende symptomatische und funktionelle Erleichterungen für die Patienten können angestrebt und erreicht werden:

- Es besteht z. B. die Möglichkeit, fortschreitende knöcherne und kapsuläre **Gelenkversteifungen** aufzuhalten und dem drohenden gänzlichen Bewegungsverlust entgegenzuwirken. Deshalb steht die Behandlung der Zonen der Wirbelsäule und der Gelenke, auch von Symphyse, ISG und Sternum mit dessen gelenkigen Verbindungen zum Thorax im Vordergrund, zu Beginn einschleichend mit dem Verweilgriff, später kann ggf. leicht tonisiert werden.
- Da durch die beginnende oder bereits deutlich vorhandene thorakolumbale **Kyphose** die normale Funktion und Bewegung von Brustkorb und Bauchorganen sehr eingeschränkt ist, bietet sich unterstützend die tonisierende Behandlung von Herz, Atmung und Verdauungstrakt beson-

ders an und kann deutliche Erleichterung bringen.

- Auch Lymphbehandlungen am Fuß haben sich bewährt, da sie ausgleichend auf die emotionale Ebene wirken.
- Eutonische Griffe und Lagerungen bringen über Stunden Erleichterung.

Hemiplegie, Paraplegie, Tetraplegie

Allen diesen Patienten gemeinsam sind Lähmungen von Organgebieten oder Körperteilen infolge eines vollständigen (Plegie) oder teilweisen (Parese) Ausfalles der motorischen und sensiblen Versorgungen aus dem Rückenmark oder einer Schädigung des ZNS. Meist sind Unfälle oder Erkrankungen des ZNS Auslöser dieser Krankheiten.

Da hier die normale Empfindung über nervale Versorgung ganz oder teilweise geschädigt ist, sollten außer den Füßen alle gelähmten Körperteile so **oft wie möglich berührt werden**, um andere, subtilere Wahrnehmungsqualitäten anzuregen und einzuüben [13] [15], damit der Patient den geschädigten Bereichen nicht mit Isolation, Gleichgültigkeit oder Ablehnung begegnet.

Praktische Hinweise

- Bei inkomplett Querschnittsgelähmten sind vor allem die belastenden Begleiterscheinungen der fehlenden Kontrolle über die Blasen- und Darmfunktion durch sanftes Tonisieren dieser Organgruppen zu behandeln. Immer wieder hören die Patienten während der RZF Darmgeräusche und spüren peristaltische Bewegungen, die auch zu spontanen Darmentleerungen führen können. Mit persönlich unterschiedlichem Resultat lässt sich auch eine willentliche Steuerung der Blasenentleerung unterstützen. Vor allem gehen die chronisch rezidivierenden aufsteigenden Harnwegsinfekte zurück.
- Der Bereich der Wirbelsäulenzone, an dem die Läsion zustande kam, sollte zunächst behutsam mit dem Verweilgriff erfasst werden (s. Kap. 16.3). Später kann, gemäß der vegetativen Reaktionslage, auch tonisiert werden, u.U. sogar kräftig. Die Behandlung beginnt bereits distal der Zone der Schädigung und bezieht, über die Läsion hinausgehend, auch den proximalen Teil der Wirbelsäule ein. Hierdurch können oftmals starke Schmerzen gelindert werden.
- Die Behandlung von Herz und Atemorganen verbessert den Kreislauf bis in die Peripherie und kann zugleich Bronchial- und Lungeninfekten vorbeugen.
- Bei Apoplektikern (Schlaganfallpatienten) sollte zu Beginn der Behandlung dem Fuß der Vorzug gegeben werden, der nicht durch die Lähmung beeinträchtigt ist. Die Impulse können vorsichtig auch am gelähmten Fuß gesetzt werden, jedoch ist hier die Dosierungsgrenze sorgfältig zu beobachten, um zusätzliche Spasmen zu vermeiden. Die Zonen des Kopfes als Symptomzonen werden besonders aufmerksam erfasst, um keine Überdosierung auszulösen. Apoplektiker weisen nach einer oder 2 Serien der RZF meist Verbesserungen in
  - den Grundfunktionen ihrer Stoffwechsel- und Ausscheidungsorgane,
  - der verbalen Artikulierung und
  - der Beweglichkeit der gelähmten Körperseite auf,
  - vor allem sind sie in ihrer Gemütslage stabiler.
- Die Behandlung ist auch dann angezeigt, wenn die Erkrankung länger zurückliegt.
- Bei der Behandlung von Paresen oder Plegien müssen die auftretenden **vegetativen** Zeichen (s. Kap. 4.2) als Hinweise auf die Dosierungsgrenze besonders aufmerksam beobachtet werden, zumal die Patienten die therapeutischen Griffe infolge ihrer Krankheit nicht spüren und oft meinen, es könne noch kräftiger und intensiver gearbeitet werden. Die sanft tonisierende Behandlung des Solarplexus ist wiederholt dazwischenzuschalten.

Durch die Berührung der gelähmten Körperteile fließt vonseiten der Therapeuten unausgesprochen zugleich das Wissen, dass die schweren Traumatisierungen in Wirbelsäule und Kopfbereich immer auch tief in die Persönlichkeit der Patienten eingreifen, gleich ob sie sich dessen bewusst sind oder nicht.

Die wache Art der empathischen Berührung an den empfindungsgestörten Körperteilen hat somit eine besondere Qualität.

Krebs

Die RZF wird von Krebskranken als verlässliche Begleittherapie generell sehr geschätzt.

- Wir raten aufgrund vielfacher Erfahrungen dazu, Patienten **während** der Chemo- oder Strahlentherapie **reizunspezifisch** zu behandeln, d. h. mit vielen Ausgleichsgriffen und behutsamen weichen Griffen in den Zonen Herz, Wirbelsäule, Lymphsystem, Verdauungstrakt und Hormonsystem. Etwa 2 bis 3 Wochen nach Abschluss der Strahlen- oder Chemotherapie können die Impulse in den Zonen, je nach Reaktionslage, wieder organbetonter und kräftiger gesetzt werden. Das betrifft primär die Symptomzonen, auch dann, wenn die Organe operativ entfernt wurden. Nach unseren Beobachtungen stabilisiert sich sowohl der physische als auch der psychische Zustand der Patienten rascher als sonst üblich durch das zusätzliche Therapieangebot der RZF. Die Lebensqualität verbessert sich im Rahmen der Gesamtsituation.
- Krebskranke, die durch die Schwere ihrer Krankheit extrem starke **Schmerzen** erleiden, reagieren auf eine Schmerz- und Akutbehandlung in der Symptomzone (s. Kap. 16) mit einer Schmerzverringerung für einige Stunden und können sich in einer relativ ungestörten Schlafphase etwas erholen.

24.1.3 Zusammenfassung

Chronisch Kranke und Schwerstkranke zu behandeln, kann anstrengender als üblich sein, teils durch den manchmal größeren körperlichen Einsatz, teils durch das Aufnehmen von feinstofflichen Irritationen und Belastungen, zumal das Schicksal dieser Menschen uns auch innerlich bewegt und berührt.

Wir sollten deshalb darauf achten, dass wir mit unseren eigenen Kräften sorgsam umgehen und uns genügend Zeiten der Erholung und Entspannung zuteilen. Händewaschen unter fließendem, evtl. warmem Wasser, ausreichendes Trinken und Lüften des Raumes hilft zur Neutralisierung des eigenen Energiefeldes.

Wer Schmerzen und Symptome seiner Patienten nach einer Behandlung übernommen hat, d. h., sie am eigenen Leibe verspürt, erweist sich zwar damit als sehr sensibel, kann aber auch durch solche Erfahrungen lernen, gut mit seinen eigenen Kräften umzugehen.

Bei aller gutgemeinten Zuwendung muss respektiert werden, dass die Krankheit mit ihrem vielschichtigen Hintergrund immer dem **Patienten** gehört und wir ihn lediglich begleiten können.

24.2 Betreuung von Patienten in der Palliativmedizin

Der Übergang vom Leben zum Tod ist häufig stark tabuisiert. Viele Menschen sind unsicher und ängstlich, wie sie damit umgehen sollen, vor allem, wenn es sich um Angehörige und Freunde handelt [18].

Ich möchte allen, die mit Patienten in der letzten Lebenszeit in Beziehung stehen, Mut machen, deren Füße, so oft dies möglich ist, zu berühren. Auch wenn keine Verbesserung des Gesamtzustandes zu erwarten ist, tut diese Art der nicht invasiven, zwischenmenschlichen Berührung besonders gut: Welche Stelle des Menschen wäre besser geeignet zur Begleitung von diesem in ein anderes Leben als die Füße, mit denen der Mensch bisher ganz real durch sein Leben gegangen ist? Zudem ist die Berührung der Füße vonseiten der Patienten oft leichter anzunehmen als eine Berührung körpernaher Bereiche.

24.2.1 Fachliche Betreuung durch Pflegepersonen

- Der Zeitaufwand während der täglichen Pflege beschränkt sich auf **wenige Minuten**, denn meist genügen ein paar passend gewählte Griffe, um den Zustand des Patienten erträglicher zu gestalten. Am besten eignen sich die Ausgleichsgriffe (s. Kap. 6), da sie das **Vegetativum** stabilisieren und damit auch die Gemütslage beruhigen können. Die **Lemniskate** (das Unendlichkeitszeichen, ▸ **Abb. 6.8**) empfinden viele Patienten im Terminalstadium als besonders wirksam.

- Patienten mit sehr **starken Schmerzen** werden in den Symptomzonen mit dem sedierenden Verweilgriff behandelt, zunächst behutsam, später auch etwas kräftiger. **Beispiele:** Bei Patienten im Endstadium eines Magenkarzinoms wird die Magenzone sediert, bei Patienten mit Gehirntumoren die Kopfzone, jeweils begleitet von vielen Ausgleichsgriffen.
- Die vitalen Zentren **Atmung** und **Herz/Kreislauf** erfahren in ihrer Funktion Unterstützung durch Dehnung der Zone des Zwerchfells und sanftes Tonisieren der Herzzone.
- Die Ausscheidung über den **Darm** kann durch Behandlung der Darmzonen im Rahmen der Möglichkeiten verbessert werden. Bei **Ileus**, auch postoperativ, hat sich ein kräftiges Tonisieren sehr bewährt! Es wird mehrmals täglich für einige Minuten angewendet und kann einen weiteren operativen Eingriff vermeiden helfen.
- Bei **starken Wassereinlagerungen** im Gewebe, etwa in den Beinen und Füßen und im Rumpf bei Aszites, stellen alternierende Streichungen in den Lymphzonen und behutsames Tonisieren der Nieren und des Herzens zumindest für einige Stunden eine Erleichterung dar. Dies zeigt sich meist durch eine verbesserte Diurese.
- Die zentrale Zone **Solarplexus** sollte bei den spezifischen Griffen häufig einbezogen werden. Je nach Befindlichkeit wird sedierend oder sanft tonisierend gearbeitet. Dadurch kommt der Mensch mehr zur Ruhe und die Schlafphasen werden erholsamer.
- Besonders entlastend sind die **eutonischen Griffe** (s. Kap. 6), denn sie ermöglichen für einige Stunden eine weniger verspannte Lage des ganzen Körpers.

24.2.2 Betreuung durch nahestehende Menschen

- Nach kurzer Anleitung können die meisten der oben erwähnten Griffe auch von **Angehörigen** und Freunden ausgeführt werden. Das „Medikament der Berührung“ ist für beide Seiten wichtig, denn über diese Brücke kann nonverbal noch vieles thematisiert und vielleicht aufgelöst werden, wo Worte bereits fehl am Platz sind [25].
- Schon allein das freundliche, zugewendete **Streichen** der Füße und Beine wird als wohltuend empfunden und nimmt zugleich das Gefühl der Hilflosigkeit. Es schafft bei aller inneren Nähe auch eine sachliche Distanz. Ein angenehm duftendes Öl oder eine gute Salbe unterstützt die Wirkung.
- Für die Patienten ist es eine große Erleichterung, wenn sie spüren: Eine kurze Behandlung der Füße, z. B. mit dem Fersen- oder Handflächen-Fußsohlen-Griff, gibt ihnen zwar Halt und Unterstützung, aber sie werden, bei aller Trauer und Sorge der Angehörigen, **nicht festgehalten.**
- Auch bei **komatösen** Patienten sind die meisten Griffe angebracht. Sie können sie auf der bewussten Ebene zwar nicht mehr wahrnehmen; trotzdem bringen sie Erleichterung. Dies wird objektiv durch die Veränderung des Ausschlags an den **Monitoren** bestätigt.

24.2.3 Begleitung von Menschen, die „normal“ sterben

In pflegenden und therapeutischen Berufen sind wir daran gewöhnt, in pathologischen Kategorien zu denken. Dadurch rückt oft in den Hintergrund, dass die Fußbehandlung genauso zur Sterbebegleitung von Menschen **ohne** spezielle Erkrankungen von großem Wert ist. Ihnen fällt der Abschied von dieser Welt und das Loslassen ebenfalls schwer.

Berührung berührt, oft auch auf der gefühlsmäßigen Seite, und kann am Lebensende helfen, manch belastendes „unerledigtes Geschäft“ (Elisabeth Kübler-Ross) nonverbal zur Lösung zu führen. Die emotionale Erleichterung ist auf beiden Seiten zu spüren und an den gelösten Gesichtszügen abzulesen. Es entsteht mehr Ruhe und Akzeptanz und manchmal fast eine Atmosphäre stiller Heiterkeit [18].

Auch diesen Menschen tut es gut, wenn die Füße jeden Tag für kurze Zeit behandelt oder einfach nur ruhig gehalten werden. Hierzu können, in Absprache, natürliche Cremes/Salben oder angenehm duftende Öle zum Einsatz kommen. Nicht professionelles Fachwissen steht im Vordergrund, sondern die mitfühlende Anwesenheit. Dass wir jeweils nachfragen, ob diese Art der Begleitung als passend angenommen wird, ist selbstverständlich.

Ich habe auch erlebt, wenn auch sehr selten, dass ein kleines Kopfschütteln signalisiert, dass der Mensch den letzten Weg bewusst allein gehen möchte.

24.3 Schlafstörungen

Der gesunde Wechsel zwischen Wachen und Schlafen kann bei vielen Menschen durch vielerlei Störungen beeinträchtigt werden. Bereits bei der Erstellung des Erstbefundes zeigen sich durch entsprechende Hintergrundzonen die verschiedensten Zusammenhänge.

Praktische Hinweise

- Häufig sprechen die Zonen des Verdauungstraktes an: zu viel Gärung im Darm, durch die die Tätigkeit der Stoffwechselorgane während der Nacht belastet wird (z. B. durch Rohkost abends, die ein geschwächter Verdauungstrakt nur ungenügend verarbeiten kann).
- Die **Kopfzonen** reagieren oft mit vielen Schmerzpunkten (Störfelder von belasteten und devitalen Zähnen oder Bimetall-Status im Mund, zu großer Gedankenandrang, Lymphstauungen in Kopf und Hals).
- Wenn **statisch-muskuläre** Blockaden vorliegen, ist es vielen Menschen nicht möglich, in einen erholsamen Nachtschlaf zu kommen. Häufig meinen sie, die Schuld an der mangelnden Entspannung liege am zu harten oder zu weichen Bett. Es sind jedoch viel mehr ihre eigenen Verspannungen, die sie stören.
- Auch **hormonelle Dysfunktionen** können die Schlafqualität und -quantität verändern. Abgesehen von den Zonen der Drüsen mit innerer Sekretion, sind die Lymphzonen als Ausdruck eines wichtigen Fließsystems zu berücksichtigen. Da eine Übersäuerung des Darmmilieus auch die hormonelle Regulation beeinflusst, ist eine zusätzliche intensive Behandlung der Verdauungsorgane oft notwendig.
- **Wechseljahrbeschwerden**, auch die oft störenden Hitzewallungen und depressiven bzw. aggressiven Schübe bei Frauen im Klimakterium, bilden eine der **besten Indikationen** für die RZF! Die Zone Solarplexus und andere Ausgleichsgriffe sind in jede Behandlung öfters einzubeziehen. Ein sorgfältig erstellter Erstbefund wird die zu behandelnden Zonen aufzeigen.
- Bei Schlafschwierigkeiten sind u. U. auch Faktoren zu bedenken, die sich **radiästhetisch** ermitteln lassen, z. B. Störungen am Standort des Schlafplatzes.
  Vorsicht vor Elektrostress in Form von elektrischen Weckern und Radios in direkter Kopfnähe, Fernsehern im Schlafraum und Heizdecken im Bett. Bei Belastungen dieser Art berichten die Patienten, dass ihre Beschwerden vornehmlich nachts und morgens auftreten und sie sich durch den Nachtschlaf nicht erholt fühlen. Ein konsequentes Ausschalten und Entfernen dieser Geräte aus dem Schlafraum für etwa 10 bis 14 Nächte überzeugt mehr als theoretische Auseinandersetzungen.
- Manchmal erzeugt bereits der **Gedanke** daran, dass man vielleicht wieder eine oder auch mehrere Stunden nachts wachliegen könnte, so viel an zusätzlicher innerer Unruhe und Fehlspannung, dass allein dadurch ein gesunder Schlaf verhindert wird. Die Änderung in der Einstellung zu einer nächtlichen Phase des Wachens kann zu völlig neuen Einsichten und Erkenntnissen verhelfen.
- Bei der üblichen Reizüberflutung und Überbetonung des äußeren Lebens ist es besonders wichtig, den Tag **bewusst** und **in Dankbarkeit** abzuschließen und sich für die Nacht den heilenden und aufbauenden Kräften, die in uns und über uns sind, anzuvertrauen.

24.4 Anorexia nervosa und Bulimia nervosa

Diese Krankheiten sind fast ausschließlich Leiden junger Mädchen. Das gestörte Essverhalten hat seine Ursachen in tiefgreifend belastenden Prozessen der Entwicklung ihrer Persönlichkeit, oft ausgelöst durch Schockerlebnisse.

Die RZF liefert zu den bekannten (auch psycho- und atem-)therapeutischen Ansätzen eine bewährte Ergänzung, vielleicht sogar ein wichtiges Fundament, denn es ist eine anatomisch-funktionelle Tatsache, dass diese Mädchen wirklich ihre Füße brauchen, mit denen sie neue Schritte durch ihr beschwerliches Leben versuchen müssen, um ihren persönlichen Weg zu finden.

Meine eigene Praxiserfahrung hat mir bestätigt, dass Unterstützung von den Füßen her grundlegende Hilfen für mehr **Lebensvertrauen** und Mut sein können, um sich dem Erwachsen- und Frau-Werden anders zu stellen.

Die **Sprache** gibt eine Fülle von Beispielen, aus denen hervorgeht, welchen Stellenwert die Füße allgemein haben, abgesehen davon, dass sich bestimmte Organgruppen und -systeme therapiespezifisch über die RZF behandeln lassen (s. Umschlagseite innen hinten im Buch, Broschüre 3 „Sprache – Füße – Mensch“). Geläufige Redewendungen wie

- wieder Boden unter den Füßen haben,
- nicht mehr so in der Luft hängen,
- es geht wieder besser,
- Fortschritte machen,
- selbstständig sein u. a. m.

weisen darauf hin.

Magersüchtige Mädchen können durch den Kontakt an den Füßen Zuwendung und Lebenskraft erfahren, ohne dass viel darüber gesprochen werden muss. Zudem sind die Füße zur ganzen Person in einem „sicheren Abstand“, aus dem heraus eine Behandlung üblicherweise akzeptiert werden kann.

Praktische Hinweise

- Zu Beginn sind neutrale Berührungen über Streichungen, Ausgleichsgriffe und differenziert gesetzte, feine Impulse passend, um schrittweise das nur noch in Ansätzen vorhandene Körperbewusstsein neu einzuüben. Manchmal bietet bei dieser Art des Einstieges das Zudecken der Füße während der ersten Behandlungen eine zusätzliche Hilfe.
- Das Arndt-Schulz-Gesetz als biologische Grundregel gilt auch hier: „Schwache Reize fachen die Lebenskraft an, mittelstarke fördern sie, starke hemmen sie, stärkste heben sie auf.“ (Pschyrembel Naturheilkunde; A. Schulz deutscher Psychiater, 1835–1900)
  Solche Mädchen können, unter besonders guter Beobachtung der Dosierungsgrenze, auch eine Woche lang täglich etwa 15–20 Minuten behandelt werden, besonders dann, wenn eine ausreichend lange Nachruhezeit gewährleistet ist.
- Nach einigen Behandlungen werden, dem Kräftezustand angepasst, gezieltere Behandlungsimpulse in den Zonen des Magen-Darm-Traktes, des hormonellen Systems, des Kopfes, der Wirbelsäule und der Nieren angeboten. Sobald kräftiger gearbeitet werden kann, ist allerdings ein Abstand von ein bis 2 Tagen zwischen den einzelnen Behandlungen notwendig.
  Bei diesen Patientinnen sind die **Nieren** besonders gefährdet und brauchen sorgfältige Behandlung. Auch für ausreichende Flüssigkeits-, evtl. auch zusätzliche Vitamin- und Mineralstoffzufuhr muss gesorgt sein. In den Nierenzonen wird zu Beginn behutsam gearbeitet („Kleine Reize fördern!“). Zur Flüssigkeitszufuhr eignet sich besonders gut warmes Wasser, schluckweise getrunken, damit der Organismus seine wenige Körperwärme nicht zum Anwärmen der Flüssigkeit einsetzen muss.
- Die Praxisbegegnungen mit magersüchtigen Mädchen haben mir gezeigt, dass Gespräche über die anstehenden Probleme allein für eine wirkliche Veränderung meist nicht ausreichen, sondern dass das konkrete Erlebnis der **Wahrnehmung des eigenen Körpers** hinzukommen muss.

Nur die lebendige Erfahrung des Berührtwerdens und Berührtseins kann eine neue, gesündere Lebensqualität erschließen. Zu kopflastiges Denken und Diskutieren führt nicht zu mehr Eigenwahrnehmung. Berührung hat immer eine tiefer greifende Qualität als Blick- und Sprechkontakt!

24.5 Allergien

Allergien sind Zeichen von geschwächter bzw. gestauter Lebenskraft. Üblicherweise beschränkt sich der Begriff „Allergie“ auf folgende Symptome: Heuschnupfen, Asthma, Hautirritationen verschiedenster Art. Hinter einer Reihe anderer Krankheitsbezeichnungen unserer Patienten kann sich jedoch ebenfalls eine allergische Komponente bzw. eine Unverträglichkeit verstecken, z. B. bei

- Migräne
- Rheuma
- Hypo- und Hypertonie

- Depressionen
- Verdauungsproblemen verschiedenster Art
- Infektneigung u. a. m.

Die Frage „Auf **wen** oder **was** reagieren Sie allergisch?" hat ihre Berechtigung, denn, abgesehen von allergisierenden Auslösern und Verursachern in Nahrung, Umwelt und Medikamenten, sind manche auf andere Menschen und deren Verhalten allergisch. Auch dies belegt die Sprache als Ausdruck menschlicher Erfahrungen, z. B.:

- „Den kann ich nicht riechen", steht beim Ausbruch von Heuschnupfen, neben anderen Komponenten, im Vordergrund.
- „Da bleibt mir die Luft weg", sagen Asthmatiker, die im persönlichen Umfeld große Schwierigkeiten haben.
- „Ich habe nicht das dicke Fell, das ich bräuchte", wissen viele feinfühlige Menschen zu berichten, die dem Berufs- oder Familienstress nicht gewachsen sind und wegen Hautbelastungen verschiedenster Art und Genese in die Praxis kommen.
- „Ich kann das Thema nicht ansprechen", formulieren chronisch heisere Menschen oder solche mit „belegter" Stimme.
- „Dies oder jenes juckt mich nicht", sagen manche beiläufig und erzählen ein paar Sätze weiter: „Ausschlaggebend war …"

Es ist oft nicht möglich, schwierige Lebenssituationen unserer Patienten von außen zu beeinflussen, denn sie sind meist mit Themen verbunden, die ganz persönlicher Natur sind und selbst bearbeitet werden müssen. Die Allergie ist nur das **störende Agens,** das sehr aufdringlich und eindringlich auf die Chance und Notwendigkeit der Veränderung hinweist.

Wir können jedoch therapeutische Hilfen anbieten, die stabilisierend wirken und durch die sich eine ausgeprägte Über-Empfind**lich**keit in eine gesunde Empfind**sam**keit verändern lässt.

Als eine Disziplin der ganzheitsorientierten Medizin bietet die RZF gute Chancen, die Selbstheilungskräfte des Menschen zu aktivieren und seine Anfälligkeit für störende und krankheitsauslösende Faktoren zu verringern. Vor allem die spezielle **RZF-Lymphbehandlung** hat hier ihren Platz. Als alleinige oder als Begleittherapie von verschiedenen Naturheilverfahren hat sie sich oft bewährt.

Allergische Patienten verlangen vonseiten der Therapierenden viel Einfühlungsvermögen und innere Stabilität. Über den Weg der geduldigen kleinen Schritte können wir den Therapieverlauf meist günstig unterstützen.

Praktische Hinweise

- Bei der Behandlung von Allergikern wird, wie bei anderen Patientengruppen auch, zu Beginn ein Erstbefund erstellt. Die Erfahrung hat gezeigt, dass bei allen Allergien, gleich welcher Art und Genese, häufig ähnliche Organe und Systeme belastet sind:
- **Verdauungstrakt** mit Oberbauchorganen, Dünndarm, Rektum, Anus.
  Zu Beginn der Behandlungsserie sanftes Tonisieren, das bei zunehmender Stabilisierung gesteigert werden kann. Die Leberzone reagiert häufig besser auf sanfte Behandlung. Ausnahmen bilden Kranke mit chronisch entzündlichen Darmleiden; hier wird zunächst nur mit dem Verweilgriff in den Darmzonen gearbeitet. Zu Beginn der Behandlungsserie wird auch dieser Griff weicher eingesetzt. Auf die Bedeutung des Verdauungstraktes sei mit einer Formulierung **Pischingers** hingewiesen, der ihn als „das ausgedehnteste Störfeld" bezeichnet.

  Es ist durch Studien nachgewiesen, dass sich psychischer Stress negativ auf die Qualität der Darmbakterienflora auswirkt!

- **Vegetativum:** Zonen von Solarplexus und Sphinkter, vor allem Kardia, Pylorus und Anus, werden zunächst mit dem Verweilgriff behandelt. Später können sie weich tonisiert werden. Die Sphinktermuskulatur steht in direkter Verbindung mit dem Vegetativum und befindet sich bei Allergikern sehr häufig unter starker Fehlspannung. Auch alle Ausgleichs- und eutonischen Griffe wirken harmonisierend auf das Vegetativum.
- **Lymphsystem:** Zonen der Tonsillen, der seitlichen Lymphstränge, des Beckens und der Leistenbeugen werden gründlich, jedoch sanft behandelt. Thymus, Appendix und Milz können tonisiert werden. Die spezifische Behandlung des Lymphsystems hat sich als Regulator zur Aufarbeitung von Schadstoffen und Toxinen bei allen Allergikern besonders gut bewährt.

- **Hormonelles System**, bevorzugt die Zonen Nebenniere und Schilddrüse, aber auch die der Hypophyse und des Genitale. Die Nebennieren vertragen meist etwas kräftigeres Tonisieren, bei den anderen Zonen ist aufmerksam auf die vegetative Reaktionslage zu achten.
- Wenn allergische Patienten im **akuten Schub** in die Praxis kommen, wird die Akutbehandlung angeboten (s. Kap. 16). Dabei sollten außer den Symptomzonen primär die Hintergrundzonen der Nieren/Nebennieren, der Milz und des Dünndarmes behandelt und viele Ausgleichsgriffe eingesetzt werden.
  Die Hintergrundzonen sind oft wichtiger als die Symptomzonen, denn über sie kann das belastete Milieu verbessert und damit regulierend auf die akuten Beschwerden eingewirkt werden.
- Bei Kranken mit **Neurodermitis** und **Psoriasis** betrachte ich die RZF als wichtige, umfassende Begleittherapie. Die Klassische Homöopathie [44] hat sich jedoch als probates Mittel erwiesen, tief liegende und unerkannte Erbbelastungen als Hintergrund der bestehenden Symptomatik zu erkennen und zu behandeln. Die oft extrem belastenden Symptome (Juckreiz, psychische Irritationen, ästhetische Aspekte) lassen sich außerdem deutlich abschwächen durch exaktes Einhalten von Ernährungshinweisen [41] [45] [51]. Zur Behandlung dieser Patientengruppe gelten die gleichen Regeln wie bei Allergien.

Die **Nachruhe** sollte bei allen genannten Patientengruppen besonders ausgiebig sein.

25 RZF-Narbenbehandlung

25.1 Allgemeines

Fast jeder Mensch hat Narben. Viele Verletzungen und Wunden verheilen jedoch in einem natürlichen Gesundungsprozess und hinterlassen weder auf der körperlichen noch der Gefühlsebene besonders belastende Eindrücke. Immer wieder erleben wir allerdings, dass Narben früher oder später zu **Störfeldern** in Bezug auf verschiedene Funktionsabläufe im Menschen werden können. Sie sind dann oft mit dem umliegenden Gewebe so stark verklebt, dass sie Stauungen, lokale Durchblutungsstörungen und Bewegungseinschränkungen verursachen.

Aus der **Akupunkturlehre** ist bekannt, dass Narben auch den Energiefluss in den Meridianen, die betroffen sind, hemmen.

Da in der heutigen Zeit mehr Menschen für Zusammenhänge dieser Art offen sind und selbst spüren, dass Narben den Gesundheitszustand beeinträchtigen können, hat sich eine Reihe wirkungsvoller Methoden entwickelt, beispielsweise:

- Bindegewebsmassage
- klassische Narbenmassage
- Neuraltherapie
- manuelle Lymphdrainage
- Akupunktmassage und andere Meridiantherapien [36]
- Licht-, Farb- und Edelsteintherapien u. a. m.

Welche Methode jeweils zur Anwendung kommt, hängt von der fachlichen Ausbildung und der speziellen Disposition des Patienten ab. Wir sollten die Möglichkeit des **„Störfeldes Narbe“** jedoch beim Erstbefund in Betracht ziehen und gezielt nach Narben fragen.

Die Patienten erinnern sich auf Befragung nicht immer spontan an ihre Narben. Deshalb ist es ratsam, die häufigsten Ereignisse, die zur Entstehung von Narben führen, kurz zu erwähnen:

Operationen, Hundebiss, Fahrradsturz, Stacheldraht, Küchenmesser, Glasscherben, Kriegsverletzungen, Steinwurf, Dammnähte bei der Geburt, Pockenimpfnarben, Arbeits- oder Sportunfälle, Furunkelschnitt, Verletzungen von Gartenspaten oder Rasenmähern, Brandnarben, Verkehrsunfälle usw. Bei geschwächter Konstitution und belastender augenblicklicher Disposition können auch Narben von **Piercings** und **Tattoos** zu Störfeldern werden.

> Jede Narbe kann sich früher oder später zum Störfeld (Fokus) entwickeln, gleich ob sie frisch oder alt, groß oder klein, schmerzhaft oder stumm ist.

Das **„Störfeld Narbe“** lässt sich erkennen

- an zuvor nicht vorhandenen Beschwerden, die zeitlich nach dem Entstehen einer Narbe auftraten, sei es an entfernter Stelle, in ihrer Nähe oder in ihrem Umfeld,
- durch apparative Messungen der Gewebespannung der Narbe und ihres Umfeldes,
- an der spontanen Schilderung unangenehmer oder schmerzhafter Empfindungen im Bereich der Narben,
- durch auffällige Gefühlsreaktionen der Patienten, wenn sie auf die Narbe angesprochen werden oder wenn sie berührt wird,
- über Reaktionen in der **Zone** am Fuß, die der Narbe zugeordnet ist. Dies kann sich äußern
  - durch Schmerz in der Zone,
  - durch Zeichen der vegetativen Irritation während der Behandlung der Zone oder/und
  - durch unerwartete Regungen aus der Gefühlsebene, ausgelöst durch die Behandlung der Zone, die der Narbe in situ entspricht. Dadurch werden häufig **Erinnerungen** an die Entstehung der Narbe wachgerufen.

Wenn die Behandlung der Narbenzone keinerlei physische oder emotionale Reaktionen auslöst bzw. bis zur nächsten Behandlung ausgelöst hat, kann davon ausgegangen werden, dass sie **kein** Störfeld darstellt.

25.2 Durchführung

25.2.1 Auswahl der Narben für die RZF

Zur Zonenbehandlung eignen sich vor allem **größere** Narben an Kopf, Hals und Rumpf.

Narben an den **Extremitäten** können bis zum Bereich Ellenbogen und Knie als Zonen erfasst werden. An den Extremitäten bietet sich jedoch die kollaterale bzw. kontralaterale Therapie an (s. Kap. 18.4), vor allem an Unterschenkeln mit Füßen und Unterarmen mit Händen.

Kleine Narben werden meist effektiver mit anderen Methoden erfasst, z. B. mit Neuraltherapie, Akupunktmassage [38] o. Ä.

Wichtig: Die Patienten sollten darauf hingewiesen werden, dass sich bei einer Narbenbehandlung außer den körperlichen auch gefühlsmäßige Blockaden lösen können und dass sie ihre zutage tretenden Gedanken und Gefühle äußern und mitteilen dürfen und sollen.

25.2.2 Lokalisieren der Reflexzonen der Narben

▶ Abb. 25.1

Die Erfahrung zeigt, dass Zonen von Narben bevorzugt im **dorsalen** Fußbereich zu finden sind, denn die meisten Operationsschnitte erfolgen **ventral** im Brustkorb- und Bauchgebiet.

Das Auffinden der Zone der Narbe entspricht dem Leitbild der Methode: sitzender Mensch in der Formenähnlichkeit seiner Füße.

Es finden sich Narbenzonen

- des Kopfes und Halses im Bereich der Zehen,
- des Brustkorbes und Oberbauchs im Mittelfuß,
- des Bauchraumes und Beckens im Fußwurzelgebiet,
- der Oberschenkel und Knie im distalen Teil der Unterschenkel.

25.2.3 Technik der Behandlung der Narbenzonen

Es ist das naheliegende Ziel der Behandlung von Narben, die zugeordnete Zone am Fuß zu normalisieren. Da an diesen Stellen sowohl körperlich als auch seelisch belastende Erlebnisse gespeichert sein können, wird zunächst der sedierende **Verweilgriff** gewählt. Nach Besserung der Beschwerden kann die Zone auch tonisiert werden.

Bei **belastbaren** Patienten wird danach die Zone des Narbengewebes mit dem Finger**nagel** in Gitterform kräftig „angekratzt". Falls dies als zu schmerzhaft empfunden wird, streichen lediglich die Finger**kuppen** kräftig durch das Gewebe der Narbenzone. Damit wird die Durchblutung großflächig angeregt.

Ob die physische oder die psychische Seite betonter reagiert, zeigt sich anhand der auftretenden **Reaktionen** während und nach einer RZF-Narbenbehandlung. Der aktuellen Situation gemäß wird die weitere Betreuung gestaltet.

- Bei betont **körperlichen** Reaktionen (z. B. Nachlassen des Schmerzes und der allgemeinen Beschwerden in der Narbe in situ, in zugeordneten Muskelgruppen oder Organen) genügt meist eine ausgiebige Nachruhe.
- Betont **emotionale** Reaktionen erfordern evtl. eine längere Betreuung und Begleitung, wie sie in Kap. 17 beschrieben sind.

Der Einsatz von **Narbencremes** (z. B. APM-Creme nach Penzel, Ionensalbe nach Dr. Hemboldt, Keloidsalbe der Fa. Wala etc.) empfiehlt sich zum Abschluss der Behandlung sowohl in der Zone am Fuß als auch in der Narbe selbst.

Das Auftragen der Salbe sollten die Patienten einige Wochen lang täglich 1- bis 2-mal beibehalten,

- wegen des physiologischen Effektes der Überbrückung getrennter Energiebahnen (meist Segmente, Meridiane oder Reflexzonen verschiedener Art)
- sowie wegen der psychologischen Wirkung, denn eine **freundliche Berührung wirkt heilsam**.

Ob und wann Narbenzonen häufiger behandelt werden sollten, hängt ab

- vom Zustand der Narbe in situ und ihrer Reflexzone am Fuß,
- von der subjektiv empfundenen Verbesserung der Beschwerden nach der Behandlung,
- von der Dauer der Verbesserung.

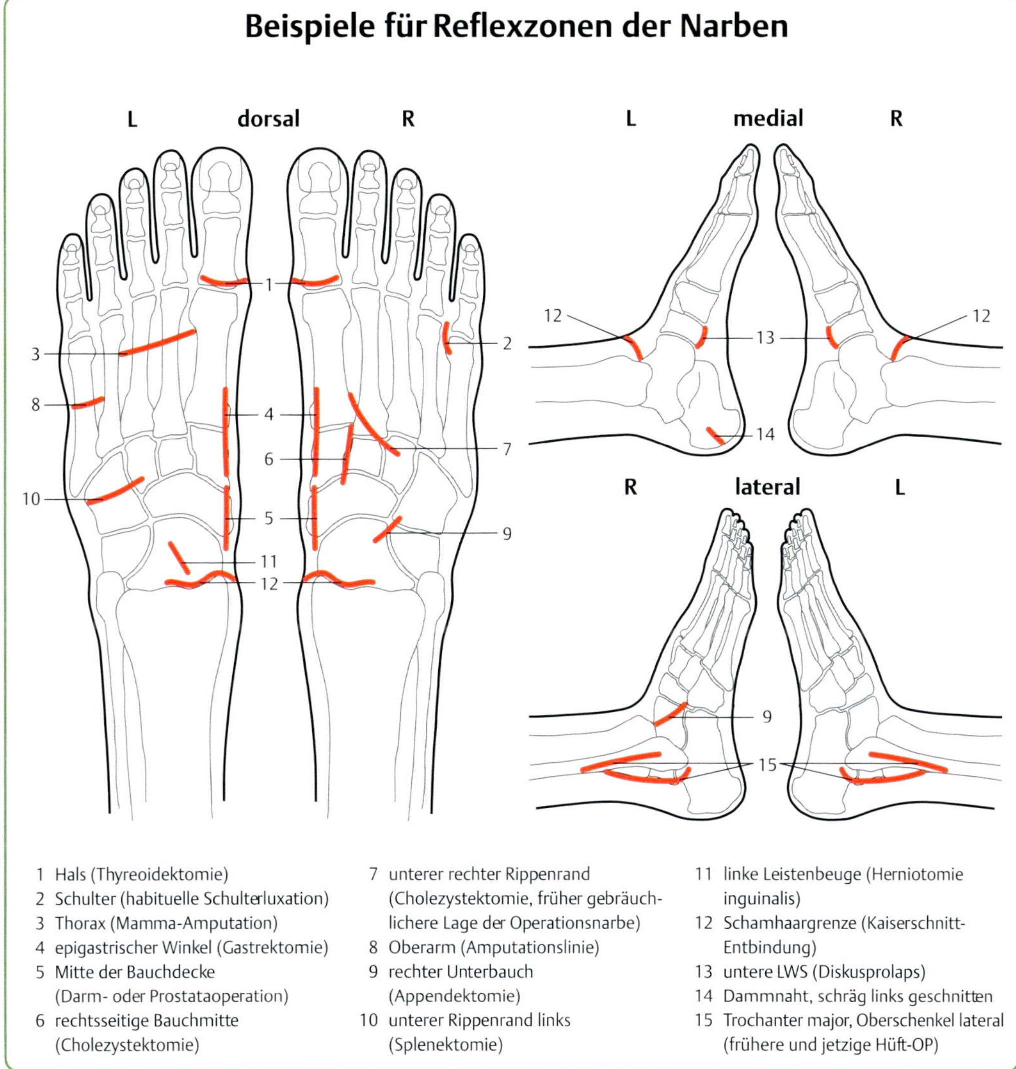

▸ **Abb. 25.1** Beispiele für Reflexzonen der Narben.

Die **Zwischenräume** zwischen den Narbenbehandlungen können unterschiedlich lang sein und von Tagen bis zu Wochen und Monaten reichen. Üblicherweise wird nach 2 bis 3 klassischen RZF-Behandlungen der Zustand der Narbenzone erneut überprüft, um dann zu entscheiden, ob deren Behandlung zu wiederholen ist. Manchmal löst eine Narbenbehandlung so viel an Verspannungen und (meist unbewussten) festgehaltenen Gefühlsbelastungen, dass eine zweite unnötig, vielleicht sogar zu viel wäre.

Wichtig: Behandlungen dieser Art erfordern Ruhe und Zeit. Da es sich erst in deren Verlauf zeigt, ob der Patient über die übliche Zeit hinaus unserer Begleitung bedarf, ist es günstig, ihm etwas mehr Zeit einzuräumen oder ihn als Letzten abends einzuplanen.

25.3 Zusammenfassung

Wir können aus der Erfahrung einer Narbenbehandlung erkennen, dass allen Narben immer **„einschneidende“ Erlebnisse** zugrunde liegen, nicht nur auf der körperlichen, sondern oft auch der emotionalen Ebene. Sie hinterlassen Spuren äußerer und innerer Art und verändern, wenn nicht den ganzen Menschen, so doch oft seine Beziehung zu sich selbst und seiner Umwelt. Die jahrzehntelange Erfahrung und Begleitung von Patienten mit belastenden Narben hat mir gezeigt, dass durch deren Behandlung ein großes Potenzial an **Vitalität** und **Lebensfreude** freigesetzt werden kann.

26 Zahnzonen und ihre energetischen Wechselbeziehungen

26.1 Allgemein

Die Zonen der Zähne wurden bereits in Kap. 10.2.3 im Abschnitt „Das Zahn-Kiefer-Gebiet" neutral beschrieben und ihre Anordnung an den einzelnen Zehen ist aus ▶ **Abb. 10.1** und ▶ **Abb. 10.2** ersichtlich. Darüber hinaus stellen die Zähne jedoch ebenfalls ein **Mikrosystem** dar, das in der ganzheitlich orientierten Zahnheilkunde seit Langem genutzt wird.

Dr. med. **Reinhold Voll** hat die Bedeutung der Wechselwirkung zwischen dem Zahn-Kiefer-Gebiet und dem ganzen Organismus in der Mitte des vorigen Jahrhunderts entdeckt. Er ermittelte seine zahlreichen Messergebnisse durch die Elektro-Akupunktur-Diagnostik (EAP). Das vorliegende Schema wurde von Dr. med. dent. **Fritz Kramer** [24] zusammengestellt. Es soll „mithelfen, die Diagnostik bei herdverdächtigen bzw. herdkranken Patienten zu erleichtern und die Therapie zu verbessern".

Da ich in der Zeit meiner Anfangsversuche mit der RZF Dr. Voll noch persönlich kennenlernen konnte, ergab sich schon in den frühen 1970er Jahren die Überlegung,

- ob sich am Fuß die einzelnen Zähne als Zonen auffinden und behandeln lassen und
- ob sich auch die zahlreichen energetischen Verbindungen, die in situ in zahnärztlichen Fachkreisen bekannt waren, auch in den Zonen am Fuß widerspiegeln.

Beides hat sich bestätigt. So verfügen wir seit Langem über die Möglichkeit, das Mikrosystem der Zähne und zugleich ihre energetischen Beziehungen zu Organen und Systemen auch über die Fußzonen zu behandeln – **eine therapeutische Fundgrube!** Obwohl es auch Abbildungen mit etwas abweichenden Zuordnungen gibt, haben wir das Zahnschema nach Voll/Kramer beibehalten, denn es hat sich im Rahmen unserer Arbeit bewährt.

Unsere Patienten kommen zwar so gut wie nie primär wegen Zahnproblemen in unsere Praxen, wir können jedoch mit der Verbindung beider Methoden sowohl bestimmte Krankheitsabläufe günstig beeinflussen als auch zur Abklärung beitragen und eruieren,

- ob ein bestimmter Zahn mit entsprechenden Beschwerden des Patienten zusammenhängt,
- ob eine gezielte Behandlung durch einen ganzheitlich arbeitenden Zahnarzt sinnvoll und notwendig ist. Dies lässt sich durch Überprüfung der Zonen der Wechselbeziehungen mit Hilfe des Zahnschemas ermitteln.

Dass und wie wir Patienten mit akuten Zahnschmerzen **notfallmäßig** behandeln können, bis eine weitere zahnärztliche Versorgung möglich ist, ist in Kap. 16.2.2 in Beispiel 1 beschrieben.

26.2 Das Zahnschema

Von Dr. **Kramer** (nach Voll'schen EAP-Messungen) praxisorientiert erläutert: In der horizontalen Mitte der Abbildung (▶ **Abb. 26.1**) sind die Ober- und Unterkieferzähne und ihre Odontone (Funktionskreis von Kieferknochenanteil, umgebendem Gewebe, Schleimhaut und Nerven) jeweils von 1 bis 8 nummeriert:

Den rechtsseitigen **Ober**kieferzähnen ist die 1 vorangestellt, den linksseitigen die 2, den linksseitigen **Unter**kieferzähnen die 3, den rechtsseitigen die 4. So sind die 4 Quadranten, von rechts oben beginnend, im Uhrzeigersinn von 1 bis 4 angeordnet.

- Alle **oberhalb** der ersten Zahlenreihe erwähnten Gewebe- und Organzuordnungen in den Quadranten 1 und 2 haben energetische Beziehungen zu den **Ober**kieferzähnen;
- alle **unterhalb** der zweiten Zahlenreihe in den Quadranten 3 und 4 erwähnten sind mit den **Unter**kieferzähnen in energetischer Verbindung.

Da das Zahnschema primär für ganzheitlich arbeitende Zahnärzte erstellt wurde (und nicht für manuell arbeitende Therapeuten!), sind bei etlichen Zuordnungen keine Zonen am Fuß vorhanden, z. B. ulnarer und radialer Anteil der Hand, Fuß, Großzehe, Arterien u. a.m.

26.2.1 Praktische Anwendung

Patienten mit akuten Zahnschmerzen

Als Erweiterung der Möglichkeiten, die in Kap. 16.2.2 beschrieben sind:

In der entsprechenden Zahnzone wird mit dem Verweilgriff gearbeitet, ebenso in den rechts und links angrenzenden Zahnzonen. Hierbei ist die Rechts-links-Austauschbarkeit der Zonen zu bedenken (s. Kap. 15). Alle nach Voll diesem Zahn zugeordneten Organe und Gewebe werden tonisiert, außer denen, die sehr nahe an der Symptomzone liegen.

Beispiel: Bei akut schmerzhaftem Weisheitszahn wird die Ohrenzone nicht tonisiert, sondern ebenfalls sedierend behandelt.

Zonen von Lymphe Kopf/Hals, Verdauungsorganen, Milz und passende Ausgleichsgriffe werden einbezogen. Zur Notfall-**Eigenbehandlung** eignen sich auch die Zahnzonen an der **Hand,** die mehrmals täglich für kurze Zeit sediert werden. Sie sind von ihrer anatomischen Lage an den Zehen auf die Finger zu übertragen.

Bei **mühsam zahnenden Säuglingen**, meist eine „Familienkrankheit“, hat sich die RZF seit Langem bewährt und kann auch von Angehörigen durchgeführt werden: Alle Zehen werden mit passenden Griffen gut durchblutet (an einer zarten Rosafärbung der Zehen zu erkennen) und die Schwimmhäute gedehnt, zunächst vorsichtig, dann auch intensiver. Dazu werden je nach Belastung die Zonen von Darm und Beckenboden mit Anus sediert bzw. sanft tonisiert. Durchfälle und Wundsein um den unteren Schließmuskel weisen auf den Zusammenhang mit dem Zahnen hin!

Erkrankungen, die nicht im Zahn-Kiefer-Gebiet liegen

Beinahe bei jedem Krankheitsbild der Patienten lassen sich Zahnzusammenhänge im Voll’schen Schema finden. Ob sie als Hintergrundzonen in die RZF einbezogen werden müssen, kann jeweils sofort geklärt werden.

Beispiel: Bei Patienten mit Hüftproblemen werden die der Hüfte zugeordneten Zahnzonen 13, 23, 33, 43 überprüft, bei Magenbeschwerden die dem Magen zugeordneten: Im Oberkiefer die Molaren – hintere Backenzähne – (16, 17 und 26, 27), im Unterkiefer die Prämolaren – vordere Backenzähne – (34, 35 und 44, 45). Sind die entsprechenden Zahnzonen schmerzhaft, werden sie mitbehandelt, bei starken Schmerzen sedierend, sonst tonisierend. Zusätzlich können alle Voll’schen Zusammenhänge mit dem jeweiligen Zahn behandelt werden, v. a. bei chronisch Kranken.

Zu beachten: Subjektiv gesehen, sind die jeweiligen Zähne in situ nicht immer belastet. Da sie aber zum Funktionskreis der vorliegenden Erkrankung gehören, können ihre **Zonen** durchaus abnorm reagieren.

Störfeldüberprüfung

Als Störfelder können sich erweisen:

- wurzelbehandelte (tote, avitale, devitale) Zähne
- verlagerte oder impaktierte (fest im Kieferknochen liegende) Zähne
- chronische und akute Entzündungen, Vereiterungen
- Materialunverträglichkeiten (häufig Silberamalgam)
- Narben von operativen Eingriffen im Mundraum, Zysten

Die betroffene Zahnzone wird zunächst tonisiert. Wenn jedoch akut schmerzhafte Erkrankungen des Zahnes und seines Odontons vorhanden sind, wird sedierend gearbeitet. Danach werden alle im Voll’schen Schema ersichtlichen Zuordnungen durch Tonisieren überprüft. Wenn **mehr als die Hälfte** dieser Zahnzuordnungen abnorm reagiert und nach einigen Behandlungen auch belastet **bleibt,** ist naheliegend, dass der Zahn Störfeldqualität aufweist. Zur Bestätigung sollten genauere Überprüfungen von einem ganzheitlich arbeitenden Zahnarzt durchgeführt werden.

Im Umkehrschluss: Der **primäre** Herd der Belastung muss nicht immer in einem Zahn sein, sondern kann auch in einem der Organe oder Gewebe sein, das diesem Zahn energetisch zugeordnet ist.

Beispiel: Länger andauernde Beschwerden im rechtsseitigen ISG können im Lauf der Zeit zu einer Irritation der Zähne **und** der Zahnzonen 18 und 48 beitragen. Wenn sich die Beschwerden im ISG gebessert haben, können sich auch die zugeordneten Zähne und Zonen wieder regenerieren, d. h., Entzündungen in situ können abklingen, Zahnfisteln sich zurückbilden.

Zu beachten: Jeder belastete Zahn kann sich auf evtl. konstitutionell schwache Bereiche des Menschen störend auswirken, unabhängig vom Voll'schen Schema. Hier sind die Messergebnisse von ganzheitlich arbeitenden Zahnärzten das Mittel der Wahl. Adressen dieser ganzheitlich arbeitenden Zahnärzte sind im Internet zu finden.

Begleittherapie während der ganzheitlichen Zahnsanierung

Ganzheitliche Zahnsanierung bedeutet Umsetzung der Ergebnisse von energetischen Messungen und verschiedenen klassischen Untersuchungen. Das kann sich beziehen auf

- Entfernung von unverträglichen Materialien wie Silberamalgam oder Kunststoffen verschiedener Art
- Zahnextraktionen und, wenn notwendig, Einsatz von Brücken etc.
- Prüfung, ob tote Zähne oder Zähne, deren Lage verändert ist, Störfelder darstellen
- operative Entfernung von impaktierten Zähnen u. a. m.

Die entsprechenden Zonen können schon einige Wochen **vor** Beginn der Sanierung unterstützend behandelt werden, in den Zahnzonen meist sedierend, in den Zuordnungen (Voll'sches Zahnschema) tonisierend.

Starke Reaktionen lassen sich deutlich abmildern, wenn direkt im Anschluss an den Zahnarztbesuch und an den folgenden Tagen die betroffenen Zahnzonen kurz sediert werden. Zur Unterstützung des Heilungsprozesses können die Patienten als **Eigenbehandlung** diese Zonen auch an der Hand mehrmals täglich kurz sedieren.

Wichtig: Frauen sollten darauf achten, dass sie während der Schwangerschaft und in der Stillzeit weder Silberamalgamfüllungen bekommen noch sie in diesen Zeiten entfernen lassen!

Zur **Ausleitung von Toxinen und Schadstoffen** werden die Zonen von Lymphe Kopf/Hals, Darm, Leber, Milz und Nieren weich tonisierend einbezogen. Wenn keine gezielte Begleit- oder Ausleitungstherapie mit homöopathischen Einzel- oder Komplexmitteln erfolgt, hat sich zusätzlich die Einnahme von **Kaffeekohle** (Rezeptur: Carbo Königsfeld Dr. Heisler, Fa. Müller Göppingen) bewährt: 2-mal täglich einen Teelöffel gut im Mund einspeicheln. Kaffeekohle gilt seit Jahrzehnten als **Resorptionsmittel** von Toxinen in Magen-Darm-Trakt und Lymphsystem, auch bei Kindern. Sie kann außerdem bei Parodontopathien morgens und abends lokal ins Zahnfleisch eingerieben werden.

Unterstützung bei Korrektur der Zahnstellung

Dies betrifft Spangenträger, Patienten, deren normale Okklusion (guter Aufeinanderbiss der Zähne) wieder hergestellt wird, u. a.m.

In der Zeit der Zahnkorrektur sollte darauf geachtet werden, dass häufig vegetative und/oder organische **Irritationen** auftreten, vielfach auch bei Jugendlichen:

- gesteigerte Nervosität
- geringere körperliche Belastbarkeit
- gestörter Schlaf
- stärkere emotionale Schwankungen
- vermehrtes Schwitzen oder Frieren
- mangelnde Konzentrationsfähigkeit

Diese Reaktionen werden durch die Kenntnis der Wechselbeziehungen zwischen den Zähnen und dem ganzen Organismus verständlich.

Hier bietet sich die RZF als begleitende Behandlung während der ganzen Zeit der Korrektur an. Sie kann bewirken, dass sich die angestrebte Normalisierung der Zahnstellung stabilisiert und die Zähne besser in ihrer vorgesehenen Position bleiben.

Die energetischen Wechselbeziehungen zwischen Zahn-Kiefer-Gebiet und dem übrigen Organismus

Die Wechselbeziehungen der Odontone des Oberkiefers zum übrigen Organismus	SINNESORGANE		Innenohr	Kieferhöhle		Siebbeinzellen		Auge	Stirnhöhle	
	GELENKE		Schulter Ellenbogen	Kiefer		Schulter Ellenbogen		Knie hinten		
								Hüfte	Kreuz-/Steißbein	
			Hand ulnar Fuß plantar Zehen u. KD*	Knie vorn		Hand radial Fuß Großzehe		Fuß		
	RÜCKENMARK-SEGMENTE		C 8 Th 1 Th 7 Th 6 Th 5 S 3 S 2 S 1	Th 12 Th 11 L 1		C 7 C 6 C 5 Th 4 Th 3 Th 2 L 5 L 4		Th 8 Th 9 Th 10	L 3 L 2 Co S 5 S 4	
	WIRBEL		H 7 B 1 B 6 B 5 S 2 S 1	B 12 B 11 L 1		H 7 H 6 H 5 B 4 B 3 L 5 L 4		B 9 B 10	L 3 L 2 Co S 5 S 4 S 3	
	ORGANE	Yin	Herz rechts	Pankreas		Lunge rechts		Leber rechts	Niere rechts	
		Yang	Duodenum	Magen rechts		Dickdarm rechts		Gallenblase	Blase rechts urogenitales Gebiet	
	ENDOKRINE DRÜSEN		Hypophysenvorderlappen	Nebenschilddrüse	Schilddrüse	Thymus	Hypophysenhinterlappen		Epiphyse	
	SONSTIGES		Zentrales Nervensystem Psyche	Mammadrüse rechts						
Neue Nomenklatur für die Oberkieferzähne			18	17	16	15	14	13	12	11
Neue Nomenklatur für die Unterkieferzähne			48	47	46	45	44	43	42	41
Die Wechselbeziehungen der Odontone des Unterkiefers zum übrigen Organismus	SONSTIGES		Energiehaushalt			Mammadrüse rechts				
	ENDOKRINE DRÜSEN, GEFÄSSE		periphere Nerven	Arterien	Venen	Lymphgefäße	Keimdrüsen		Nebenniere	
	ORGANE	Yang	Ileum rechts Ileozökales Gebiet	Dickdarm rechts		Magen rechts Pylorus		Gallenblase	Blase rechts urogenitales Gebiet	
		Yin	Herz rechts	Lunge rechts		Pankreas		Leber rechts	Niere rechts	
	WIRBEL		H 7 B 1 B 6 B 5 S 2 S 1	H 7 H 6 H 5 B 4 B 3 L 5 L 4		B 12 B 11 L 1		B 9 B 10	L 3 L 2 Co S 5 S 4 S 3	
	RÜCKENMARK-SEGMENTE		C 8 Th 1 Th 7 Th 6 Th 5 S 3 S 2 S 1	C 7 C 6 C 5 Th 4 Th 3 Th 2 L 5 L 4		Th 12 Th 11 L 1		Th 8 Th 9 Th 10	L 3 L 2 Co S 5 S 4	
	GELENKE		Schulter – Ellbogen			Knie vorn		Knie hinten		
			Hand ulnar Fuß plantar Zehen u. KD	Hand radial Fuß Großzehe				Hüfte	Kreuz-/Steißbein	
						Kiefer		Fuß		
	SINNESORGANE		Ohr	Siebbeinzellen		Kieferhöhle		Auge	Stirnhöhle	

▶ **Abb. 26.1** Zahnzusammenhänge (modifiziert nach: Rossaint A. Medizinische Kinesiologie, Physio-Energetik und Ganzheitliche (Zahn-)Heilkunde. Das Handbuch für Therapeuten. Kirchzarten: VAK; 2005).

Die Wechselbeziehungen der Odontone des Oberkiefers zum übrigen Organismus

<table>
<tr><td colspan="2">Stirnhöhle</td><td>Auge</td><td colspan="2">Siebbein-
zellen</td><td colspan="2">Kieferhöhle</td><td>Innenohr</td><td colspan="2">SINNESORGANE</td></tr>
<tr><td colspan="3">Knie hinten</td><td colspan="2" rowspan="2">Schulter
Ellenbogen</td><td colspan="2" rowspan="2">Kiefer</td><td rowspan="2">Schulter
Ellenbogen</td><td colspan="2" rowspan="3">GELENKE</td></tr>
<tr><td colspan="2">Kreuzsteißbein</td><td>Hüfte</td></tr>
<tr><td colspan="3">Fuß</td><td colspan="2">Hand radial
Fuß
Großzehe</td><td colspan="2">Knie vorn</td><td>Hand ulnar
Fuß plantar
Zehen u. KD*</td></tr>
<tr><td colspan="2">L 2 L 3
S 4 S 5 Co</td><td>Th 8
Th 9
Th 10</td><td colspan="2">C 5 C 6 C 7
Th 2 Th 3 Th 4
L 4 L 5</td><td colspan="2">Th 11 Th 12
L 1</td><td>C 8
Th 1 Th 5
Th 6 Th 7
S 1 S 2 S 3</td><td colspan="2">RÜCKENMARK-
SEGMENTE</td></tr>
<tr><td colspan="2">L 2 L 3
S 3 S 4 S 5 Co</td><td>B 9
B 10</td><td colspan="2">H 5 H 6 H 7
B 3 B 4
L 4 L 5</td><td colspan="2">B 11 B 12
L 1</td><td>H 7 B 1
B 5 B 6
S 1 S 2</td><td colspan="2">WIRBEL</td></tr>
<tr><td colspan="2">Niere links</td><td>Leber
links</td><td colspan="2">Lunge links</td><td colspan="2">Milz</td><td>Herz links</td><td>Yin</td><td rowspan="2">ORGANE</td></tr>
<tr><td colspan="2">Blase links
urogenitales
Gebiet</td><td>Gallen-
gänge
links</td><td colspan="2">Dickdarm
links</td><td colspan="2">Magen
links</td><td>Jejunum
Ileum
links</td><td>Yang</td></tr>
<tr><td colspan="2">Epiphyse</td><td colspan="2">Hypophysen-
hinterlappen</td><td>Thymus</td><td>Schild-
drüse</td><td>Neben
schild-
drüse</td><td>Hypophysen-
vorderlappen</td><td colspan="2">ENDOKRINE
DRÜSEN</td></tr>
<tr><td colspan="2"></td><td></td><td colspan="2"></td><td colspan="2">Mammadrüse
links</td><td>Zentrales
Nervensystem
Psyche</td><td colspan="2">SONSTIGES</td></tr>
<tr><td>21</td><td>22</td><td>23</td><td>24</td><td>25</td><td>26</td><td>27</td><td>28</td><td colspan="2">Neue Nomenklatur für
die Oberkieferzähne</td></tr>
<tr><td>31</td><td>32</td><td>33</td><td>34</td><td>35</td><td>36</td><td>37</td><td>38</td><td colspan="2">Neue Nomenklatur für
die Unterkieferzähne</td></tr>
<tr><td colspan="2"></td><td></td><td colspan="2">Mammadrüse
links</td><td colspan="2"></td><td>Energie-
haushalt</td><td colspan="2">SONSTIGES</td></tr>
<tr><td colspan="2">Nebenniere</td><td colspan="2">Keimdrüsen</td><td>Lymph-
gefäße</td><td>Venen</td><td>Arterien</td><td>periphere
Nerven</td><td colspan="2">ENDOKRINE
DRÜSEN, GEFÄSSE</td></tr>
<tr><td colspan="2">Blase links
urogenitales
Gebiet</td><td>Gallen-
gänge
links</td><td colspan="2">Magen
links</td><td colspan="2">Dickdarm
links</td><td>Jejunum
Ileum
links</td><td>Yang</td><td rowspan="2">ORGANE</td></tr>
<tr><td colspan="2">Niere links</td><td>Leber
links</td><td colspan="2">Milz</td><td colspan="2">Lunge links</td><td>Herz links</td><td>Yin</td></tr>
<tr><td colspan="2">L 2 L 3
S 3 S 4 S 5 Co</td><td>B 9
B 10</td><td colspan="2">B 11 B 12
L 1</td><td colspan="2">H 5 H 6 H 7
B 3 B 4
L 4 L 5</td><td>H 7 B 1
B 5 B 6
S 1 S 2</td><td colspan="2">WIRBEL</td></tr>
<tr><td colspan="2">L 2 L 3
S 4 S 5 Co</td><td>Th 8
Th 9
Th 10</td><td colspan="2">Th 11 Th 12
L 1</td><td colspan="2">C 5 C 6 C 7
Th 2 Th 3 Th 4
L 4 L 5</td><td>C 8
Th 1 Th 5
Th 6 Th 7
S 1 S 2 S 3</td><td colspan="2">RÜCKENMARK-
SEGMENTE</td></tr>
<tr><td colspan="3">Knie hinten</td><td colspan="2">Knie vorn</td><td colspan="3">Schulter – Ellbogen</td><td colspan="2" rowspan="3">GELENKE</td></tr>
<tr><td colspan="2">Kreuz-/Steißbein</td><td>Hüfte</td><td colspan="2"></td><td colspan="2" rowspan="2">Hand radial
Fuß
Großzehe</td><td rowspan="2">Hand ulnar
Fuß plantar
Zehen u. KD</td></tr>
<tr><td colspan="3">Fuß</td><td colspan="2">Kiefer</td></tr>
<tr><td colspan="2">Stirnhöhle</td><td>Auge</td><td colspan="2">Kieferhöhle</td><td colspan="2">Siebbeinzellen</td><td>Ohr</td><td colspan="2">SINNESORGANE</td></tr>
</table>

Die Wechselbeziehungen der Odontone des Unterkiefers zum übrigen Organismus

Abkürzungen: KD: Kreuz(bein)-Darmbein-Gelenk (ISG), C: Rückenmarksegmente der HWS, H: Halswirbel, Th: Thorakalsegmente, B: Brustwirbel

Besonders wirksam ist die RZF als Schmerz- und Akutbehandlung bei **Schwierigkeiten bei der Anpassung** an die Zahnspange. Die Zahnzonen werden gesamthaft weich tonisiert und die Zusammenhänge nach Voll dort einbezogen, wo besondere Verspannungen im Mundraum bestehen. Die Zonen der oberen Lymphwege, von Hinterhaupt, HWS, Darm und Beckenbänder werden mitbehandelt, ebenso Solarplexus und/oder eine Auswahl der Ausgleichsgriffe. Derselbe Therapievorschlag gilt für Patienten, die – meist nachts – mit den **Zähnen knirschen** und häufig deshalb eine Zahnspange tragen.

Eine spezielle Zahn-Kiefer-Regulation ist die **Bionator-Therapie** nach Prof. **Balters.** Dabei handelt es sich um eine funktionskieferorthopädische Therapie, bei der eine kleine Kunststoffplatte mit Metallbügeln über einen längeren Zeitraum unter die Zunge gelegt wird. Sie bewirkt, dass über die Muskelkräfte im Kieferbereich Umformungen der Zahnbögen und Änderungen der Zahn- und Kieferstellung erfolgen können [17].

26.3 Zusammenfassung

Jeder zahnärztliche Eingriff in den „Intimraum Mund“ kann auch Störungen in der **Gemütslage** auslösen. Bei Zahnextraktionen ist zu bedenken, dass sie immer einen Verlust darstellen, der sich manchmal unerwartet und spontan in Gefühlsirritationen zeigen kann. Die Formulierung „Weisheitszahn“, der nach Voll'schen energetischen Messungen u. a. auch mit der Psyche zusammenhängt, weist darauf hin. Der im Volksmund so bezeichnete Zahn wird in vielen anderen Sprachen ähnlich benannt.

Bei umfangreicheren Sanierungen im Mundraum (Silberamalgam-Entfernung, Auswahl neuer Füllmaterialien) ist dringend anzuraten, dies nur nach vorhergegangenen **fachkundigen Messungen** (z. B. EAV, Bioresonanz, Kinesiologie) durchzuführen und eine Zweitmeinung einzuholen. Umfassende Aufklärung über vorhandene Möglichkeiten führen ganzheitlich arbeitende Zahnärzte durch.

Wichtig: Heutzutage verkraften viele Patienten nicht mehr als die Extraktion **eines** Zahnes beim jeweiligen Zahnarztbesuch! Die Patienten sollten eingehend darüber informiert werden!

Aus der Praxis

Bericht einer RZF-Therapeutin: „Bei einem 16-jährigen Mädchen wurden vor 3 Tagen alle 4 Weisheitszähne in **einer** Sitzung gezogen. Komplikation mit starkem Nachbluten, starke Schwellung im ganzen Gesicht, starke Schmerzen.

RZF-Behandlung: 3 Tage hintereinander behutsame Schmerz- und Akutbehandlung mit Sedierung der 4 Zahnzonen und Behandlung der energetischen Zusammenhänge nach Voll. Häufig dazwischengeschaltet Ausgleichsgriffe. Als Abschluss der jeweiligen Behandlung Lymphzonen von Kopf, Hals und Thorax. Ausgiebige Nachruhe.

Therapie-Hausaufgabe: 3- bis 4-mal täglich kurze Eigenbehandlung der 4 Zahnzonen an den Kleinfingern mit sedierendem Verweilgriff, Dehnen der Schwimmhäute zwischen den Fingern zur Anregung des Lymphflusses.

Ergebnis: Bereits nach der ersten Behandlung deutliche Minderung der Gesichtsschwellung und der Schmerzen. Ruhigerer Schlaf, die Patientin „fühlt sich wieder unter den Lebenden“. Nach 3 Behandlungen weiterer Rückgang der Schwellung und Stabilisierung des Gesamtzustandes.“

27 Reflexzonen der Beckenbänder

Beckenbänder bestehen, wie Faszien, Knorpel und Knochen, hauptsächlich aus kollagenem Bindegewebe und dienen der **Verbindung**, **Stabilisierung** und **Beweglichkeit** der knöchernen und organischen Strukturen des Beckens.

Die Zonen der Beckenbänder hat **Walter Froneberg** (▶ Abb. 27.1) in den frühen 1980er Jahren anhand der Grundlagen unserer Kurse entwickelt, sie wurden später durch eigene Erfahrungen ergänzt und modifiziert. Zu Beginn war ihr Einsatz mehr auf statisch-muskuläre Belastungen des Beckens beschränkt, aber es zeigte sich bald, dass sie eine wesentlich größere Indikationsbreite haben.

27.1 Indikationen

- statisch-muskuläre Belastungen wie Beckenschiefstand, Lumbalgien, HWS-Beschwerden, Diskusprolaps, Skoliosen, Kox- und Gonarthrose, Schulter-Arm-Syndrom, Epikondylitis
- chronisch kalte Füße, venöse, arterielle oder lymphatische Stauungen der Beine und des Beckens
- nach Operationen im Bauchraum, im kleinen Becken, an den Beinen nach abgeschlossener Wundheilung
- funktionelle und organische Störungen der Kleinbeckenorgane wie Menstruations- und klimakterische Beschwerden, Eileiterverklebungen, Senkungsbeschwerden; Prostataprobleme, Sterilität, Impotenz
- körperliches Ungleichgewicht, psychische Instabilität
- Migräne, Spannungskopfschmerz, Tinnitus
- Kiefer- und Kiefergelenksprobleme z. B. bei Spangenträgern, Störungen in der Okklusion (Aufeinanderbiss), nächtliches Zähneknirschen (▶ Abb. 21.5).

27.2 Kontraindikationen

- frische Operationen im Bauch-Becken-Raum
- Entzündungen im Bauch-Becken-Raum
- bis etwa 4. Schwangerschaftsmonat
- sehr stark ausgeprägte Lymphstauungen der Beine und Füße (z. B. Elephantiasis) und Krampfadern, die bis in die Fußzonen reichen
- alle Kontraindikationen (s. Kap. 5.2)

27.3 Behandlungstechnik

Das Auffinden und die Durchführung der Behandlung erfordert eine exakte praktische Anleitung, denn die Technik ähnelt zwar dem Verweilgriff, muss aber gut eingeübt werden. Der richtige Winkel, mit dem in Richtung Periost gearbeitet wird, ist entscheidend für das treffsichere Behandeln der Zonen der Beckenbänder.

Da die einzelnen Zonen meist am Periost der Innen- und Außenferse liegen, sind sie in der Regel etwas schmerzhaft. Eine **Belastung** liegt vor, wenn der Schmerz an einer Zone länger als ca. 5 Sekunden anhält. Der Griff wird dort so lange gehalten, bis die Intensität des Schmerzes deutlich nachlässt, allerdings nicht länger als ca. 15 bis 20 Sekunden. Auch wenn nur einzelne Zonen schmerzhaft sind, ist es angebracht, jeweils **alle** Zonen kurz zu überprüfen und ggf. zu behandeln.

Zur **Vorbereitung** der Behandlung der Zonen der Beckenbänder werden das ganze kleine Becken und die untere Wirbelsäule mit Kreuzbein und ISG mit weichen Griffen lockernd durchgearbeitet. Auch eine Auswahl von Ausgleichsgriffen ist zur Tonusregulierung meist angezeigt.

Je nach Krankheitsbild ist es sinnvoll, auch die Zonen von Organen und Systemen, die zum Beschwerdebild des Patienten gehören, mit zu behandeln, z. B. das Hormonsystem bei Frauen mit Zyklusbeschwerden, obere Wirbelsäule mit Nacken bei Kopfschmerzen verschiedener Art und Genese.

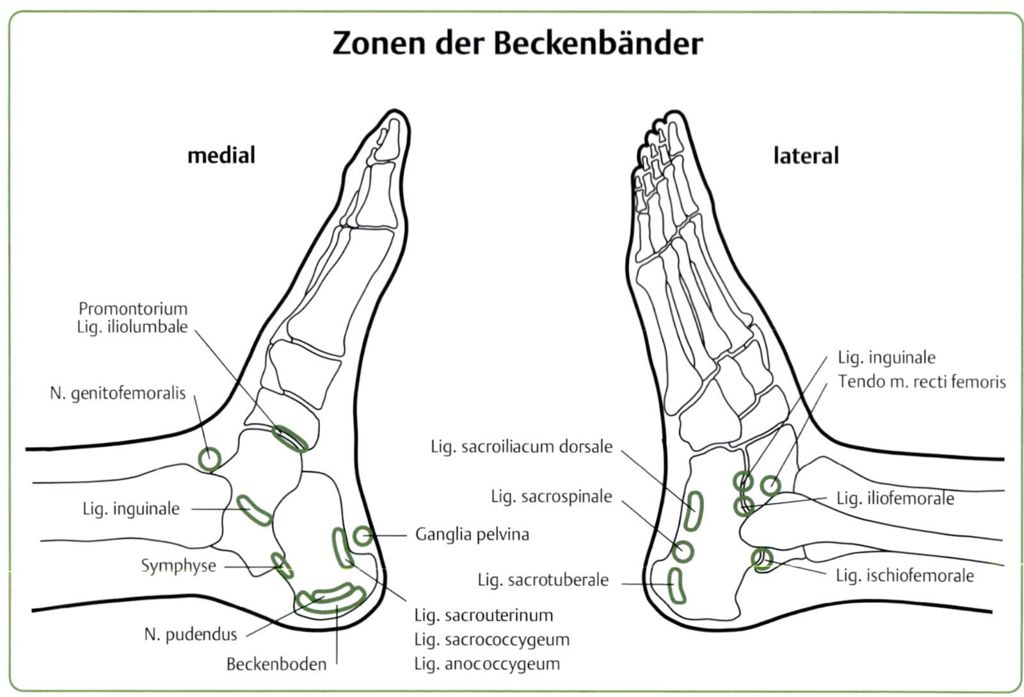

▶ **Abb. 27.1** Zonen der Beckenbänder.

28 Reflexzonen des Gesichtes und des Halses

28.1 Allgemein

Im Gesicht des Menschen prägt sich seine Individualität besonders deutlich aus. Darüber geben die Antlitzdiagnostik und die Pathophysiognomie ausführlich Auskunft [39]. Die funktionellen Zusammenhänge zwischen den einzelnen Gesichts-Hals-Zonen und dem ganzen Organismus können aber auch therapeutisch genutzt werden. Sie lassen sich über verschiedene Wege erklären:

- Nervensystem
- Entwicklungsgeschichte
- Meridiane
- Formenähnlichkeiten
- Empirie

Es handelt sich dabei immer um **Wechsel**beziehungen: Eine Erkrankung z. B. der Nieren kann die Augen beeinflussen, eine Augenerkrankung kann sich auf die Funktion der Nieren auswirken.

28.2 Die Zusammenhänge im Einzelnen

Die jeweiligen Gesichtszonen sind in ▸ **Abb. 28.1** ersichtlich.

1. Wechselbeziehungen zwischen Augen und:
   - **Pankreas:** Als Spätfolge bei Diabetikern ist die Zerstörung der Netzhaut bekannt.
   - **Schilddrüse:** Bei Überfunktion der Schilddrüse kann sich ein Exophthalmus (deutliches Hervortreten des Augapfels) entwickeln.
   - **Nieren:** Sowohl die Augen als auch die Nieren sind paarige Organe und befinden sich in den gleichen FitzGerald'schen Längszonen. Beide sind am Transport von Flüssigkeiten („Lösungen") beteiligt.
   - **Leber** und **Gallenblase:** An den Skleren ist der Ikterus (Übertritt von Gallenbestandteilen ins Blut und in andere Körpergewebe) durch den weißen Untergrund der Bindehaut am frühesten erkennbar.
   - **Nacken:** Muskuläre Verspannungen finden sich relativ häufig bei stark Sehbehinderten. Bei Schleudertraumen im HWS-Bereich sind die Augen mitbelastet. Neurophysiologisch: Bei Müdigkeit schließen sich die Augenlider und der Mensch „nickt ein".
   - **Magen:** Die Augen „essen mit", d. h., Speichelfluss und Magensaftsekretion sind in ihren Reaktionen aufeinander abgestimmt. Der Magen-Meridian versorgt u. a. die Augen und endet in den Augenzonen an den Füßen.
   - **Innenohr** und Augen ermöglichen gemeinsam die Koordination der Bewegung (Gleichgewicht). Beide entstehen aus dem gleichen Keimblatt (Ektoderm).
2. **Wechselbeziehungen** zwischen **Augenbrauen** und **Blasen-Meridian:** Sein 1. Punkt liegt medial an den beiden Augenbrauen. Er versorgt in seinem Verlauf bis zu den kleinen Zehen u. a. Rückenmuskulatur, Nieren, Blase, Kleinbeckenorgane und die dorsalen Bereiche der Beine mit seiner Energie.
3. **Wechselbeziehungen** zwischen **Mund** und **Nasen-Rachen-Raum** und:
   - **Blasen-Genital-Raum:** Die Schleimhaut entsteht jeweils aus demselben Keimblatt (Entoderm).
   - **Unterleibsorganen:** Schleimhautveränderungen im Genitalraum (z. B. in der Schwangerschaft): physiologische und pathologische Veränderungen.
   - **Stoffwechselsystem:** Soor im Mundinnenraum und Herpes an den Lippen entstehen durch Dysbakterie im Darm.
4. **Wechselbeziehungen** zwischen **Lippen** und:
   - **Sphinktern:** Mühsam zahnende Säuglinge sind um den unteren Schließmuskel, den After, wund. Hastiges Trinken bei Pylorusspasmus („Schrei- und Speikinder") u. a. m.
   - **Muttermund:** Der Tonus von Lippen und Muttermund ist aufeinander abgestimmt – vielfache Bestätigung durch Beobachtungen der Hebammen.
   - **Verdauungsorganen:** Trockene, stark faltige und rissige Lippen, Rhagaden, Herpes labialis treten bei Magen-Darm-Problemen auf.

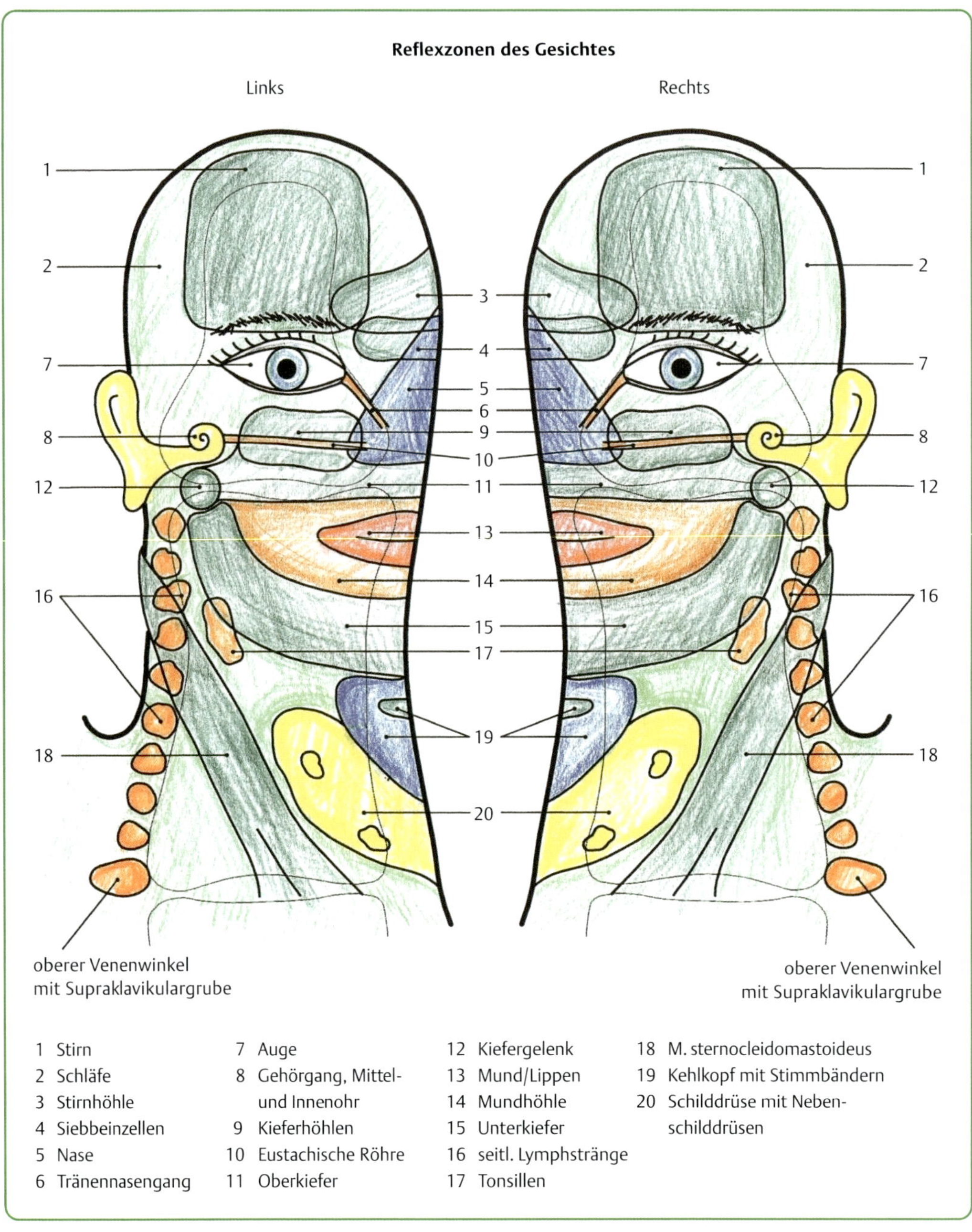

▶ **Abb. 28.1** Gesichtszonen.

5. **Wechselbeziehungen** zwischen **Stimmbändern** und **Genitale:**
   - **Stimm- und** Stimmungsveränderungen hängen mit der Schwangerschaft, dem monatlichen Zyklus, der Pubertät („Stimmbruch") und der Menopause zusammen. Berühmte Sängerinnen dürfen ihre Stimme während der Menstruation schonen.
   - Unterleibserkrankungen und -operationen können die Stimmlage und den -umfang verändern.
6. **Wechselbeziehungen** zwischen **Eustachischer Röhre** (Ohrtrompete) und **Eileiter bzw. Samenstrang:**
   - Gewebeaufbau, Funktion und Form sind der Eustachischen Röhre ähnlich.
   - **Sprachhinweis:** Beide, Eustachische Röhre und Eileiter, sind „Tuben".
7. **Wechselbeziehungen** zwischen **Kiefergelenk** und:
   - **Hüftgelenk:** Sowohl das Kiefer- als auch das Hüftgelenk werden vom Gallenblasen-Meridian versorgt. Hüftpatienten haben relativ häufig Gallenblasenbelastungen und vice versa. **Formenähnlichkeit** zwischen Kiefer- und Hüftgelenk (▶ **Abb. 21.5**).
   - **Vegetativum:** Das Gelenk und die zugeordnete Muskulatur sind häufig verspannt, wenn emotionale Schwierigkeiten vorhanden sind.
8. **Wechselbeziehungen** zwischen **Ohren** und:
   - **Darm:** Keimblattzusammenhang: Das Entoderm bildet das Epithel von Paukenhöhle und Magen-Darm-Trakt.
   - Der **Dünndarm-Meridian** endet am Ohrläppchen.
   - **Genitale:** Die Ohrmuschel und die Keimdrüsen entstehen beide aus dem Mesoderm. Ohren gehören zu den erogenen Zonen. Bei Mumps können Komplikationen in Form von Orchitis (Hodenentzündung) und Sterilität auftreten.
   - **Nieren:** Ohren und Nieren sind paarig, beide sind Partnerorgane (zu jemandem „gehören"). Beide entstehen aus dem Mesoderm.
   - **Tonsillen:** Sie liegen in direkter Nachbarschaft der Ohren, ihre Filterfunktion leisten sie auch für die Ohrenregion. Beide, Ohren und Tonsillen, entstehen aus dem Ektoderm.
9. **Wechselbeziehungen** zwischen **Zähnen** und **Verdauungstrakt:**
   - Hier beginnt nach der Zerkleinerung der Nahrung die **Verdauung** – das Speichelenzym Ptyalin bewirkt die Kohlenhydrat-Vorverdauung.
   - Über **energetische Messungen** sind 24 Zähne dem Verdauungstrakt zugeordnet.
   - **Darmstörungen** treten häufig auf bei mühsam zahnenden Kindern.
   - **Emotionale Befindlichkeit:** Wir „beißen uns die Zähne aus" an Problemen, die wir nicht „verdauen" können.
10. **Wechselbeziehungen** zwischen **Schilddrüse** und:
    - **Genitale:** In ganzheitlich orientierten Therapien wird die Schilddrüse als „drittes Ovar" bezeichnet. Bei Mädchen und Frauen sind häufig Schilddrüsenprobleme in der Pubertät und den Wechseljahren bekannt.
    - **Herz:** Schilddrüsenhormone beeinflussen u. a. den Herzrhythmus (paroxysmale Tachykardie).
    - **Augen:** Überfunktion der Schilddrüse (S. 227)
    - **7. Halswirbel:** Bindegewebsverdickungen in diesem Gebiet, sog. „Witwen- oder Hormonbuckel", sind bekannt nach schweren Unterleibsoperationen, sie treten auch in der Menopause auf.
    - **allen endokrinen Drüsen:** Sie hängen untereinander zusammen.
11. **Wechselbeziehungen** zwischen **Tonsillen** und:
    - **Ohren:** Filterfunktion der Tonsillen (S. 229)
    - **Nieren:** Beide sind paarige Organe, beide haben Filterfunktionen und sind ähnlich in ihrer Form.
    - **Gelenken:** Chronisch entzündete Tonsillen können am Entstehen von rheumatischen (und anderen) Erkrankungen beteiligt sein.
    - **Herz:** Bakterielle Tonsillitis kann zu Herzmuskelentzündung führen.
    - **Leber:** Beide entstehen aus dem gleichen Keimblatt (Entoderm), beide sind wichtige Entgiftungsorgane.

Arbeitsweise: Meist eignet sich der Zeigefinger am besten zur punktuellen Behandlung dieser Zonen. Bei Lymphstauungen im Bereich des Gesichtes und Halses bieten sich die alternierenden Streichungen aus der RZF-Lymphbehandlung an.

Einsatz der Gesichtszonen: Zum besseren Verständnis: Wie in Kap. 10.2.3 bereits beschrieben, lassen sich die Zonen von Kopf und Hals gesamthaft an allen Zehen von plantar, dorsal, medial und lateral behandeln. Allerdings sind in den ▶ **Abb. 10.1** und ▶ **Abb. 10.2** die Zonen des Gesichtes an den beiden Großzehen nur **allgemein** erfasst.

Ausführlich und **detailliert** werden sie erst in diesem Kapitel und mit ▶ **Abb. 28.1** dargestellt, denn die Lokalisation aller Gesichtszonen in konzentrierter Form an den beiden Großzehen hat sich erst in Jahrzehnten praktischer Erfahrungen ergeben. Sie kann etwa im Sinne eines nochmals verkleinerten Mikrosystems verstanden werden.

Für den Praxisalltag gilt:

- Die ausführlichen Gesichtszonen an den Großzehen vereinfachen den **Erstbefund**, denn auf der kleinen Fläche sind alle Zonen mit wenig Zeitaufwand zu überprüfen.
- Im Laufe der **Folgebehandlungen** ist es jedoch wichtig, auch die belasteten Zonen im Bereich aller anderen Zehen mit zu erfassen.
- Die Praxis zeigt, dass z. B. häufig sowohl die Ohrenzonen an den beiden Großzehen als auch die an den Zehen 4 und 5 behandlungsbedürftig sind.
- Therapeutisch besonders interessant sind die in diesem Kapitel erwähnten **Funktionszusammenhänge**, die sich zwischen den Gesichtszonen und vielen Organen des Menschen herstellen lassen. Sie ermöglichen eine umfassende Behandlung der Beschwerden der Patienten.

Aus meiner Praxis

In den späten 1970er Jahren kamen innerhalb weniger Wochen 3 Patienten zur Behandlung, deren Tränenflüssigkeit nur noch geringfügig über den Tränenkanal in den Nasen-Rachen-Raum abfließen konnte. Zwei Frauen litten an chronischen Entzündungen und Allergien im Kopfbereich, beim dritten Patienten waren durch einen schweren Unfall alle Gesichtsknochen zertrümmert worden.

Nachdem von E. Ingham bereits die Zonen der Stirn an den Großzehennägeln und auch neutral die des Nasen-Rachen-Raums existierten, war meine Überlegung, dass sich vielleicht die Zonen des Tränenkanals exakt lokalisieren lassen könnten. Der Tastbefund ergab bei den beiden Frauen eine nur Millimeter kleine, harte und sehr schmerzhafte Verdickung proximal der Nägel (= Teil des Nasen-Rachen-Raums). Beim dritten Patienten war der Bereich großflächig hochempfindlich.

In dem Maße, wie sich im Laufe einiger Behandlungen bei den beiden Patientinnen die harten Gewebeverdickungen auflösten, fanden die Sekrete wieder ihren normalen Weg nach innen. Beim dritten Patienten lief die Tränenflüssigkeit weiterhin nach außen ab, allerdings hatte er deutlich weniger Gesichtsschmerzen. Zu den Symptomzonen wurden bei allen auch andere Zonen miterfasst, vor allem waren häufig Ausgleichsgriffe notwendig.

Aus diesem eindrücklichen Erlebnis entwickelten sich, zusammen mit Erfahrungen der Lehrtherapeuten und Kursteilnehmer, die heutigen detaillierten Gesichtszonen.

29 Reflexzonen des Lymphsystems

29.1 Allgemein

So wenig sich ein Instrument durch Lesen erlernen lässt, so wenig ist auch die ganz spezielle therapeutische Arbeit in den Zonen des Lymphsystems allein durch Lesen erlernbar. Um wirklich damit arbeiten zu können, muss das Kopf-Wissen durch praktisches Üben und Erleben ins Hand- und Erfahrungswissen führen.

Die Entstehung der spezifischen Zonen des Lymphsystems ist m. E. eine der **zentralen Entwicklungen** in der RZF. Es hatte sich aus den praktischen Erfahrungen der vorausgegangenen Jahrzehnte gezeigt: Wir konnten uns mehr und mehr darauf verlassen, dass sich der Mensch als „Selbstabbildung des Ganzen" in seinen Füßen auf außergewöhnlich exakte Weise erfassen und behandeln lässt.

So war es für mich bereits in der Mitte der 1980er Jahre nur folgerichtig, den Versuch zu starten, auch das Fließsystem der Lymphe in die entsprechenden Areale an den Füßen zu übertragen. Nach einigen Jahren der Eigenerfahrungen und Beobachtung der Wirkungen bei entsprechenden Patientengruppen wurden die Zonen des Lymphsystems 1993 offiziell in unsere Gesamtausbildung integriert.

Einige Lymphzonen waren zwar bereits von W. FitzGerald und E. Ingham bekannt: Tonsillen, Appendix, Milz, Lymphbereiche der Leistenbeuge. Aber es war offensichtlich, dass die bisher entwickelte punktuelle Behandlungstechnik geändert werden musste, um dem Prinzip des Lymphsystems im Ganzen gerecht zu werden. So entstand mit sanften, zielgerichteten Streichungen eine **neue Behandlungstechnik**, bei der wir uns an der physiologischen Fließrichtung der Lymphe orientieren.

Interessant: Wenn bedacht wird, dass alle Organe, auch das Gehirn, mit Lymphgefäßen versorgt sind, ist verständlich, dass wir schon **vor** der umfangreichen Lymphbehandlung auch mit der klassischen RZF gute Resultate hatten, v. a. bei Patienten mit **allgemeinen** Lymphbelastungen. Es hat sich allerdings gezeigt, dass die Ergebnisse mit der neuen Art, das Lymphsystem **gezielt** zu behandeln, bei speziellen **Lymph-Indikationen** deutlich verbessert werden konnten.

29.2 Vorteile der RZF-Lymphbehandlung

- Sie ist **nicht schmerzhaft**. Heutzutage kommen vermehrt Patienten zur Behandlung, die aus unterschiedlichsten Gründen keinen Schmerz mehr ertragen. Sie erleben mit Erleichterung, wie die sanfte, streichende Qualität der RZF-Lympharbeit stagnierende Prozesse wieder in Bewegung setzen kann.
- Sie wirkt deutlich auf die **emotionale Ebene.** Obwohl zunächst mehr die positiven Wirkungen im Körperlichen beobachtet wurden, stellte sich schon bald heraus, dass sich die Patienten auch psychisch stabilisierten. (Hinweisgebend: Ein anderes Wort für „Flüssigkeiten" ist „Lösungen". Da auch die Lymphe eine Flüssigkeit ist, bestätigt die Doppelbedeutung des Wortes „Lösungen" unsere jahrzehntelangen Erfahrungen.)
- Sie lässt sich gut mit der **manuellen Lymphdrainage** kombinieren, sowohl in einer Behandlung als auch im Wechsel innerhalb einer Serie.
- Sie ist **zeit-ökonomisch**, denn die Behandlung konzentriert sich auf die kleine Fläche der Füße.

29.3 Indikationen – Kontraindikationen

Indiziert sind:

- lymphatische Erkrankungen verschiedenster Art, auch postoperativ
- chronische Infekte der Sinushöhlen und Ohren
- Allergien, vor allem auch bei Kindern, generelle Abwehrschwäche

- alle statisch-muskulären Belastungen, Bewegungseinschränkungen der Gelenke (außer im akuten Entzündungsstadium)
- Sportverletzungen verschiedener Art, Unfallnachsorge
- Insuffizienzen im Transport verschiedener Körperflüssigkeiten, z. B. gestaute Venen, Kreislaufbelastungen, verminderte Harnausscheidung, prämenstruelles Syndrom, Laktationsschwierigkeiten stillender Mütter u. a. m.
- chronische Erkrankungen wie Multiple Sklerose, Morbus Parkinson, Apoplex
- psychovegetative Irritationen wie Unruhezustände, Niedergeschlagenheit
- Ein- und Durchschlafprobleme, Hyperaktivität, ADHS bei Kindern und Erwachsenen
- ab etwa dem 4. Monat Schwangerschaftsbeschwerden verschiedener Art, auch emotionale Unausgeglichenheit
- Begleitung bei Fasten- und Entschlackungskuren und bei ganzheitlicher Zahnsanierung zur Unterstützung der Ausleitung von Toxinen
- Betreuung in der letzten Lebenszeit als kurze, entlastende Behandlung

Kontraindiziert sind:

- starke Infekte, z. B. hochfieberhafte Virusgrippe, akute Angina tonsillaris, akute Hepatitis
- Entzündungen im Lymph- und Venensystem wie Lymphangitis oder Phlebitis
- Phlegmonen (diffuse Entzündungen im Bindegewebe mit lokalen, starken Entzündungszeichen)
- kardiales Ödem und andere, schwerwiegende Herzerkrankungen
- degenerative Nierenerkrankungen, Lungenemphysem
- chronischer Bluthochdruck unklarer Genese, v. a. bei alten Menschen

Außerdem gelten alle Kontraindikationen, wie sie in Kap. 5.2 beschrieben sind.

29.4 Praxis der RZF-Lymphbehandlung

Die 3 Abschnitte der RZF-Lymphbehandlung:

1. Die **Vorbereitung:** Sie wird in den Zonen (▶ **Abb. 29.1**) durchgeführt, die mit der Lymphe in direkter Beziehung stehen:
   - harnableitende Wege
   - Darm, Leber
   - Milz, Herz
   - Thymus

   Die Zonen werden mit den bekannten Griffen tonisiert. Als Abschluss der Vorbereitung folgen ein oder 2 Ausgleichsgriffe, denn die Lymphe kommt bei stabilem Vegetativum leichter in ihr Fließgleichgewicht.
2. Die **gezielte Behandlung in den Lymphzonen:** Wir unterscheiden 2 verschiedene Grifftechniken:
   - Die Behandlung der 4 **Sammelgefäße:** oberer Venenwinkel an der Supraklavikulargrube, Cisterna chyli, mediale Leistenlymphknoten, Axillarlymphknoten. Sie werden punktuell mit sanften, in die Gewebetiefe führenden Kreisbewegungen durchgeführt, um den Abfluss der Lymphe an diesen zentralen Stellen zu gewährleisten.
   - Die Behandlung der **Lymphgefäße** in deren Fließrichtung: Sie werden mit sog. „alternierenden Streichungen" (▶ **Abb. 29.2**, ▶ **Abb. 29.3**) durchgeführt: Der Finger einer Hand streicht in der vorgegebenen Bahn sanft auf das zugeordnete Sammelgefäß zu. Bevor er die Streichung beendet, folgt der Finger der anderen Hand in derselben Bahn, um die Lymphe gleichmäßig zum Fließen anzuregen. Je nach Größe der zu behandelnden Fläche und der Füße des Patienten können auch 2 oder 3 Finger eingesetzt werden. Die ganze RZF-Lymphbehandlung ist in **5 Zonengruppen** unterteilt:
     - Kopf und Hals
     - Thorax und Oberbauch
     - Bauchraum und Becken
     - Leistenbeuge und Glutäen
     - Oberschenkel bis Knie

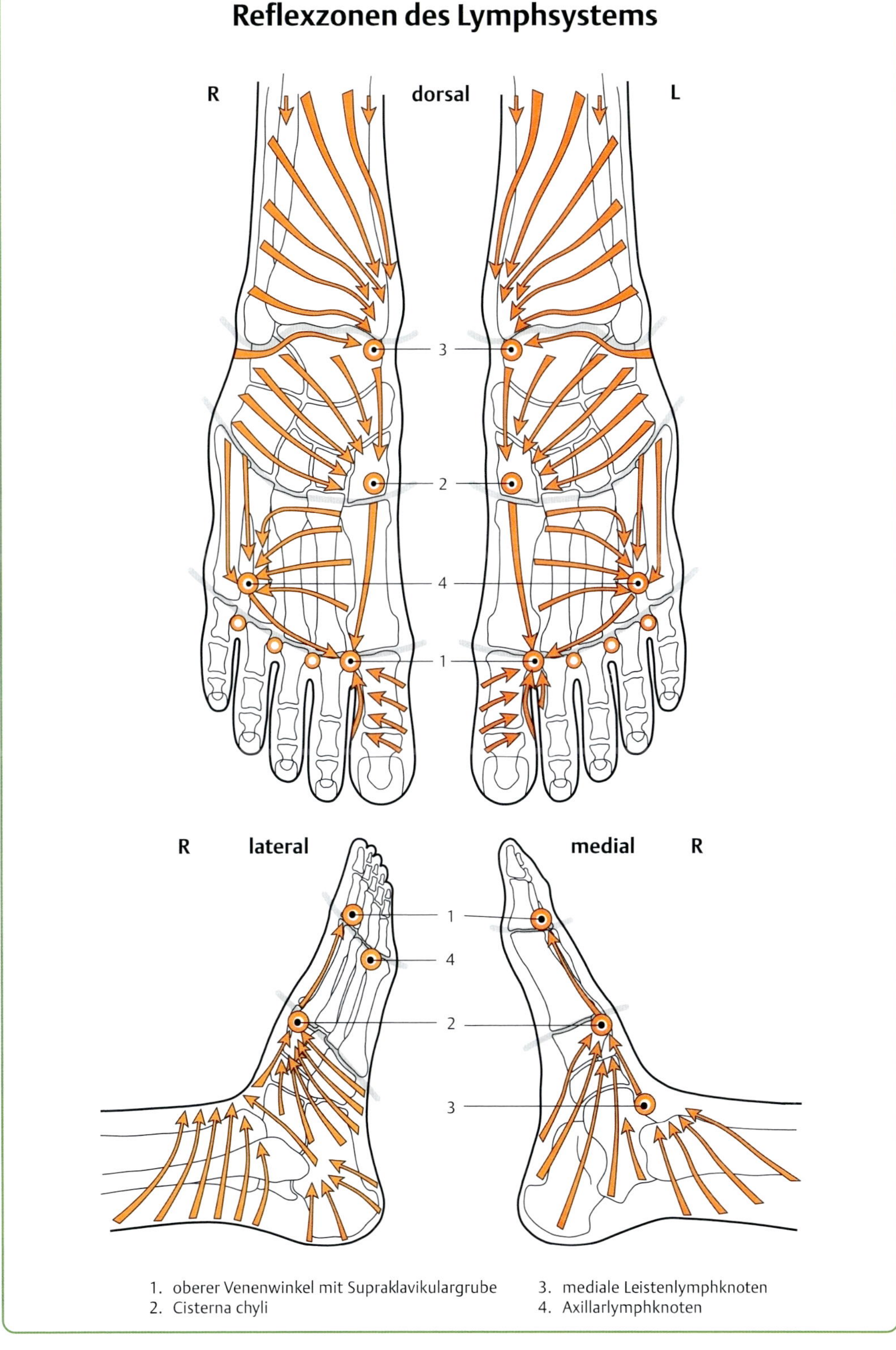

▸ **Abb. 29.1** Lymphzonen in der Einteilung Kopf – Hals, Thorax – Oberbauch, Bauchraum – Becken, Oberschenkel bis Knie.

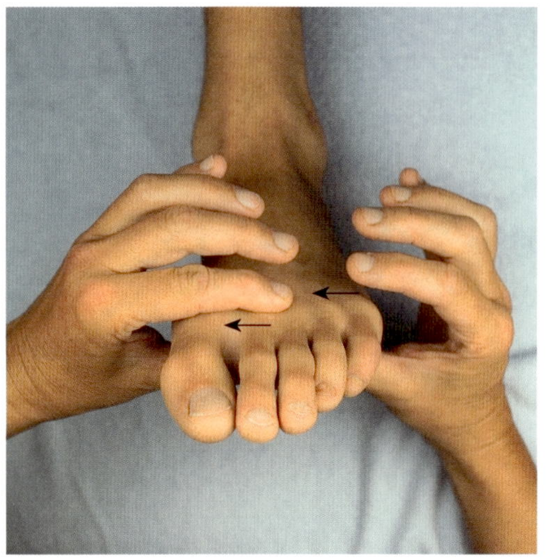

▶ **Abb. 29.2** Alternierende Streichungen in der Zone Sternoklavikularlinie.

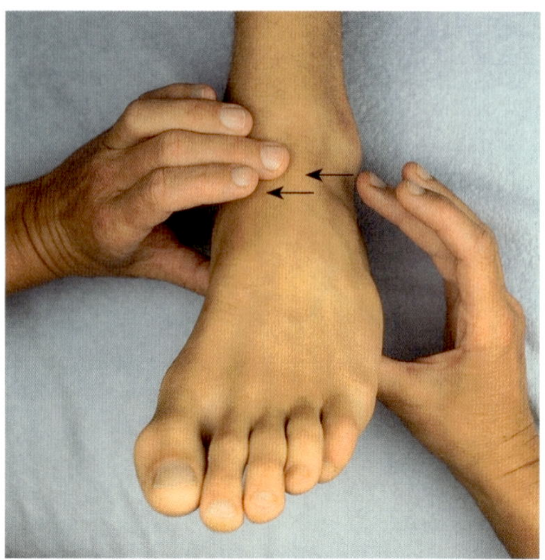

▶ **Abb. 29.3** Alternierende Streichungen in der Zone Leistenbeuge.

Jede alternierende Streichung wird in der entsprechenden Zone so oft wiederholt, bis sich die evtl. vorhandene Gewebestauung verbessert hat. Meist genügen 4, 5 Streichungen, je nach Befund sind es manchmal weniger, manchmal mehr. Die Verbesserung lässt sich daran erkennen, dass die Finger in gleichmäßigem Fluss und ohne Stockung durch das Gewebe streichen können. Nach jeder Gruppe sind die zugeordneten Sammelgefäße nochmals zu behandeln. Zur Überleitung in die nächste Zonengruppe werden die Zonen von Herz, Nieren und Darm jeweils tonisiert.

3. Der **Abschluss** wird gleich gestaltet wie die Vorbereitung.
   Die **Nachruhe** zur Einleitung des Regenerationsprozesses ist besonders wichtig, auch die vermehrte Zufuhr von Flüssigkeit – am besten ist Wasser oder leichter Kräutertee.

29.5 Mögliche Reaktionen

Obwohl sie sanft durchgeführt wird, sollte nicht unterschätzt werden, dass auch bei der RZF-Lymphbehandlung **stärkere Reaktionen** auftreten können. Sie hängen immer mit dem Krankheitshintergrund und der Regenerationsfähigkeit des Patienten zusammen. Alle üblichen Reaktionen des vegetativen Nervensystems, wie sie in Kap. 4.2 aufgeführt sind, gelten auch hier.

- Spezielle Reaktionen **während** der Lymphbehandlung:
  - Druck und Stauung an Brustbein, Herz, Kopf und Hals
  - Augendruck, trockene oder brennende Augen, v. a. bei Allergikern
  - weniger Speichelfluss, trockener Mund (es bleibt einem „die Spucke weg")
  - anhaltender Schwindel im Liegen oder Aufstehen
  - kurzzeitige Übelkeit von Magen oder Kreislauf ausgehend
  - motorische Unruhe
  - vermehrter Druck in der Nierengegend
- Umgang mit Reaktionen **während** der Lymphbehandlung:
  - Tonisieren der Herzzone zur besseren Aufnahme der Lymphflüssigkeit in den Blutkreislauf und/oder
  - Tonisieren der Nierenzonen, die fast identisch mit den Zonen der Nebennieren sind (Adrenalinausschüttung), und/oder
  - Einfügen eines Ausgleichs- oder eutonischen Griffes und/oder

- Behandlung der Solarplexuszone (s. Kap. 10.8.4)
- ausführliche Nachruhe und Anregung zu vermehrtem Trinken

Es genügen 1 bis 2 der vorgeschlagenen Griffe.

- Reaktionen in den Behandlungs**intervallen;**
  - Vermehrte Harnausscheidung. Innerhalb der ersten Behandlungen kann es auch kurzfristig zu zusätzlichen Stauungen kommen, die im weiteren Verlauf jedoch nachlassen.
  - Ausgeprägtes Durstgefühl, ab und zu auch gesunder Hunger.
  - Besseres Lebensgefühl als Hinweis auf psychovegetative Harmonisierung.
  - Intensivere Träume als Zeichen, dass sich aktuelle Lebensthemen über innere Bilder zeigen.
  - Ausgiebiges Gähnen weist auf tiefgreifende Lösung von Verspannungen hin, Dysstress kann abgebaut werden. Zugleich wird der Atem tiefer und ruhiger.
  - Darmgeräusche als Indikatoren dafür, dass sich unbewusste oder verdrängte emotionale Blockaden [4] lösen.
  - Weniger Flüssigkeitsstauungen in Händen und Armen, Füßen und Beinen, auch im Rumpf, z. B. bei Patienten mit Aszites. Dies sind Hinweise dafür, dass der Stoffwechsel angeregt wird.

Bei Lymphödemen in den Extremitäten, z. B. bei Frauen nach Mamma-Ablatio oder bei starken Stauungen in den Beinen sollten, vor, während und nach einer Serie von RZF-Lymphbehandlungen an verschiedenen Stellen der betroffenen Extremität **Umfangmessungen** durchgeführt werden. Dadurch sind Veränderungen objektivierbar.

  - Veränderungen in Hautbeschaffenheit: gelöster bzw. strafferer Gewebetonus (z. B. im Gesicht), verminderter bzw. manchmal kurzfristig vermehrter Juckreiz, veränderte Schweißabsonderung
- **Behandlungsdauer und -intervalle:**
  Mittelwert einer **einzelnen** Behandlung: 25 bis 30 Minuten. **Vorsicht** bei sehr geschwächten Patienten: Hier genügen zu Beginn 15 Minuten, in denen v. a. die zentralen Sammelgefäße behandelt werden, verbunden mit Ausgleichsgriffen. Stabile Patienten können je nach Indikation auch länger behandelt werden.
  Als **Serie** sind, je nach Erkrankung, 6 bis 8 bis 10 Behandlungen indiziert. Sie werden zu Beginn 2- bis 3-mal wöchentlich angeboten, später können die Intervalle auf wöchentlich, 14-tägig oder einmal monatlich verlängert werden.
  Bei **Dauerpatienten** ist gut zu beobachten, wann die Umstimmungswirkung der RZF-Lymphbehandlung nachlässt. Evtl. können manuelle Lymphdrainage oder andere passende Behandlungen dazwischengeschaltet werden.

Nach der RZF-Lymphbehandlung sollten auch die Therapeuten mehr trinken und gründlich ihre Hände waschen, um sich energetisch zu **neutralisieren**, bevor die nächste Behandlung beginnt.

Auch bei der RZF-Lymphbehandlung gilt: Die exakte Durchführung dieser speziellen Grifftechnik kann nicht allein durch Lesen erlernt werden; sie braucht genaue praktische Anweisung und persönliche Erfahrung in den Ausbildungskursen (s. Kap. 9).

30 Wechselbeziehungen zwischen Reflexzonen am Fuß und Meridianen

30.1

Allgemein

Alle Systeme, aus denen der Mensch besteht, die sichtbaren und die unsichtbaren, sind wechselwirksam miteinander verbunden. Sie gewährleisten in ihrem Zusammenspiel den harmonischen Ablauf sämtlicher Lebensfunktionen. Unter vielen können auch die energetischen Prinzipien der Meridiane und der Reflexzonen am Fuß kombiniert werden.

Die therapeutische **„Brücke"** zwischen den beiden Methoden: Etwa ein Viertel bis ein Drittel der Lebenskraft, die in einem Meridian fließt, steht auch dem Organ oder Gewebe zur Verfügung, dessen Namen er trägt. Da es von den meisten Meridianbezeichnungen Zonen am Fuß gibt, können diese bei Belastung mitbehandelt werden.

30.2

Was sind Meridiane?

Der Begriff der Meridiane stammt aus der chinesischen Medizin und bezeichnet spezielle Leitbahnen eines energetischen Fließsystems, das den Menschen durchzieht. Auf ihnen sind die Akupunkturpunkte angeordnet. Das Prinzip ist vergleichbar mit einem U-Bahn-Netz, in dem diese Punkte den U-Bahn-Stationen entsprechen. Dr. med. **Reinhold Voll** [50] hat als einer der Ersten in der Mitte des letzten Jahrhunderts diese Energie mit dem von ihm entwickelten Elektro-Akupunktur-Gerät (EAV) messbar gemacht.

Der Energiefluss in den Meridianen bildet einen dynamischen Kreislauf, der als **„Chinesische Organuhr"** bekannt ist. Jeder der 12 Hauptmeridiane ist innerhalb von 24 Stunden 2 Stunden in einer aktiven und genauso lange in einer Erholungsphase. Nach der 2-stündigen Hoch-Zeit des Meridians gibt er seine Energie an den nächstfolgenden Meridian ab. Nach 24 Stunden beginnt der Kreislauf von Neuem.

Die **12 Hauptmeridiane** sind im Menschen paarig angelegt und verlaufen symmetrisch zur Mittellinie. Je 6 Meridiane sind dem Yin- und dem Yang-Prinzip zugeordnet. Diese beiden sich ergänzenden Kräfte des Universums waren schon in der Naturphilosophie des alten China bekannt und sind in etwa vergleichbar mit den Funktionen des sympathischen und parasympathischen Nervensystems.

Die **Yin-Meridiane** sind der Nieren-, Leber- und Milz-Pankreas-Meridian und führen ihre Energie ventral von den Füßen zum Rumpf. In ▸ **Abb. 30.1** sind sie blau gezeichnet. Die **Yang-Meridiane** sind der Blasen-, der Gallenblasen- und der Magen-Meridian, ihre Energie fließt vom Kopf zu den Füßen. Sie haben in der Abbildung die Farbe Rot.

Zu den 12 Hauptmeridianen wird je ein weiterer in der vorderen und rückseitigen senkrechten Medianlinie gezählt: Der vorn verlaufende zentrale Yin-Meridian wird **Konzeptionsgefäß** genannt, der hauptsächlich hinten verlaufende zentrale Yang-Meridian heißt **Gouverneurgefäß**. Sie bilden zusammen eine Ellipse, die u. a. **W. Penzel** [37] als „Kleinen Energiekreislauf" bezeichnet hat (s. Kap. 6).

In Verbindung mit der RZF werden dem Thema gemäß die Meridiane besprochen, die die **Füße** betreffen. Sie verlaufen auch dort paarig.

30.3

Praktische Anwendung

Je 3 Yin- und 3 Yang-Meridianpaare versorgen in situ auch die Füße (▸ **Abb. 30.1**). Deshalb sollte bei vermeintlichen Belastungen in den **Zonen** zugleich das Wissen über den Verlauf der **Meridiane** einbezogen werden.

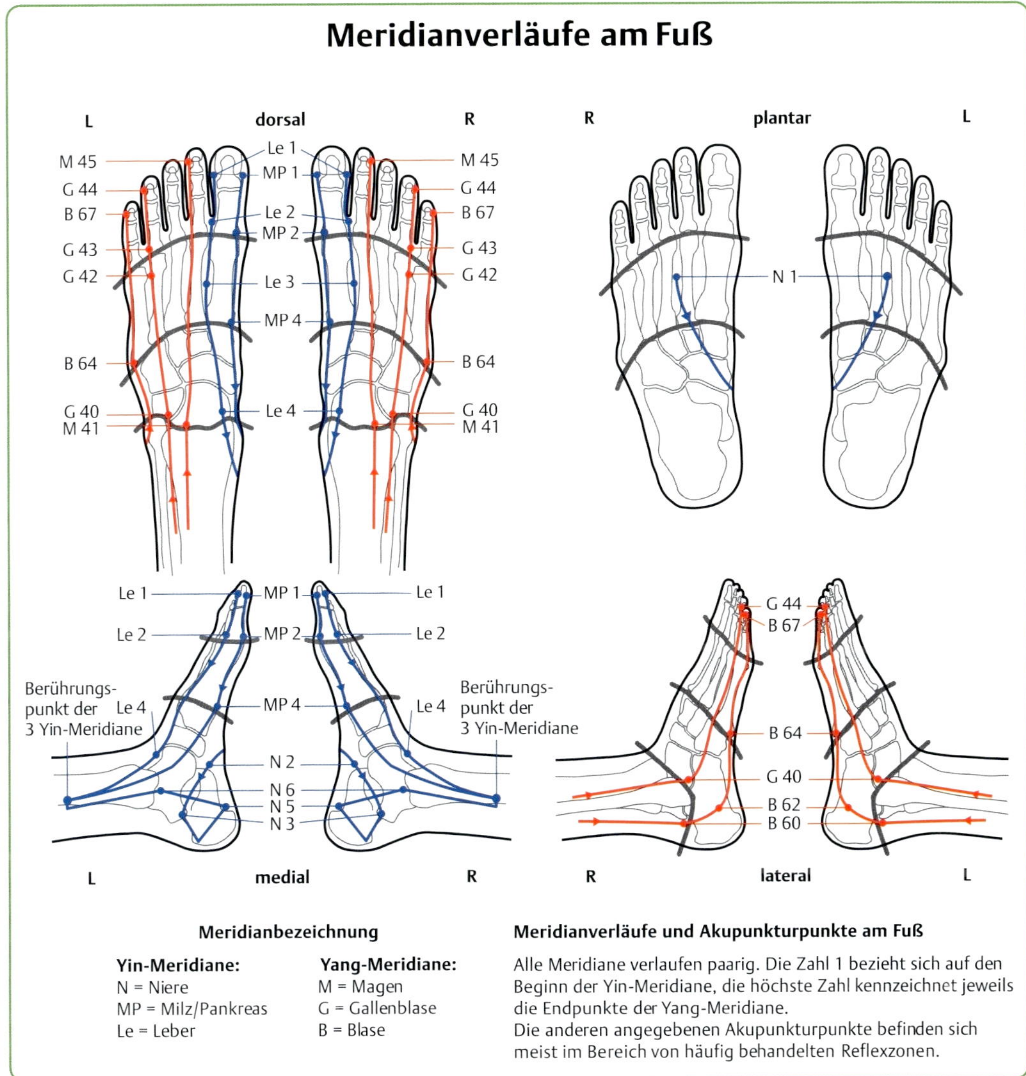

Meridianbezeichnung

Yin-Meridiane:	Yang-Meridiane:
N = Niere	M = Magen
MP = Milz/Pankreas	G = Gallenblase
Le = Leber	B = Blase

Meridianverläufe und Akupunkturpunkte am Fuß

Alle Meridiane verlaufen paarig. Die Zahl 1 bezieht sich auf den Beginn der Yin-Meridiane, die höchste Zahl kennzeichnet jeweils die Endpunkte der Yang-Meridiane.
Die anderen angegebenen Akupunkturpunkte befinden sich meist im Bereich von häufig behandelten Reflexzonen.

▶ **Abb. 30.1** Meridianverläufe am Fuß.

30.3.1 Yin-Meridiane

Beispiele für die Verbindung von Meridianen und Reflexzonen:

- Der **Nieren-Meridian** durchläuft u. a. die Zonen der Kleinbeckenorgane an der medialen Seite der Ferse. Schwellungen, deutliche Kälte oder Hitze, Besenreiservarizen oder Schmerzen an diesen Stellen können somit auch als Energiefluss-Störungen im Nieren-Meridian gesehen werden. Therapeutische Konsequenz: Nieren**zone** überprüfen und bei Belastung mitbehandeln.
- **Milz-Pankreas- und Leber-Meridian** beginnen jeweils medial und lateral am Großzehennagel. Narben, wie sie z. B. bei der operativen Nagelentfernung oder einer Hallux-valgus-Operation entstehen, können diese beiden Meridiane in ihrem Energiefluss stören. Die betreffenden 3 Organ**zonen** werden überprüft und bei Belastung mitbehandelt.
- Die genannten **3 Yin-Meridiane** kreuzen sich etwa 4 Querfinger des Patienten über dem inneren Knöchel. Wenn hier Stauungen, Schmerzen, Temperaturveränderungen, Varikosis und/oder

ein Unterschenkelgeschwür (Ulcus cruris) auftreten, weist das auf Schwächen im Stoffwechselsystem hin. Die 4 **Zonen** von Nieren, Milz, Pankreas und Leber werden bei Belastung in die Behandlung integriert.

30.3.2 Yang-Meridiane

Beispiele für die Verbindung von Meridianen und Reflexzonen:

- Der **Blasen-Meridian** verläuft auf sein Ende hin lateral/dorsal am Fuß bis zum Nagel der Zehe 5. Wenn Schwellungen und/oder Narben im **hinteren,** äußeren Knöchelbereich, sowie deutliche Fehlformen der kleinen Zehe vorhanden sind, kann dies eine Schwäche in diesem Meridian anzeigen. Die Blasen**zone** wird deshalb überprüft und bei Belastung mitbehandelt.
- Der **Gallenblasen-Meridian** endet am Nagel der 4. Zehe. Bei Stauungen, Narben und Verletzungen um den **vorderen** Anteil des Außenknöchels und/oder Belastungen der 4. Zehe sollte die **Zone** der Gallenblase überprüft und bei Schmerzhaftigkeit in die Behandlung integriert werden.
- Der **Magen-Meridian** führt bis an die zweite Zehe. Sie ist durch ihre ausgeprägte Länge am häufigsten von der orthopädischen Fehlform der Hammerzehe betroffen. Wenn Störungen dieser Art beobachtet werden, ist es sinnvoll, die Magen**zone** zu überprüfen und bei Belastung mit zu behandeln.
  (Der 15-seitige *Meridian-Atlas* aus der Akupunktmassage nach Penzel [36] gibt auf einfache Weise einen Überblick über den Verlauf der Meridiane.)

30.4 Meridianbelastungen in situ

Das bisher Beschriebene bezieht sich auf Energiefluss-Störungen der Meridiane im Bereich der **Füße.** Bei der therapeutischen „Brücke" zwischen beiden Systemen sind jedoch auch Belastungen im **ganzen** Verlauf der Meridiane zu beachten. Häufig verursachen dort z. B. Narben, Entzündungen oder statisch-muskuläre Fehlstellungen Störungen verschiedenster Art.

Beispiele:

- Der **Gallenblasen-Meridian** versorgt mit seiner Energie 5 Gelenkbereiche im lateralen Teil des Menschen: Kiefer-, Schulter-, Hüft-, Kniegelenk und äußeren Knöchel. Bei Störungen an irgendeiner Stelle im Verlauf dieses Meridians, z. B. durch Operationsnarben und/oder Unfälle, sind außer den Zonen der Gelenke auch die der Gallenblase zu überprüfen.
- Die Meridianverbindungen sind besonders aktuell bei Patienten mit **Kniebeschwerden.** Wenn bedacht wird, dass jeweils 3 Yin- und 3 Yang-Meridiane das Knie mit ihrer Energie versorgen, ergeben sich daraus Möglichkeiten, alle 7 Organe, deren Namen die Meridiane tragen, als **Zonen** am Fuß in die Behandlung einzubeziehen.
- Darüber hinaus können sowohl von den Meridianen als auch von den Fußzonen Beziehungen zum Mikrosystem der **Zähne** hergestellt werden. **Beispiel**: Der Blasen-Meridian versorgt **in situ** das ISG mit seiner Energie, die Weisheitszähne stehen u. a. mit dem ISG in energetischer Wechselwirkung (Messungen nach Dr. Voll). Da mit der RZF das ISG **und** die Weisheitszähne und deren energetische Zusammenhänge behandelt werden können, entsteht somit eine weitere interessante Kombinationsmöglichkeit.

31 Aus der Praxis für die Praxis

Die folgenden Kurzbeschreibungen von RZF-Behandlungsabläufen sind ein Auszug aus weit über 1000 Berichten, die uns Kursteilnehmer dankenswerterweise seit 16 Jahren zusenden. Sie werden jährlich neu zusammengestellt und haben sich durch ihre vielfachen Anregungen als praktisches „Nachschlagewerk" im RZF-Alltag bewährt (s. www.verlaghannemarquardt.de).

Hier sind je 2 oder 3 Beispiele aus **23 Indikationsbereichen,** teils etwas gekürzt.

Auch hier gilt wie in Kap. 21: Die Angaben sind bei Patienten mit ähnlicher Symptomatik nicht automatisch zu übernehmen, denn jeder Behandlungsaufbau richtet sich individuell nach dem persönlichen Krankheitshintergrund des einzelnen Menschen.

31.1 Schmerz- und Akutbehandlungen

31.1.1 Drohender Ileus

Ich arbeite in einer Rehaklinik für Stoffwechselerkrankungen und Darmkrebs-Nachsorge.

82-jähr. Patient mit Darmkrebs hatte seit einem Tag krampfartige Schmerzen mit Erbrechen. Ärztliche Diagnose: Beginnender Ileus. Infusionen, Einläufe und Medikamente brachten keine Erleichterung.

Behandlung: Relativ starkes Tonisieren in der Symptomzone Darm etwa 10 Minuten lang, Ausgleichsgriffe.

Ergebnis: Nach einer Stunde hatte der Patient Stuhlgang. Er und seine Frau waren sehr erleichtert, denn damit wurde ihm eine Verlegung in eine andere Klinik erspart.

31.1.2 Bewegungseinschränkung des linken Schultergelenkes

Die 43-jähr. Patientin hat außer den o.g. Beschwerden entzündliche Veränderungen im Sternoklavikulargelenk mit starken Schmerzen.

Vorbehandlungen: Zehn Wochen Psychotherapie, 12 PNF-Behandlungen, Blutegel, wodurch die Beschwerden etwas nachließen, aber keineswegs verschwunden waren.

Behandelte Zonen: Sternoklavikulargelenk und Schultergürtel, häufig Ausgleichsgriffe, da die Zonen sehr schmerzhaft waren. Patientin erzählte nebenbei, dass sie vor einigen Jahren eine Kapselverletzung an der linken zweiten Zehe gehabt habe (Zone des Sternoklavikulargelenkes). Daraufhin sedierte ich diesen Bereich vorsichtig und behandelte die o. g. Zonen nochmals sanft und weich.

Ergebnis: Zu unserer Freude und Überraschung war die linke Schulter sofort nach der RZF schmerzfrei und so beweglich wie die rechte.

Interessant: An der Zehe 2 endet außerdem der Magen-Meridian, der u. a. auch das Sternoklavikulargelenk mit seiner Energie versorgt.

31.1.3 Akute Angina tonsillaris

14-jähr. Mädchen, obige Diagnose vom HNO-Arzt. Verschriebene Antibiotika wurden nicht eingenommen.

Behandelte Zonen: Etwa 30 Min. Darm, Lymphe von Kopf, Hals und Thorax. Häufig Ausgleichsgriffe, mit denen das Mädchen wunderbar entspannt.

Reaktionen: Patientin ist sehr müde, schläft tief mitten am Tag. Abends Fußbad mit Basensalz, wieder Tiefschlaf die ganze Nacht durch.

Ergebnis: Am nächsten Morgen sind die Halsschmerzen weg, sie konnte sogar eine Klassenarbeit mitschreiben und fühlte sich wieder ganz gesund.

31.2 Skelettomuskuläre Erkrankungen

31.2.1 Ischialgie

31-jähr. Nachbarin hat vor 2 Monaten entbunden. Seit 5 Tagen starke Rückenschmerzen mit Ausstrahlung in Gesäß, Hüfte und Oberschenkel. Schmerzmittel und manuelle Therapieformen ohne Wirkung.

Behandelte Zonen: 3 Tage hintereinander untere Wirbelsäule mit Beckenbändern, Schultergürtel. Lymphe von Kopf/Hals und Becken/Oberschenkel. Oft Ausgleichsgriffe, v. a. Fersengriff.

Ergebnis: Danach war die Frau beschwerdefrei. Bei gleichen Beschwerden ein Jahr später Wiederholung der RZF. Bereits am nächsten Tag waren die Schmerzen um 70 % besser.

31.2.2 Bursitis linker Ellenbogen

62-jähr. Patient, sportlich, schlank, beruflich am Computer tätig, Rechtshänder. Bekam während Behandlung eines Ganglions an rechtem Handgelenk Hinweis, die Computermaus mit der **linken** Hand zu bedienen.

Behandelte Zonen: Beide Ellenbogen (interessanterweise war die Symptomzone unauffällig), Schulter-, Kiefer-, Hüftgelenke, Ausscheidungsorgane, Herz. Jede zweite RZF als Lymphbehandlung, viele Ausgleichsgriffe. An der Stelle, an der der Blasen-Meridian durch die Ellenbogen**zone** führt, beidseits besonders kräftig tonisiert.

Reaktionen und Ergebnis: Nach der 3. RZF Schnupfen, Patient fühlt sich aber nicht krank. Nach 4. RZF kurzzeitig Schwellung am **rechten** Ellenbogen, vermehrte und deutlich dunklere Harnausscheidung, obwohl er nicht mehr trinkt als sonst. Nach 7-mal RZF sind alle Beschwerden verschwunden.

31.2.3 Starke Schmerzen in Oberschenkel und Hüfte rechts

65-jähr. Patientin mit Hüft-Totalendoprothese beidseits, mehreren Knie-Operationen und Skoliose hat zzt. starke Schmerzen in rechtem Oberschenkel und Hüfte. Gemütsschwankungen.

Auffällige und behandelte Zonen: Hüftgelenk, Oberschenkel, Knie, Becken knöchern und muskulär, auch Beckenbänder und seitliche Bauchmuskulatur, ganze Wirbelsäule. Leistenbeuge, Darm, Nieren/Blase. Wechsel von Tonisieren und Sedieren. 6-mal RZF, 2-mal wöchentlich.

Ergebnis: Die Patientin ist am Ende der Serie schmerzfrei, kann wieder lange Strecken gehen. Das tut ihr auch emotional gut. Sie ist vom Resultat begeistert, denn sie hatte nicht mehr mit Hilfe gerechnet, nachdem sie viele schulmedizinische Möglichkeiten durchlaufen hatte. Für mich war es eine große Freude, ihr strahlendes Gesicht zu sehen!

31.3 Sportverletzungen

31.3.1 Fersenbeinfraktur nach Unfall

47-jähr. Sportler, vor einem Jahr komplizierte Fersenbeinfraktur, wurde einige Male nachoperiert wegen mehrfacher Infektionen. Übertragung des Mikrosystems ins Makrosystem:

1. Behandlung an Becken und Gesäß in situ an den Stellen, die der Verletzung der Ferse (= **Zone** des Beckens) entsprechen. Relativ kräftig tonisiert.

Sichtbefund: 17 cm lange Unfallnarbe am lateralen Fersenrand bis über Knöchel (im Verlauf des Blasen-Meridians), wulstig, unempfindlich. Der ganze Fuß ist bläulich unterlaufen, geschwollen.

Später behandelte Zonen: Beckenbänder, untere WS, Blase, zugeordnete Zähne, Schulter/Nacken, je nach Schmerzqualität sedierend oder tonisierend. RZF-Lymphbehandlung veränderte erstaunlicherweise nichts an der Stauung.

Therapie-Hausaufgaben: Narbe täglich eincremen, kontralateral am anderen Fuß behandeln, seitengleiches Handgelenk mit Wringgriffen gut durchbluten.

Ergebnis: Nach 3. RZF kein Anlaufschmerz mehr, von dem er zu Beginn nicht berichtet hatte. Fuß deutlich weicher, kaum noch gestaut, nicht mehr blau. Patient fährt wieder mit dem Fahrrad zur Arbeit, nachdem er ein Jahr arbeitsunfähig war.

31.3.2 Sturz bei der Tour de France, Klavikulafraktur

Außerdem Haarriss am Schulterblatt. Operation mit Fixierung, Titanplatte, Beginn mit RZF in der Reha.

Behandelte Zonen: Zusätzlich zur Symptomatik Beckenbänder, WS, Darm, Harnwege, Genitale. Gallenblasen- und Blasen-Meridian an den Füßen sehr schmerzhaft. Später RZF-Narbenbehandlung.

Resultat: Elevation, Retroversion, Abduktion, Adduktion deutlich verbessert. Bessere Nieren- und Darmfunktion, tiefer, erholsamer Schlaf, weniger Muskelschmerzen, Patient fühlt sich auch mental gestärkt.

Generelle Beobachtungen: Ich betreue Sportler während der Tour de France. Durch RZF jeweils in kürzester Zeit totale Entspannung, Senkung des Adrenalinspiegels, wohltuende Wärme in den Beinen, Atemphasen länger. Sehr positive RZF-Erfahrungen sowohl in der Vorbereitung als auch während der Tour de France.

Viele der Profis möchten neben Osteopathie und manueller Lymphdrainage nicht auf diese Therapieform verzichten. Ich habe die volle Unterstützung des Mannschaftsarztes.

31.4 Erkrankungen des Verdauungstraktes

31.4.1 Divertikulitis

Generelle Erfahrungen mit 4 Patienten: Alle hatten Schmerzen in Bauch und Rücken, Blähungen, Diarrhö, Völlegefühl. Bei allen waren die Beschwerden schon nach der 1. RZF deutlich weniger.

Behandelte Zonen: Der gesamte Verdauungstrakt, Kopf, Nacken, untere WS, Beckenbänder waren immer stark belastet. Oft Ausgleichsgriffe. Behandlungsdauer individuell.

Ergebnis: Bei allen 4 Patienten verschwand die Symptomatik weitgehend. Ausgelöst wurden die Symptome meist durch psychische Probleme. Begleitend war immer eine Ernährungsumstellung.

31.4.2 Hämorrhoiden und Obstipation

40-jähr. Patient kam mit o. g. Beschwerden zu uns ins Krankenhaus.

Behandlungsablauf: Behandlung der Darmzonen war ihm unangenehm, brachte auch kein Ergebnis. Da der Patient großen Arbeitsbelastungen ausgesetzt war, behandelte ich seine Kopfzonen („Verdauen" ist nicht nur ein körperlicher Prozess!).

Reaktionen: Schon während der 1. RZF atmete der Patient auf, seine Verdauung kam in Gang, die Hämorrhoidenbeschwerden ließen nach. Eine Rückkehr zu den Zonen der Verdauungsorgane tat ihm auch später nicht gut, sodass ich hauptsächlich bei den Kopfzonen und Ausgleichsgriffen geblieben bin.

31.4.3 Verdauungsbeschwerden

24-jähr. Patientin hat seit Kindheit nur 1-mal wöchentlich Stuhlgang, trotz gesunder Ernährung. Beginn der RZF 4 Monate nach Geburt ihres Kindes.

1. RZF: Zonen von Verdauung vorsichtig tonisiert, häufig Ausgleichsgriffe. Zwei Tage später: Seither jeden Tag regelmäßig Stuhlgang. **Zweite RZF** eine Woche später etwas kräftiger.

Reaktion: Gallenkolik, die erste ihres Lebens (!), mit Abgang eines Steines, von dem sie nichts gewusst hatte. Ärztliche Untersuchung ergab weitere Gallensteine, Empfehlung für Operation, die sie ablehnte, da sie noch stillte.

Persönliche Anmerkung: Zu meiner großen Erleichterung hat die Patientin die Gallenkolik nicht negativ bewertet, sondern sie als Lösung ihrer langjährigen Stuhlgangproblematik gesehen.

31.5 Erkrankungen der harnableitenden Wege

31.5.1 Rezidivierende Blasenentzündungen, Rückenschmerzen

75-jähr., aktive Frau, hat seit 20 Jahren in Abständen Blasenentzündungen. Wirkt verkrampft, kommt nicht zur Ruhe. Narben linke Hüfte, Unterleibsoperation, Hämorrhoiden. Kommt wöchentlich bis 14-täglich 9 Monate lang, auch wegen anderer Beschwerden.

Behandelte Zonen: Lymphsystem, Harnwege, untere WS, Darm, alle Sphinkter. RZF-Narbenbehandlung.

Reaktionen: Physisch: Kurzzeitig Reizempfindungen in Blase, Magen, Enddarm, Rücken. Augen und Nase „kommen in Fluss“, erholsamerer Schlaf. Emotional: Trauer, Weinen, Wut, spricht teilweise viel bei den Behandlungen. Bei Lymph-RZF kommt sie ganz zur Ruhe, die Sphinkterbehandlung erlebt sie als deutliche Belebung des ganzen Organismus.

Ergebnis: „Ich habe endlich Kraft, Haus, Schreibtisch und mein Leben aufräumen.“ Blase meldet sich ab und zu in abgeschwächter Form, Rückenbeschwerden deutlich besser.

31.5.2 Harnleiterstein rechts

51-jähr. Witwe, seit dem Tod ihres Mannes depressiv, hängt sehr an ihrem einzigen Sohn. Kommt wegen Nierengrieß und Harnleiterstein.

Erstbefund: Insgesamt sehr angespannt, Füße fühlen sich jedoch wie „ohne Energie“ an. Stark schmerzhaft: Blase, Ureter, rechte Niere, Kleinbeckenorgane.

Behandelte Zonen: Oft Ausgleichsgriffe, WS. Häufiges und kräftiges Ausstreichen des Harnleiters in Richtung Blase. Beckenbänder. Später Kopf, Hormonsystem, Teile der RZF-Lymphbehandlung.

Reaktionen: Urin wird dunkler. Nach der zweiten RZF Ausscheiden des Harnleitersteines ohne Schmerzen! Patientin ist seither viel stabiler und entspannter, sie kommt weiterhin in großen Abständen und meint: „Ich brauche es einfach!“

31.6 Erkrankungen der Atemwege

31.6.1 Status nach Lungenentzündung

65-jähr. Patientin kommt mit Atemproblemen nach schwerer Pneumonie, ist schlapp, nicht leistungsfähig. Hoher Blutdruck. Bekommt Cortison und Kreislaufmittel.

Erstbefund und behandelte Zonen: Thorax mit Schultergürtel, Hals, Magen, Pankreas, Hüften, ISG, Beckenbänder, linkes Knie. Häufig Ausgleichsgriffe. Patientin hat viel Gesprächsbedarf, da sie allein lebt.

Reaktionen: Akutisierung der Lungenproblematik mit Husten und gelbgrünem Auswurf. Extreme Schweißausbrüche, Durchfall. Nach 3. RZF kurzzeitig Ohrenschmerzen, nach 7. RZF meldet sich Zahn 43, der wurzelbehandelt wird. 9-mal RZF, zunächst 1-mal wöchentlich, dann 14-tägig.

Ergebnis: Nach der 4. RZF sind die Lungenbeschwerden vorbei, Blutdruck am Ende der Serie normal, Cortison konnte sie nach Rücksprache mit ihrem Arzt absetzen.

Persönliche Anmerkung: Patientin wurde von ihrer Tochter geschickt, war zunächst sehr skeptisch, wurde aber durch den Verlauf der Behandlung und das Ergebnis von der RZF überzeugt.

31.6.2 Chronisch verstopfte Nase

Eine 58-jähr. Nachbarin hat seit Jahren jeden Vormittag für Stunden eine verstopfte Nase mit sehr nasaler Sprache. Durch eine RZF-Fortbildung erfuhr ich, dass mit Tonisieren der Halslymphstränge die Nase frei werden könnte.

Behandelte Zonen gleich am nächsten Tag: Mehrmaliges Tonisieren der seitlichen Lymphstränge, Darm, Lunge, Milz, Herz, kleines Becken, WS. Ausgleichsgriffe.

Reaktionen und Ergebnis: Schon während der 1. RZF konnte die Frau leichter atmen. Am nächsten Morgen sehr starke Schleimabsonderung aus der Nase. Vier weitere Behandlungen folgten, dann waren die Halslymphknoten nicht mehr schmerzhaft und die Nase blieb frei, jetzt schon seit 3 Jahren.

31.7 Kopfschmerzen

31.7.1 Kopfschmerzen seit der Kindheit

22-jähr. Patientin, blass, lebloser Gesichtsausdruck, Augen ohne jeden Glanz.

Belastete Zonen: Alle Kopfbereiche, v. a. Schädelbasis, Nacken, Schultergürtel, WS mit Kreuzbein/ISG, Beckenboden und -bänder.

Behandlungsbeginn mit sedierender Arbeit vom Becken aus (Gegenpol), RZF-Lymphbehandlungen. Später weitere Zonen im Kopf-Nacken-Bereich.

Reaktionen: Nach der 1. RZF deutliche Entspannung, nach der 2. RZF 2 Tage ohne Kopfschmerzen, Lockerung der Nacken- und Schultermuskulatur. Lokalisation des Kopfschmerzes verändert sich. Fünfte RZF: Körperhaltung und Gangbild sind voller Elan, die Augen funkeln. Nach der 8. Behandlung Rauschen und Piepsen im Kopf durch Stress bei der Arbeit, das mit Sedierung der Kopf-Nacken-Zonen deutlich nachlässt.

Ergebnis: Nach 11-mal RZF Beschwerden fast weg. Patientin möchte in ein paar Monaten zu einer weiteren Serie kommen. Empfehlung Feldenkrais [10], um die Dysbalance im Bewegungsapparat auszugleichen.

Persönliche Anmerkung: Ich finde erschreckend, dass Patienten mit Kopfschmerzen meist nur mit Medikamenten „versorgt" werden, obwohl so viele andere Möglichkeiten zur Verfügung stehen!

31.7.2 Migräne

53-jähr. Patient leidet wöchentlich an Migräne, Schmerzen vom Auge bis Nacken, begleitet von Erbrechen. Nacken- und LWS-Probleme, empfindlicher Magen mit Sodbrennen, Durchfall. Verschiedene kleinere Narben.

Behandelte Zonen: Kopf sediert, Magen/Darm, Milz, LWS tonisiert. 2-mal Lymphe, Sphinkterbehandlung. Häufig Ausgleichsgriffe, v. a. Solarplexus.

Reaktionen: Kurze Akutisierung der Kopfschmerzen, Verdauung festere Konsistenz. Schleimige Hustenanfälle, stark tränende Augen. Vermehrt Magenbeschwerden, „als ob das Herz bis in den Magen schlägt".

Ergebnis: Bereits nach den ersten Behandlungen kaum mehr Migräneanfälle, nach der 6. RZF ganz verschwunden. Sodbrennen und Durchfälle behoben. LWS und Schulter-Nacken schmerzfrei, Patient fühlt sich „rundum wohl".

31.8 Gynäkologie

31.8.1 Hitzewallungen

66-jähr. Patientin leidet seit 15 Jahren an extremen Hitzewallungen mehrmals täglich, so stark, dass sich Schweißperlen auf der Haut zeigen. Hat meist kalte Füße.

Behandelte Zonen: 12-mal ausscheidende Organe, Hormonsystem, Schultergürtel, Kopf (v. a. Zehenbeeren), RZF-Lymphbehandlung.

Ergebnis: Bereits nach der 4. RZF weniger Hitzewallungen, bei Abschluss der Serie sind sie ganz verschwunden.

31.8.2 Amenorrhö

26-jähr. Patientin hat seit 6 Jahren keine Regelblutung mehr, trotz regelmäßiger Einnahme der „Pille".

Erstbefund, behandelte Zonen: Kleinbeckenorgane, Dickdarm, Pankreas. 5. Mittelfußknochen dorsal (Verlauf Blasen-Meridian). Zehen 2–4. Eutonische Griffe, v. a. „Brotschiebergriff" am Kreuzbein.

Reaktionen: Bereits nach der Befundung setzt die Menstruation ein, fällt zufällig in die „Pillenpause". Starke Spannung im Kiefergelenk, Nackenschmerzen, vermehrte Diurese. Starkes Ohrenjucken, Erkältungssymptome, sie nimmt die 8er-Zähne deutlich wahr. 8-mal RZF.

Ergebnis: Patientin fühlt sich wohl und möchte nach dieser Serie die „Pille" absetzen, da sie den Wunsch hat, schwanger zu werden. Sechs Monate später und nach einer erneuten Serie RZF ist es so weit.

31.8.3 Zyste am linken Ovar

Meine 26-jähr. Freundin kam zu mir, weil ihr Gynäkologe bei der Echografie eine 6 cm große Zyste gefunden habe, die sofort operiert werden müsse. Als vermeintliche Operationsvorbereitung bot ich ihr eine RZF an.

Behandelte Zonen: Viele Ausgleichsgriffe. Tonisieren von WS, Herz, Milz, Darm. In der linken Ovarialzone tastete ich ein kleines, etwa 3 bis 4 mm großes Knötchen. Da die Stelle sehr schmerzhaft war, behandelte ich die Beckenbänder gründlich. Bei Lymphgriffen kamen ihr die Tränen, ihr Bauch fühlte sich ganz warm an, sie schlief ein.

Reaktionen: Nachts bekam sie Fieber und Schmerzen wie bei der Menstruation. Sie hatte das Gefühl, als ob ihr Organismus alle Energie auf einen Punkt konzentriere. Am nächsten Morgen, dem Op.-Tag, bestand die Mutter energisch darauf, dass eine weitere Echografie gemacht wird. Der Gynäkologe gab nur ungern seine Zustimmung, stellte dann aber überrascht fest, dass die Zyste nicht mehr zu sehen war. Sicherheitshalber machte er noch eine zweite Aufnahme, mit dem gleichen Ergebnis.

31.9 Rund um Schwangerschaft und Geburt

31.9.1 Geburtsvorbereitung

29-jähr. Erstgebärende erwartet Zwillinge. Sie kommt zu mir als Hebamme in der 25. SSW mit großen Ängsten, weil die Ultraschalluntersuchung ergeben hat, dass einer der beiden Zwillinge schlecht versorgt wird. Starke Rückenschmerzen, Ziehen im Bauch, wenig Schlaf.

Behandelte Zonen: Zu Beginn nur Ausgleichsgriffe, v. a. Solarplexus, um das Vegetativum zu stabilisieren. Später: WS, ISG, Verdauungsorgane, Herz, Thymus, Hormondrüsen.

Reaktionen: Bereits während der ersten 3 Behandlungen schlief die Frau jeweils ein. Im weiteren Verlauf haben sich alle Symptome deutlich verbessert. Erneute Ultraschalluntersuchung ergab, dass sich auch das zweite Kind zeitentsprechend gut weiterentwickelt. Die zierliche Frau fühlt sich bereits hochschwanger, alles wird beschwerlicher.

Wassereinlagerungen in der 31. SSW. Ausführliche RZF-Lymphbehandlungen im Wechsel mit „Merima" (= Behandlung der Meridiane im Mikrosystem am Fuß) 2-mal wöchentlich bis zur Entbindung bringen gute Diurese.

In der 35. SSW Stagnation der Gewichtszunahme des zweiten Zwillings. In 37. SSW Empfehlung des Frauenarztes, die Kinder mit Kaiserschnitt zu entbinden, weil der kleinere Zwilling so im Becken unten liege, dass er als Erster die intensive Geburtsarbeit hätte übernehmen müssen.

Abschließend: Die Kinder waren wohlauf, mussten nicht in die Kinderklinik und durften (unüblich!) bereits am dritten Tag mit ihrer Mutter nach Hause. Sie wurden voll gestillt, was bei Kaiserschnittentbindungen nicht selbstverständlich ist.

31.9.2 Harnverhalten in 9. Schwangerschaftswoche

Erstgebärende 39-jähr. Frau wird ins Krankenhaus wegen Harnverhaltens eingewiesen, kommt bereits mit Blasenkatheter. Die Patientin sollte möglichst nur 2, 3 Tage in der Klinik bleiben. Unsere Ärztin war mit der Entscheidung, es mit RZF zu versuchen, einverstanden.

Angaben der Patientin: Angst, auf die Toilette zu gehen, meint, das Kind könne herausfallen. Seit mehreren Tagen kein Stuhlgang, scheint bei ihr „normal".

Behandelte Zonen: Häufig Ausgleichsgriffe, v. a. Solarplexus. Sanft tonisierend Hypophyse, Harnwege, Darm, zum Schluss Lymphgriffe. Patientin entspannte gut, wurde während der Behandlung offener und konnte über ihre Ängste reden.

Reaktionen: Die Frau lag am nächsten Tag, nachdem sie gut Wasser lassen konnte, ohne Katheter im Bett, sie hatte noch am Tag der RZF Stuhlgang und erbat sich eine zweite Fußbehandlung. Die Betonung lag auf den Zonen Harnwege, Darm und, etwas länger, den Lymphbereichen. Tags darauf wurde sie beschwerdefrei entlassen.

31.9.3 Geburtseinleitung über die Füße

Eine 27-jährige Freundin ist 3 Tage über den errechneten Geburtstermin hinaus. Der Arzt empfiehlt Kaiserschnitt, da ihr Becken zu eng sei. In der zweiten Klinik Entscheidung, dass die Geburt am nächsten Tag eingeleitet und nur notfalls ein Kaiserschnitt gemacht wird.

Die Freundin möchte als Vorbereitung eine RZF. Sie ist leicht nervös, da erste Entbindung. Hat ganz „jungfräuliche", zarte Füße, die schnell feucht werden. Reagiert sehr gut auf Fersengriff.

Behandelte Zonen: Wringgriff an Bauchmuskulatur. Sedierung an Solarplexus und Beckenboden sehr angenehm. Tonisierung in WS, Kreuzbein, Symphyse, Hüftgelenken, Schultergürtel, Endokrinium, Darm und Uterus. Bei den Beckenbändern N. genitofemoralis und Lig. sacroiliacum dorsale besonders auffällig. Behandlungsdauer, mit vielen Ausgleichsgriffen, ca. eine Stunde.

Ergebnis: Am nächsten Tag höre ich mit Freude, dass Timo in der Nacht auf natürlichem Weg auf die Welt kommen konnte.

31.10 Säuglingsbehandlung

31.10.1 Erfahrungen auf der Frühgeburtenstation

Hebammenbericht: Auf unserer Station betreuen wir Frühgeborene ab der 28. SSW, Geburtsgewicht ca. 1160 g, auch Neugeborene mit Atemproblemen. Sie brauchen teilweise maschinelle Atemunterstützung. Nach dem Grundkurs habe ich begonnen, diese Kinder zusätzlich zur schulmedizinischen Betreuung mit RZF zu behandeln.

- **Atemprobleme:** Wichtigste Zonen sind: Thorax, Dünndarm, Solarplexus, mehrmals am Tag sanft tonisierend für ein paar Minuten. Teils konnte die Atemunterstützung bereits in den nächsten 12 Stunden beendet und der zusätzliche Sauerstoff im Inkubator reduziert bzw. ganz abgesetzt werden.
- **Aufstoßen nach dem Trinken:** Wenn sich die Kinder mit Aufstoßen schwertun: sehr gute Erfahrungen mit dem Verweilgriff in der Zone Kardia.
- **Lymphschwellung der Beine:** Nach dem Lymphkurs habe ich bei einem Säugling 2 Tage hintereinander eine zwar kurze, aber komplette RZF-Lymphbehandlung gemacht, die er sehr genossen hat. Die Schwellung ging schon nach der 1. RZF deutlich zurück. Den weiteren Verlauf konnte ich nicht beobachten, da der Junge zu seiner Mutter zurück verlegt wurde.
- **Ausgleichsgriffe:** Sehr beeindruckend fand ich, dass man selbst bei kleinsten Füßchen (Kind wog 1160 g) sehr gut mit Ausgleichsgriffen arbeiten kann. Ein Mädchen hat mir die Füße

förmlich entgegengestreckt, als ich die Yin-Yang-Streichung machte.

Ich bin froh, dass ich die RZF so gut in meinem Beruf unterbringen kann!

31.10.2 Darmkoliken, Schiefhals

Der 9 Wochen alte Junge (in 35. SSW entbunden) hat bei Zufütterung von Flaschennahrung direkt danach heftige Bauchprobleme: Koliken, nur alle 2 bis 3 Tage mit viel Gequengel dunkelgrünen Stuhlgang. Der Arzt diagnostizierte eine Laktoseunverträglichkeit und verordnete Spezialnahrung. Daraufhin spitzte sich die Situation zu: hochgradig aufgeblähter Bauch, Stuhlgang nur alle 5 Tage, stundenlange Schreiattacken. Zudem zeigte sich ein Schiefhals, der postpartal übersehen worden war.

Erstbefund, behandelte Zonen: Das Kind ist kaltschweißig, zappelt und schreit. Rotbläulicher Blähbauch. Vorsichtige Behandlung von Darm, Oberbauch, Zwerchfell, Beckenboden. Häufig Ausgleichsgriffe. M. sternocleidomastoideus und Kiefergelenk sanft sediert.

Reaktionen: Eine Stunde nach 1. RZF viel fester, teils blutiger Kot, in der Nacht noch einmal. Schlaf ohne Schreianfall, Blähbauch ging zurück, Haut wurde rosiger. Interessant: Das Kind fing an zu stinken: Aus Halsfalten, Händen und Füßen roch es wie Harzer Roller!

Verlauf und Ergebnis: Innerhalb von 10-mal RZF war der Geruch völlig verschwunden. Der Junge legte seine Füßchen gern in meine Hände und genoss die Berührung. Täglich Stuhlgang seit 3. RZF, starke Flatulenz ließ nach. Der Schiefhals regulierte sich ganz, das Kind ist jetzt ein zufriedenes Kind, das fröhlich vor sich hin kräht.

31.10.3 Verstopfter Tränenkanal

Drei Monate alter Junge wird voll gestillt. Linkes Auge gerötet, verklebt. Die linke Gesichtshälfte ist ebenfalls gerötet und weist stark rote Flecken auf. Gesamteindruck: ein apathisches, trauriges Kind.

Behandlung: Häufig Ausgleichsgriffe, bes. Yin-Yang-Griff. Sanftes Tonisieren der Gesichtszonen, Tränenkanal, der gut tastbar war. Die 3 Diaphragmen (Mundboden, Zwerchfell, Beckenboden). Dünn- und Dickdarm: auffällig hoher Tonus. Harnwege, speziell Harnröhre (Formenähnlichkeit mit Tränenkanal) ebenfalls sanft tonisiert.

Reaktionen: Zuerst deutliche Akutisierung. Die gelbliche zähe Tränenflüssigkeit wurde jedoch schnell klarer und flüssiger. 2-mal übelriechender Stuhl, stark riechender Urin, Ausschlag am ganzen Körper, z. T. nässend.

Ergebnis: Nach 6-mal RZF je 10 bis 15 Minuten: ein strahlender Junge, ganz neugierig und wach.

31.11 Behandlung von Kindern

31.11.1 Spastischer Schiefhals, akut

Der 12-jähr. Junge hatte mitten im Unterricht plötzlich einen steifen Nacken bekommen und konnte den Kopf nicht mehr nach links drehen und neigen. Seine Mutter, meine Freundin, bat mich, ihn mit manueller Therapie zu behandeln. Da ich wegen der starken Schmerzen nicht in situ arbeiten konnte, schlug ich, frisch vom Kurs gekommen, RZF vor.

Behandlung: Es war mir eine große Hilfe, dass Jan mir genau sagen konnte, wo, wie intensiv und wie lange ich jeweils an bestimmten Zonen arbeiten konnte: Sedierung Nacken, HWS links, Mittelglieder der Zehen 2 bis 4 (Schädelbasis) beidseits, Steißbein mit Enddarm, alle Bereiche insgesamt 3-mal. Beim letzten Mal fügte ich eine vorsichtige Nackenmassage in situ dazu.

Reaktionen und Ergebnis: Während ich bei der 1. RZF den Handflächen-Fußsohlen-Ausgleichsgriff machte, rief er plötzlich: „Schau mal, ich kann meinen Kopf wieder drehen!“ Nach 2 Tagen waren die Zonen kaum mehr auffällig, am dritten Tag war Jan wieder ganz beschwerdefrei.

Persönliche Anmerkung: Nach vielen Jahren im Beruf als Krankengymnastin bin ich glücklich, dass ich in der RZF eine Arbeit gefunden habe, die den **ganzen Menschen** einbezieht.

31.11.2 Tics, die sich in Augenblinzeln zeigen

Der 4-jähr. Junge wird wegen Tics, die er seit 9 Monaten hat, zur Behandlung gebracht. Auslöser war ein Insekt im Auge, das unter starker Gegenwehr des Jungen vom Arzt entfernt wurde – mehrere Personen mussten ihn dabei festhalten. Die Tics verstärken sich unter Stress, z. B. beim Fernsehen oder wenn er mit den Spielsachen des älteren Bruders nicht spielen darf. Auch der Psychologe kommt nicht an ihn heran.

Erst- und Weiterbehandlung: Der Junge kann kaum still liegen, ständiger Bewegungsdrang. Zonen von Augen sediert, ebenso Kopf/Hals, Lymphe (Schwimmhäute), Thorax, kleines Becken von lateral, da sie sehr empfindlich waren. Darm, Milz, Leber tonisiert.

Interessante Reaktionen: Manche Ausgleichsgriffe, z. B. Yin-Yang und Handflächen-Fußsohlen-Griff, fand der Junge super, manche machten ihn unruhig, z. B. Fersengriff. Er musste häufig während der RZF „pupsen". Nach der 1. RZF wurden die Tics für einen Tag stärker, er war auffallend müde. Dann nahmen die Tics von einer zur nächsten RZF ab, seit der 5. RZF sind sie verschwunden.

Ergebnis: Die Abstände zwischen den Behandlungen wurden bis zu 4 Wochen groß, der Junge ist wesentlich ruhiger, zappelt weniger.

31.11.3 Obstipation, mangelnde Peristaltik

Die Mutter des 6-jähr. Mädchens ist besorgt, weil der Darm des Kindes vor einer Woche im Kinderspital unter Narkose ausgeräumt wurde. Sie empfindet diese Erfahrung für das Kind als traumatisch und möchte eine erneute manuelle Ausräumung vermeiden. Das Kind hat alle Standard-Kinderimpfungen!

Behandelte Zonen: Tonisierend Kopf, Zähne, alle Verdauungsorgane und Sphinkter, LWS, Bauchdecke. Fersengriff zum vegetativen Ausgleich.

Resultat: Das Mädchen hatte noch am selben Abend Stuhlgang.

Hinweise für die Mutter: Süßigkeiten so weit wie möglich meiden, mehr Obst und Gemüse, Trinkmenge erhöhen. Jeden Tag die Zonen LWS und Gesäß mit Olivenöl massieren und dem Mädchen dadurch mehr Zuwendung geben.

Die Behandlung wurde alle 3 Tage 3 Wochen lang durchgeführt, das Mädchen kann seither regelmäßig auf die Toilette.

31.12 Behandlung von alten Menschen

31.12.1 Schwerhörigkeit mit 101 Jahren

Auf Bitte einer Kollegin behandelte ich einen 101-jähr. Herrn, der zu einem Fernsehinterview eingeladen war, jedoch trotz Hörgeräten sehr schlecht hören konnte. Er war sehr unsicher, ob er die Fragen des Moderators gut genug verstehen würde.

Behandelte Zonen: Zusätzlich zur Symptomatik Lymphe von Kopf/Hals, Eustachische Röhre, 8er-Zähne (energetisch dem Ohr zugeordnet), Darm, Harnwege, Beckenorgane, Ausgleichsgriffe.

Reaktionen: Patient war erstaunlich entspannt und genoss die RZF sichtlich.

Ergebnis: Er konnte direkt danach besser hören. Natürlich schaute ich die Fernsehsendung an: Der alte Herr antwortete auf jede Frage spontan und ausführlich und bekam für den Bericht über sein langes, bewegtes Leben besonders viel Beifall. Seine Schwerhörigkeit war nicht einmal dem Moderator aufgefallen. In den folgenden 2 Jahren kam er 1-mal monatlich zur RZF bis ein halbes Jahr vor seinem Tod.

Persönliche Anmerkung: Obwohl ich bei seiner Schuhgröße 44 allerhand zu tun hatte, habe ich mit Freude und Erstaunen festgestellt, dass die Regenerationskraft des Menschen bis ins hohe Alter erhalten bleiben kann.

31.12.2 Zustand nach komplizierter Radius-Fraktur und Mamma-Ablatio links

Die 79-jähr. Patientin hatte vor einem halben Jahr eine komplizierte Radiusfraktur links, Krankenhausaufenthalt. Allgemein sehr geschwächt, Mamma-Ablatio vor 5 Jahren, seither linke Schulter bewegungseingeschränkt. Gefühlsstörungen in linker Hand. Ihr großer Wunsch: Sie möchte in 3 Monaten wieder so fit sein, dass sie ihren 80. Geburtstag feiern kann.

Erstbefund, behandelte Zonen: Füße gesamthaft sehr verkrampft. Sanft tonisiert: Schultergürtel, Kleinbeckenorgane, WS, Oberbauch, Ileozäkalklappe. **Narbenbehandlung:** 1. Fraktur kol- und kontralateral an rechtem Hand- und linkem Fußgelenk. Zweite Op.-Narbe Brust, die erschreckend aussah: ca. 10 cm um die Narbe hartes, knotiges Gewebe, sehr schmerzhaft.

Reaktionen: Gefühlsstörungen in Hand und Bewegungseinschränkung in Schulter wurden erst durch RZF-Narbenbehandlung in der Brustzone weniger schmerzhaft. Die Patientin hatte ein großes Bedürfnis, über ihre vielen Ängste zu berichten. Sie konnte ihre Brustnarbe zunächst nicht selbst mit einer Narbencreme einreiben, wie ich vorgeschlagen hatte, denn sie fand sie scheußlich und abstoßend. Später war es ihr möglich und sie war sehr erleichtert darüber.

Ergebnis: Nach 15-mal RZF Handgelenk und Schulter deutlich besser, Stuhlgang normal, Allgemeinzustand ihrem Alter entsprechend sehr gut. Sie konnte erfreulicherweise ihren Geburtstag, wie sie es sich gewünscht hatte, fast schmerzfrei feiern.

Persönliche Anmerkung: Ich habe einige Jahre als Krankenschwester in der Chirurgie gearbeitet, aber solch eine vernachlässigte Narbe noch nie gesehen und bin sehr beeindruckt, was die Narben-RZF bewirken kann. Die Frau konnte sich dadurch alte Erlebnisse und Gefühle, die sich körperlich manifestiert hatten, bewusst machen und sie dann loslassen. Gerade bei ihr habe ich auch gemerkt, wie wichtig manchmal das Reden während der Behandlungen sein kann.

31.13 Eigenbehandlungen

31.13.1 Positiver gynäkologischer Befund

Eigenbericht: Ich bin 44 Jahre alt. Am Muttermund wurden Schleimhautveränderungen festgestellt. Wiederholung des Abstriches war nach 4 bis 6 Wochen vorgesehen.

Behandlung: Jeden zweiten, dritten Tag 5 bis 10 Minuten, etwa 12-mal Zonen von Hypophyse, Nebenniere, Schilddrüse, Milz gut tonisiert, ab und zu auch Uterus.

Ergebnis: Der nächste Abstrich nach 6 Wochen war negativ, auch die nächste Vorsorgeuntersuchung. Ich war sehr froh, dass nun keine weitere Behandlung oder gar Operation nötig war!

31.13.2 Narbenbehandlung – vom Mikro- ins Makrosystem übertragen

Ich hatte Beschwerden von Narben an den beiden Malleoli innen und am rechten Fuß auch außen und an der Tibia. Da diese Narben zugleich Zonenzuordnungen darstellen, wurde mir im Kurs geraten,

1. die Narben kol- und kontralateral zu behandeln und
2. die entsprechenden Stellen ins Großformat „Sitzender Mensch“ zu übertragen und sie dort in der Muskulatur kräftig zu massieren.

Diesen Rat habe ich befolgt. Außerdem hatte ich seit längerer Zeit Knie- und Ischias-ähnliche Schmerzen. Ich bin im Kurs zugleich auf eine Narbe am Oberschenkel aufmerksam geworden (Radsturz als Kind), die ich ganz vergessen hatte. Auch diese Narbe habe ich kol- und kontralateral (seitengleicher Ober**arm** und gegenüberliegender Ober**schenkel**) selbst behandelt.

Resultat: Nun bin ich seit 3 Wochen ganz beschwerdefrei und wünsche mir, dass es so bleibt.

31.13.3 Zyste rechter Eierstock

Mit 43 Jahren wurde bei mir mit Ultraschall eine Zyste von 4 × 5 cm Größe im rechten Eierstock diagnostiziert, von Septen durchzogen und mit Einblutungen. Eine Operation sei die einzige Möglichkeit, denn bei diesem Befund sei auf eine spontane Rückbildung nicht zu hoffen. Ich sollte 24 Tage später in der Uniklinik sein.

Da ich bereits einen Kurs in RZF gemacht und im Lehrbuch nachgelesen hatte, dass sich Zysten positiv beeinflussen lassen, beschloss ich, mich selbst intensiv zu behandeln.

Ich erstellte einen Erstbefund und behandelte mich täglich etwa 20 bis 30 Minuten lang, also 23 Tage.

Befund, behandelte Zonen: Die Symptomzone Ovar war zu Beginn extrem schmerzhaft, der Schmerz ließ aber im Behandlungsverlauf nach und war wenige Tage vor dem Kliniktermin ganz verschwunden. Zusätzlich: Uterus, Eileiter, Hüfte, Schultergürtel, teils Lymphsystem. Außerdem habe ich die Zone des rechten Ovars täglich mit der Ionensalbe (nach Helmboldt) eingecremt und die entsprechenden Handzonen mitbehandelt.

Ergebnis: Der Professor und die zugezogene Oberärztin fanden bei der erneuten Ultraschalluntersuchung keine Zyste mehr. So hatte ich mir dank der Eigenbehandlung mit der RZF eine Operation erspart.

31.14 Lymphbelastungen

31.14.1 Chronische Mittelohrvereiterung, Bronchitis, Sinusitis

Behandlung bei 5-jähr. Jungen wegen akuter Otitis media.

Behandelte Zonen: Ohren, Nasen-Rachen-Raum, Eustachische Röhren sediert. Lymphe von Kopf und Hals. Genitalbereich, Darm, Appendix, Milz, Herz, Nieren sanft tonisiert.

Reaktionen und Ergebnis: Nach wenigen Griffen wurde die Ohrmuschel des betroffenen Ohres knallrot. Die Schmerzen ließen kurze Zeit später nach. Während und nach der RZF vermehrt Schleimabsonderung.

Die Mutter berichtete bei nächster RZF, dass der zuvor sehr quengelige und unruhige Junge gleich nach der Behandlung wie ausgewechselt war. Insgesamt 3-mal RZF, die letzte ausschließlich als Lymph-RZF. Ich zeigte der Mutter einige Griffe, die sie zu Hause weitermachte.

Nach zwei Wochen Ferien in der Sonne kam der Junge gesund und munter zurück, sicher auch dank der Behandlungen durch die Eltern. Seither keine Mittelohrentzündung mehr, Erkältungen selten und nur von kurzer Dauer.

31.14.2 Pfeiffer'sches Drüsenfieber

Eigenerfahrung: Ich bin Kinderkrankenschwester, vor einem Jahr o. g. Erkrankung, musste einige Wochen strikt liegen, extreme Müdigkeit, viel Kopfschmerzen, monatelang mal besser, mal schlechter. Ich entschied mich trotzdem, den Kurs mit der Thematik Lymphsystem zu besuchen.

Reaktionen: Am letzten Tag, als die ganze Lymphbehandlung gegenseitig geübt wurde, lief mir, während **ich** behandelte, der Schweiß zwischen Brust und Rücken hinunter, die Hosenfalte in der Leistenbeuge war völlig durchnässt. Als ich behandelt **wurde,** ging es mir sehr gut, ich fühlte mich ausgesprochen wohl. Nachher musste ich sofort viel Wasser lassen, aber nicht mehr schwitzen.

Ergebnis: Das war **die** Behandlung, die die Wende in meiner Krankheit brachte! Ich kann jetzt wieder so arbeiten, wie ich es von früher gewohnt bin.

PS: Diese Erfahrung ist nicht beliebig wiederholbar, aber trotzdem ermutigend!

31.14.3 Lymphödem beider Beine

52-jähr. Frau wurde schon längere Zeit mit Manueller Lymphdrainage behandelt, aber ohne deutliche Besserung. Durch einen Therapeutenwechsel kam die Patientin zu mir.

Behandelte Zonen: Darm sehr belastet, Patientin berichtete auf Nachfrage von einer schweren Darmerkrankung im Urlaub mit Krankenhausaufenthalt vor längerer Zeit. Lymph-RZF mit zugeordneten Organen.

Ergebnis: Nach einigen Behandlungen keine Darmprobleme mehr, die Ödeme wurden deutlich weniger, sie nahm 10 kg Gewicht ab. Patientin treibt jetzt mehr Sport, ist lebenslustiger.

Therapie-Hausaufgabe: Darm und Beckenorgane behandelt sie an den Zonen der Hände selbst einige Zeit weiter.

31.15 Allergien, Hauterkrankungen

31.15.1 Allergische Rhinitis

Bei der 27-jähr. Kollegin begann die Allergie vor 8 Jahren, mit jeder Saison nahmen Heuschnupfen und juckende Augen zu. Erscheinungsbild schlank, sportlich, helle Haut, die zu Unreinheiten neigt.

Erstbefund und behandelte Zonen: Nasen-Rachen-Raum, Dünn- und Dickdarm, Milz, Appendix, Unterleibsorgane, WS, Schultergürtel, Ausgleichsgriffe.

Reaktionen: Nach den Behandlungen auffällig warme Füße und sehr müde, abends aber energiegeladen. Seltener Wasserlassen, aber größere Mengen. Gegen Ende der Serie Schnupfen und Mandelentzündung, beides klang schnell wieder ab. 7-mal RZF in 6 Wochen.

Ergebnis: Kein Augenjucken mehr, Niesanfälle sehr selten, weniger Hautunreinheiten. Ich habe den Eindruck, dass alle Schleimhautbereiche und die Außenhaut profitiert haben.

31.15.2 Allergischer Husten

30-jähr. Frau hat seit ca. 15 Jahren jeden Abend vor dem Schlafengehen heftige Hustenattacken mit Erstickungsängsten. Leichte Allergie gegen Gräser und Hausstaub. Hat nur 1-mal wöchentlich Stuhlgang.

Erstbefund, behandelte Zonen: Auffallend viel verhornte Fußhaut. Nasen-Rachen-Raum, Kopf, Beckenbänder, Lymphe, Thorax, WS, Knie tonisiert. Darm erstaunlich wenig belastet.

Reaktionen: Zunächst vermehrt Hustenreiz, extrem müde. Nach 5. RZF großflächiger Herpes unterhalb der Nase, starke Zahnschmerzen 25 (Zuordnung u. a. zu Lunge, Thymus, Dickdarm), notfallmäßig beim Zahnarzt behandelt.

Ergebnis: Nach 12-mal RZF keine Hustenanfälle mehr, regelmäßig Stuhlgang alle 2 Tage, verhornte Haut fast ganz verschwunden, Patientin fühlt sich gut.

PS: Patientin hatte während der Serie Wohnungswechsel. Überlegung: Vielleicht war sie zusätzlich zu einer Grundbelastung in der alten Wohnung allergisierenden Stoffen ausgesetzt gewesen?

31.15.3 Zustand nach Herpes zoster (Gürtelrose), Allergien

34-jähr., große, stabil wirkende Frau hat Schmerzen im Rippen- und BWS-Bereich, ist allergisch gegen verschiedene Substanzen, Nahrungsmittelunverträglichkeiten. Feuchte Hände und Füße. „Embryonalfalte" (embryonale Umstülpung einer Gewebefalte im Kniegelenk) im linken Knie operativ gelöst.

Erstbefund: Belastet sind Zonen von Magen mit Kardia und Pylorus, Leber- und Milzflexur des Dickdarms, Kleinbeckenorgane, alle 8er-Zähne und Zahn 34, Schulter/Oberarm.

Behandlung: Zu Beginn fast nur Ausgleichsgriffe, da schon bei geringer Berührung heftige vegetative Überreaktionen. Später vorsichtig Zonen von Darm, Milz, Gallenblase, Harnwege. Narben-RZF für Knienarbe.

Reaktionen: Bei kurzer Behandlung der Zonen Beckenbänder starke vegetative Dysfunktion, Allergie im Gesicht, Augenbrennen, aber der starke, brennende Schmerz im Bereich der Gürtelrose war weg! Patientin fühlt sich extrem müde, gähnt und schläft viel. Hat viel Hunger und Durst. Durch Lymph-RZF lässt die Gesichtsallergie nach. Erzählt viel von Krebserkrankung ihrer Mutter.

Ergebnis: Nach 12-mal RZF sind die Schmerzen des Herpes zoster komplett verschwunden, Patientin fühlt sich wesentlich besser, braucht aber weiterhin viel Schlaf.

31.16 Neurologische Erkrankungen

31.16.1 Schlaganfall mit Gehirnblutung

71-jähr. Patient hatte nach einer Woche Klinikaufenthalt Atemstillstand und war danach 3 Monate an der Beatmungsmaschine. Jede Nacht starkes Schwitzen, Unruhe, Luftholen sehr mühsam. Verschiedene Arztbesuche brachten nur wenig Linderung.

Erscheinungsbild: So kurzatmig, dass er kaum sprechen kann. Schweißperlen auf der Stirn. Brustkorb und Bauch extrem angespannt bei jedem Atemzug, 32 bis 35 Atemzüge pro Minute.

Behandelte Zonen: Erhöhte Lagerung. Sehr oft Ausgleichsgriffe. Leichtes Tonisieren von Darm, Kopf. Eutonische Griffe. Später dazu: Herz, Thorax mit Bronchien, Wirbelsäule, Zwerchfelldehnung, Narbencreme für Intubationsnarbe. „Merima“, Lymphbehandlungen.

Reaktionen: Nach der zweiten RZF normalisiert sich der Atem auf 17-mal pro Minute. Bei der dritten RZF Akutisierung: Atemfrequenz wird wieder deutlich schneller. Seit der vierten RZF ist die Krise überwunden. Insgesamt 12-mal RZF.

Ergebnis: Atemzüge bleiben normal, kein nächtliches Schwitzen mehr, Schlaf ruhig und ohne Angst. Patient strahlt bei jeder Behandlung. Auch die Ehefrau lässt sich behandeln, um sich von den vielen schlaflosen Nächten zu erholen.

Persönliche Anmerkung: Ich meine, der Patient hat durch den langen Gebrauch der Atemmaschine seinen eigenen Rhythmus verloren und musste ihn erst langsam wiederfinden. Mich hat gefreut, wie schnell sich der Patient erholt hat!

31.16.2 Restless Legs

55-jähr. Patientin hat diese Beschwerden seit dem Tod ihres Mannes vor etwa 2 Jahren.

Behandlung: Zunächst nur stabilisierendes Halten und neutrales Durchbewegen der Füße, Ausgleichsgriffe, die ihr das Gefühl vermittelten, wieder „Boden unter den Füßen“ zu haben.

Behandelte Zonen: Schultergürtel, WS, Beckenbänder, Darm. Kopf mit Hirnstamm und Rückenmark sediert.

Ergebnis: Patientin fühlte sich nach der 1. RZF zwar erschöpft, aber erleichtert. Braucht das verordnete Parkinson-Medikament nicht mehr. Sie kommt über längeren Zeitraum alle 3 Wochen und fühlt sich stabil.

31.16.3 Multiple Sklerose, Granulom Oberkiefer rechts

54-jähr. Patientin hat o. g. Erkrankung seit 18 Jahren. Hat alle 2 bis 3 Wochen kleinere Schübe, die von selbst wieder zurückgehen. Kalte und feuchte Füße.

Behandelte Zonen: Kopf, WS vorsichtig. Magen-Darm-Trakt, Harnwege, kleines Becken, rechte Hüfte. Zähne rechts oben stark belastet. Häufig Ausgleichsgriffe.

Reaktionen: Nach einigen RZF ließ die allgemeine Verspannung nach, das reflexartige Zucken wurde weniger. Kein nächtliches Wasserlassen mehr.

Ergebnis: Nach 12-mal RZF konnte sie ohne Gehhilfe 2 Kilometer gehen, Allgemeinzustand wesentlich besser, aber kleine Schübe nach wie vor.

Später: Ich hatte ihr geraten, wegen der belasteten Zahnzonen zu einem ganzheitlich arbeitenden Zahnarzt zu gehen. Da die entsprechenden Zähne erst ein Jahr zuvor überkront worden waren, zögerte sie. Am Telefon berichtete sie später, dass eines Tages beim Frühstück eine Krone abgebrochen war und sie sehr starke Zahnschmerzen bekommen hatte. Ein Granulom zwischen Zahn 17 und 18 wurde durch Teilresektion entfernt, die Heilung dauerte einige Wochen. Seitdem hat sie **keine Schübe** mehr!

31.17 Krebserkrankungen

31.17.1 Lungenkarzinom im Endstadium

68-jähr. Patient, mit dem ich über längere Zeit 2- bis 3-mal wöchentlich Atemübungen machte, lag blau angelaufen mit starken Atemproblemen und angstvollem Blick zu Hause im Bett. Notfallspray hatte keine Hilfe gebracht.

Behandelte Zonen: Ausgleichsgriffe, v. a. Fersen- und Zwerchfellgriff. Sanftes Tonisieren der Lungen und der interkostalen Muskulatur.

Ergebnis: Schon bald bekam der Patient seine normale Gesichtsfarbe, die Atemzüge wurden langsamer und tiefer. Seither bat er mich immer wieder um eine RZF. Er lebte noch 3 Monate.

31.17.2 Akute Blasenentzündung nach Brustkrebsoperation

Die 40-jähr. Patientin wird von mir seit Längerem nach Operation, Chemotherapie und Bestrahlung behandelt. Zum Glück ist die Zusammenarbeit mit den Ärzten der Umgebung gut, sodass die Patienten mit RZF behandelt werden können, wann immer sie es wünschen.

Akutbehandlung: Erstaunlicherweise wurden die belasteten Zonen nicht, wie bei früheren Fußbehandlungen, ganz schmerzfrei. Deshalb fragte ich nach. Auslöser der akuten Blasenentzündung war eine Verkühlung, die sich die Frau zugezogen hatte, als sie sich von einer Bekannten überreden ließ, ihr bei der Arbeit auszuhelfen.

Ergebnis: Im Gespräch erkannte sie, dass sie wieder einmal das getan hatte, was **andere** von ihr erwarteten, und nicht, was **sie** tun wollte. Als ihr das klar wurde, waren die Zonen innerhalb von Minuten schmerzfrei.

Persönlich: Ich beobachte seit Langem, dass durch die RZF vieles aus der emotionalen Ebene angesprochen bzw. verarbeitet werden kann.

31.17.3 Zustand nach Mammakarzinom links

67-jähr. Patientin hat ausgeprägtes Lymphödem in der linken Brust, fast doppelt so groß wie die rechte Brust. Chemotherapie. Nach Strahlentherapie Verbrennungen zweiten Grades, Haut braun, fibrotisch, großporig.

Behandlungsablauf: Patientin kommt zur Manuellen Lymphdrainage. Ich kombiniere sie mit der Lymph-RZF. Gute Vorbehandlung mit Zonen von Nieren, Darm, Leber, Milz. Dann Lymph-RZF Kopf/Hals und Thorax, besonders intensiv Axilla beidseits. Solarplexusgriff als vegetativer Ausgleich tut ihr besonders gut.

Aussage des Arztes: „Das wird nichts mehr, verbrannt ist verbrannt.“ Ich bekomme aber weiterhin Verordnungen.

Reaktionen: Patientin fühlt sich sehr wohl, kann gut entspannen, nachdem sie sehr viel Schmerzen hinter sich hat. Sie kommt 2-mal wöchentlich ein halbes Jahr lang.

Ergebnis: Das große Ödem geht langsam zurück, nach 6 Monaten deutlich kleiner. Nach einem Jahr ist die Schwellung ganz zurückgegangen, die Haut an der Verbrennungsstelle ist in sehr gutem Zustand.

Die Patientin kommt jetzt das dritte Jahr einmal wöchentlich, hatte kein Rezidiv und ist glücklich über ihren guten Zustand.

31.18 Palliativbetreuung, Sterbebegleitung

31.18.1 Ein besonderer Abschied

38-jähr. Patientin im letzten Stadium nach Brustkrebsoperation links. Multiple Metastasen, pulmonales Herzversagen, psychische Instabilität mit Suizidversuch. Ich betreute sie als „charity nurse" 2 Monate tagsüber und behandelte täglich ihre Füße.

Behandlungsablauf: Die erste Zeit nur je 10 Min. Ausgleichsgriffe, oft Solarplexus. Später sanftes Tonisieren der Zonen Diaphragma, Darm, Endokrinium. RZF-Sphinktersedierung, „Kleiner Energiekreislauf", Lymph-RZF, Narbenbehandlung auch in situ.

Reaktionen: Häufig feuchte Hände, manchmal schlief Patientin während der RZF ein. Nach Lymphbehandlungen (4-mal) weinte sie und fühlte sich schwach. Bei Sphinkterbehandlung warme Füße. Mehr Urinausscheidung. Durch Narbenbehandlung besseres Abhusten von Schleim, Erleichterung der Atmung.

Ergebnis: Nach einigen RZF wurde die Patientin deutlich ruhiger, keine Suizidgedanken mehr. Lymphstauung im linken Arm weniger.

Persönliche Anmerkung: Nachdem die übliche medizinische Versorgung ohne Wirkung war, konnte ich der Patientin mit der RZF durch ihre extrem schwierige letzte Lebensphase helfen. Ich verband die Behandlungen mit spirituellen Gesprächen und Zeiten aktiver Stille. Für sie und ihre Familie waren die Empathie und die Unterstützung besonders wichtig.

31.18.2 Erfahrungen mit stationären Patienten

Ich gehöre als Krankenschwester einer Gruppe von Fachärzten, Schmerztherapeuten, Physio- und Musiktherapeuten, Psychoonkologen, Seelsorgern und Sozialarbeitern an. Unsere Patienten werden konsequent nach ihren Bedürfnissen behandelt.

Häufige Belastungen: Schmerzen, Übelkeit, Erbrechen, Verdauungsprobleme, Fieber, Ödeme, Kreislaufprobleme, Ängste, emotionale Schwierigkeiten.

Behandlungsauswahl: Bei sehr vielen Patienten **RZF-Lymphbehandlung,** betont Lymph-Sammelgefäße. Viele Ausgleichsgriffe, Ausscheidungsorgane. Meist wird die Behandlung in 2 Abschnitte an verschiedenen Tagen geteilt.

Immer auch Bewegung der Füße im Ganzen, Dehnen der Schwimmhäute, häufig Behandlung der Anfangs- und Endpunkte der Meridiane. Vorsicht ist generell geboten bei der Symptomzone, die meist nur leicht berührt werden kann.

- **Sphinkterbehandlung:** Bei Patienten mit Bauchtumoren, Aszites, Übelkeit und Erbrechen sowie Peritonealkarzinosen bewirkt sie zumindest für kurze Zeit Erleichterung.
- **Bei Ödempatienten** (z. B. Pleuraergüsse, Lymphstau im Leistengebiet durch Tumor) immer gute Flüssigkeitsausscheidung, allerdings ist das **richtige Maß** (in Zeit und Intensität) wichtig, um Überreaktionen zu vermeiden.
- **Allgemeine Reaktionen:** Die Gesichter der Patienten entspannen sich, Schmerzfalten auf der Stirn werden glatt, sie kommen zur Ruhe und schlafen teilweise ein. Ängste lassen nach.
- **RZF beim sterbenden Menschen?** Hat der Sterbeprozess eingesetzt, passt manchmal die direkte Berührung am Fuß nicht mehr. Meist helfen einem die Patienten, indem sie signalisieren, was sie brauchen. Die Angehörigen werden immer einbezogen und mit unterstützt.
- **Persönliche Anmerkung:** Ich erlebe dankbar, dass die Behandlungen ein Geben und ein Nehmen sind, denn „niemand kann berühren, ohne selbst berührt zu werden".

31.19 Zähne als Störfelder

31.19.1 ISG/LWS-Beschwerden

28-jähr. Formationstänzerin musste wegen heftigster Schmerzen im unteren Kreuz das Tanzen aufgeben. Schmerzmittel brachten keine Besserung. Mit Osteopathie zeitweise Linderung.

Anamnese: Schleudertrauma HWS und allergisches Asthma seit Pneumonie als Kind. Chronisches Kieferknacken, Dysmenorrhö, sehr gesunde Zähne.

Befund, behandelte Zonen: WS, speziell ISG, Schultergürtel, Darm, Harnwege, kleines Becken, Solarplexus, eutonischer Kreuzbeingriff. Am schmerzhaftesten waren die Weisheitszähne rechts und links oben. RZF dieser Zähne und ihre Zusammenhänge nach Voll brachten keine bleibende Schmerzfreiheit.

Eine energetische Messung bei einem ganzheitlich arbeitenden Zahnarzt ergab, dass die oberen 8er-Zähne deutlich stören, weil der Kiefer zu klein ist! Damit die gesunden Zähne nicht extrahiert werden mussten, wurde ein Bionator nach Prof. Balters angepasst [17].

Ergebnis: Bei der letzten RZF bemerkte die Patientin, dass „alles in Bewegung ist“. Die Rückenschmerzen haben sich deutlich verbessert, auch die Zahnzonen sind wesentlich weniger empfindlich. Falls die Bionator-Therapie nicht das gewünschte Resultat bringt, wird die Patientin ihre Weisheitszähne extrahieren und sich dann nachbehandeln lassen.

31.19.2 Kniebeschwerden

61-jähr. Patientin nach Mammakarzinom und brusterhaltender Operation vor 4 Jahren kommt jetzt wegen Kniebeschwerden.

Behandlungsverlauf: Ich behandle den ganzen Fuß neutral, betone jedoch Zonen von Knie, WS, Schultergürtel. Brust behutsam.

Reaktionen: Nach der zweiten RZF „Erkältung“, die sie auf meine Hinweise, dass es eher eine Reaktion sei, nicht mit symptomunterdrückenden Maßnahmen behandelt. Erstaunlicherweise sind die Knieschmerzen verschwunden. Aber nach der 3. RZF bekommt sie heftige Zahnschmerzen unter ihren Kronen. Der Zahnarzt kann zunächst nichts feststellen, entfernt aber Tage später die Krone und muss wegen Wurzelfäulnis Zahn 44 und 45 (energetische Beziehung zum Knie) ziehen.

Resultat: Seit der 7. RZF sind die restlichen 5 RZF das reine Vergnügen für die Patientin. Es geht ihr gut, die neuen Zähne sind angepasst, und in Mund und Knie ist Ruhe.

31.20 Narben als Störfelder

31.20.1 Klavikulanarbe als Störfeld bei Schmerzen LWS und ISG

53-jähr. Patient, sportlich, kreativ, hat seit ca. einem halben Jahr starke Schmerzen. 2-mal Frakturen Schlüsselbein und beide Ellenbogen, Appendektomie, Tonsillektomie. Magenprobleme.

Vorbehandlungen: 5-mal bei Orthopäden, mehrere Male Akupunktur ohne Verbesserung.

Belastete und behandelte Zonen: Oberbauchorgane, Darm, obere und untere WS, Appendixnarbe, Schulter/Ellenbogen, linke Hüfte.

Reaktionen und Ergebnis: Kurzzeitiges Nachlassen der Schmerzen nach Behandlung der Appendixnarbe und der Zahnzusammenhänge nach Voll. Übergang C7/Th1 bleibt sehr schmerzhaft. Nach Behandlung der **Klavikulanarbe** bei der 7. RZF wurde der Rücken sofort und bleibend schmerzfrei, die LWS/ISG-Blockaden lösten sich dauerhaft.

31.20.2 Status nach Gallenblasenoperation, Durchfälle

63-jähr. Frau hatte seit 7 Jahren täglich 6 bis 8 brennende, wässrige Durchfälle. Erstaunlicherweise keine Gewebeaustrocknung.

Erstbefund: Darmzonen nicht auffällig! Aber HWS, Halslymphe, beide Hüften, Bauchdecke.

Behandelte Zonen: Darm gesamthaft zunächst sedierend, Beckenbänder, Sphinkter, Überprüfung der Zahnzusammenhänge, Lymph-RZF.

Reaktionen: Obwohl die Darmzonen nicht belastet schienen, wurden die Durchfälle weniger, Stuhlgang geformter. Penetrant riechender Schweiß. **Narben-RZF** (teils sehr schmerzhaft), da die Durchfälle nach Gallenblasenoperation begannen. Eine Narbe in situ, die zunächst sehr dünn und weiß war, wurde im Lauf von 3-mal Narben-RZF im unteren Drittel wulstig, rot und brannte „wie Feuer".

Ergebnis: Darmentleerung normalisierte sich nach 12-mal RZF völlig, Patientin ist glücklich.

31.20.3 Myomoperation

41-jähr. Patientin leidet seit Operation unter starken Sensibilitätsstörungen im Bauchbereich.

Erstbefund, behandelte Zonen: Narben-RZF, häufig Ausgleichsgriffe, BWS, LWS, Bauchdecke, Kleinbeckenorgane, Magen, Hüften und Oberschenkel. Später Beckenbänder. 3-mal Lymph-RZF.

Reaktionen: Aggressionen, Durchfall, Fressattacken. Nach der dritten RZF war die Narbe unauffällig, mehr Gefühl im Bauchraum, dann besserer Stuhlgang, früherer Beginn der Periode. Nach Behandlung Beckenbänder Ausscheidung von klarem, flüssigem Schleim aus Unterleib.

Ergebnis: Sensibilität fast komplett wiederhergestellt. Durch Außenknöchelfraktur wurde die Serie unterbrochen. Patientin berichtet später, dass die Sensibilität wieder ganz normal ist.

Außerdem war am Knöchel nach der Fraktur so gut wie keine Schwellung, was die Patientin auf die vorausgegangene RZF zurückführte.

31.21 Postoperative Behandlungen

31.21.1 Status nach Totalendoprothese rechtes Knie

84-jähr. Patientin, guter Allgemeinzustand, geistig rege. Vorgeschichte: koronare Gefäßerkrankung, Aortenklappenersatz, Hypertonie, Varikosis.

Behandlungsbeginn am 1. Tag nach der Operation: Tonisieren der Akupunkturpunkte an den Zehen, da diese Leitbahnen alle das Knie versorgen. RZF-Lymphbehandlung mit Akzent auf Oberbauch und Harnwegen. Knie kol- und kontralateral, zunächst nur mit sanfter Berührung als „Informationsvermittlung", später auch tonisierend. Oft Ausgleichsgriffe.

Weiterer Verlauf: RZF-Narbenbehandlung in und nach der Reha, auch Narbe in situ mit Ionensalbe. Patientin hatte so gut wie keine Schwellung am Knie und konnte bereits im Krankenhaus ohne größere Schmerzen mit Gehhilfe im Wechselschritt gehen.

Ergebnis: Der Heilungsverlauf war auch aus Sicht der Ärzte und des Pflegepersonals erstaunlich gut. Während der Reha konnte sie bereits ohne Gehhilfe gehen, nahm sie aber ab und zu zur Sicherheit.

31.21.2 Status nach Sigmaresektion 2007

74-jähr., sehr skeptischer Apotheker hat nach Operation und Eigenmedikation auch nach 2 Jahren noch starke Blähungen und auffallend laute Darmgeräusche. Er kommt nur, weil seine Frau ihn schickt.

Erstbefund und behandelte Zonen: Fußmuskulatur total verspannt. Magen-Darm-Trakt mit Leber/Gallenblase, BWS, LWS, Kopf plantar (Formenähnlichkeit Darm – Gehirn), oft Ausgleichsgriffe, v. a. Solarplexus. 10-mal RZF 1- bis 2-mal wöchentlich.

Reaktionen: Patient fühlt sich von einer zur anderen RZF wohler, nach der sechsten sind die Blähungen deutlich besser, weniger Darmgeräusche.

Ergebnis: Am Ende der Serie ganz beschwerdefrei. Die anfängliche Skepsis ist verschwunden, er kommt jetzt 1-mal im Jahr zu einer Serie, um seinen guten Zustand zu erhalten.

31.22 Kombinationsbehandlungen

31.22.1 Zustand nach Operation wegen Pleuraempyem und -ergüssen

Ich habe das Glück, in einer Klinik in der interdisziplinären Intensivabteilung mit der Kombination aus psychotonischer **Atem-, Kraniosakral- und Fußreflextherapie arbeiten zu können.**

66-jähr. Patientin kam nach mehreren Operationen (Rippen-Teilresektion, Ausräumung des Empyems, Hauttransplantation) in unsere Intensivstation.

Behandlung: Ich behandelte, wie häufig, mit der oben geschilderten Kombination. Aus der RZF wählte ich zur Heilung der Oberschenkelwunde (nach Hauttransplantation) und zur Gesamtentspannung die Lymphbehandlung, die der Patientin besonders guttat.

Zusätzliche Auswahl von Zonen und Resultat:
Verweilgriffe im Thorax verringerten die starken Schmerzen an und in der Wunde.
Tonisieren der **Leberflexur des Dickdarms** und Teile der RZF-Lymphbehandlung führten bereits am nächsten Tag zu normalem Stuhlgang – zuvor war er hart wie „Betonklicker".
Tonisierung von **Dünndarm und Gallenblase,** Sedierung des M. sternocleidomastoideus brachten ihre Kopfschmerzen zum Verschwinden.

31.22.2 ADHS, Hyperaktivität

Generelle Erfahrungen: Zwar arbeite ich größtenteils **osteopathisch**, meine Hände **müssen** aber in jeder Sitzung auch an die Füße gehen. Oft bestätigen sich die Befunde gegenseitig. Bei diesen Kindern sind Griffe an den Füßen sehr häufig zu Beginn das Einzige, was an Berührung toleriert wird.

Wichtige Zonen: Kinder haben die Berührung am Kopf oft nicht gern. Dann arbeite ich in den **Zonen,** die ich in situ osteopathisch nicht behandeln konnte. Solarplexus und andere Ausgleichsgriffe. Mobilisieren der Zehen und Mittelfußknochen, „Spielraumgriff".

Oft Lagewechsel, um dem Bedürfnis nach Bewegung Rechnung zu tragen. **Wichtig:** Am Ende der Behandlung tonisiere ich die ganze WS, das bringt Stabilität. Nach 3, 4 Behandlungen kommen die Eltern zufriedener in die Praxis, weil ihr Kind ruhiger wird. Klar, dass auch wir aus Lausbuben keine Engel zaubern können!

Persönliche Anmerkung: Die Praxis zeigt allerdings auch einen **traurigen Trend:** Fast jedes aufgeweckte, temperamentvolle, bewegungsfreudige Kind wird in eine „Schublade" gesteckt: Medikamente, Schulwechsel, überforderte Eltern. Dabei ist es oft „bloß" eine von Schwangerschaft/Geburt verursachte Schädeldysfunktion, die sich nicht von selbst korrigiert hat.

31.22.3 Multiple Myogelosen

Eigenbericht: Ich kam zum Auffrischungskurs mit vielen, stark schmerzenden Myogelosen zwischen rechtem Schulterblatt und Wirbelsäule. Schmerzausstrahlung in rechtes Schultergelenk und Oberarm.

Am 1. Tag des Kurses als **Akutbehandlung**: eutonischer Schulter-Arm-Griff, Zonen von WS und Lymphe, Axilla. Bei der Besprechung der **Meridianzusammenhänge** fiel mir ein, dass ich im Sommer eine Quetschung 4. Zehe rechts erlitten hatte. Mir und der ganzen Gruppe ging ein Licht auf: Der **Gallenblasen-Meridian** endet an 4. Zehe, versorgt auch Schulter! Behandlung der **linken** 4. Zehe und des rechten Ringfingers.

Ergebnis: Am nächsten Tag waren die Beschwerden zu 80 % besser, der akute Schmerz war ganz weg.

31.23 Verschiedenes und Besonderes

31.23.1 „Fersensporn" – chronische Obstipation

35-jähr. Frau mit der Diagnose Fersensporn, beschreibt plantar (in den Darmzonen) an beiden Füßen Schmerzen, kann nur mit Mühe gehen. Verdauung alle 2 Tage, sehr harte Konsistenz. Magenschmerzen mit Sodbrennen seit Schwangerschaft.

Belastete Zonen: Darm, Kardia und Pylorus, Becken, LWS, Schultergürtel mit HWS und Proc. mastoideus, Thorax.

Reaktionen: Nach Erstbehandlung starke Darmgeräusche und Kribbeln in den Füßen. Sie war „ganz anders drauf". Seit 3. RZF täglich Stuhlgang, weniger Schmerzen in den Füßen, jedoch kurzzeitig im Nacken.

Ergebnis: Nach 6-mal RZF 2-mal wöchentlich Fußsohlen ganz schmerzfrei, kaum noch Sodbrennen, schläft jetzt nachts durch, Verdauung bleibt regelmäßig.

Persönliche Anmerkung: Seither bin ich hellwach, wenn jemand mit der Diagnose „Fersensporn" kommt!

31.23.2 Beckenbänder und Bauchtanz

Ich habe bei vielen Frauen in meiner türkischen Verwandtschaft bemerkt: Bei denjenigen, die Bauchtanz machen, sind im Gegensatz zu meinen anderen Patientinnen die Zonen der **Beckenbänder überhaupt nicht belastet!**

31.23.3 Piercing

Eigenbericht einer Therapeutin: Seit ca. 10 Jahren trage ich ein Piercing in der Unterlippe. Ich hatte mich so daran gewöhnt, dass ich bei verschiedenen Beschwerden gar nicht daran dachte, dass sie damit zusammenhängen könnten.

Behandlung: Während der praktischen Übungszeiten im Kurs störte mich ein Kribbeln in Füßen und Beinen, auch nachts waren Füße und Beine sehr unruhig. Daraufhin habe ich das Piercing entfernt.

Ergebnis: Sofort danach besserten sich die Symptome deutlich, außerdem konnte ich schärfer sehen und besser hören!

31.23.4 Astigmatismus, entzündete Tonsillen

Im Oktober behandelte ich meinen 8-jähr. Sohn, weil er stark vergrößerte und entzündete Tonsillen hat und ständig verschnupft ist.

Behandelte Zonen: Tonsillen und Appendix sedierend. Ohren mit Eustachischen Röhren, Magen-Darm-Trakt, Nieren, Gelenke, Herz tonisierend. 6-mal RZF insgesamt.

Ergebnis: Anfang November ging ich mit meinem Sohn zur jährlichen Augenkontrolle, da er kurzsichtig und astigmatisch ist und seit 2 Jahren eine Brille trägt. Zu unserer großen Verwunderung kann der Augenarzt **keine Kurzsichtigkeit** mehr und nur noch ein ganz leichtes Schielen feststellen!

Persönliche Anmerkung: Vermutlich hat sich die Sehkraft meines Sohnes dadurch verbessert, dass ich „nebenbei" auch die Zonen der Augen mitbehandelt habe – durch Lymphsystem, Eustachische Röhren, Magen (Magen-Meridian versorgt u. a. das Auge mit seiner Energie).

31.23.5 Zeichen am Fuß

Diesen Herbst wurde ich notoperiert: Eine rupturierte Ovarialzyste, die zuerst als Tumor diagnostiziert wurde, hat mir innere Blutungen verursacht – das war knapp!

Interessant: Zwei Tage zuvor hatte ich plötzlich Schmerzen im Fuß, die genau im Bereich des Ovars auftraten. Ich konnte kaum auftreten und dachte zuerst, ich sei unwissentlich umgeknickt. Und – die Schmerzen verschwanden genau so plötzlich wie sie gekommen waren, nach der Operation!

32 Zusammenfassung der Methode

1. Die RZF ist in ihrer praktischen Anwendung, vor dem theoretischen Hintergrund und durch die Formenähnlichkeit „Mensch – Fuß“ gut überschaubar und leicht erlernbar.
2. Sie ist mehr als eine lokale Fußmassage, denn die Füße sind als Mikrosystem in ständiger Wechselbeziehung mit dem ganzen Menschen.
3. Sie ermöglicht durch die Arbeit mit den Händen persönlichen Zugang zum Patienten und vermittelt dadurch die wichtige „Arzeney“ der Berührung.
4. Sie lässt sich mit allen anderen Methoden aus dem medizinisch-therapeutischen Sektor kombinieren und schult speziell den Blick für die Wirksamkeit des Einfachen.
5. Sie ist überzeugend im Ergebnis, da die Wirkungen und Veränderungen sowohl spontan während der Behandlung als auch im Resultat einer Behandlungsserie erlebt werden können.
6. Sie spricht die Regenerations- und Lebenskraft der Kranken ohne Umweg an, denn sie meidet technische Hilfsmittel und Substitute.
7. Sie ist kostensparend und ökonomisch im Einsatz, da sie nicht das Symptom verdrängt, sondern Hintergründe, die zu seiner Entstehung geführt haben, mit erfasst.
8. Sie vermittelt die reale Erfahrung, dass Schmerz nicht als Feind bekämpft werden muss, sondern auch die Chance zur Veränderung bieten kann.
9. Sie lässt sich je nach Berufsbild als Therapie und/oder zur Pflege und Erhaltung der Gesundheit und als Hilfsdiagnostikum einsetzen.
10. Sie kann in allen Altersgruppen bei vielen akuten und chronischen Erkrankungen als Solitär- oder als Begleittherapie angeboten werden.
11. Sie ordnet sich wichtigen Lebensgesetzen unter, denn sie setzt mit dem therapeutischen Griff die Prinzipien von Rhythmus und Dynamik ein.
12. Sie schafft zufriedene Therapeuten und Patienten, da sie durch das gemeinsame Erlebnis der Behandlung unmittelbar zu wesentlichen und konstruktiven Lebenszusammenhängen führt.

Teil 4
Anhang

33 Studien und Veröffentlichungen zur Reflexzonentherapie am Fuß

2010–2011 M. Zwick. Fußreflexzonentherapie auf der Mutter-Kind-Station. (Fachhochschule für Gesundheitsberufe, Bozen, Südtirol)

2009 D. Loudovici. Die Fußreflexzonentherapie nach Hanne Marquardt als Therapieansatz bei schwerstmehrfachbehinderten Kindern (Bachelor-Arbeit Fachhochschule Kiel, Studiengang Physiotherapie)

2006 Ch. Uhlemann. Fußreflexzonentherapie bei Gonarthrose (Pressemitteilung Informationsdienst Wissenschaft, Friedrich-Schiller-Universität Jena)

2001 E. Mur, J. Schmidseder, I. Egger, G. Bodner, G. Eibl, F. Hartwig, K.P. Pfeiffer, M. Herold. Beeinflussbarkeit der Darmdurchblutung durch Fußreflexzonenmassage, gemessen mittels farbkodierter Dopplersonografie (Forschende Komplementärmedizin Nr. 8, Universitätsklinik Innsbruck)

1999 I. Sudmeier, G. Bodner, I. Egger, E. Mur, H. Ulmer, M. Herold. Änderung der Nierendurchblutung durch organassoziierte Reflexzonentherapie am Fuß, gemessen mit farbkodierter Doppler-Sonografie (Forschende Komplementärmedizin Nr. 6, Universitätsklinik Innsbruck)

1998 K. Jung. Auswirkungen der Fußreflexzonenmassage auf die Regenerationsfähigkeit nach körperlicher Belastung bei Sportstudenten (Universitätsklinik Mainz)

1996–2012 H. Marquardt, Hrsg. Sammlung von RZF-Behandlungsberichten

1995 E. Casanovas Izquierdo, R. Cucala Carvajal, M. Armengou Fal-Conde, M. Caldés Llevot, N. Esmel, M.R. Juncosa Pámies, L. Gorrindo Lamban, A. Zarroca Martinez. Anwendung der Reflexzonentherapie am Fuß nach Hanne Marquardt bei Patienten, die eine die Nierenfunktion ersetzende Dialysebehandlung benötigen

1993 G. Eichelberger. Studie über Fußreflexzonenmassage bei postoperativem Harnverhalten als Alternative zu Pillen. (Soins Infirmiers Band 2)

1993 T. Oleson, W. Flocco. Randomized controlled study of premenstrual symptoms treated with ear, hand and foot reflexology (Obstetrics and Gynecology Nr. 82)

1992 LN. Petersen, P. Faurschou, OT Olsen, UG Svendsen. Fußreflexbehandlungen bei Bronchialasthma (Ugeskrift Laeger Nr. 154)

1990 M. Noguera, A. Lafuente, C. Puy, A. Molins, F. Titus, F. Sanz. Effekt der Reflexzonentherapie am Fuß bezüglich der prophylaktischen Behandlung mit Flunarizin bei an Cephalia-Kopfschmerz leidenden Patienten. (Erfahrungsheilkunde)

1981 N. Baerkgaard, H. Vibe-Hansen. Fußreflexmassage bei steinbedingten Ureterkoliken (Ugeskrift Laeger Nr. 143)

1977 A. Engquist, H. Vibe-Hansen. Experimentelle Studie Plasmakortisolanstieg bei Patienten unter chirurgischem Stress während Cholezystektomie (Ugeskrift Laeger Nr. 139)

34 Hanne-Marquardt-Fußreflex® Weiterbildungszentren

Internationaler Lehrerverband für Reflexzonentherapie am Fuß – Schule Hanne Marquardt

Der Verband wurde 1998 auf internationaler Ebene gegründet. Unsere Zielsetzung als Lehrtherapeuten ist, gemeinsam mit Hanne Marquardt den hohen professionellen Standard der Therapie zu erhalten und sie in Praxis und Theorie weiter zu entwickeln.

34.1 Zentren in Deutschland

Schwarzwald
Hanne Marquardt
Reinhard von Neipperg
Prof. Domagk-Weg 15
78126 Königsfeld-Burgberg
Tel. 07725 7117
info@fussreflex.de
www.marquardt-fussreflex.de
info@verlaghannemarquardt.de
www.VerlagHanneMarquardt.de

Freiburg
Annemarie Oldach
Ramiestr. 88
79312 Emmendingen
Tel. 07641 934 4909
info@praxis-oldach.de
www.praxis-oldach.de

Bayern – Allgäu – München
Heidi Ebentheur
Schwalbenweg 11
87484 Nesselwang/Allgäu
Tel. 08361 3753
heidi-ebentheur@t-online.de
www.fussreflex-allgaeu-muenchen.de

Bayern – Franken
Anette Freyhardt
Schleifweg 18
91085 Weisendorf
Tel. 09135 736 988
anette@fussreflex-bayern.de
www.fussreflex-bayern.de

Berlin – Sachsen
Gerd Duffe
Altkötzschenbroda 35
01445 Radebeul-Dresden
Tel. 0351 838 5212
kontakt@fussreflex-sachsen.de
kontakt@fussreflex-berlin.de
www.fussreflex-sachsen.de
www.fussreflex-berlin.de

Norddeutschland – Lübeck
Sigrun Burggraef
Tannenweg 23
13628 Krummesse
Tel. 04508 369
sigrun@burggraef.de
www.fussreflex-nord.de

Norddeutschland – Friesland
Ingo Burggraef
Schulstr. 4
26316 Varel
Tel. 04451 918 2990
praxis@heilpraktiker-varel.de
www.heilpraktiker-varel.de

Rheinland – Essen
Daniel Quist
Birkenweg 28
53343 Wachtberg
Tel. 0228 306 5102
info@fussreflex-rheinland.de
www.fussreflex-rheinland.de

Rhein – Main – Saar
Sigrid Sirocko
Nußbaumstr. 5
65187 Wiesbaden
Tel. 0611 500 0330
kurse@fussreflex-rhein-main.de
www.fussreflex-rhein-main.de

34.2 Zentren im Ausland

Armenien
Dr. med. Ruzanna Manukyan
Paronyan Str. 9, apt. 3
ARM 375015 Jerevan
Tel. 003741 0534 796
ruzman30@yahoo.com

Griechenland
Susanna Kerasidou
Leoforos Knosou 57
T.K. 71306 Heraklion/Kreta
Tel. 0030 281 510 0940
info@podotherapist.gr
www.podotherapist.gr

Italien Nord
Maria Kaserer
Raiffeinweg 30
I – 39010 Tscherms
Tel. 0039 339 137 5242
info@kaserermaria.com
www.terapiariflessaalpiede.com

Italien Süd
Henrike Fischer
v.F. Riso 74
I – 95128 Catania/Sizilien
Tel. 0039 333 217 7783
info@lafischer.net
www.terapiariflessaalpiede.com

Österreich
Monika Göb
Moosstr. 41
A – Salzburg
Tel. 0043 699 120 903 80
info@marquardt-fussreflex.at
www.marquardt-fussreflex.at

Spanien
Marianne Kurz
Calle Azafranal 48 – 50, 2.E.
E – 37001 Salamanca
Tel. 0034 686 123 147
Mariannekurz_trz@hotmail.com
www.reflexopodal.com

Spanien
Jan B. Repsold Carrillo
Temps de Salut
c/ del Sastre 6, 2n 3a
E – 08401 Granollers
Tel. 0034 93 879 31 50
info@tempsdesalut.com
www.tempsdesalut.com

Schweiz
Anna Maria Eichmann
Arlesheimer Str. 12
CH – Basel
Tel. 0041 613 313 833
info@fussreflex-rzf.ch
www.fussreflex-rzf.ch

Tschechien
Klara Bubenickova
Veletrzni 19
CZ 17000 Praha 7
Tel. 0042 022 098 1363
k.bubenickova@iol.cz
www.rtn-fussreflex.cz

35 Literaturverzeichnis

[1] **Adler E.** Allgemein-Erkrankungen durch Störfelder (Trigeminusbereich). 3. Aufl. Heidelberg: E. Fischer; 1983

[2] **Alexander G.** Eutonie. 8. Aufl. München: Kösel; 1992

[3] **Bossy J, Prat-Pradal D, Taillandier J.** Les microsystèmes de l'acupuncture. Paris: Masson; 1984

[4] **Boyesen G, Boyesen ML.** Biodynamik des Lebens. Essen: Synthesis; 1987

[5] **Brodeur P.** Mikrowellen, die verheimlichte Gefahr. Augsburg: Augustus; o. J.

[6] **Brügger A.** Das sternale Syndrom. Bern: Huber; 1971

[7] **Calatin A.** Die Rotationsdiät. München: Heyne; 1987

[8] **Chancellor PM: Handbook of the Bach-Flower-Remedies.** Ashingdon, Rochford/ Essex: C.W. Daniel; o. J.

[9] **Dosch JP.** Lehrbuch der Neuraltherapie nach Huneke. 14. Aufl. Heidelberg: Haug; 1995

[10] **Feldenkrais M.** Bewußtheit durch Bewegung. Frankfurt: Suhrkamp; 1978

[11] **FitzGerald WH, Bowers EF.** Zone Therapy or Relieving Pain at Home. Columbus; 1917

[12] **Froneberg W, Fabian G.** Manuelle Neurotherapie. Heidelberg: Haug; 1992

[13] **Glaser V.** Eutonie. 4. Aufl. Heidelberg: Haug; 1993

[14] **Gleditsch J.** Reflexzonen und Somatotopien. 3. Aufl. Schorndorf: WBV Biol. Med. V.-G.; 1988

[15] **Haase H, Ehrenberg H, Schweize, M.** Die Lösungstherapie in der Krankengymnastik. München: Pflaum; 1985

[16] **Halstenbach I, Hrsg.** Wirkfelder des Atems. 2. Aufl. 2009. ISBN-13: 978-3-8370-4652-6

[17] **Herrmann C.** Ganzheitliche Kieferorthopädie. Erweiterte Bionator-Therapie. Heidelberg: Hüthig; 1997

[18] **Huber H.** ... darf ich deine Füße berühren? Esslingen: Hospiz; 2019

[19] **Huneke F.** Das Sekundenphänomen. 6. Aufl. Heidelberg: Haug; 1989

[20] **Ingham E.** Stories the Feet can Tell. New York; 1938

[21] **Ingham E.** Stories the Feet have Told.

[22] **Issel C.** Reflexology: Art, Science and History. Frenchs Forest: New Frontier Publishing; 1990

[23] **Klein-Vogelbach S.** Funktionelle Bewegungslehre. Rehabilitation und Prävention. Bd.1. 4. Aufl. Berlin Heidelberg: Springer; 1993

[24] **Kramer F.** Lehrbuch der Elektroakupunktur. Heidelberg: Haug; 1999

[25] **Kübler-Ross E.** Verstehen, was Sterbende sagen wollen. 7. Aufl. Stuttgart: Kreuz; 1996

[26] **Laabs WA.** Atlas der Bewegungstherapie. Chirogymnastik – CGI. 5. Aufl. Heidelberg: Haug; 1991

[27] **Lange G.** Akupunktur der Ohrmuschel. Schorndorf: WBV Biol. Med. V.-G.; 1985

[28] **Liem T.** Kraniosakrale Osteopathie. 2. Aufl. Stuttgart: Hippokrates; 1998

[29] **Maciocia G.** Grundlagen der Chinesischen Medizin. Kötzting: Verlag für Traditionelle chinesische Medizin E. Wühr; 1994

[30] **Marquardt H.** Unterm Dach der Füße. Autobiografie. 4. Aufl. Eigenverlag; 2018

[31] **Marquardt H.** Reflexzonenarbeit am Fuß. 24. Aufl. Stuttgart: Haug; 2012

[32] **Mees LF.** Das menschliche Skelett. Form und Metamorphose. Stuttgart: Urachhaus; 1981 (vergriffen)

[33] **Middendorf I.** Der erfahrbare Atem. 2. Aufl. Paderborn: Junfermann; 1985

[34] **Mozer H.** Brennpunkte der Krankheiten. 6. Aufl. Heidelberg: Haug; 1980

[35] **Nogier P.** Praktische Einführung in die Aurikulotherapie. Maisonneuve, o. J.

[36] **Penzel W.** Meridian-Atlas. Eigenverlag; 2010

[37] **Penzel W.** Energielehre. Eigenverlag, o. J.

[38] **Pischinger A.** Das System der Grundregulation. 9. Aufl. Heidelberg: Haug; 1998

[39] **Raab K.** Dein Gesicht, der Spiegel deiner Gesundheit. 2. Aufl. Schwanstetten: PPV Verlag; 2001

[40] **Rauch E.** Naturheilbehandlung der Erkältungs- und Infektionskrankheiten. 16. Aufl. Heidelberg: Haug; 1995

[41] **Rauch E.** Die Darmreinigung nach Dr. med. F.X. Mayr. 40. Aufl. Heidelberg: Haug; 1994

[42] **Reckeweg HH.** Homotoxinlehre. Baden-Baden: Aurelia; o. J.

[43] **Riemkasten F.** Die Alexander-Methode. Bedeutung, Folgen und Abstellung der Haltungsschäden. 10. Aufl. Heidelberg: Haug; 1994

[44] **Risch G.** Homöopathik. 3. Aufl. München: Pflaum; 1998

[45] **Schaub M.** Fundamente des Gesundbleibens. Zürich: Pro Salute; o. J.

[46] **Scheffer M.** Die Original Bach-Blüten-Therapie. 3. Aufl. München: Hugendubel; 2004

[47] **Schöttl W.** Die cranio-mandibuläre Regulation. Heidelberg: Hüthig; 1991

[48] **Stiefvater E.** Die Organuhr. 9. Aufl. Heidelberg: Haug; 1988

[49] **Tanzberger R.** Der Beckenboden, seine Funktion, Anpassung und Therapie. München: Urban; 2004

[50] **Voll R.** Topographische Lage der Meßpunkte der Elektroakupunktur. In 3 Bänden. Uelzen: ML-Verlag; 1976–1989

[51] **Walb L.** Die Haysche Trennkost. 44. Aufl. Heidelberg: Haug; 1996

[52] **Weber K, Wiese M.** Lehrbuch der Ortho-Bionomy. Stuttgart: Sonntag; 2001

[53] **Werner B.** Erfolgsrezept Mayr-Kur. Wien: Überreuter; 2001

[54] **Zhang Y.** Embryo Containing Information of the Whole Organism.

36 Abkürzungen und Fachbegriffe

alternierend *abwechselnd*
Analogie *Ähnlichkeit*
Außenrotation *Drehung nach außen*
bilateral *beidseits*
BWS *Brustwirbelsäule*
distal *körperfern*
dorsal *rückseitig*
Extension *fußrückenwärtige Streckung*
fiktiv *nur angenommen, erdacht*
Fokus *Störfeld*
HWS *Halswirbelsäule*
Hyperämisierung *Steigerung der Durchblutung*
ISG *Iliosakralgelenk Kreuz(bein)-Darmbein-Fuge*
in situ *in der natürlichen Lage im Körper*
Innenrotation *Drehung nach innen*
Interdigitalraum *Zehenzwischenraum*
kaudal *steißwärts*
kranial *kopfwärts*
Kyphose *dorsal konvexe Krümmung der (oberen Brust-)Wirbelsäule*
lateral *seitlich der Mitte nach außen*
Lisfranc-Linie *Verbindung zwischen der Basis der 5 Mittelfußknochen, den Keilbeinen und dem Würfelbein*
LWS *Lendenwirbelsäule*
Malleolus *Knöchel*
medial *der Mitte zugeordnet*
palliativ *symptomatisch lindernd*
palpieren *tasten*
Phalanx *einzelnes Finger- oder Zehenglied*
plantar *fußsohlenseitig*
Plantarflexion *fußsohlenwärtige Beugung*
Pronation *Einwärtsdrehung*
proximal *körpernah*
Rotation *Drehung*
RZF *Reflexzonentherapie am Fuß*
Sphinkter *Schließmuskel*
Supination *Auswärtsdrehung (z. B. der Hand)*
unilateral *auf einer Seite*

Sachverzeichnis

G

H

I

J

K

L

M

N

O

P

Q

R

W

Y

Z